常见病奇效秘验方系列

妇科疾病
奇效秘验方

总　主　编◎吴少祯

执行总主编◎王醊恩　贾清华　蒲瑞生

主　　编◎韩　芸

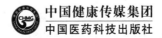

中国健康传媒集团

中国医药科技出版社

内 容 提 要

　　本书是一本关于中医药治疗妇科常见病和多发病的奇效验方集。全书以病证分章节进行编撰，内容包括月经病、带下病、妊娠病、产后病、妇科杂病等五部分。在简要介绍每种病证的基本概念及病因病机的同时，列举了优选的治疗验方，并按不同使用方法分为"内服方"和"外用方"。每首方剂既介绍了组成与剂量、用法与来源，又有功效和主治，力求突出中医药治疗妇科病的特色和优势。医者可辨证处方，患者亦能对症参考，既具有实用价值又极具收藏价值。

图书在版编目（CIP）数据

　　妇科疾病奇效秘验方 / 韩芸主编 . — 北京：中国医药科技出版社，2023.3

　　（常见病奇效秘验方系列）

　　ISBN 978-7-5214-2318-1

　　Ⅰ.①妇… Ⅱ.①韩… Ⅲ.①妇科病–验方–汇编 Ⅳ.① R289.53

　　中国版本图书馆 CIP 数据核字（2021）第 132532 号

美术编辑　陈君杞
版式设计　南博文化

出版　**中国健康传媒集团** | 中国医药科技出版社
地址　北京市海淀区文慧园北路甲 22 号
邮编　100082
电话　发行：010-62227427　邮购：010-62236938
网址　www.cmstp.com
规格　880×1230mm ¹/₃₂
印张　29 ¹/₄
字数　758 千字
版次　2023 年 3 月第 1 版
印次　2024 年 2 月第 2 次印刷
印刷　三河市万龙印装有限公司
经销　全国各地新华书店
书号　ISBN 978-7-5214-2318-1
定价　**59.00 元**

获取新书信息、投稿、为图书纠错，请扫码联系我们。

《常见病奇效秘验方系列》

编委会

出版说明

　　中医方剂，肇自汤液，广于伤寒。在中医的历史长河中，历代医家留下了数以万计的验方、效方。从西汉的《五十二病方》，到明代的《普济方》，再到今天的《中医方剂大辞典》，本质上都是众多医家效验方的集录。这些优秀的效方、验方凝聚了古今医家的智慧和心血，为我们提供了宝贵的经验。

　　为此，我们组织专家编写了《常见病奇效秘验方系列》丛书，本套丛书包括儿科疾病奇效秘验方、颈肩腰腿痛奇效秘验方、消化系统疾病奇效秘验方、肝胆病奇效秘验方、痛风奇效秘验方、皮肤病奇效秘验方、关节炎奇效秘验方、失眠抑郁奇效秘验方、妇科疾病奇效秘验方、糖尿病奇效秘验方、神经痛奇效秘验方、高血压奇效秘验方、肺病奇效秘验方、中医美容奇效秘验方、便秘奇效秘验方，共计15个分册。每首验方适应证明确，针对性强，疗效确切，是临床医师、中医药学子和广大中医爱好者的必备参考书；同时，患者可对症找到适合自己的效验方，是患者家庭用药的便捷指导手册。

　　需要说明的是，原方中有些药物，按现代药理研究是有毒性或不良反应的，如附子、川乌、草乌、马钱子、木通、山慈菇、细辛等，这些药物大剂量、长期使用易发生中毒反应，故在使用之前，务必请教一下专业人士。

本套丛书在编写过程中，参阅了诸多文献资料，谨此对原作者表示衷心感谢！另外，书中难免会有疏漏之处，敬请广大读者提出宝贵意见。

中国医药科技出版社

2023年2月

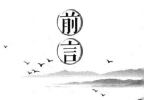

前言

　　中医药文化源远流长，其理论知识及临床经验浩如烟海，丰富多彩，值得后人深入挖掘。关于妇科疾病的理论、经验更是其中一颗璀璨的明珠。妇科疾病是指由于妇女生理上的特殊性而产生的一类疾病，为女性临床的常见病和多发病。由于女性在生理上有经、带、胎、产和哺乳等特殊性，并且在脏腑、经络、气血运行方面也有特殊之处，故而在对妇人疾病的辨证施治中更需考虑其特殊性。

　　中医妇科学是中医学中最具优势和诊疗特色的学科之一。本编写小组为全面总结和深入挖掘古今中医文献中的理论、经验，发扬中医药特色和优势，选取了古籍经方及近现代名老中医经验方。这些方药是千百年来我国历代医家流传下来的宝贵遗产，最能体现中医药的实用价值。

　　本书内容的编撰以病证名为纲，以方剂为目。为保持原貌，又考虑验方应用的准确性，本书中某些疾病采用中西医病名共存。本书结合妇科经、带、胎、产、杂之特点，将全书分为月经病、带下病、妊娠病、产后病、妇科杂病等五部分。本书注重实用性，深入浅出，编写人员均为高等院校专家及附属医院有着丰富临床经验的医生，适合临床各级专科医师参考应用和广大患者阅读。由于疾病是复杂多样、千变万化的，在阅读参考本书时应紧抓辨证论治这一特点，做到灵活选方用方，切忌生搬硬套。

在本书的编写过程中，参考了一些相关的著作，在此特向原作者致谢。由于我们水平有限，书中不妥之处在所难免，敬请广大读者批评指正。

编者

2022 年 10 月

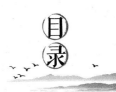

第一章 月经病

月经病是女性最常见的疾病，具体指月经的周期、经期、经量、经色、经质等异常及行经前后、经间期、绝经前后出现的诸种症状，且连续2~3个周期以上。如偶然一次或两次，或初潮2~3年内的异常，不影响生活、学习者，可不作为疾病论治。月经病是中医妇科学最为重要、最具治疗优势的病种，包括月经不调、崩漏、闭经、经间期诸证、经行前后诸证、绝经前后诸证等。

月经病病因病机：月经病多因寒、热、湿邪侵袭，情志因素，房劳所伤，饮食失宜，劳倦过度等引起脏腑功能失常，气血失调，间接或直接地损伤冲、任、督、带和胞宫、胞脉、胞络，以及肾-天癸-冲任-胞宫功能失调而致。同时，痛经、月经前后诸证等疾病，其所以随月经周期而发，除致病因素外，又与经期及经期前后气血变化、血海盈亏等特殊生理状态有关。此外，体质因素对月经病的发生和发展也有重要的影响。

中医学多以月经病的主症作为病名，但需与内外科疾病相鉴别，通过妇产科检查可排除器质性疾病，如生殖器官先天发育不良、畸形、异常、缺如等。月经病的辨证主要在于分析期、量、色、质四者间的一致性、矛盾性，还需借助西医学的有关检查，特别是激素的检测、子宫内膜的病理检查、B超及基础体温的曲线变化等，以达到深层次的辨证。

第一节　月经先期

月经周期提前7天以上，甚至10余天一行，连续3个周期以上者，称为"月经先期"，亦称"经期超前""经行先期""经早""经水不及期"等。

若仅超前三五日，或偶有提前，或月经初潮数月内及更年期绝经前出现月经提前，一般不作月经先期论。

月经先期是以周期异常为主的月经病，常与月经过多并见，严重者可发展为崩漏，需及时进行治疗。

冲任不固，经血失于制约是本病的主要病机。

西医学月经频发可参照本病辨证治疗。

～· 补中益气汤 ·～

【组成】黄芪（病甚、劳役、热甚者一钱）五分，甘草（炙）五分，人参（去芦）三分，当归（酒焙干或晒干）二分，橘皮（不去白）二分或三分，升麻二分或三分，柴胡二分或三分，白术三分。

【用法】上㕮咀，都作一服，水二盏，煎至一盏，去滓，食远，稍热服。

【功效】补脾益气，摄血调经。

【主治】月经先期属脾气虚者。

【来源】《内外伤辨惑论》

～· 固阴煎 ·～

【组成】人参适量，熟地黄三五钱，山药（炒）二钱，山茱萸一钱半，远志（炒）七分，炙甘草一二钱，五味子十四粒，菟丝子（炒香）二三钱。

【用法】水二盅，煎至七分，食远温服。

【功效】补肾益气，固冲调经。

【主治】月经先期属肾气虚者。

【来源】《景岳全书》

～•· 两地汤 ·•～

【组成】大生地黄（酒炒）一两，玄参一两，白芍五钱，麦冬（酒炒）五钱，地骨皮三钱，阿胶三钱。

【用法】水煎服。

【功效】滋阴养血，清热调经。

【主治】水亏火旺之月经先期、量少。

【来源】《傅青主女科》

～•· 清经散 ·•～

【组成】地骨皮五钱，牡丹皮三钱，白芍（酒炒）三钱，大熟地黄（九蒸）三钱，青蒿二钱，白茯苓一钱，黄柏（盐水浸炒）五分。

【用法】水煎服。

【功效】清热降火，滋肾养阴。

【主治】血热证月经先期、量多。

【来源】《傅青主女科》

～•· 丹栀逍遥散 ·•～

【组成】柴胡、当归、芍药、白术（炒）、茯苓各一钱，牡丹皮、栀子（炒）、甘草（炙）各五分。

【用法】水煎服。

【功效】疏肝健脾，和血调经。

【主治】月经先期属肝郁化热者。

【来源】《内科摘要》

❀·先期汤·❀

【组成】生地黄、川当归、白芍各二钱，黄柏、知母各一钱，条黄芩、黄连、川芎、阿胶（炒）各八分，艾叶、香附、炙甘草各七分。

【用法】水二盅，煎一盅，食前温服。

【功效】凉血清热，固经止血。

【主治】月经先期、量多，经色鲜红有小血块。

【来源】《女科证治准绳》

❀·圣愈汤·❀

【组成】熟地黄七钱五分，白芍（酒拌）七钱五分，川芎七钱五分，人参七钱五分，当归（酒洗）五钱，黄芪（炙）五钱。

【用法】水煎服。

【功效】益气补血摄血。

【主治】月经先期。症见妇女月经先期而至，量多色淡，精神倦怠，四肢乏力。

【来源】《医宗金鉴》

❀·归脾汤·❀

【组成】白术、茯神（去木）、黄芪（去芦）、龙眼肉、酸枣仁（炒，去壳）各一两，人参、木香（不见火）各半两，甘草（炙）

二钱半，当归、远志各一钱。

　　【用法】上㕮咀，每服四钱，水一盏半，生姜五片，枣一枚，煎至七分，去滓温服，不拘时候。

　　【功效】补气益血，安神定志。

　　【主治】心脾两虚，气血不足，或脾虚不司统摄所致月经先期、量多。

　　【来源】《济生方》

∾· 奇效四物汤 ·∾

　　【组成】当归、白芍、生熟地黄、川芎、黄芩、阿胶、艾叶（原著本方无用量）。

　　【用法】水煎服，经前5天开始服药，连服7~10剂，行经后期停服。

　　【功效】清热养阴，止血调经。

　　【主治】月经先期、量多。

　　【来源】《妇人大全良方》

∾· 大补阴丸 ·∾

　　【组成】黄柏（炒褐色）四两，知母（酒浸炒）四两，熟地黄（酒蒸）六两，龟甲（酥炙）六两。

　　【用法】上为末，猪脊髓蜜丸，服七十丸，空心盐白汤下。

　　【功效】滋阴降火，补肾固冲。

　　【主治】肝肾阴虚，相火上炎之月经先期。伴见月经量多，色红，有小血块，可见骨蒸潮热，盗汗，或烦热易饥，腰膝酸软。

　　【来源】《丹溪心法》

·二至丸·

【组成】女贞子、墨旱莲。

【用法】口服，每次9克，每日2次。

【功效】补益肝肾，滋阴止血。

【主治】肝肾阴虚之月经先期、量多。

【来源】《中华人民共和国药典》

·凉血清海汤·

【组成】桑叶10~30克，地骨皮12克，牡丹皮10克，生荷叶1/4张，槐米12克，玄参12克，紫草10克，生白芍10克，生地黄10克，墨旱莲15克，炒玉竹20克，竹茹10克。

【用法】水煎服。

【功效】凉血清热，滋阴固冲。

【主治】月经先期、量多属血分实热者。

【来源】《国医名家效验方精选》

·1号调经合剂·

【组成】党参24克，白术9克，茯苓12克，当归9克，生地黄12克，赤芍9克，川芎6克，益母草30克，土鳖虫9克，炒蒲黄（包）9克，鸡血藤18克。

【用法】水煎服。

【功效】补益气血，祛瘀调经。

【主治】月经先期属气血两虚挟瘀者。

【来源】《中国当代名医验方选编·妇科分册》

·三黄忍冬藤汤·

【组成】黄连4.5克，黄芩9克，黄柏9克，忍冬藤15克，贯众12克。

【用法】水煎服。

【功效】清热凉血。

【主治】血热所致月经先期、量多。

【来源】《中国当代名医验方选编·妇科分册》

·增液四物汤·

【组成】生地黄15克，白芍10克，牡丹皮10克，地骨皮10克，制何首乌15克，炙黄精15克，玉竹10克，藕节10克，荷叶蒂3个，竹茹1团，益母草10克，仙鹤草10克，豆蔻10克，紫苏梗10克，甘草3克。

【用法】水煎服。

【功效】滋阴润燥，清热止血。

【主治】虚中夹热之月经先期。

【来源】《全国中医妇科流派名方精粹》

·加味逍遥散·

【组成】牡丹皮10克，栀子6克，柴胡7克，当归10克，白芍15克，墨旱莲12克，郁金10克，女贞子15克，生地黄15克，茜草12克，黄芩10克，地骨皮12克，茯苓12克，白术12克，地榆炭15克，山药15克，杜仲15克，荷叶10克。

【用法】水煎服。

【功效】清热疏肝，凉血固经。

【主治】虚热所致月经先期。伴见经血量多，经色鲜红或深红，或色黯有块，局部痤疮，乳房胀痛，烦热口渴，颊赤，大便干结，小便黄赤。

【来源】《黎志远妇科经验选编》

❧· 刘瑞芬经验方 ·❧

【组成】黄精12克，党参30克，沙参18克，麦冬12克，生地黄12克，白芍9克，牡蛎（先煎）18克，酒山茱萸12克，黄芩9克，牡丹皮9克，茯苓12克，炙甘草6克。

【用法】水煎服。

【功效】益气养阴，固冲调经。

【主治】气阴两虚所致月经先期。症见月经周期提前，量或多或少，色深红或紫红，质稠，神疲肢倦，气短懒言，小腹空坠，或腰膝酸软，面色晦暗，或两颧潮红，手足心热，咽干口燥，舌红，少苔，脉沉细弱。

【来源】《刘瑞芬妇科经验集》

❧· 加减二至地黄汤 ·❧

【组成】女贞子、墨旱莲各10~15克，大生地黄12克，怀山药、山茱萸各9克，牡丹皮炭、茯苓、炒五灵脂、炒川续断各10克，炒蒲黄（包）6克。

【用法】出血期及经后早期服，每日1剂，水煎，分2次服。

【功效】滋阴止血，补益肝肾。

【主治】阴虚火旺所致月经先期、量多。

【来源】《妇科方药临证心得十五讲》

·加减归脾汤·

【组成】党参15~30克，黄芪10~20克，炒白术10克，茯苓12克，茯神12克，炒酸枣仁6~9克，广木香6~9克，炒当归10克，龙眼肉9克，炙甘草5克，鹿衔草30克，炒牡丹皮10克，炒川续断10克。

【用法】水煎服。

【功效】补气养血，宁心摄血。

【主治】思虑过度，劳伤心脾，心脾两虚，气血不足，以及脾虚不司统摄所致月经先期、量多。

【来源】《妇科方药临证心得十五讲》

·四物柏骨汤·

【组成】生熟地黄各12克，炒白芍15克，当归6克，玄参19克，黄柏6克，白术12克，五味子12克，生龙骨30克，地骨皮15克。

【用法】水煎服。

【功效】清热凉血，健脾固涩，调经。

【主治】月经先期日久不愈属血热者。

【来源】《中国当代名医验方选编·妇科分册》

·二皮清热凉血汤·

【组成】生地黄15克，地骨皮15克，牡丹皮12克，黄芩9克，杭白芍9克，黄柏9克，橘红9克，茯苓9克，柴胡9克，炒荆芥穗9克，炒栀子9克，生甘草4.5克。

【用法】水煎服。

【功效】清热凉血调经。

【主治】月经先期属阳盛血热者。

【来源】《丛春雨中医妇科经验》

ᨀ᨞ · 肝肾阴虚先期方 · ᨞ᨀ

【组成】全当归15克，生杭白芍13克，大熟地黄15克，生龟甲13克，肥知母10克，盐黄柏8克，生玉竹13克，地骨皮10克，真阿胶10克，炙甘草4克，干麦冬10克。

【用法】水煎分服，每日1剂。

【功效】滋阴潜阳，润燥清热。

【主治】月经先期属肝肾阴虚阳盛者。

【来源】《读经典学名方系列·妇科病名方》

ᨀ᨞ · 清热理血饮 · ᨞ᨀ

【组成】当归12克，生地黄12克，牡丹皮10克，地骨皮12克，郁金10克，白芍10克，嫩青蒿10克，香附10克，茯苓10克。

【用法】水煎服。

【功效】清热凉血调经。

【主治】月经先期属血热者。

【来源】《现代中医名家妇科经验集》

ᨀ᨞ · 先期饮 · ᨞ᨀ

【组成】当归10克，白芍10克，生地黄10克，川芎5克，黄芩10克，黄连5克，知母10克，黄柏10克，牡丹皮10克，栀子10克，地榆10克。

【用法】水煎服。

【功效】清热凉血调经。

【主治】血热所致月经先期。

【来源】《现代中医名家妇科经验集》

·清肝调经方·

【组成】当归9克，生地黄12克，地骨皮9克，牡丹皮9克，柴胡4.5克，制香附9克，白芍9克，黄芩4.5克，泽泻9克，白术9克，茯苓12克。

【用法】水煎服。

【功效】疏肝清热，滋阴养血。

【主治】月经先期。

【来源】《蔡氏女科经验选集》

·正经煎·

【组成】当归12克，地骨皮6克，川芎6克，生地黄12克，白芍12克，牡丹皮10克，郁金10克，菊花10克，薄荷8克，瓜蒌12克，香附10克，焦栀子8克。

【用法】水煎服。

【功效】调经清热，凉血疏肝。

【主治】肝郁化火所致月经先期。

【来源】《现代中医名家妇科经验集》

·加味丹栀逍遥散·

【组成】柴胡6~12克，白术6~12克，茯苓9~15克，当归9~15克，白芍15~30克，郁金6~12克，香附6~9克，牡丹皮9~12克，焦栀子6~9克，甘草3~6克，生姜1~3片，薄荷3~6克。

【用法】水煎服，每日2次，每日1剂，经行3剂。

【功效】疏肝经气郁，清血分伏热。

【主治】血虚肝郁、热伏冲任所致月经先期而量少。

【来源】《陈伯祥中医妇科经验集要》

∽· 清经汤1 ·∾

【组成】北沙参10克，麦冬10克，黄精10克，玉竹10克，炒生地黄10克，炒白芍10克，女贞子10克，墨旱莲10克，牡丹皮10克，栀子10克，当归10克。

【用法】水煎服。

【功效】养阴清热调经。

【主治】虚热所致月经先期。

【来源】《现代中医名家妇科经验集》

∽· 清经汤2 ·∾

【组成】玄参10克，地骨皮12克，生地黄9~10克，知母6~10克，黄柏9克，牡丹皮9~10克，丹参9~10克，白薇6克，青蒿6克。

【用法】水煎服。

【功效】清热滋阴，凉血止血。

【主治】血热所致月经先期、量多。

【来源】《全国中医妇科流派名方精粹》

∽· 安冲饮 ·∾

【组成】炒蒲黄（包煎）15克，女贞子15克，墨旱莲15克，生地黄15克，当归10克，白芍10克，侧柏叶10克，伏龙肝30克。

【用法】每日1剂，水煎2次，早、晚分服。如月经来潮，第1~3天改服养血通经之品，第4天起仍服本方。

【功效】滋阴降火。

【主治】阴虚火旺而偏于阴虚之月经先期。

【来源】《当代妇科名医名方》

～•· 二至两地汤 ·•～

【组成】生地黄15~30克，地骨皮15克，玄参10克，麦冬9克，阿胶（烊化）9克，白芍9克，牡丹皮10克，赤芍9克，黄芩9克，女贞子12克，墨旱莲12克，生甘草4.5克。

【用法】水煎服。

【功效】养阴清热调经。

【主治】月经先期属虚热者。

【来源】《丛春雨中医妇科经验》

～•· 益气养阴汤 ·•～

【组成】炒潞党参12克，炒白术10克，炒当归10克，大生地黄10克，丹参6克，白芍10克，炙龟甲10克，熟女贞子10克，墨旱莲12克，仙鹤草10克。

【用法】水煎服。

【功效】益气养阴，调理冲任。

【主治】气阴不足所致月经先期、量多；或气虚不摄，阴虚火旺所致月经先期、量多。

【来源】《海派中医蔡氏妇科流派医案集》

～•· 柴芩二丹归芍散 ·•～

【组成】柴胡5克，黄芩10克，白芍10克，牡丹皮10克，当归10克，川芎6克，炒白术10克，茯苓10克，泽泻10克，丹参10克。

【用法】水煎服。

【功效】疏肝和脾，凉血调经。

【主治】郁热所致月经先期。

【来源】《现代中医名家妇科经验集》

·双补汤·

【组成】党参10克，山药10克，茯苓10克，莲子10克，芡实10克，补骨脂5克，肉苁蓉10克，山茱萸10克，五味子5克，菟丝子10克，覆盆子10克，巴戟天10克。

【用法】水煎服。

【功效】健脾益肾，固冲调经。

【主治】气虚所致月经先期。

【来源】《现代中医名家妇科经验集》

·加味四君子汤·

【组成】南沙参五钱，白术、茯苓各三钱，甘草、秦当归、酒白芍各二钱。

【用法】水煎，空腹温服。

【功效】补气健脾，养血调经。

【主治】气虚不能摄血所致妇人月经先期，经量不多，神倦短气，头晕目眩。

【来源】《中医妇科治疗学》

·益气摄血汤·

【组成】党参15克，生黄芪30克，土炒白术15克，杭白芍9克，当归炭9克，陈皮4.5克，升麻9克，柴胡4.5克，炒荆芥穗

9克，炮姜4.5克，炙甘草9克，大枣3枚。

【用法】水煎服。

【功效】健脾益气，固冲摄血。

【主治】月经先期属脾气虚弱者。

【来源】《丛春雨中医妇科经验》

❧ 经水先期方 ❧

【组成】西党参9克，当归身9克，炮干姜3克，姜半夏12克，苍术6克，白术6克，川厚朴3克，茯苓12克，炙甘草3克，陈皮4.5克，焦神曲12克，建泽泻12克，薄皮桂2.4克。

【用法】水煎服。

【功效】补中益气，升阳举陷，摄血归经。

【主治】脾虚所致月经先期。

【来源】《全国中医妇科流派名方精粹》

❧ 安冲调经汤 ❧

【组成】山药15克，白术9克，炙甘草6克，石莲子9克，续断9克，熟地黄12克，椿根白皮9克，生牡蛎30克，海螵蛸12克。

【用法】水煎服。

【功效】平补脾肾，调经固冲。

【主治】脾肾不足，挟有虚热所致月经先期。

【来源】《中医当代妇科八大家》

❧ 固气养血汤 ❧

【组成】黄芪12克，党参12克，当归12克，白术10克，茯神12克，陈皮9克，熟地黄（砂仁水炒）12克，远志10克，生牡蛎

12克，炙甘草5克，大枣（剖）4枚。

【用法】水煎服。

【功效】固气养血。

【主治】心脾两虚所致月经先期。

【来源】《现代中医名家妇科经验集》

·地柏胶艾汤·

【组成】生地黄15~30克，焦侧柏叶9~15克，阿胶9~15克，焦艾叶6~9克，焦白术9~12克，黄芩6~9克，白芍15~30克，陈棕榈炭9~15克。

【用法】水煎服，每日2次，每日1剂，经行5剂。

【功效】滋阴清热，养血凉营，健脾益气，塞流止血。

【主治】脾肾亏虚，热迫冲任所致月经先期、量多。

【来源】《陈伯祥中医妇科经验集要》

·加减乌药汤·

【组成】乌药三钱，砂仁八分，延胡索二钱，甘草一钱，木香一钱半，槟榔一钱，当归三钱，白芍三钱。

【用法】水煎，温服。

【功效】理气和血。

【主治】气滞所致月经先期。伴见经行前后，腹胸胀痛，经中有血块。

【来源】《中医妇科治疗学》

·加味牛膝逐瘀散·

【组成】牛膝三钱，桂心二钱，赤芍二钱，桃仁二钱，当归二钱，木香二钱，牡丹皮二钱，川芎一钱，焦艾叶三钱。

【用法】水煎，温服。

【功效】温经逐瘀。

【主治】月经先期属血瘀偏寒者。

【来源】《中医妇科治疗学》

加味清经散

【组成】生地黄15克，牡丹皮10克，地骨皮12克，生白芍12克，茯苓12克，黄柏8克，青蒿10克，紫草10克，白薇12克，枇杷叶15克。

【用法】水煎服。

【功效】凉血清热调经。

【主治】月经先期属血热者。

【来源】《马大正中医妇科医论医案集》

加味三子寿胎丸

【组成】桑寄生15克，菟丝子30克，川续断15克，阿胶9克（烊化），盐小茴香9克，淫羊藿15克，巴戟肉15克，覆盆子9克，金樱子9克，盐黄柏4.5克，炒杜仲10克，神曲9克。

【用法】水煎服。

【功效】补肾益气固冲。

【主治】月经先期属肾气不固者。

【来源】《丛春雨中医妇科经验》

养阴固冲汤

【组成】生地黄15克，白芍12克，女贞子15克，墨旱莲15克，地骨皮15克，黄柏10克，枸杞子15克，牡丹皮10克，阿胶15克，玄参15克。

【用法】水煎服。

【功效】养阴清热，调经止血。

【主治】阴虚内热，冲任失调之月经先期、量少。

【来源】《冯宗文妇科经验用方选辑》

第二节　月经后期

月经周期延长7天以上，甚至3~5个月一行，连续出现3个周期以上，称为"月经后期"，亦称"经行后期""月经延后""经迟"等。

月经后期如伴经量过少，常可发展为闭经，导致不孕。青春期月经初潮后1年内，或围绝经期，周期时有延后，而无其他症候者，不作病论。

本病主要发病机制是精血不足，或邪气阻滞，致冲任不充，血海不能按时满溢，遂致月经后期。

西医学月经稀发可参照本病辨证治疗。

～⁂ 大补元煎 ⁂～

【组成】熟地黄少则用二三钱，多则用二三两，人参少则用一二钱，多则用一二两，山药（炒）二钱，杜仲二钱，当归二三钱，枸杞子二三钱，山茱萸一钱，炙甘草一二钱。

【用法】水二盅，煎七分，食远温服。

【功效】补血益气调经。

【主治】血虚之月经后期。伴见月经量少，色淡红，质清稀，或小腹绵绵作痛，或头晕眼花，心悸少寐，面色苍白或萎黄。

【来源】《景岳全书》

·人参养荣汤·

【组成】白芍三两，当归、陈皮、黄芪、桂心（去粗皮）、人参、白术（煨）、甘草（炙）各一两，熟地黄（制）、五味子、茯苓各七钱半，远志（炒，去心）半两。

【用法】上诸药作散剂，每服四钱，水一盏半，生姜三片，枣二枚，煎至七分，去滓温服。

【功效】补血养营，益气调经。

【主治】心脾气虚，无力生血，营血不足，血海不充所致月经后期、量少。

【来源】《太平惠民和剂局方》

·大营煎·

【组成】当归二三钱，熟地黄三五七钱，枸杞子二钱，炙甘草一二钱，杜仲二钱，牛膝一钱半，肉桂一二钱。

【用法】水二盅，煎七分，食远温服。

【功效】温经扶阳，养血调经。

【主治】月经后期。原书用治"真阴精血亏损，及妇人经迟血少，腰膝筋骨疼痛，或气血虚寒，心腹疼痛等症"。

【来源】《景岳全书》

·乌药汤·

【组成】乌药一两，香附（炒）二两，当归五钱，木香五钱，甘草五钱。

【用法】上咬咀，每服五钱，水二大盏，去滓，食前温服。

【功效】疏肝理气，活血调经。

【主治】月经后期属肝郁气滞者。

【来源】《济阴纲目》

·芎归二陈汤·

【组成】川芎、当归、陈皮、茯苓各一钱半，半夏（姜制）一钱，甘草（炙）六分，生姜三片。

【用法】水煎，温服。

【功效】化痰行滞。

【主治】月经后期属痰滞者。

【来源】《丹溪心法》

·过期饮·

【组成】熟地黄、白芍、当归、香附各二钱，川芎一钱，红花七分，桃仁泥六分，蓬莪术、木通各五分，甘草、肉桂各四分。

【用法】水二盅，煎一盅，食前温服。

【功效】补血行气。

【主治】血虚气滞之月经后期。

【来源】《证治准绳》

·温经摄血汤·

【组成】大熟地黄（九蒸）一两，白芍（酒炒）一两，川芎（酒洗）五钱，白术（土炒）五钱，柴胡五钱，五味子三分，肉桂（去粗皮，研）五分，续断一钱。

【用法】水煎服。

【功效】补益精血，散寒解郁。

【主治】月经后期、量多。

【来源】《傅青主女科》

·苍莎导痰丸·

【组成】苍术、香附各二两，陈皮、白茯苓各一两五钱，枳实、半夏、天南星、炙甘草各一两。

【用法】用生姜自然汁浸饼为丸，淡姜汤下。

【功效】温化寒湿。

【主治】月经后期。

【来源】《万氏妇人科》

·滋血汤·

【组成】人参、白茯苓（去皮）、川芎、当归、白芍、干山药、黄芪、熟干地黄各一两。

【用法】上为粗末，用马尾罗子罗，每服五钱，水一盏半，煎至一盏，去滓温服。

【功效】益气养血，调理脾胃。

【主治】气血虚弱所致月经后期。

【来源】《御药院方》

·温经汤1·

【组成】当归、川芎、芍药、桂心、牡丹皮、莪术各半两，人参、甘草、牛膝各一两。

【用法】上㕮咀，每服五钱，水一盏，煎至八分，去滓温服。

【功效】温经补虚，化瘀止痛。

【主治】月经后期属寒凝血瘀者。

【来源】《妇人大全良方》

·温经汤2·

【组成】吴茱萸三两，当归二两，芍药二两，川芎二两，人参二两，桂枝二两，阿胶二两，牡丹皮二两（去心），生姜二两，甘草二两，半夏半升，麦冬（去心）一升。

【用法】上十二味，以水一斗，煮取三升，分温三服。

【功效】温经散寒，养血祛瘀。

【主治】月经后期属冲任虚寒，瘀血阻滞者。

【来源】《金匮要略》

·小营煎·

【组成】当归二钱，熟地黄二三钱，芍药（酒炒）二钱，山药（炒）二钱，枸杞子二钱，炙甘草一钱。

【用法】水二盅，煎七分，食远温服。

【功效】补血养阴调经。

【主治】月经后期属血虚阴亏者。

【来源】《景岳全书》

·当归地黄饮·

【组成】当归二三钱，熟地黄三五钱，山药二钱，杜仲二钱，牛膝一钱半，山茱萸一钱，炙甘草八分。

【用法】水二盅，煎八分，食远服。

【功效】补肾益精，养血调经。

【主治】月经后期属肾虚者。

【来源】《景岳全书》

❧ 艾附暖宫丸 ❧

【组成】艾叶（去枝梗）三两，香附（去毛）六两，吴茱萸（去枝梗）二两，川芎二两，白芍（酒炒）二两，黄芪二两，当归（酒洗）三两，续断（去芦）一两五钱，生地黄（酒洗，焙干）一两，官桂五钱。

【用法】上为细末，上好米醋打糊为丸，如梧桐子大，每服五七十丸，淡醋汤食远送下。

【功效】暖宫散寒，养血调经。

【主治】月经后期属冲任虚寒，血海不充者。

【来源】《沈氏尊生书》

❧ 七制香附丸 ❧

【组成】香附十四两，分七分，一分同当归二两酒浸；一分同莪术二两童便浸；一分同牡丹皮、艾叶各一两，米泔浸；一分同乌药二两，米泔浸；一分同川芎、延胡索各一两，水浸；一分同三棱、柴胡各一两，醋浸；一分同红花、乌梅各一两，盐水浸。

【用法】春三、夏二、秋七、冬十日晒干，取单香附为末，浸药水打糊为丸梧子大，每八十丸，临卧酒下。

【功效】疏肝解郁，活血通经。

【主治】月经后期属肝气郁结、血行不畅者。

【来源】《医学入门》

四物汤

【组成】当归（去芦，酒浸，炒）、川芎、白芍、熟干地黄（酒洒，蒸）各等份。

【用法】上为粗末，每服三钱，水一盏半，煎至八分，去渣热服，空心食前。

【功效】补血调血。

【主治】月经后期、量少。

【来源】《太平惠民和剂局方》

加味玉烛散

【组成】当归9克，大生地黄9克，白芍9克，大川芎6克，生大黄（后下）9克，玄明粉（冲服）4.5克，怀牛膝9克，鸡血藤12克，车前子（包煎）15克，广郁金9克，生甘草3克，生麦芽30克。

【用法】水煎服。

【功效】养血泻火，清胞络结热。

【主治】月经后期，甚或闭阻不行。

【来源】《海派中医蔡氏妇科》

加味桂枝茯苓丸

【组成】桂枝9克，茯苓9克，桃仁9克，牡丹皮9克，白芍18克，甘草9克，川牛膝9克，生蒲黄（包）9克，酒五灵脂12克，香附12克，延胡索9克。

【用法】水煎服。

【功效】温经散寒，活血利气，缓急止痛。

【主治】月经后期。

【来源】《中国当代名医验方选编·妇科分册》

❧· 益五合方 ·❧

【组成】熟地黄12克，枸杞子20克，当归10克，川芎10克，白芍10克，丹参20克，白术9克，茺蔚子12克，香附10克，益母草15克，覆盆子10克，菟丝子20克，车前子（包）10克，五味子9克。

【用法】水煎服。

【功效】养血填精，调经种子。

【主治】月经后期、量少属精血亏虚者。

【来源】《全国中医妇科流派名方精粹》

❧· 补肾调冲方 ·❧

【组成】淫羊藿15克，仙茅6克，巴戟天6克，紫河车6克，枸杞子20克，沙苑子20克，柴胡10克，当归10克，白芍15克，香附10克，益母草15克。

【用法】水煎服。

【功效】补肾益精，疏肝调冲。

【主治】月经后期、量少属肾虚肝郁者。

【来源】《国家级名医秘验方》

❧· 过期饮加减 ·❧

【组成】熟地黄12克，赤芍（或赤白芍）10克，当归9克，川芎9克，红花9克，桃仁9克，香附15克，莪术9克，肉桂（或桂心）3~6克，广木香9克，甘草6克。

【用法】水煎服。

【功效】养血化瘀，理气调经。

【主治】血虚气滞所致月经后期。

【来源】《郑惠芳妇科临证经验集》

·通经汤·

【组成】炒当归12克，赤芍9克，鸡血藤12克，制香附9~12克，怀牛膝9克，益母草12克，泽兰9~12克，三棱6~10克，莪术6~10克。

【用法】水煎服。

【功效】通经活血通络。

【主治】气滞血瘀所致月经后期、量少。

【来源】《全国中医妇科流派名方精粹》

·二至丸合归芍地黄汤加减·

【组成】女贞子10克，墨旱莲10克，炒当归10克，赤白芍各10克，怀山药10克，干地黄10克，炒牡丹皮9克，茯苓12克，怀牛膝9克，川续断12克，菟丝子12克，败酱草15克，薏苡仁15克。

【用法】水煎服。

【功效】滋阴补肾。

【主治】月经后期伴经间期出血。

【来源】《夏桂成实用中医妇科学》

·加减通瘀煎·

【组成】炒当归（尾）12克，山楂10克，香附9克，红花6~9克，乌药6克，青皮5克，广木香9克，赤芍、泽兰叶10克，川牛膝10克，桃仁6~10克。

【用法】水煎服。

【功效】理气活血，通瘀调经。

【主治】月经后期、量少属血瘀者。

【来源】《妇科方药临证心得十五讲》

❧·　新加促经汤　·❧

【组成】香附10克，熟地黄10克，赤芍10克，白芍10克，莪术9克，苏木6~9克，当归12克，红花10克，桃仁（去皮尖）10克，肉桂（后下）5克，甘草3克，川牛膝12克。

【用法】水煎服，每日1剂，经前2~3天即服。

【功效】活血通瘀，促经来潮。

【主治】月经后期、量少属血瘀者。

【来源】《妇科方药临证心得十五讲》

❧·　五味调经散　·❧

【组成】炒当归、赤芍、五灵脂各10~15克，艾叶6~10克，益母草15~30克。

【用法】水煎服，每日1剂，经净即停。

【功效】活血化瘀。

【主治】月经后期、量少。

【来源】《妇科方药临证心得十五讲》

❧·　新加五味调经汤　·❧

【组成】丹参、赤芍、五灵脂各10~15克，艾叶6~10克，益母草15~30克，茯苓10~12克，泽兰叶、川续断、制香附、广郁金各10克。

【用法】行经前或经期服，每日1剂，水煎服。

【功效】活血化瘀。

【主治】月经后期、量少。

【来源】《妇科方药临证心得十五讲》

❧· 七制香附汤 ·❧

【组成】香附12克，乌药9克，当归10克，川芎5克，莪术6~9克，三棱6~9克，红花6克，马鞭草12克。

【用法】行经前或经期服，每日1剂，水煎服。

【功效】理气逐瘀，止痛消癥。

【主治】气滞血瘀所致月经后期。伴见经量偏少，色紫红，有血块，或则闭经，忧郁，胸闷，腹胀。

【来源】《妇科方药临证心得十五讲》

❧· 诱卵方 ·❧

【组成】党参12克，白术12克，茯苓12克，炙甘草6克，青礞石12克，石菖蒲12克，远志9克，当归12克，川芎9克，肉苁蓉12克，仙茅12克，淫羊藿12克，茜草12克，海螵蛸12克。

【用法】水煎服。

【功效】健脾补肾，活血调经。

【主治】肾虚痰凝血瘀所致月经后期、量少。

【来源】《国家级名老中医用药特辑·妇科病诊治》

❧· 金铃四物汤 ·❧

【组成】当归12克，熟地黄15克，延胡索15克，川楝子12克，生山楂15克，青皮8克，赤芍12克，白芍15克，川芎12克，木香8克。

【用法】水煎服，每日1剂。连服至月经来潮。

【功效】活血理气，化瘀通络。

【主治】月经后期属气滞血瘀者。

【来源】《国家级名老中医用药特辑·妇科病诊治》

❧· 化湿调冲经验方 ·❧

【组成】生山楂、薏苡仁、姜半夏、茯苓、陈皮、平地木、泽泻、泽兰、苍术、大腹皮、生姜皮。

【用法】水煎服。

【功效】化湿调冲。

【主治】月经后期。伴见经量少，色不鲜，形体肥胖，胸闷懒言，晨起有痰，带多色黄。

【来源】《中国当代名医验方选编》

❧· 桂枝茯苓丸加味 ·❧

【组成】嫩桂枝6克，赤茯苓10克，白芍10克，牡丹皮6克，桃仁泥9克，茜草根9克，海螵蛸9克，三七粉3克。

【用法】水煎服。

【功效】活血化瘀，调理冲任。

【主治】月经后期属瘀阻者。

【来源】《中国当代名医验方选编·妇科分册》

❧· 归地滋血汤 ·❧

【组成】秦当归四两，熟地黄三钱，鹿角霜三钱，香附三钱，南沙参四钱，桑寄生四钱，白术三钱，枸杞子三钱，山茱萸三钱。

【用法】水煎，空腹服。

【功效】滋阴补血。

【**主治**】月经后期属血虚者。伴见经行量少，色淡质薄，精神不振，头晕心悸，腰酸腿软。

【**来源**】《中医妇科治疗学》

❧· 滋阴活血汤 ·❧

【**组成**】当归二钱，白芍、熟地黄、天冬、麦冬、栝楼根、栀子各三钱，红花、桃仁各一钱。

【**用法**】水煎，温服。

【**功效**】滋水救火，兼以活血。

【**主治**】阴虚血热所致月经后期。伴见经来色紫量少，腹胀烦热，口干。

【**来源**】《中医妇科治疗学》

❧· 加味佛手散 ·❧

【**组成**】当归三钱，川芎二钱，南沙参四钱、香附四钱，天台乌药二钱，吴茱萸二钱，桑寄生四钱，延胡索二钱。

【**用法**】水煎，温服。

【**功效**】散寒调气活血。

【**主治**】月经后期属气郁偏寒者。伴见经量正常、色黑，间有血块，腰腹微有胀痛。

【**来源**】《中医妇科治疗学》

❧· 加减苍莎饮 ·❧

【**组成**】茅苍术二钱，云茯苓三钱，香附三钱，天台乌药二钱，炮姜一钱，红泽兰四钱，秦当归二钱，川芎二钱，白木通二钱。

【用法】水煎，温服。

【功效】温寒行滞，调气活血。

【主治】血寒气滞所致月经后期。伴见经色晦暗，量不大多，少腹痛，腰胀，微恶寒。

【来源】《中医妇科治疗学》

导痰调经汤

【组成】秦当归、丹参、竹茹各三钱，橘红一钱半，建菖蒲一钱，泽兰四钱。

【用法】水煎，温服。

【功效】养血祛痰。

【主治】月经后期。症见妇人月经错后，色淡量少而稠黏，白带甚多，身体肥胖，胸闷脘胀，痰多，胃纳减少，面色苍白或淡黄，头晕心悸。

【来源】《中医妇科治疗学》

加味十全大补汤

【组成】党参五钱，黄芪五钱，肉桂一钱，白术三钱，茯神三钱，当归二钱，川芎一钱，白芍三钱，熟地黄（砂仁炒）四钱，阿胶（烊化）三钱，蕲艾叶二钱，炙甘草二钱。

【用法】水煎，温服。

【功效】益气温经，佐以养血。

【主治】血寒气虚所致月经后期。伴见经来色淡，量多质薄，腰腹或有胀痛，精神不振，平时大便溏薄。

【来源】《中医妇科治疗学》

·育宫汤·

【组成】当归10克，川芎6克，赤白芍各10克，柏子仁12克，茺蔚子15克，紫河车10克，山药10克，熟地黄10克，菟丝子10克，肉苁蓉6克。

【用法】水煎服，每日2次，每日1剂，连服3个月经周期。

【功效】补肾育宫。

【主治】月经后期、量少，妇科检查提示子宫发育不良者。

【来源】《实用妇科方剂学》

·扶阳菟丝汤·

【组成】菟丝子10~20克，山药10克，熟地黄10克，泽泻10克，怀牛膝10克，肉苁蓉10克，牡丹皮10克，茯苓10克，川续断12克，杜仲12克，巴戟天6克，白术9克。

【用法】水煎服。

【功效】滋阴助阳，补肾填精。

【主治】月经后期、量少属肾阴阳俱虚者。

【来源】《中医妇科理论与实践》

·养血调气汤·

【组成】抚芎3克，秦当归（后入）6克，赤白芍（各半）9克，生熟地黄（各半）9克，制香附4.5克，延胡索4.5克，天台乌药9克，茺蔚子9克。

【用法】水煎服。

【功效】养血调气。

【主治】血虚气滞所致月经后期、量少。

【来源】《孙氏世家妇科临证经验》

❧·补肾益冲汤·❧

【组成】肉苁蓉12克，菟丝子12克，覆盆子12克，淫羊藿12克，巴戟天12克，枸杞子15克，当归12克，吴茱萸12克，紫河车粉（吞服）10克。

【用法】水煎服，或为蜜丸，需连续用2~3个月以上。感冒、泄泻时忌用。

【功效】补肾填精，养血益冲。

【主治】月经后期、量少属肾虚精血不足者，或检查为第二性征发育不良、子宫发育不良、卵巢功能不足者。

【来源】《中医妇科验方选》

❧·益脾温肾汤·❧

【组成】人参9克，白术9克，山药9克，巴戟天9克，菟丝子9克，当归9克，甘草6克。

【用法】水煎服。

【功效】益气补血温经。

【主治】虚寒所致月经后期。伴见经血量少，色清稀，腹痛绵绵，喜温喜按，四肢不温，白带下注，腰酸腿软，头眩气怯，面色晦暗。

【来源】《中医当代妇科八大家》

❧·祛寒通经汤·❧

【组成】当归12克，川芎9克，吴茱萸6克，桂枝6克，红花8克，牡丹皮9克，赤芍10克，川牛膝10克，鸡血藤12克，泽兰叶12克，甘草5克，生姜4片。

【用法】水煎服。

【功效】祛寒通经。

【主治】寒邪搏于冲任，经脉不通所致月经后期。

【来源】《现代中医名家妇科经验集》

琥珀散

【组成】当归10克，熟地黄15克，白芍10克，肉桂3克，牡丹皮10克，三棱10克，莪术10克，延胡索10克，乌药10克，刘寄奴10克。

【用法】水煎服。

【功效】温经散寒调经。

【主治】实寒所致月经后期。伴见月经量少，有血块，小腹冷痛。

【来源】《现代中医名家妇科经验集》

温宫调经方

【组成】炒当归10克，生熟地黄各10克，川芎10克，白芍10克，桂枝3克，淡吴茱萸2.5克，鹿角霜10克，怀牛膝10克，香附10克，熟女贞子10克，艾叶5克。

【用法】水煎服。

【功效】温宫逐寒，调理冲任。

【主治】月经后期。伴见经来量少，色淡或暗黑，畏冷肢清，或经来腹冷痛。

【来源】《海派中医蔡氏妇科流派医案集》

陈氏温经汤

【组成】黄芪30~60克，当归9~18克，川芎4.5~9克，丹参15~30克，益母草15~30克，香附6~9克，延胡索6~12克，吴茱萸3~6克，醋艾叶6~9克。

【用法】水煎服，经行3剂。

【功效】温经暖宫，活血理气，调经止痛。

【主治】月经后期、量少。

【来源】《陈伯祥中医妇科经验集要》

❧ · 蒺藜合欢柴胡疏肝散 · ❧

【组成】柴胡12克，枳壳9克，白芍15克，甘草6克，香附12克，川芎9克，陈皮9克，天台乌药9克，当归9克，青皮9克，蒺藜9克，合欢皮9克。

【用法】水煎服。

【功效】开郁行气，活血调经。

【主治】气郁所致月经后期。

【来源】《丛春雨中医妇科经验》

❧ · 通经散 · ❧

【组成】当归10克，赤芍10克，红花10克，桃仁10克，乌药10克，刘寄奴10克，川牛膝10克，三棱10克，莪术10克，肉桂3克，川芎5克，丹参12克。

【用法】水煎服。

【功效】理气活血，逐瘀通经。

【主治】气滞血瘀所致月经后期、量少。

【来源】《古今名医临证实录丛书·月经带下病》

加减人参养营汤

【组成】人参6克，黄芪12克，茯苓10克，白芍10克，五味子8克，陈皮8克，紫油桂5克（研细末，分2次冲服），阿胶（烊化）12克，甘草5克，生姜4片，大枣3枚。

【用法】水煎服。

【功效】补气健脾，养血调经。

【主治】冲任血虚，经水不能按时而至之月经后期。

【来源】《现代中医名家妇科经验集》

调经十全汤

【组成】熟地黄12克，当归10克，川芎10克，白芍10克，人参10克，茯苓10克，白术10克，炙甘草6克，黄芪30克，肉桂3克，香附12克，益母草15克。

【用法】水煎服。

【功效】益气补血，调养冲任。

【主治】月经后期属气血两虚者。症见月经后延、量少，经色淡而质薄，或渐至闭经不行。

【来源】《冯宗文妇科经验用方选辑》

蔡柏春治月经后期方

【组成】丹参9克，当归9克，川芎4.5克，白芍9克，制香附9克，红花4.5克，怀牛膝9克，茺蔚子9克，泽兰叶9克，月季花4.5克，川续断12克，炒枳壳4.5克。

【用法】水煎服。

【功效】化瘀调经。

【主治】宿瘀内结，胞宫受阻所致月经后期。

【来源】《蔡氏女科经验选集》

·　益母调经汤　·

【组成】益母草15克，丹参15克，熟地黄15克，当归15克，白芍12克，川芎10克，香附12克，茺蔚子10克，白术10克，肉桂3克，牛膝10克。

【用法】水煎服。

【功效】养血活血，理气调经。

【主治】血虚血滞，气血失和之月经后期。症见月经后期，量少，色淡黯，或伴头晕心慌，纳少腹胀。

【来源】《冯宗文妇科经验用方选辑》

·　疏肝调经饮　·

【组成】熟地黄、当归、续断、鸡血藤各12克，桃仁、赤芍、白芍各9克，制香附、川芎、生蒲黄（包）各6克，肉桂3克。

【用法】水煎服。

【功效】疏肝益肾，温经化瘀。

【主治】肝气逆，肾阳虚，寒瘀凝滞所致月经后期。

【来源】《当代妇科名医名方》

·　固气调经汤　·

【组成】人参6克，黄芪12克，当归12克，紫油桂6克（研细末，分2次冲服），枸杞子12克，熟地黄（砂仁水炒）10克，生杜仲12克，炙甘草5克。

【用法】水煎服。

【功效】固气调经。

【主治】阳气不足，虚寒内生，气化不行所致月经后期。

【来源】《现代中医名家妇科经验集》

·补肾调经方·

【组成】淫羊藿10克，仙茅10克，紫河车10克，山茱萸10克，女贞子20克，当归10克，白芍10克，香附10克。

【用法】水煎服。

【功效】补肾养血调经。

【主治】肝肾亏虚所致月经后期、量少。

【来源】《中国当代名医验方选编·妇科分册》

·芎归苍附六君汤·

【组成】川芎5克，当归10克，炒苍术10克，香附10克，党参10克，白术10克，茯苓10克，制半夏10克，陈皮5克，甘草5克。

【用法】水煎服。

【功效】燥湿化痰，活血调经。

【主治】痰湿壅滞所致月经后期。伴见经量少而色淡，质黏稠，形盛多痰。

【来源】《现代中医名家妇科经验集》

·温肾化痰汤·

【组成】陈皮10克，法半夏10克，茯苓12克，香附12克，胆南星10克，神曲12克，白芥子10克，当归12克，川芎10克，菟丝子30克，仙茅10克，淫羊藿10克，巴戟天12克。

【用法】水煎服。

【功效】温肾化痰，调理冲任。

【主治】阳虚痰湿阻滞冲任之月经后期、量少。

【来源】《冯宗文妇科经验用方选辑》

∽· 加减过期饮 ·∾

【组成】当归10克，白芍10克，川芎5克，生地黄15克，红花10克，桃仁10克，香附10克，肉桂3克，莪术10克，丹参10克，益母草10克。

【用法】水煎服。

【功效】活血化瘀，理气调经。

【主治】瘀血阻滞所致月经后期、量少，经色紫红有块，小腹胀痛。

【来源】《现代中医名家妇科经验集》

∽· 参归石英方 ·∾

【组成】党参30克，炙黄芪30克，当归12克，紫石英（先煎）30克，熟地黄15克，白芍12克，桑椹18克，茯苓12克，炒白术12克，淫羊藿18克，续断18克，香附15克，柴胡12克，川芎12克，红花12克，丹参18克，陈皮12克，木香12克，砂仁（后下）12克，牡丹皮12克，莲子心12克，麦冬12克，炙甘草6克。

【用法】水煎服。

【功效】益气养血，补肾健脾。

【主治】月经后期、量少属气血两虚兼肾虚者。

【来源】《刘瑞芬妇科经验集》

ᴄᴍ· 加味导痰汤 ·ᴄᴍ

【组成】法半夏10克，陈皮10克，茯苓10克，甘草6克，胆南星10克，川芎6克，当归10克，苍术10克，香附10克，枳壳10克，神曲10克，菟丝子25克，黄芩10克，牛膝10克。

【用法】水煎服。

【功效】燥湿化痰，清热调经。

【主治】月经后期。

【来源】《冯宗文妇科经验用方选辑》

ᴄᴍ· 益肾通滞汤 ·ᴄᴍ

【组成】当归、续断、丹参、刘寄奴各12克，桑寄生、女贞子、白芍、香附、茜草、炒酸枣仁、远志、首乌藤各9克，川芎6克。

【用法】水煎服。

【功效】补益肝肾，疏郁通滞，安神养心。

【主治】肝肾不足，气滞血瘀，冲任不调所致月经后期。伴见月经色淡量少，间有紫块，经前乳房作胀，小腹坠痛，腰膝酸软，头晕眼花，心悸少寐，纳谷不香，面色晦暗，神疲形瘦。

【来源】《当代妇科名医名方》

ᴄᴍ· 化瘀通经汤 ·ᴄᴍ

【组成】当归、赤芍、刘寄奴、苏木各12克，茜草、泽兰、香附、川芎、炒枳壳各9克，天台乌药6克。

【用法】水煎服。

【功效】行气活血，化瘀通经。

【主治】气滞血瘀，阻于经脉之月经后期。伴见月经量少不畅，颜色紫黑，夹有血块，少腹作胀，疼痛拒按，兼有下肢窜痛。

【来源】《当代妇科名医名方》

·疏化调经汤·

【组成】生地黄12克，当归、赤芍、香附、益母草各9克，桃仁、川芎各6克，柴胡5克，红花2克。

【用法】水煎服。

【功效】疏肝理气，活血化瘀。

【主治】肝气郁滞、血行不畅所致月经后期。

【来源】《当代妇科名医名方》

·丹坤舒郁汤·

【组成】黄芪30~60克，当归9~18克，杭白芍15~24克，柴胡9~12克，白术6~9克，茯苓9~12克，甘草6克，川芎4.5~6克，丹参15~30克，益母草15~30克，香附6~12克，郁金6~9克。

【用法】经行3剂，或月经前3天始服3~5剂，水煎服。

【功效】疏肝解郁，养营调中，理气活血。

【主治】月经后期、量少，经行乳胀。

【来源】《陈伯祥中医妇科经验集要》

第三节　月经先后无定期

月经周期时或提前、时或延后7天以上，交替不定且连续3个周期以上者，称为"月经先后无定期"，又称"经水先后无定期""月经愆期""经乱"等。如仅提前或错后三五日，不作"月经先后无定期"论。青春期初潮后1年内及更年期月经先后无定期者，如无其他症候，可不予治疗。

月经先后无定期若伴有经量增多或经期延长，常可因经乱之甚发展为崩漏。

本病的发病机制是肝肾功能失常，冲任失调，血海蓄溢无常。

西医学排卵障碍性异常子宫出血出现月经先后无定期征象者可参照本病辨证治疗。

固阴煎

【组成】人参适量，熟地黄三五钱，山药（炒）二钱，山茱萸一钱半，远志（炒）七分，炙甘草一二钱，五味子十四粒，菟丝子（炒香）二三钱。

【用法】水二盅，煎至七分，食远温服。

【功效】补肾调经。

【主治】月经先后无定期属肾气不足者。

【来源】《景岳全书》

定经汤

【组成】菟丝子（酒炒）一两，白芍（酒炒）一两，当归（酒洗）一两，大熟地黄（九蒸）五钱，山药（炒）五钱，白茯苓三钱，荆芥穗（炒黑）二钱，柴胡五分。

【用法】水煎服。

【功效】补肾养血，疏肝调经。

【主治】肾虚肝郁之月经先后无定期。

【来源】《傅青主女科》

归脾汤

【组成】白术、茯神（去木）、黄芪（去芦）、龙眼肉、酸枣仁

（炒，去壳）各一两，人参、木香（不见火）各半两，甘草（炙）二钱半，当归、远志（蜜炙）各一钱。

【用法】上咬咀，每服四钱，水一盏半，加生姜五片，枣一枚，煎至七分，去滓温服，不拘时候。

【功效】益气补血，健脾养心。

【主治】月经先后无定期属脾虚者。

【来源】《正体类要》

❧ · 逍遥散 · ❧

【组成】甘草（微炙赤）半两，当归（去苗，锉，微炒）、茯苓（去皮，白者）、白术、芍药（白者）、柴胡（去苗）各一两。

【用法】上为粗末，每服二钱，水一大盏，烧生姜一块，切破，薄荷少许，同煎至七分，去滓热服，不拘时候。

【功效】疏肝解郁，健脾养血。

【主治】肝郁脾弱血虚所致月经先后无定期。伴见经量或多或少，或心烦易怒，或时欲叹息，或两胁胀痛，或乳胀，或胸闷纳少，或口苦咽干。

【来源】《太平惠民和剂局方》

❧ · 大补元煎 · ❧

【组成】人参少则用一二钱，多则用一二两，山药（炒）二钱，熟地黄少则用二三钱，多则用二三两，杜仲二钱，当归二三钱（若泄泻者，去之），山茱萸一钱（如畏酸吞酸者，去之），枸杞子二三钱，炙甘草一二钱。

【用法】水二盅，煎七分，食远温服。

【功效】益肾健脾。

【主治】月经先后无定期。伴见经量时多时少，色淡或黯，质清稀，腰酸肢软，头晕耳鸣，小腹虚冷。

【来源】《景岳全书》

～· 益气养阴止血汤 ·～

【组成】太子参15克，黄芪15克，白术12克，山药15克，女贞子30克，地骨皮12克，墨旱莲15克，龟甲15克，生牡蛎30克，生地黄炭15克，茜草12克，当归10克，白芍15克，地榆炭30克，益母草10克，川续断15克，甘草6克。

【用法】水煎服。

【功效】益气养阴，调冲止血。

【主治】阴虚失守，相火亢盛，肾失固藏，血海蓄溢失常所致月经先后无定期。症见经色鲜红，质稍稠，或淋漓不尽，伴头昏耳鸣，腰膝酸软，心烦失眠。

【来源】《黎志远妇科经验选编》

～· 加减越鞠汤 ·～

【组成】制苍术10克，制香附10克，山楂9克，炒牡丹皮10克，广郁金9克，青陈皮各6克，丹参10克，赤白芍各10克。

【用法】经前服，每日1剂，水煎，分2次服。

【功效】理气解郁，活血调经。

【主治】肝郁气滞所致月经先后无定期。伴见月经量少，经前乳胀，经行胁痛等。

【来源】《妇科方药临证心得十五讲》

❦·加减参苓白术散·❧

【组成】南沙参、白术各三钱，茯神、甘草、木香各二钱，砂仁一钱，怀山药、白扁豆各四钱。

【用法】水煎，温服。

【功效】健脾和胃。

【主治】脾虚所致月经先后无定期。症见经色淡红，量少质薄，时夹黏液，腰腹无胀痛。

【来源】《中医妇科治疗学》

❦·柏子养心汤·❧

【组成】柏子仁四两，茯神四两，丹参四两，酸枣仁二钱，枸杞子三钱，熟地黄三钱，郁金二钱，泽兰五钱，夏枯草三钱。

【用法】水煎，温服。

【功效】养心益肾。

【主治】月经先后无定期。症见经色较正常，血量少，性情急躁，时或抑郁不舒。

【来源】《中医妇科治疗学》

❦·生化通经汤·❧

【组成】酒丹参、泽兰各四钱，香附、土牛膝各三钱，当归尾、桃仁各二钱，红花一钱。

【用法】水煎，温服。

【功效】活血祛瘀。

【主治】月经先后无定期属血瘀者。

【来源】《中医妇科治疗学》

羊藿巴戟定经汤

【组成】柴胡9克，炒荆芥穗9克，杭白芍15克，全当归15克，炒山药30克，茯苓10克，菟丝子30克，熟地黄10克，淫羊藿15克，巴戟肉15克，黄柏4.5~6克，山茱萸10克。

【用法】水煎服。

【功效】补肾调经。

【主治】肾虚所致月经先后无定期。

【来源】《丛春雨中医妇科经验》

益肾扶阳汤

【组成】人参9克，熟地黄9克，山药9克，山茱萸9克，菟丝子9克，远志9克，五味子6克，炙甘草6克，附子（先煎）6克，肉桂6克，补骨脂9克。

【用法】水煎服。

【功效】温肾扶阳固冲。

【主治】肾气虚，冲任失调所致月经先后无定期。伴见经血量少，色淡。

【来源】《中医当代妇科八大家》

补肾八珍汤

【组成】沙苑子10克，山药10克，菟丝子10克，枸杞子10克，党参10克，白术10克，茯苓10克，当归10克，白芍10克，川芎5克，熟地黄15克，甘草5克。

【用法】水煎服。

【功效】补肾益气，养血调经。

【主治】肾虚所致月经先后无定期。伴见经血量少，色淡，质清稀。

【来源】《现代中医名家妇科经验集》

·加味定经汤·

【组成】菟丝子30克，当归15克，白芍15克，熟地黄15克，山药15克，茯苓10克，柴胡6克，炒荆芥6克，枸杞子15克，麦芽50克，山茱萸12克，香附12克。

【用法】水煎服。

【功效】补肾疏肝，养血调经。

【主治】肾虚肝郁所致月经先后无定期。

【来源】《冯宗文妇科经验用方选辑》

·女科调经汤·

【组成】鸡血藤20克，丹参15克，当归10克，川芎6克，白芍6克，熟地黄15克，香附10克，路路通10克，玫瑰花10克，益母草10克，杜仲10克，炙甘草6克。

【用法】水煎服。

【功效】补益肝肾，养血调经。

【主治】肝肾不足，血虚肝郁所致月经先后无定期。伴见月经量少，经前乳房胀痛，经血行而不畅，少腹、小腹或胀或痛。

【来源】《李莉妇科医论医话选》

·温肾涤痰汤·

【组成】鹿角片10克，淫羊藿10克，仙茅10克，巴戟天12克，香附10克，生山楂20克，姜半夏9克，茯苓15克，泽泻10克，泽兰10克，苍术10克。

【用法】水煎服。

【功效】温肾涤痰，化湿调冲。

【主治】月经先后无定期属肾虚痰湿者。

【来源】《全国中医妇科流派名方精粹》

·香附台乌合欢逍遥散·

【组成】柴胡12克，白术10克，茯苓10克，当归9克，白芍9克，甘草4.5克，陈皮9克，薄荷4.5克，醋香附9克，天台乌药9克，合欢皮9克，生麦芽9克。

【用法】水煎服。

【功效】疏肝理气调经。

【主治】肝郁所致月经先后无定期。

【来源】《丛春雨中医妇科经验》

·解郁调经汤·

【组成】牡丹皮二钱，秦当归二钱，白芍三钱，白术二钱，柴胡二钱，栀子三钱，黄芩二钱，红泽兰四钱。

【用法】水煎服。

【功效】清肝解郁调经。

【主治】月经先后无定期属肝郁者。症见经来时先时后，经色红有凝块，两胁胀痛，口苦咽干。

【来源】《中医妇科治疗学》

·育肾调经方·

【组成】炒当归10克，生地黄10克，川芎6克，白芍10克，制香附10克，怀牛膝10克，柴胡6克。

【用法】水煎服。

【功效】理气养血，调理冲任。

【主治】月经先后无定期，量时多时少。

【来源】《中国当代名医验方选编·妇科分册》

ᨀ· 定期调经八珍汤 ·ᨀ

【组成】丹参10克，牡丹皮10克，香附10克，茺蔚子10克，党参10克，白术10克，茯苓10克，甘草5克，当归10克，白芍10克，川芎5克，熟地黄10克。

【用法】水煎服。

【功效】补脾益气，养血调经。

【主治】脾虚所致月经先后无定期。伴见经量多，色淡质稀。

【来源】《现代中医名家妇科经验集》

ᨀ· 加味八珍汤 ·ᨀ

【组成】炒当归10克，生熟地黄各10克，川芎6克，白芍10克，炒潞党参12克，炒白术10克，云茯苓12克，炙甘草3克，制香附10克，益母草10克，大枣7枚。

【用法】水煎服。

【功效】养血益气，调理冲任。

【主治】月经先后无定期。

【来源】《现代中医名家妇科经验集》

ᨀ· 益肾疏肝汤 ·ᨀ

【组成】经前方：娑罗子12克，路路通12克，王不留行12克，八月札10克，丹参12克，制香附10克，大熟地黄12克，菟丝子12克。

经后方：熟地黄15克，菟丝子12克，淫羊藿12克，山茱萸12克，炒柴胡6克，炒白芍10克，全当归10克，生麦芽30克。

【用法】上二方分别用清水浸泡30分钟，再煎煮30分钟，每剂煎2次。月经来潮前1周开始服经前方，每日1剂，早、晚各服1次。月经净后服经后方，连服10剂，每日1剂，早、晚各服1次。

【功效】经前方疏肝通络，经后方养血益肾。

【主治】月经先后无定期。

【来源】《中国传世医方》

～∾· 和肝汤 ·∾～

【组成】当归12克，白芍12克，白术9克，柴胡9克，茯苓9克，生姜3克，薄荷（后下）3克，炙甘草6克，党参9克，紫苏梗9克，香附9克，大枣4枚。

【用法】水煎分服，每日1剂。

【功效】补肾养血，疏肝调经。

【主治】肝郁血虚，脾胃失和所致月经先后无定期。

【来源】《妇科病名方》

第四节　月经过多

月经量较正常明显增多，或每次经行总量超过80毫升，而周期、经期基本正常者，称为"月经过多"，亦称"经水过多"或"月水过多"。本病可与周期、经期异常并发，如月经先期、月经后期、经期延长伴量多，尤以前者多见。

本病主要病机是冲任不固，胞宫失于制约而致经血量多。

西医学排卵障碍性异常子宫出血所引起的月经过多，可参照本病辨证治疗。

·举元煎·

【组成】人参三五钱，黄芪（炙）三五钱，炙甘草一二钱，白术一二钱，升麻五七分。

【用法】水一盅半，煎七八分，温服。

【功效】补气摄血固冲。

【主治】中气下陷，血失统摄之月经过多。症见经行量多，色淡红，质稍稀，神疲肢倦，气短懒言，小腹空坠。

【来源】《景岳全书》

·失笑散·

【组成】五灵脂（酒研，淘去沙土）二钱，蒲黄（炒香）二钱。

【用法】上先用酽醋调二钱，熬成膏，入水一盏，煎七分，食前热服。

【功效】活血化瘀，散结止痛。

【主治】瘀阻冲任，血不归经之月经过多。症见经行量多，色紫暗，有血块，或兼见经行腹痛，平时小腹胀痛。

【来源】《太平惠民和剂局方》

·保阴煎·

【组成】生地黄二钱，熟地黄二钱，芍药二钱，山药一钱半，川续断一钱半，黄芩一钱半，黄柏一钱半，生甘草一钱。

【用法】水二盅，煎七分，食远温服。

【功效】滋阴补肾，清热止血。

【主治】阴虚血热之月经过多。症见月经量多，头晕腰酸，五心烦热，心烦寐差。

【来源】《景岳全书》

～●·安冲汤·●～

【组成】白术（炒）六钱，生黄芪六钱，生龙骨（捣细）六钱，生牡蛎（捣细）六钱，大生地黄六钱，生杭白芍三钱，海螵蛸（捣细）四钱，川续断四钱，茜草三钱。

【用法】水煎服。

【功效】补气升提，固冲止血。

【主治】月经过多。原书用治"妇女经水行时多而且久，过期不止或不时漏下"。

【来源】《医学衷中参西录》

～●·固经丸·●～

【组成】黄芩、白芍、龟甲各一两，椿根白皮七钱，黄柏三钱，香附二钱半。

【用法】上为末，酒糊为丸，梧桐子大，每服五十丸，酒送下。

【功效】清热祛湿，止血调经。

【主治】阴虚血热所致月经过多。症见经行量多，血色深红，兼夹紫黑瘀块，心胸烦热，腹痛溲赤。

【来源】《医学入门》

～●·圣愈汤·●～

【组成】熟地黄七钱五分，白芍（酒拌）七钱五分，川芎七钱五分，人参七钱五分，当归（酒洗）五钱，黄芪（炙）五钱。

【用法】水煎服。

【功效】益气补血摄血。

【主治】气血虚弱所致月经过多。症见月经量多色淡，质清稀，四肢乏力，体倦神衰。

【来源】《医宗金鉴》

～・ 养阴益气汤 ・～

【组成】南沙参三钱，丹参三钱，地骨皮五钱，白芍三钱，黄柏二钱，麦冬四钱，五味子一钱。

【用法】水煎服。

【功效】益气清热。

【主治】月经过多。症见月经色红量多，时有潮热，头晕心悸，苔黄微干，舌红，脉浮数无力。

【来源】《中医妇科治疗学》

～・ 凉血生地饮 ・～

【组成】生地黄六钱，丹参四钱，侧柏叶三钱，黄芩三钱，阿胶二钱，甘草一钱，槐花三钱，百草霜二钱。

【用法】水煎服。

【功效】凉血散瘀。

【主治】血热夹瘀所致月经过多。症见月经量多，色红有块，其气腥臭，腹有痛感，舌绛苔黄，脉弦数。

【来源】《中医妇科治疗学》

～・ 固冲止崩汤 ・～

【组成】山茱萸20克，枸杞子20克，川续断10克，蒲黄炒阿胶10克，五味子10克，炒白术10克，党参10克，煅龙牡各20克，炒黄柏5克。

【用法】水煎服。

【功效】益肾固冲止血。

【主治】月经过多属肾气虚者。

【来源】《国家级名医秘验方》

❧ 清化汤 ❧

【组成】小蓟20克，马齿苋（或重楼）30克，白花蛇舌草30克（或地榆20克），黄芩12克，桃仁10克，川牛膝30克，枳壳12克。

【用法】水煎服。经期即服，3~6剂。

【功效】清热凉血，化瘀止血。

【主治】月经过多属血热夹瘀者。

【来源】《王成荣妇科经验集》

❧ 加减补气固经汤 ❧

【组成】党参15~30克，黄芪10~15克，炒白术12克，茯苓10克，砂仁（后下）5克，炒川续断10克，杜仲10克，炒五灵脂9克，蒲黄（包煎）9克，血余炭10克，炙甘草5克。

【用法】出血时期服，每日1次，水煎2次分服。

【功效】补气健脾，摄血固经。

【主治】脾气虚所致月经过多。症见经行量多色淡，无血块，神疲乏力，腹胀矢气，大便偏溏，短气懒言。

【来源】《妇科方药临证心得十五讲》

·❧ 加减两地汤 ❧·

【组成】生地黄五钱，玄参三钱，白芍三钱，地骨皮三钱，阿胶（化冲）二钱，焦艾叶三钱，益母草三钱。

【用法】水煎，温服。

【功效】养阴清热。

【主治】阴虚夹热之月经过多，或过期数日不净，色红无块。

【来源】《中医妇科治疗学》

·❧ 加减人参养营汤 ❧·

【组成】潞党参三钱，白术三钱，黄芪三钱，秦当归二钱，熟地黄三钱，香附三钱，焦艾叶三钱，益母草五钱，阿胶珠二钱，甘草一钱。

【用法】水煎，温服。

【功效】补气摄血。

【主治】气虚而滞之月经过多。症见经行量多，色淡红，无块，面色淡黄，饮食减少，腰腹胀痛，按之则减。

【来源】《中医妇科治疗学》

·❧ 加味失笑散 ❧·

【组成】炒当归10克，赤白芍各10克，制香附10克，五灵脂10克，炒蒲黄（包煎）6~10克，茜草15~30克，大小蓟各12克，炒川续断10克，益母草15~30克。

【用法】出血时服，每日1剂，水煎2次分服。

【功效】化瘀止血，排经固冲，散结止痛。

【主治】月经过多属血瘀者。

【来源】《妇科方药临证心得十五讲》

固经丸合加味失笑散

【组成】龟甲10克，黄柏6克，椿根皮10克，制香附10克，炒五灵脂10克，炒蒲黄（包煎）6克，炒当归10克，赤芍10克，川续断10克，山楂10克，益母草15克，鹿衔草10克，马鞭草10克，炒枳壳6克，茜草15克。

【用法】水煎服。

【功效】补气固经，化瘀止痛。

【主治】月经过多属热瘀者。

【来源】《中医临床妇科学》

凉血清海汤

【组成】水牛角（水浸，先煎）30~45克，生地黄（切碎，黄酒浸）15~45克，生白芍15~45克，牡丹皮炭9克，桑叶30克，海螵蛸10~20克，仙鹤草30克，阿胶（烊化）10克，荆芥炭10克。

【用法】水煎服。

【功效】清热凉血止血。

【主治】月经过多属血热者。

【来源】《国家级名医秘验方》

二至保阴煎

【组成】生地黄15克，黄芩9克，黄柏9克，白芍9克，山药15克，生甘草4.5克，牡丹皮12克，地骨皮15克，女贞子15克，墨旱莲15克，芦根30克，炒地榆15克。

【用法】水煎服。

【功效】凉血清热止血。

【主治】血热所致月经过多。

【来源】《丛春雨中医妇科经验》

～◦・ 半夏芩连枳实汤 ・◦～

【组成】半夏10克，黄芩10克，黄连10克，枳实10克，厚朴10克，郁金10克，陈皮10克，杏仁10克。

【用法】水煎服。

【功效】清热除湿，理气化痰，和胃固冲。

【主治】湿热痰阻中焦，升降失司所致月经过多。

【来源】《冯宗文妇科经验用方选辑》

～◦・ 清化固经汤 ・◦～

【组成】白芍10克，生地黄10克，当归10克，生卷柏10克，紫珠草10克，茜草10克，重楼10克，贯众10克，生地榆10克，墨旱莲10克，仙鹤草10克，槐花10克，牡丹皮10克，炒蒲黄（包）10克。

【用法】水煎服。

【功效】清热凉血，固经止血。

【主治】热伏冲任，迫血妄行所致月经过多。症见经行量多，血色鲜红，口渴烦热，便秘溺赤。

【来源】《全国中医妇科流派名方精粹》

～◦・ 清经二至汤 ・◦～

【组成】炙龟甲10克，生地黄10克，女贞子15克，墨旱莲15克，阿胶珠10克，炒黄芩15克，仙鹤草15克，棕榈炭15克，地榆10克，山茱萸15克，马齿苋15克，荆芥穗炭10克。

【用法】水煎服。

【功效】清热凉血，益气固冲。

【主治】血热之月经过多。

【来源】《全国中医妇科流派名方精粹》

∽· 固经汤 ·∽

【组成】炒地榆10克，墨旱莲10克，仙鹤草10克，紫珠草10克，拳参10克，大小蓟各10克，牡丹皮10克，茜草10克，炒蒲黄（包）10克，生地黄10克，白芍10克，当归10克。

【用法】水煎服。

【功效】清热凉血止血。

【主治】血热所致月经过多。症见经行量多，色深红，质黏稠，夹小血块。

【来源】《现代中医名家妇科经验集》

∽· 四草汤 ·∽

【组成】马鞭草15~30克，鹿衔草15~30克，茜草15克，益母草15克。

【用法】水煎服。

【功效】清热利湿，化瘀止血。

【主治】血热夹瘀之月经过多。

【来源】《全国中医妇科流派名方精粹》

∽· 经水过多方 ·∽

【组成】炙龟甲30克，炙鳖甲30克，油当归身9克，生山药24克，淡肉苁蓉18克，西党参9克，炒白术6克，莲子12克，生白芍15克，川百合12克，炒玉竹9克，火麻仁12克，柏子仁12克，核桃肉4枚，生甘草3克。

【用法】水煎服。

【功效】滋阴柔肝。

【主治】肾阴虚之月经过多。

【来源】《全国中医妇科流派名方精粹》

❀⟡ 摄经汤 ⟡❀

【组成】党参12~15克，炒白术9~12克，炙黄芪15克，白芍9~12克，熟地黄12克，赤石脂10~15克，禹余粮10~15克，山茱萸6~12克，阿胶（烊化）12~15克，姜炭6克，女贞子9~15克，炙甘草3~5克。

【用法】水煎服。

【功效】补气摄血，补血益宫。

【主治】脾虚气陷，统摄无权所致月经过多。

【来源】《全国中医妇科流派名方精粹》

❀⟡ 归芍固冲举元煎 ⟡❀

【组成】红参9克，黄芪15克，白术10克，升麻9克，炙甘草9克，杭白芍9克，当归炭9克，炒山药30克，海螵蛸9克，茜草9克，炮姜9克，炒荆芥穗9克。

【用法】水煎服。

【功效】补气摄血固冲。

【主治】气虚所致月经过多。

【来源】《丛春雨中医妇科经验》

❧·加减清经汤·❧

【组成】丹参9克，地骨皮15克，白芍9克，生地黄9克，黄柏6克，知母9克，玄参9克。

【用法】水煎服。

【功效】清热凉血固经。

【主治】月经过多属血热者。

【来源】《川派中医药名家系列丛书·卓雨农》

❧·圣愈胶艾汤·❧

【组成】炙黄芪12克，党参10克，白芍10克，生地黄10克，当归10克，阿胶10克，炒艾叶3克，升麻炭5克，姜炭3克，炒荆芥5克，炙甘草3克。

【用法】水煎服。

【功效】益气养血，固摄冲任。

【主治】气虚所致月经过多。症见经行量多，色淡红，质稀薄。

【来源】《现代中医名家妇科经验集》

❧·举元煎加味·❧

【组成】黄芪15~30克，党参30克（或人参9~12克），白术15~18克，升麻9克，山茱萸15~18克，甘草6克，川续断15克，煅龙牡各30克，棕榈炭15克。

【用法】水煎服。

【功效】补虚塞流，引血归经。

【主治】脾气虚所致月经过多。

【来源】《郑惠芳妇科临证经验集》

❧· 蒲黄五灵桃红四物汤 ·❧

【组成】川芎9克，赤芍9克，当归12克，生地黄12克，醋香附9克，天台乌药9克，酒延胡索6克，炒蒲黄（包煎）9克，五灵脂9克，桃仁9克，红花9克，益母草15克。

【用法】水煎服。

【功效】活血化瘀止血。

【主治】瘀血内阻所致月经过多。

【来源】《丛春雨中医妇科经验》

❧· 调经归脾汤 ·❧

【组成】人参10克，黄芪30克，白术15克，茯苓10克，甘草6克，酸枣仁15克，当归10克，龙眼肉10克，香附10克，阿胶12克，益母草15克。

【用法】水煎服。

【功效】益气摄血，补血调经。

【主治】心脾两虚之月经过多。

【来源】《冯宗文妇科经验用方选辑》

❧· 芩连四物汤加减 ·❧

【组成】黄芩9克，马尾连9克（或黄连末3克），生地黄9~15克，白芍9~15克，当归9克，川芎4.5克。

【用法】水煎服。

【功效】清热燥湿，凉血固冲。

【主治】血热所致月经量多。

【来源】《中国当代名医验方选编·妇科分册》

·血见愁合剂·

【组成】血见愁24克，炒白芍10克，生地黄12克，墨旱莲15克，仙鹤草20克，茜草炭9克，鹿衔草15克，海螵蛸12克，炙黄芪12克，炙甘草5克。

【用法】水煎服。

【功效】清热凉血调经。

【主治】月经过多属气虚血热者。

【来源】《中国当代名医验方选编·妇科分册》

·清经凉血止血汤·

【组成】牡丹皮10克，黄柏10克，青蒿15克，生地黄15克，地骨皮15克，紫珠草15克，墨旱莲15克，益母草15克，马齿苋15克，炙甘草6克。

【用法】每日1剂，分2次清水煎服。病重者可每日2剂，4小时1次内服。

【功效】滋阴清热，凉血止血。

【主治】月经过多属血热者。症见经血量多，色鲜红或深红，质稠或夹块，伴口干、大便干结、小便黄赤。

【来源】《李莉妇科医论医话选》

·清利固冲汤·

【组成】黄连10克，黄芩10克，当归10克，白芍12克，白茅根15克，通草10克，滑石30克，蒲黄炭10克，大黄炭10克，地榆炭15克，益母草30克。

【用法】水煎服。

【功效】清热利湿，固冲止血。

【主治】湿热蕴结，冲任不固之月经过多。

【来源】《冯宗文妇科经验用方选辑》

·⌒ 健脾调肝汤 ⌒·

【组成】杜仲炭、续断、生龙齿、生牡蛎、谷芽、麦芽、沙苑子、白芍（醋炒）各10克，山茱萸炭、白茅根炭各15克，荆芥穗、生地黄、熟地黄、厚朴花、玫瑰花、炒莱菔子、炒莱菔叶、炒远志、酒黄芩、党参各6克，炒仙鹤草12克，砂仁5克，升麻、酒黄连各3克。

【用法】水煎服。

【功效】益气健脾，调肝固冲。

【主治】月经过多。症见头晕目眩，心悸气短，胸脘闷胀，饮食不香，神疲腰酸。

【来源】《当代妇科名医名方》

第五节　月经过少

月经周期正常，经量明显少于平时正常经量的1/2，或少于20毫升，或行经时间不足2天，甚或点滴即净者，称为"月经过少"，又称"经水涩少""经水少""经量过少"。

本病一般周期尚正常。但有时也与周期异常并见，如月经先期伴量少、月经后期伴量少，后者往往为闭经的前驱症状。

本病的发病机制有实有虚，虚者精亏血少，冲任气血不足，经血乏源；实者寒凝痰瘀阻滞，冲任气血不畅而月经过少。

西医学中子宫发育不良、卵巢储备功能低下等出现的月经过少可参照本病辨证治疗。

·归肾丸·

【组成】熟地黄八两，山药、山茱萸、茯苓、枸杞子、杜仲（盐水炒）、菟丝子（制）各四两，当归三两。

【用法】炼蜜同熟地黄膏为丸，桐子大，每服百余丸，饥时，或滚水或淡盐汤送下。

【功效】补肾益精，养血调经。

【主治】肝肾亏虚之月经过少。症见经量素少或减少，色暗淡，质稀，腰膝酸软，头晕耳鸣，足跟痛，或小腹冷，或夜尿多。

【来源】《景岳全书》

·苍附导痰丸·

【组成】苍术二两，香附二两，枳壳二两，陈皮一两五钱，茯苓一两五钱，胆南星一两，甘草一两。

【用法】共为末，姜汁和神曲为丸，淡姜汤下。

【功效】化痰燥湿，理气调经。

【主治】痰湿阻滞所致月经过少。症见经行量少，色淡红，质黏腻如痰，形体肥胖，胸闷呕恶，或带下黏腻。

【来源】《叶氏女科证治》

·当归地黄饮·

【组成】当归二三钱，熟地黄三五钱，山药二钱，杜仲二钱，牛膝一钱半，山茱萸一钱，炙甘草八分。

【用法】水煎，食远服。

【功效】补肾益精，养血调经。

【主治】月经过少属肾虚者。

【来源】《景岳全书》

～·温经汤·～

【组成】吴茱萸三两，当归二两，芍药二两，川芎二两，人参二两，桂枝二两，阿胶二两，牡丹皮二两（去心），生姜二两，甘草二两，半夏半升，麦冬（去心）一升。

【用法】上十二味，以水一斗，煮取三升，分温三服。

【功效】温经散寒，养血祛瘀。

【主治】月经过少属血寒者。

【来源】《金匮要略》

～·通瘀煎·～

【组成】当归尾三五钱，山楂、香附、红花（新者，炒黄）各二钱，乌药一二钱，青皮、泽泻各钱半，木香七分。

【用法】水二盅，煎七分，加酒一二小盅，食前服。

【功效】理气活血，化瘀调经。

【主治】月经过少属血瘀者。

【来源】《景岳全书》

～·桃红四物汤·～

【组成】当归三钱，熟地黄四钱，川芎二钱，白芍三钱，桃仁三钱，红花二钱。

【用法】水煎服。

【功效】活血化瘀调经。

【主治】血瘀兼血虚之月经过少。症见经行涩少，色紫暗，有血块，小腹胀痛，血块排出后胀痛减轻。

【来源】《医宗金鉴》

·滋血汤·

【组成】人参、白茯苓、川芎、当归、白芍、山药、黄芪、熟地黄各等份。

【用法】水煎服。

【功效】补血调经，健脾益气。

【主治】月经过少属血虚气弱者。

【来源】《御药院方》

·柏子仁丸·

【组成】柏子仁（炒研）、牛膝（酒拌）、卷柏各半两，泽兰叶、续断各二两，熟地黄（酒拌蒸烂，杵膏）三两。

【用法】上为末，入地黄膏加炼蜜丸桐子大，每服百余丸，空心米饮下。

【功效】滋阴补肾，宁心调经。

【主治】肾阴虚火旺之月经过少。

【来源】《景岳全书》

·左归饮·

【组成】熟地黄二三钱或加至一二两，山药、枸杞子各二钱，炙甘草一钱，茯苓一钱半，山茱萸一二钱（畏酸者少用之）。

【用法】水二盅，煎至七分，食远服。

【功效】养阴补肾。

【主治】肾阴不足所致月经过少。症见经行量少，带下少，腰酸头痛，口燥咽干，口渴欲饮。

【来源】《景岳全书》

∽· 半夏苍术汤 ·∾

【组成】半夏10克，苍术10克，当归10克，白芍10克，熟地黄10克，川芎6克，川厚朴6克，甘草3克。

【用法】加生姜、大枣，水煎服。

【功效】燥湿豁痰，补血调经。

【主治】月经过少属痰湿阻滞，营血亏虚者。

【来源】《中医妇科方剂选讲》

∽· 加味泽兰汤 ·∾

【组成】泽兰、丹参各三钱，当归、酒白芍、五灵脂、蒲黄（包）、通草各二钱，甘草五分。

【用法】水煎，温服。

【功效】活血逐瘀。

【主治】单纯血瘀所致月经过少。症见经来量少色紫，少腹时痛，硬而有块，按之痛甚，舌苔薄黄，脉两尺沉涩。

【来源】《中医妇科治疗学》

∽· 加味香砂六君子汤 ·∾

【组成】南沙参三钱，云茯苓三钱，白术三钱，木香二钱，砂仁一钱，秦当归二钱，川芎一钱半，陈皮一钱，半夏三钱。

【用法】水煎，温服。

【功效】扶脾祛痰。

【主治】脾虚挟痰所致月经过少。症见月经量少色淡而黏，平日白带多，口淡，苔白腻，脉缓滑。

【来源】《中医妇科治疗学》

Ꮹ · 育宫汤 · Ꮹ

【组成】当归10克，熟地黄25克，枸杞子15克，山茱萸15克，制附片（先煎）10克，淫羊藿15克，肉桂10克，仙茅15克，金狗脊15克，紫河车10克，山药15克，砂仁10克，黄芪15克，鹿角胶10克。

【用法】每日1剂，水煎2次，取汁200毫升，早、晚分服，连续用药6个月为1个疗程。

【功效】补肾益精、壮阳育宫、滋血调经。

【主治】子宫发育不良所致月经过少。

【来源】《国家级名老中医用药特辑·妇科病诊治》

Ꮹ · 新加血府逐瘀汤 · Ꮹ

【组成】桃仁10克，红花9克，炒当归10克，赤芍9克，川芎6克，熟地黄10克，川牛膝9克，炒枳壳9克，桔梗6克，柴胡5克，甘草3克，五灵脂10克，益母草15克。

【用法】经前或经期，每日1剂，水煎2次分服。

【功效】活血祛瘀，调气止痛。

【主治】血瘀所致月经过少。

【来源】《妇科方剂临证心得十五讲》

Ꮹ · 乌鸡补血汤 · Ꮹ

【组成】乌鸡肉250克，当归15克，黄芪30克。

【用法】先将当归、黄芪加水煎出药味，后下鸡肉煮熟，加少许食盐调味，吃肉喝汤。

【功效】补气血，固冲任，调经血。

【主治】月经过少。

【来源】《中医妇科验方选》

·芎归二陈汤·

【组成】川芎二钱，当归、半夏各三钱，陈皮、茯苓各一钱半，甘草六分。

【用法】水煎，温服。

【功效】化痰行气和血。

【主治】痰阻夹湿所致月经过少。症见月经量少，色淡稠黏，痰多呕恶，胸中不适，脘胀，口淡腻，脉滑。

【来源】《中医妇科治疗学》

·加味四物汤·

【组成】秦当归、川芎各二钱，酒白芍、熟地黄、丹参、泽兰各四钱，香附三钱。

【用法】水煎，温服。

【功效】养血调气。

【主治】血虚气郁所致月经过少。症见经量少而色紫黑，面色青黄。

【来源】《中医妇科治疗学》

·补肾调经汤·

【组成】熟地黄20克，山药10克，山茱萸10克，枸杞子15克，菟丝子30克，杜仲12克，当归12克，白芍10克，茯苓10克，女贞子15克，何首乌20克，丹参15克。

【用法】水煎服。

【功效】滋补肝肾，益精养血。

【主治】肝肾不足之月经过少。

【来源】《冯宗文妇科经验用方选辑》

❧ · 调经汤 · ❧

【组成】潞党参15克，炙黄芪30克，当归15克，熟地黄15克，山茱萸12克，肉苁蓉15克，淫羊藿15克，知母8克，莪术8克，丹参15克，生三七粉10克，甘草10克。

【用法】水煎服。

【功效】培补肝肾，祛瘀调经。

【主治】月经过少。

【来源】《扶正祛邪　破解妇科疑难顽症——易修珍学术思想与临床经验集》

❧ · 育阴补血汤 · ❧

【组成】熟地黄12克，山药15克，山茱萸12克，枸杞子12克，当归12克，白芍15克，牡丹皮9克，龟甲9克，鳖甲9克，炙甘草5克。

【用法】水煎，加红糖送服。

【功效】补肾填精，益髓养血，调理冲任。

【主治】肾虚、阴血亏少之月经过少。

【来源】《全国中医妇科流派名方精粹》

❧ · 理气补肾调经汤 · ❧

【组成】柴胡10克，川芎10克，当归12克，菟丝子15克，赤芍15克，白芍15克，怀牛膝12克，桔梗10克，枳壳10克，鸡血藤20克，桃仁10克，红花10克，甘草5克。

【用法】水煎服。

【功效】疏肝理气，活血止痛。

【主治】月经过少。伴见胸胁疼痛，头疼头晕。

【来源】《岭南中医药名家梁剑波》

养血八珍汤

【组成】黄芪10克，山药10克，枸杞子10克，何首乌10克，当归10克，白芍10克，川芎5克，熟地黄10克，白术10克，茯苓10克，党参10克，甘草5克。

【用法】水煎服。

【功效】益气养血，补肾调经。

【主治】营血亏少所致月经过少。

【来源】《现代中医名家妇科经验集》

养宫汤

【组成】当归10克，白芍10克，紫河车9克，茺蔚子15克，怀山药12克，干地黄12克，山茱萸12克，龟甲（先煎）9克，炙鳖甲（先煎）9克，茜草15克，山楂10克，菟丝子10克。

【用法】水煎分服，每日1剂。

【功效】滋阴补血，涵养子宫。

【主治】子宫干涩，月经衰少，甚则闭经等。

【来源】《实用妇科方剂学》

补肾活血方

【组成】熟地黄10克，龟甲10克，白芍10克，山茱萸10克，菟丝子10克，川续断10克，丹参10克，赤芍10克。

【用法】水煎服。

【功效】补肾填精，活血化瘀。

【主治】肾虚血瘀之月经过少。

【来源】《全国中医妇科流派名方精粹》

❧ · 香附调经汤 · ❧

【组成】制香附12克，熟地黄12克，炒当归9~12克，炒白芍9~12克，川芎6~10克，白术9~10克，泽兰9~12克，陈皮6~10克，炙甘草3~5克。

【用法】水煎服。

【功效】养血行气，调和血脉。

【主治】血虚气滞之月经过少。

【来源】《全国中医妇科流派名方精粹》

❧ · 加味调肝汤 · ❧

【组成】当归10克，白芍30克，川芎10克，山茱萸10克，巴戟天10克，山药12克，阿胶10克，香附12克，艾叶6克，甘草6克。

【用法】水煎服。

【功效】调肝养血，益肾生精。

【主治】月经过少。症见经行量少，色淡而质薄，经期或经后1~2天小腹绵绵作痛，腰酸，头晕，耳鸣。

【来源】《冯宗文妇科经验用方选辑》

❧ · 通经汤1 · ❧

【组成】炒当归12克，赤芍9克，鸡血藤12克，制香附9~12克，怀牛膝9克，益母草12克，泽兰9~12克，三棱6~10克，莪术6~10克。

【用法】水煎服。

【功效】通经活血通络。

【主治】气滞血瘀所致月经过少。

【来源】《全国中医妇科流派名方精粹》

·通经汤2·

【组成】当归10克，白芍10克，川芎5克，丹参10克，红花10克，桃仁10克，川牛膝10克，香附10克，郁金10克，三棱10克，莪术10克，泽兰10克，刘寄奴10克，益母草10克。

【用法】水煎服。

【功效】活血化瘀，理气调经。

【主治】血瘀所致月经过少。伴小腹胀痛拒按。

【来源】《现代中医名家妇科经验集》

·红花桃仁煎·

【组成】红花6克，当归10克，桃仁10克，香附10克，延胡索15克，赤芍15克，川芎6克，乳香6克，丹参15克，青皮10克，生地黄10克。

【用法】水煎服。

【功效】活血化瘀，理气止痛，疏肝解郁，散结养阴。

【主治】气滞血瘀，冲任失调之月经过少。

【来源】《全国中医妇科流派名方精粹》

·新桂枝茯苓丸加减方·

【组成】肉桂6克，赤芍9克，桃仁12克，牡丹皮9克，茯苓12克，川牛膝18克，当归12克，红花12克，香附12克，柴胡12克，泽兰12克，王不留行12克，炙甘草6克。

【用法】水煎服。

【功效】活血化瘀，行气消癥。

【主治】月经过少属气滞血瘀者。

【来源】《刘瑞芬妇科经验集》

❧ · 调经 I 号方 · ❧

【组成】柴胡9克，当归9克，白芍9克，白术9克，茯苓9克，甘草3克，香附12克，郁金9克，川芎9克，益母草15克。

【用法】水煎服。

【功效】疏肝扶脾，理气调经。

【主治】月经过少。伴经前胸乳作胀。

【来源】《全国中医妇科流派名方精粹》

❧ · 滋活汤 · ❧

【组成】女贞子20克，枸杞子20克，菟丝子20克，补骨脂20克，当归15克，川芎15克，鸡血藤30克，桃仁10克。

【用法】水煎服。

【功效】滋养肝肾，活血化瘀。

【主治】月经过少属冲任虚瘀者。

【来源】《王成荣妇科经验集》

❧ · 疏肝养血调经汤 · ❧

【组成】党参15克，白术15克，北柴胡10~12克，陈皮12克，枳壳12克，当归15克，丹参15克，郁金12克，鸡内金15克，桃仁12克，川芎15克，芍药15克，香附12克，怀牛膝12克，甘草6克。

【用法】水煎服。

【功效】疏肝理气，补气健脾，养血调经。

【主治】肝气不舒，肝脾不调所致月经过少。伴经来腹痛等。

【来源】《丁启后妇科经验》

❦ · 苡米通草苍附导痰汤 · ❧

【组成】茯苓10克，法半夏9克，香附9克，苍术12克，天南星6克，枳壳9克，生姜3克，神曲9克，橘红12克，薏苡仁30克，竹茹9克，白通草1.2克。

【用法】水煎服。

【功效】化痰燥湿调经。

【主治】痰湿所致月经过少。

【来源】《丛春雨中医妇科经验》

❦ · 十一味调经汤 · ❧

【组成】熟地黄15克，当归6克，白芍10克，川芎6克，续断10克，菟丝子15克，延胡索10克，小茴香5克，淫羊藿15克，茺蔚子10克，巴戟天12克。

【用法】水煎服。

【功效】补气血，益肝肾，调月经。

【主治】肝肾亏虚，气血不足之月经过少。

【来源】《马大正中医妇科医论医案集》

❦ · 五味调经散 · ❧

【组成】丹参、赤芍、五灵脂各10~15克，艾叶6~10克，益母草15~30克。

【用法】水煎分服，每日1剂。经前1天服，至经净即停。

【功效】活血化瘀，调理月经。

【主治】月经过少。

【来源】《妇科病名方》

·温肾调经汤·

【组成】枸杞子、覆盆子、菟丝子、茺蔚子、炒当归、炒川芎、炒白芍、肉桂、淫羊藿、焙牡丹皮、茯苓、桃仁（原著本方无用量）。

【用法】每日1剂，水煎分服。

【功效】温肾行血。

【主治】月经过少属肾阳亏虚者。

【来源】《妇科病名方》

第六节 经期延长

月经周期基本正常，经期超过7天以上，甚或淋漓半月方净者，称为"经期延长"，亦称"月水不断""经事延长"等。

本病的发病机制多由气虚冲任不固，或热扰冲任，血海不宁，或湿热蕴结冲任，扰动血海，或瘀阻冲任，血不循经所致。

西医学排卵障碍性异常子宫出血所引起的经期延长，可参照本病辨证治疗。

·举元煎·

【组成】人参三五钱，黄芪（炙）三五钱，炙甘草一二钱，白术一二钱，升麻五七分。

【用法】水一盅半，煎七八分，温服。

【功效】补气升提，固冲调经。

【主治】经期延长属气虚者。

【来源】《景岳全书》

～·归脾汤·～

【组成】白术、当归、白茯苓、黄芪（炒）、远志、龙眼肉、酸枣仁（炒）各一钱，人参二钱，木香五分，甘草（炙）三分。

【用法】加生姜、大枣，水煎服。

【功效】益气补血，健脾养心。

【主治】脾不统血所致经期延长。

【来源】《正体类要》

～·棕蒲散·～

【组成】棕榈皮、蒲黄（俱炒黑存性）、当归身（酒炒）、白芍（炒）、川芎、生地黄、牡丹皮、秦艽、泽兰、杜仲。

【用法】水煎服。

【功效】活血祛瘀，固冲调经。

【主治】经期延长。

【来源】《陈素庵妇科补解》

～·固经丸·～

【组成】黄芩、白芍、龟甲各一两，椿根皮七钱，黄柏三钱，香附二钱半。

【用法】上药为末，酒糊丸梧子大，每五十丸，酒下。

【功效】清热祛湿，止血调经。

【主治】经期延长属湿热蕴结者。

【来源】《医学入门》

❦· 两地汤 ·❦

【组成】大生地黄一两（酒炒）、玄参一两，白芍五钱，麦冬五钱（酒炒），地骨皮三钱，阿胶（烊化）三钱。

【用法】水煎服。

【功效】养阴清热，凉血调经。

【主治】经期延长属阴虚血热者。

【来源】《傅青主女科》

❦· 二至丸 ·❦

【组成】女贞子（冬至采，不拘多少，阴干，蜜、酒拌蒸，过一夜，粗袋擦去皮，晒干，为末，瓦瓶收贮；或先熬干，旱莲膏旋配用），墨旱莲（夏至日采，不拘多少，捣汁，熬膏，和前药，为丸）。

【用法】临卧，酒服。

【功效】养阴清热，凉血调经。

【主治】经期延长属阴虚血热者。

【来源】《医方集解》

❦· 清血养阴汤 ·❦

【组成】黄柏12克，牡丹皮9克，生地黄12克，玄参12克，墨旱莲12克，女贞子12克，白芍12克。

【用法】水煎服。

【功效】养阴清热，凉血调经。

【主治】经期延长属虚热者。

【来源】《中医妇科学》

·小茴芥穗举元煎·

【组成】红参9克，生黄芪15克，土炒白术15克，升麻9克，炙甘草9克，炒山药30克，海螵蛸10克，茜草10克，炮姜9克，盐小茴香9克，柴胡4.5克，炒荆芥穗9克。

【用法】水煎服。

【功效】益气固摄，止血调经。

【主治】经期延长属气虚者。

【来源】《丛春雨中医妇科经验》

·加减平肝开郁止血汤·

【组成】白芍30克，柴胡6克，当归10克，白术15克，生地黄12克，阿胶（烊化，兑）12克，炒栀子10克，牡丹皮10克，三七10克，荆芥炭10克，山稔根30克，甘草6克。

【用法】水煎服。

【功效】平肝开郁，清热凉血。

【主治】经期延长。

【来源】《冯宗文妇科经验用方选辑》

·增液四物汤·

【组成】生地黄15克，白芍10克，牡丹皮10克，地骨皮10克，制何首乌15克，炙黄精15克，玉竹10克，藕节10克，荷叶蒂3个，竹茹1团，益母草10克，仙鹤草10克，豆蔻10克，紫苏梗10克，甘草3克。

【用法】水煎服。

【功效】滋阴润燥，清热止血。

【主治】虚中夹热之经期延长。

【来源】《全国中医妇科流派名方精粹》

·二丹解毒四物汤·

【组成】炒牡丹皮10克，丹参10克，黄芩炭10克，盐炒黄柏10克，黄连5克，当归炭10克，炒白芍10克，炒生地黄10克，川芎5克。

【用法】水煎服。

【功效】清热解毒燥湿，化瘀止血。

【主治】湿热所致经期延长，月经量多或少，色红或暗红，质黏腻。

【来源】《中国百年百名中医临床家丛书·徐志华》

·桃红二丹四物汤·

【组成】桃仁6克，红花6克，牡丹皮6克，丹参9克，当归9克，赤芍9克，川芎5克，生地黄12克，炒蒲黄（另包）9克，益母草9克，血余炭9克。

【用法】水煎服。

【功效】活血化瘀止血。

【主治】瘀血内阻所致经期延长。症见月经淋漓不净，色暗红，有块，小腹疼痛。

【来源】《徐志华妇科临证精华》

·宫宁方·

【组成】茜草炭15克，生蒲黄（包煎）15克，三七粉（冲服）

3克，海螵蛸30克，黄芩9克，党参18克，生地黄12克，白芍15克，炒川续断18克，炙甘草6克。

【用法】水煎服。

【功效】祛瘀清热，止血调经。

【主治】瘀热互结所致经期延长。伴见经量过多，色暗红，质稠，有血块，经后下腹绵绵作痛，腰酸腿软，心烦不寐。

【来源】《刘瑞芬妇科经验集》

黑逍遥散加减

【组成】当归10克，白芍6克，柴胡5克，茯苓10克，炒白术10克，干姜6克，大枣4个，薄荷（后下）5克，炙甘草6克，熟地黄12克，车前子（包煎）10克，莲子10克，芡实6克，炒山药10克，炒谷芽15克。

【用法】水煎服。

【功效】调和肝脾，调经止带。

【主治】经期延长。

【来源】《国医大师治疗妇科病经典医案》

举元煎加减

【组成】黄芪30克，红参（另炖）10克，茯神15克，炙远志6克，首乌藤30克，枸杞子20克，山茱萸20克，阿胶（烊化）15克，丹参30克，炒山药30克，延胡索15克，陈皮15克，炒白术10克，砂仁（后下）9克，升麻3克，五味子15克，炙甘草6克。

【用法】水煎服。

【功效】健脾补肾，固冲调经。

【主治】脾肾亏虚，冲任不固所致经期延长。

【来源】《褚玉霞妇科脉案良方》

第七节　经间期出血

两次月经中间，即氤氲之时，出现周期性少量阴道出血者，称为"经间期出血"。经间期出血大多出现在月经周期的第10~16天，即月经干净后5~7天。如出血量很少，仅仅1~2天，或偶尔一次者，不作病论。反复经间期出血，持续时间较长，连续3个月经周期者，当及时治疗。

女性月经周期的气血阴阳变化规律符合消长转化的规律。具体来说，经间期是继经后期由阴转阳，由虚至盛之时期；月经的来潮，标志着前一周期的结束，新的周期开始，排泄月经后，血海空虚，阴精不足，随着月经周期演变，阴血渐增，精血充盛，阴长至重，此时精化为气，阴转为阳，氤氲之状萌发的时候（排卵）到来，这是月经周期中一次重要的转化。若体内阴阳调节功能正常，自可适应这种变化，而无特殊证候。若肾阴虚，癸水有所欠实，或湿热内蕴，或瘀阻胞络，当阳气内动时，阴阳转化不协调，阴络易伤，损及冲任，血海固藏失职，血溢于外，则酿成经间期出血。

西医学的围排卵期出血，属异常子宫出血的范畴，可参照本病辨证治疗。

一、内服方

❦ 清肝止淋汤 ❦

【组成】白芍（醋炒）一两，当归（酒洗）一两，生地黄（酒炒）五钱，阿胶（白面炒）三钱，牡丹皮三钱，黄柏两钱，牛膝两钱，香附（酒炒）一钱，大枣十个，小黑豆一两。

【用法】水煎服。

【功效】养血清肝。

【主治】血虚火旺所致经间期出血。症见两次月经中间，阴道出血量稍多，色深红，质黏腻，无血块。

【来源】《傅青主女科》

逐瘀止血汤

【组成】生地黄（酒炒）一两，大黄三钱，赤芍三钱，牡丹皮一钱，当归尾五钱，枳壳（炒）五钱，龟甲（醋炙）三钱，桃仁（泡，炒，研）十粒。

【用法】水煎服。

【功效】行血祛瘀，活血止痛。

【主治】瘀血阻滞所致经间期出血。症见月经色紫黑，有血块，少腹疼痛拒按。

【来源】《傅青主女科》

健固汤

【组成】人参五钱，白茯苓三钱，白术（土炒）一两，巴戟天（盐水浸）五钱，薏苡仁（炒）三钱。

【用法】水煎服。

【功效】补肾健脾，固冲摄血。

【主治】经间期出血属脾肾亏虚者。

【来源】《傅青主女科》

两地汤

【组成】大生地黄（酒炒）一两，玄参一两，白芍五钱，麦冬

（酒炒）五钱，地骨皮三钱，阿胶三钱。

【用法】水煎服。

【功效】滋阴清热，调冲止血。

【主治】经间期出血属阴虚血热者。

【来源】《傅青主女科》

丹栀逍遥散

【组成】柴胡、当归、芍药、白术（炒）、茯苓各一钱，牡丹皮、栀子（炒）、甘草（炙）各五分。

【用法】水煎服。

【功效】疏肝清热，凉血止血。

【主治】经间期出血属肝郁化火者。

【来源】《傅青主女科》

加减一贯煎

【组成】生地黄15克，熟地黄12克，知母12克，地骨皮9克，白芍12克，麦冬15克，炙甘草6克。

【用法】水煎服。

【功效】滋阴益肾，固冲调经。

【主治】经间期出血属阴虚者。

【来源】《妇科调经良方》

奇效四物汤加减

【组成】当归10克，白芍10克，生地黄10克，黄柏5克，墨旱莲10克，女贞子10克，阿胶10克，川续断10克，大小蓟各10克，炒地榆10克。

【用法】水煎服。

【功效】滋阴清热凉血。

【主治】阴虚血热所致经间期出血。

【来源】《中国百年百名中医临床家丛书·徐志华》

·二至固冲地黄汤·

【组成】山药15克，山茱萸10克，牡丹皮10克，泽泻9克，生地黄10克，茯苓9克，女贞子12克，墨旱莲12克，炒荆芥穗9克，海螵蛸9克，茜草9克，生甘草4.5克。

【用法】水煎服。

【功效】滋肾养阴止血。

【主治】经间期出血属肾阴虚者。

【来源】《丛春雨中医妇科经验》

·刘瑞芬经验方·

【组成】黄精12克，党参30克，沙参18克，麦冬12克，生地黄12克，白芍9克，牡蛎（先煎）18克，酒山茱萸12克，黄芩9克，牡丹皮9克，茯苓12克，炙甘草6克。

【用法】水煎服。

【功效】益气养阴，固冲调经。

【主治】经间期出血属气阴两虚者。

【来源】《刘瑞芬妇科经验集》

·菟丝羊藿巴戟肾气丸·

【组成】熟附片（先煎）3克，桂枝4.5克，牡丹皮9克，茯苓9克，泽泻9克，山茱萸9克，炒山药15克，熟地黄10克，菟丝子

30克，淫羊藿30克，巴戟肉30克，盐黄柏6克。

【用法】水煎服。

【功效】补肾养血调经。

【主治】经间期出血属肾气虚者。

【来源】《丛春雨中医妇科经验》

· 地柏胶艾汤 ·

【组成】生地黄15~30克，焦柏叶9~15克，阿胶（烊化）9~15克，焦艾叶6~9克，焦白术9~12克，黄芩6~9克，白芍15~30克，陈棕榈炭9~15克。

【用法】水煎服，每日2次，每日1剂，经行5剂。

【功效】滋阴清热，养血凉营，健脾益气，塞流止血。

【主治】脾肾亏虚，热迫冲任所致经间期出血。

【来源】《陈伯祥中医妇科经验集要》

· 清热凉血化湿汤 ·

【组成】黄柏15克，苍术15克，茯苓9克，薏苡仁30克，生地黄9克，牡丹皮9克，赤芍9克，白茅根10克，茜草9克，橘红9克，炒荆芥穗9克，白通草1.2克。

【用法】水煎服。

【功效】清利湿热。

【主治】经间期出血属湿热者。

【来源】《丛春雨中医妇科经验》

· 解郁调经汤 ·

【组成】柴胡10克，当归10克，白芍10克，白术10克，茯苓

10克，甘草6克，栀子10克，牡丹皮10克，地骨皮15克，生地黄10克，素馨花6克。

【用法】水煎服。

【功效】疏肝解郁，清热调经。

【主治】经间期出血。

【来源】《冯宗文妇科经验用方选辑》

经间期出血方

【组成】生地黄15克，山药15克，山茱萸15克，麦冬15克，玉竹15克，阿胶15克，地骨皮12克，白芍15克，芡实15克，仙鹤草15克。

【用法】水煎服。

【功效】养阴清热，固冲止血。

【主治】阴虚内热所致经间期出血。症见月经干净数日，即排卵期，出现阴道少量流血或带下夹血丝，常伴见少腹一侧隐痛不适，或肛门坠胀。

【来源】《丁启后妇科经验》

二至丸合归芍地黄汤加减

【组成】女贞子10克，墨旱莲10克，炒当归10克，赤白芍各10克，怀山药10克，干地黄10克，炒牡丹皮9克，茯苓12克，怀牛膝9克，川续断12克，菟丝子12克，败酱草15克，薏苡仁15克。

【用法】水煎服。

【功效】滋阴补肾。

【主治】经间期出血。

【来源】《夏桂成实用中医妇科学》

·固经汤·

【组成】生地黄15克，山茱萸15克，牡丹皮15克，盐黄柏10克，女贞子15克，墨旱莲15克，海螵蛸30克，炒荆芥穗6克。

【用法】水煎服。

【功效】滋肾养阴，固经止血。

【主治】经间期出血。

【来源】《中国当代名医验方选编·妇科分册》

二、外用方

·经间期出血外治方·

【组成】乳香15克，没药15克，白芍15克，丹参15克，山楂15克，红花15克，川牛膝15克，冰片（另研）1克，姜汁适量。

【用法】除冰片外诸药研碎为末，混匀，每次取药末30克，用姜汁调成糊状，分涂神阙、子宫两穴，上盖纱布，胶布固定，2日一换。

【功效】活血调经。

【主治】血瘀所致经间期出血。

【来源】《妇科名医证治精华》

第八节　闭　经

原发性闭经是指女性年逾16岁，虽有第二性征发育但无月经来潮，或年逾14岁，尚无第二性征发育及月经。继发性闭经是指月经来潮后停止3个周期或6个月以上。闭经古称"经闭""不月""月事不来""经水不通"等。

至于妊娠期、哺乳期的暂时停闭，以及围绝经期，或月经初潮后1年内偶尔出现月经停闭现象，不伴有其他不适症状者，均属生理现象，不作病论。也有妇女由于生活环境的突变，偶见一两次月经不潮，亦可暂不作病论。而先天的生殖器官发育异常或先天器质性损害（如婴儿型子宫、无子宫、无阴道等）所致的闭经，非药物所能治愈，不属本节讨论范围。

闭经的病因病机较为复杂，若以虚实统之，主要责于精血不足，血海亏虚，无血可下；或冲任胞脉被阻，经血不得下行两大类。前者为虚，后者属实。此外有因刮宫术和滥用药物引起的闭经，临证时应当详查。

西医学病理性闭经可参照本病辨证治疗。

大补元煎

【组成】熟地黄少则用二三钱，多则用二三两，人参少则用一二钱，多则用一二两，山药二钱（炒），杜仲二钱，当归二三钱，枸杞子二三钱，山茱萸一钱，炙甘草一二钱。

【用法】水二盅，煎七分，食远温服。

【功效】补肾益气，养血调经。

【主治】闭经属肾气虚者。

【来源】《景岳全书》

左归丸

【组成】大怀熟地黄八两，山药（炒）四两，枸杞子四两，山茱萸四两，川牛膝（酒洗，蒸熟）三两，鹿角胶（敲碎，炒珠）四两，龟甲胶（切碎，炒珠）四两，菟丝子（制）四两。

【用法】上先将熟地黄蒸烂，杵膏，炼蜜为丸，如梧桐子大，每食前用滚汤或淡盐汤送下百余丸。

【功效】滋肾益阴，养血调经。

【主治】闭经属肾阴虚者。

【来源】《景岳全书》

❧ · 十补丸 · ❧

【组成】附子（炮，去皮脐）二两，五味子二两，山茱萸（取肉）一钱，山药（锉，炒）一钱，牡丹皮（去木）一钱，鹿茸（去毛，酒蒸）一钱，熟地黄（洗，酒蒸）二两，肉桂（去皮，不见火）一钱，白茯苓（去皮）一两，泽泻一两。

【用法】上为细末，炼蜜为丸，如梧桐子大，每服七十丸，空心盐酒、盐汤任下。

【功效】温肾助阳，养血调经。

【主治】闭经属肾阳虚者。

【来源】《济生方》

❧ · 参苓白术散 · ❧

【组成】莲子肉（去皮）一斤，薏苡仁一斤，缩砂仁一斤，桔梗（炒令深黄色）一斤，白扁豆（姜汁浸，去皮，微炒）一斤半，白茯苓二斤，人参（去芦）二斤，甘草（炒）二斤，白术二斤，山药二斤。

【用法】上为细末，每服二钱，枣汤调下。

【功效】健脾益气，养血调经。

【主治】闭经属脾虚者。

【来源】《太平惠民和剂局方》

·小营煎·

【组成】当归二钱，熟地黄二三钱，芍药（酒炒）二钱，山药（炒）二钱，枸杞子三钱，炙甘草一钱。

【用法】水煎服。

【功效】补血养血，活血调经。

【主治】闭经属血虚者。

【来源】《景岳全书》

·补肾地黄汤·

【组成】熟地黄、麦冬、知母、黄柏、泽泻、山药、远志、茯神、牡丹皮、酸枣仁、玄参、桑螵蛸、竹叶、龟甲、山茱萸（原著本方无用量）。

【用法】水煎服。

【功效】滋阴养血。

【主治】闭经属肾阴虚者。

【来源】《陈素庵妇科补解》

·膈下逐瘀汤·

【组成】五灵脂二钱（炒），当归三钱，川芎二钱，桃仁三钱（研泥），牡丹皮二钱，赤芍二钱，乌药二钱，延胡索一钱，甘草三钱，香附一钱半，红花三钱，枳壳一钱半。

【用法】水煎服。

【功效】行气活血，祛瘀通络。

【主治】闭经属气滞血瘀者。

【来源】《医林改错》

⌒·血府逐瘀汤·⌒

【组成】桃仁四钱，红花三钱，当归三钱，生地黄三钱，川芎一钱半，赤芍二钱，牛膝三钱，桔梗一钱半，柴胡一钱，枳壳二钱，甘草二钱。

【用法】水煎服。

【功效】活血祛瘀，行气止痛。

【主治】血瘀气滞所致闭经。

【来源】《医林改错》

⌒·人参养荣汤·⌒

【组成】白芍三两，当归、陈皮、黄芪、桂心（去粗皮）、人参、白术（煨）、甘草（炙）各一两，熟地黄（制）、五味子、茯苓各七钱半，远志（炒，去心）半两。

【用法】上诸药作散剂，每服四钱，水一盏半，生姜三片，枣二枚，煎至七分，去滓温服。

【功效】补中益气，养血调经。

【主治】气血亏虚所致闭经。

【来源】《太平惠民和剂局方》

⌒·归肾丸·⌒

【组成】熟地黄八两，山药、山茱萸、茯苓、枸杞子、杜仲（盐水炒）、菟丝子（制）各四两，当归三两。

【用法】炼蜜同熟地黄膏为丸，桐子大，每服百余丸，饥时，或滚水或淡盐汤送下。

【功效】填精益肾，养血调经。

【主治】闭经属精血亏虚者。

【来源】《景岳全书》

·温经汤·

【组成】当归、川芎、芍药、桂心、牡丹皮、莪术各半两，人参、甘草、牛膝各一两。

【用法】上咬咀，每服五钱，水一盏，煎至八分，去滓温服。

【功效】温经散寒，活血通经。

【主治】闭经属寒凝血瘀者。

【来源】《妇人大全良方》

·苍附导痰丸·

【组成】苍术、香附、枳壳各二两，陈皮、茯苓各一两五钱，胆南星、甘草各一两。

【用法】共为末，姜汁和神曲为丸，淡姜汤下。

【功效】行气消痰。

【主治】闭经属气虚痰盛者。症见形肥多痰，经闭，多下白带。

【来源】《叶氏女科证治》

·加减一阴煎·

【组成】生地黄、芍药、麦冬各二钱，熟地黄三五钱，炙甘草五七分，知母、地骨皮各一钱。

【用法】水二盅，煎服。

【功效】滋阴补肾，清热调经。

【主治】闭经属阴虚血热者。

【来源】《景岳全书》

❧ · 开郁二陈汤 · ❧

【组成】陈皮、茯苓、苍术、香附、川芎各一钱，半夏、青皮、莪术、槟榔、甘草、木香各五分，生姜三片。

【用法】水煎服。

【功效】理气化痰，开郁调经。

【主治】气郁痰阻所致闭经。

【来源】《万氏妇科》

❧ · 艾附暖宫丸 · ❧

【组成】艾叶（大叶者，去枝梗）三两，香附（去毛，俱要合时采者，用醋五升，以瓦罐煮一昼夜，捣烂为饼，慢火焙干）六两，吴茱萸（去枝梗）二两，大川芎（雀胎者）二两，白芍（用酒炒）二两，黄芪（取黄色、白色软者）二两，当归（酒洗）三两，续断（去芦）一两五钱，生地黄（酒洗，焙干）一两，官桂五分。

【用法】上为细末，上好米醋打糊为丸，如梧桐子大，每服五七十丸，淡醋汤食远送下。

【功效】温经暖宫，扶阳抑阴。

【主治】宫寒所致闭经。

【来源】《仁斋直指方论》

❧ · 补益调经汤 · ❧

【组成】熟附子（先煎）9克，杜仲15克，菟丝子20克，熟地黄15克，白术15克，黄芪15克，当归12克，香附9克。

【用法】水煎服。

【功效】健脾补肾调经。

【主治】脾肾两虚所致闭经。

【来源】《中医妇科临证证治》

李丽芸经验方

【组成】赤芍10克，红花6克，牡丹皮12克，丹参15克，郁金12克，枳壳10克。

【用法】水煎服。

【功效】活血化瘀通经。

【主治】血瘀所致闭经。

【来源】《中医妇科临证证治》

清肝通经汤

【组成】柴胡10克，当归10克，白芍10克，茯苓15克，白术15克，牡丹皮15克，栀子15克，卷柏10克，泽兰10克，牛膝20克，生牡蛎30克，薄荷10克。

【用法】水煎服，每日1剂，连服3~6个月。

【功效】疏肝解郁，和血通经。

【主治】肝郁化火所致闭经。

【来源】《国家级名老中医用药特辑·妇科病诊治》

钱伯煊闭经方

【组成】熟地黄四钱，山茱萸二钱，枸杞子三钱，山药四钱，牛膝三钱，龟甲胶四钱，桑寄生五钱，当归三钱，白芍三钱。

【用法】水煎服。

【功效】补肝肾，强冲任，满血海。

【主治】肝肾两虚之闭经。

【来源】《全国中医妇科流派名方精粹》

·温经益气通经汤·

【组成】黄芪15克，党参15克，炒白术12克，陈皮12克，砂仁（后下）12克，半夏12克，当归15克，川芎15克，赤芍15克，桂枝12克，吴茱萸10克，阿胶珠15克，鸡血藤12克，牛膝6克，炙甘草6克。

【用法】水煎服。

【功效】健脾益气，温经散寒，活血调经。

【主治】寒凝血瘀，脾气虚弱所致闭经。

【来源】《丁启后妇科经验》

·柴蒿岩经验方·

【组成】菟丝子12克，车前子（包）10克，淫羊藿10克，杜仲10克，当归10克，桃仁10克，生薏仁15克，川芎3克。

【用法】水煎服。

【功效】益肾健脾，养血通利。

【主治】闭经。

【来源】《国家级名老中医用药特辑·妇科病诊治》

·柏子仁丸加减·

【组成】柏子仁15克，熟地黄25克，生地黄25克，续断15克，牛膝15克，泽兰15克，卷柏15克，当归15克，白芍25克，牡丹皮15克，地骨皮15克，甘草10克。

【用法】水煎服。

【功效】养血益精，活血祛瘀。

【主治】肝肾阴虚所致闭经。

【来源】《国家级名老中医用药特辑·妇科病诊治》

～•· 加味二仙汤 ·•～

【组成】仙茅25克，淫羊藿25克，巴戟天15克，鹿角霜15克，熟地黄25克，山药25克，党参25克，白术15克，茯苓25克，甘草10克，当归15克，丹参15克。

【用法】水煎服。

【功效】温补脾肾，益气养血。

【主治】脾肾亏虚所致闭经。

【来源】《国家级名老中医用药特辑·妇科病诊治》

～•· 导痰顺气方 ·•～

【组成】川芎4.5克，当归9克，制香附9克，川牛膝9克，石菖蒲4.5克，制胆南星4.5克，白芥子3克，法半夏4.5克，枳壳4.5克，白茯苓12克，焦白术9克，青皮4.5克，陈皮4.5克。

【用法】水煎服。

【功效】化痰导滞，行血通经。

【主治】积痰下流胞门所致闭经。

【来源】《蔡氏女科经验选集》

～•· 六郁舒解方 ·•～

【组成】川芎4.5克，当归9克，制香附9克，枳实4.5克，郁金9克，红花4.5克，生山楂9克，瞿麦9克。

【用法】水煎服。

【功效】舒气解郁，活血调经。

【主治】七情郁结，经水不通，纳少嗳气，脘腹胀闷。

【来源】《蔡氏女科经验选集》

∞·桑䗪四物汤·∞

【组成】全当归9克，丹参9克，赤芍9克，细生地黄9克，川芎6克，䗪虫9克，炒蒲黄（包煎）9克，桑寄生15克，菟丝子15克，炒川楝子9克，艾叶9克，鸡内金9克，三七粉（冲服）3克。

【用法】水煎服。

【功效】活血理气，化瘀调经。

【主治】闭经属气血凝结，冲任瘀阻者。

【来源】《中国当代名医验方选编·妇科分册》

∞·席汉综合征经验方·∞

【组成】当归10克，川芎5克，大熟地黄15克，枸杞子15克，怀牛膝15克，白术15克，女贞子10克，炙黄芪10克，沙苑子10克，山茱萸10克。

【用法】水煎服。

【功效】温肾壮阳，填精养血。

【主治】产后大出血后无乳、乳房萎缩、经闭不行，甚至脱发、腋毛、阴毛相继脱落，性欲全无，兼见气短，心悸，失眠，健忘，手足逆冷，全身萎软，纳食不佳。

【来源】《中国当代名医验方选编·妇科分册》

∞·加味柏子仁丸·∞

【组成】柏子仁12克，熟地黄12克，怀牛膝10克，卷柏10克，五灵脂10克，全当归15克，北丹参15克，川续断10克，制僵蚕9克，川芎10克，泽兰叶10克，白术12克，鸡内金6克。

【用法】水煎服。须服7剂以上月经方能通畅。忌食生冷滞腻食物，忌七情刺激。

【功效】补益心脾，滋养肝肾，活血通经。

【主治】心脾两虚，肝肾阴亏，胞脉瘀阻所致闭经。

【来源】《中国当代名医验方选编·妇科分册》

养血疏肝健脾汤

【组成】柴胡6克，当归10克，白芍10克，云茯苓10克，白术10克，黄精15克，薄荷（后下）5克，菖蒲3克，远志3克，茺蔚子10克，合欢皮15克，炙甘草6克。

【用法】水煎服。

【功效】养血疏肝，健脾和营。

【主治】闭经属肝郁血虚，脾失健运者。

【来源】《国家级名医秘验方》

鹿角霜饮

【组成】鹿角霜20克，白术20克，生黄芪25克，当归20克，川芎10克，香附10克，半夏10克，枳壳20克，昆布15克，益母草15克。

【用法】水煎服。月经期停服。

【功效】温阳利水通经。

【主治】闭经属肾虚痰湿者。

【来源】《国家级名医秘验方》

❧ · 三紫调心汤 · ❧

【组成】紫石英（先煎）15克，紫丹参12克，紫参15克，琥珀末5克，淮小麦30克，合欢花10克，柏子仁12克，广郁金12克，生卷柏12克。

【用法】水煎服，每日1剂，早、晚各服1次，琥珀末与汤药同时吞服。

【功效】养心安神，活血通经。

【主治】闭经属忧思过度，暗耗心阴，虚火灼经者。

【来源】《国家级名医秘验方》

❧ · 养精汤 · ❧

【组成】生地黄10克，熟地黄10克，山茱萸10克，菟丝子10克，枸杞子10克，炒酸枣仁10克，制何首乌10克，白芍10克，当归10克，茯苓10克，川芎6克。

【用法】水煎服。

【功效】滋肾养肝调经。

【主治】闭经属肝肾阴虚者。

【来源】《国家级名医秘验方》

❧ · 加减温经汤 · ❧

【组成】当归、川芎、桂心、芍药、莪术（醋炒）、党参各三钱，牛膝、甘草（炙）各二钱。

【用法】水煎服。

【功效】温经行血。

【主治】积冷脏寒所致闭经。症见少腹冷痛拒按，喜热熨。

【来源】《中医妇科治疗学》

·　独活通经汤　·

【组成】桑寄生三钱，秦艽三钱，独活二钱，川芎二钱，香附三钱，姜黄二钱，焦艾叶三钱，防风二钱。

【用法】水煎温服。

【功效】祛风散寒行滞。

【主治】外感搏击，月经数月不行，面青，四肢作痛，关节不利，少腹冷痛，恶风怕冷，腰酸背寒，或有头痛，或胸闷泛恶。

【来源】《中医妇科治疗学》

·　解郁活血汤　·

【组成】当归二钱，白芍三钱，柴胡二钱，茯苓三钱，薄荷一钱，牡丹皮二钱，栀子二钱，白术三钱，泽兰叶四钱，郁金二钱，甘草一钱。

【用法】水煎服。

【功效】舒郁行气活血。

【主治】闭经属肝郁气滞者。症见经闭不行，面色青黄，精神抑郁，烦躁性急，头晕耳鸣，胸胁作胀，食少嗳气。

【来源】《中医妇科治疗学》

·　滋肝养血汤　·

【组成】熟地黄三钱，枸杞子三钱，山茱萸三钱，菟丝子三钱，怀山药三钱，当归二钱，柏子仁三钱，红泽兰四钱，生谷麦芽各四钱。

【用法】水煎，空心服。如作丸剂，份量加重五倍研末，炼蜜为丸，每服一钱五分，每日二次。

【功效】滋阴养血柔肝。

【主治】失血伤肝，血枯经闭，头晕目眩，夜眠多梦，胸胁胀闷，不思饮食，身体消瘦，呼吸短促。

【来源】《中医妇科治疗学》

鳖甲养阴煎

【组成】鳖甲三钱，龟甲三钱，干地黄三钱，枸杞子三钱，麦冬三钱，杭白芍三钱，首乌藤五钱，地骨皮三钱，茯神三钱，牡丹皮二钱。

【用法】水煎，温服。

【功效】养阴清热，兼益肝肾。

【主治】经闭劳损，阴虚血亏，两颧红，潮热盗汗，心烦不寐，手心热，口干唇红。

【来源】《中医妇科治疗学》

益气补冲汤

【组成】南沙参五钱，白术四钱，云茯神四钱，秦当归三钱，熟地黄四钱，黄芪三钱，枸杞子三钱，菟丝子三钱，甘草（炙）三钱。

【用法】水煎，温服。

【功效】气血双补，兼滋肝肾。

【主治】气血亏甚所致闭经。

【来源】《中医妇科治疗学》

参术六味丸

【组成】生地黄三钱，山茱萸三钱，怀山药四钱，牡丹皮二钱，泽泻二钱，南沙参四钱，白术三钱，茯苓三钱。

【用法】水煎，温服。

【功效】和脾胃，养肝肾。

【主治】脾肾虚弱，经闭时久，颜面不润，色带淡黄或白，唇燥，两眼乏神，饮食减少，耳鸣头痛，或有潮热，手心发热。

【来源】《中医妇科治疗学》

四二五合方

【组成】淫羊藿12克，覆盆子9克，菟丝子9克，当归9克，五味子9克，车前子（包）9克，枸杞子15克，白芍9克，牛膝12克，川芎3克，熟地黄12克，仙茅9克。

【用法】水煎服。

【功效】养血益阴，补肾生精。

【主治】血虚肾亏所致闭经。

【来源】《妇科病名方》

益肾通经汤

【组成】柏子仁、丹参、熟地黄、川续断、泽兰叶、川牛膝、炒当归、赤芍、白芍、山楂各10克，茺蔚子、生茜草各15克，炙鳖甲（先煎）9克。

【用法】水煎服。

【功效】补肾宁心，活血通经。

【主治】肾虚所致闭经。

【来源】《妇科病名方》

消乳饮

【组成】龙葵15~20克，郁金10克，白蒺藜12克，龙胆6克，炒栀子10克，枇杷叶12~20克，蝉蜕6~9克。

【用法】水煎服。

【功效】清热疏肝。

【主治】肝经郁热所致闭经。

【来源】《马大正中医妇科医论医案集》

❧· 新加抑乳散 ·❧

【组成】沙参10克，麦冬6克，大熟地黄10克，白芍12克，山茱萸6克，山药10克，炒牡丹皮10克，川楝子10克，甘草5克，炒麦芽30克，怀牛膝9克。

【用法】水煎服。

【功效】滋阴柔肝，补肾抑乳。

【主治】阴虚肝旺所致闭经。

【来源】《中医妇科理论与实践》

❧· 瓜石汤 ·❧

【组成】瓜蒌五钱，石斛四钱，玄参三钱，麦冬三钱，生地黄四钱，瞿麦四钱，车前子（包）三钱，益母草四钱，牛膝四钱，马尾连二钱。

【用法】水煎服。

【功效】养阴润燥，宽胸和胃，活血通经。

【主治】阴虚胃热所致闭经。

【来源】《刘奉五妇科经验》

❧· 加味十全大补汤 ·❧

【组成】党参10克，白术10克，茯苓10克，当归10克，白芍

10克，川芎5克，熟地黄10克，甘草5克，黄芪10克，肉桂3克，香附10克，茺蔚子10克。

【用法】水煎服。

【功效】气血双补。

【主治】气血两亏，冲任失养所致闭经。伴见形体消瘦，面色无华等。

【来源】《中国百年百名中医临床家丛书·徐志华》

·　补肾养冲汤　·

【组成】熟地黄10克，山药10克，枸杞子10克，菟丝子10克，覆盆子10克，沙苑子10克，仙茅5克，淫羊藿5克，补骨脂5克，肉苁蓉10克，巴戟天10克，锁阳10克，茺蔚子10克。

【用法】水煎服。

【功效】温补肾阳。

【主治】肾阳不足，子宫虚寒所致闭经。

【来源】《中国百年百名中医临床家丛书·徐志华》

·　益气温阳通经汤　·

【组成】黄芪15克，党参15克，炒白术12克，陈皮12克，升麻6克，柴胡6克，砂仁12克，半夏12克，当归12克，川芎12克，赤芍15克，桂枝10克，吴茱萸10克，鸡血藤15克，川牛膝10克，莪术15克，干姜12克，炙甘草6克。

【用法】水煎服。

【功效】健脾升阳，温经散寒，活血通经。

【主治】脾气虚弱，寒凝血瘀所致闭经。

【来源】《丁启后妇科经验》

·滋肝补益方·

【组成】生地黄、潞党参、熟地黄、制黄精各12克，当归、白芍、制何首乌、女贞子、茺蔚子、柏子仁各9克，红花4.5克。

【用法】水煎服。

【功效】柔肝养血，调补冲任。

【主治】营血不足，冲任亏损所致闭经。伴见眩晕心悸，烦热神疲，体弱羸瘦，面色无华。

【来源】《国家级名老中医验案·妇科病》

·龟鹿培元方·

【组成】熟地黄、茯苓各12克，当归、龟甲、鹿角霜、肉苁蓉、巴戟天各3克，人参3克，红花4.5克。

【用法】水煎服。

【功效】育阴培元，温补冲任。

【主治】肾气不足，冲任虚损所致闭经。伴见腰脊酸楚，心悸恍惚。

【来源】《国家级名老中医验案·妇科病》

·复经1号汤·

【组成】柴胡10克，当归12克，白芍15克，绿萼梅10克，月季花6克，川芎12克，红参15克，白术15克，香附12克，牡丹皮10克，茯苓15克，熟地黄18克，鹿角霜20克，酸枣仁15克，茺蔚子15克，川牛膝12克，桃仁12克，菟丝子15克。

【用法】水煎服。

【功效】疏肝化瘀，益气养血，调补冲任。

【主治】闭经。

【来源】《黎志远妇科经验选编》

复经2号汤

【组成】人参12克，熟地黄18克，当归15克，赤芍15克，丹参15克，柏子仁15克，泽兰12克，益母草15克，菟丝子20克，生山楂15克，茺蔚子15克，香附10克，川牛膝10克，桑寄生15克，鳖甲15克。

【用法】水煎服。

【功效】益气养血，疏肝补肾，活血调冲。

【主治】肝肾虚损，肝郁血瘀所致闭经。

【来源】《黎志远妇科经验选编》

启宫丸

【组成】制半夏9克，制天南星6克，苍术6克，制香附6克，茯苓12克，橘皮6克，神曲9克。

【用法】水煎服。

【功效】养血调肝，健脾祛湿。

【主治】痰湿所致闭经。

【来源】《全国中医妇科流派名方精粹》

化脂调经方

【组成】全当归10克，川芎6克，苍术5克，制香附10克，云茯苓12克，制天南星6克，焦枳壳5克，白芥子3克，青陈皮各5克，生山楂15克。

【用法】水煎服。

【功效】理气消痰，化脂调经。

【主治】痰湿阻滞所致闭经。症见体形肥胖，喉间多痰，肢体倦怠，带下黏稠，胸闷脘胀。

【来源】《海派中医蔡氏妇科》

∽· 痰湿闭经方 ·∽

【组成】苍术15克，茯苓18克，川芎12克，神曲12克，半夏12克，陈皮12克，香附12克，桃仁12克，车前子（包）12克，王不留行12克，鸡内金30克，淫羊藿30克，川续断30克，当归15克，牛膝15克，肉桂6克。

【用法】水煎服。

【功效】燥湿化痰，理气调经。

【主治】痰湿所致闭经。

【来源】《中医妇科验方选》

∽· 刘瑞芬经验方1 ·∽

【组成】紫石英（先煎）60克，淫羊藿18克，枸杞子12克，熟地黄18克，当归12克，续断30克，菟丝子18克，山药18克，茯苓15克，柴胡12克，醋香附12克，川牛膝15克，红花12克，牡丹皮12克，黄芩12克，麦冬12克，木香12克，陈皮12克，炙甘草6克。

【用法】水煎服。

【功效】补肾益精，养血调经。

【主治】闭经属肾气虚者。

【来源】《刘瑞芬妇科经验集》

∽· 刘瑞芬经验方2 ·∽

【组成】苍术12克，白术12克，茯苓18克，陈皮12克，清半夏9克，胆南星9克，枸杞子12克，菟丝子15克，续断18克，紫石英（先煎）60克，淫羊藿18克，泽兰12克，当归12克，牡丹皮

12克，神曲12克，香附15克，黄芩9克，炙甘草6克。

【用法】水煎服。

【功效】化痰除湿，补肾活血调经。

【主治】闭经属痰湿阻滞，肾虚血瘀者。

【来源】《刘瑞芬妇科经验集》

·益肾通经汤·

【组成】柏子仁10克，丹参10克，熟地黄10克，川续断10克，泽兰叶10克，川牛膝10克，炒当归10克，赤芍10克，白芍10克，茺蔚子15克，生茜草15克，炙鳖甲（先煎）9克，山楂10克。

【用法】水煎服。

【功效】补肾宁心，活血通经。

【主治】肝肾不足所致闭经。

【来源】《妇科方药临证心得十五讲》

·补肾活血通经方·

【组成】熟地黄15克，山药15克，山茱萸12克，枸杞子15克，菟丝子15克，巴戟天15克，当归15克，川芎15克，北柴胡15克，香附15克，刘寄奴15克，月季花10克，桃仁12克，怀牛膝15克。

【用法】水煎服。

【功效】补益肾气，养血疏肝，活血通经。

【主治】肾气虚损，肝郁血瘀所致闭经。

【来源】《丁启后妇科经验》

·柏子仁四物汤·

【组成】柏子仁15克，熟地黄15克，当归12克，川芎10克，白芎10克，川牛膝12克，续断15克，泽兰10克，卷柏10克，鸡血藤30克。

【用法】水煎服。

【功效】养血补肾，活血通经。

【主治】肝肾不足，心阴暗耗之闭经。

【来源】《冯宗文妇科经验用方选辑》

∽·温肾暖宫汤·∾

【组成】川芎6克，当归9克，赤芍6克，熟地黄9克，紫石英30克，花椒3克，菟丝子15克，仙茅9克，黄花金龟15克，枸杞子9克，五味子6克。

【用法】水煎服。

【功效】温补肝肾，暖宫摄精。

【主治】闭经。

【来源】《孙氏世家妇科临证经验》

∽·加减参术饮·∾

【组成】党参、白术（炒）、云茯苓各三钱，怀山药四钱，砂仁一钱，秦当归、川芎各五分。

【用法】水煎服。

【功效】补脾和胃，益气调血。

【主治】闭经属脾虚者。症见经闭数月，面色苍黄，精神疲倦，四肢不温或水肿，心悸气短，时有腹胀，饮食少，大便溏，口淡。

【来源】《中医妇科治疗学》

﹏ 清热泻经汤 ﹏

【组成】大黄6克，芒硝9克，甘草6克，栀子9克，薄荷（后下）6克，黄芩9克，连翘12克，丹参10克，川芎6克，生地黄10克，赤芍10克，竹叶3克，川牛膝10克。

【用法】水煎分服，每日1剂。

【功效】泻火通便，清上泻下，调理月经。

【主治】中上二焦邪郁生热，火热阻于内，经血闭于下。症见胸腹烦热，身热口渴，喜冷饮，面赤，口舌生疮，便秘尿赤，月经闭止。

【来源】《妇科方药临床心得十五讲》

﹏ 补肾调经汤 ﹏

【组成】熟附子9克，杜仲15克，菟丝子20克，熟地黄15克，白术15克，黄芪15克，当归12克，香附9克。

【用法】水煎服。

【功效】健脾补肾调经。

【主治】闭经。

【来源】《中医妇科临证证治》

﹏ 通经止乳汤 ﹏

【组成】生地黄18克，石菖蒲15克，远志12克，菟丝子12克，牛膝9克，当归9克，紫石英30克，生麦芽30克，丹参18克。

【用法】水煎服。

【功效】补肾疏肝，潜阳通经。

【主治】闭经、溢乳伴见腰膝酸软，乳房胀痛，性欲冷漠。

【来源】《妇科病良方1500首》

第九节 崩 漏

崩漏是指经血非时暴下不止或淋漓不尽，前者称为崩中，后者称为漏下，由于崩与漏二者常相互转化，故概称为崩漏，是月经周期、经期、经量严重紊乱的月经病。

崩漏的病因较为复杂，但可概括可为热、虚、瘀三个方面。其主要发病机制是劳伤血气，脏腑损伤，血海蓄溢失常，冲任二脉不能约制经血，以致经血非时而下。

西医学排卵障碍性异常子宫出血可参照本病辨证治疗。

·固本止崩汤·

【组成】大熟地黄（九蒸）一两，白术（土炒焦）一两，黄芪（生用）三钱，当归（酒洗）五钱，黑姜二钱，人参三钱。

【用法】水煎服。

【功效】补气摄血，固冲止崩。

【主治】妇人虚火血崩。症见下血量多，色淡红，无血块，面色㿠白，精神疲倦，易出汗。

【来源】《傅青主女科》

·加减当归补血汤·

【组成】当归（酒洗）一两，黄芪（生用）一两，三七根末三钱，桑叶十四片。

【用法】水煎服。

【功效】益气补血，固崩止血。

【主治】妇人年老血崩。

【来源】《傅青主女科》

⚬· 固气汤 ·⚬

【组成】人参一两，白术（土炒）五钱，熟地黄（九蒸）五钱，当归（酒洗）三钱，白茯苓二钱，甘草一钱，杜仲（炒黑）三钱，山茱萸（蒸）二钱，远志（去心）一钱，五味子（炒）十粒。

【用法】水煎服。

【功效】固气补血。

【主治】少妇血崩。

【来源】《傅青主女科》

⚬· 平肝开郁止血汤 ·⚬

【组成】白芍（醋炒）一两，白术（酒炒）一两，当归（酒洗）一两，牡丹皮三钱，三七根（研末）三钱，生地黄（酒炒）三钱，甘草二钱，黑荆芥穗二钱，柴胡一钱。

【用法】水煎服。

【功效】开郁平肝。

【主治】崩漏属肝气郁结者。原书用治"妇人有怀抱甚郁，口干舌渴，呕吐吞酸，而血下崩者"。

【来源】《傅青主女科》

⚬· 逐瘀止血汤 ·⚬

【组成】生地黄（酒炒）一两，大黄三钱，赤芍三钱，牡丹皮一钱，当归尾五钱，枳壳（炒）五钱，龟甲（醋炙）三钱，桃仁十粒（泡，炒，研）。

【用法】水煎服。

【功效】行血祛瘀，活血止痛。

【主治】瘀血所致崩漏。原书用治"妇人有升高坠落，或闪挫受伤，以致恶血下流，有如血崩之状者"。

【来源】《傅青主女科》

❧·左归丸·❧

【组成】大怀熟地黄八两，山药四两（炒），枸杞子四两，山茱萸四两，鹿角胶四两（敲碎，炒珠），龟甲胶四两（切碎，炒珠），菟丝子四两（制），川牛膝三两（酒洗，蒸熟）。

【用法】上先将熟地黄蒸烂，杵膏，炼蜜为丸，如梧桐子大，每食前用滚汤或淡盐汤送下百余丸。

【功效】滋肾益阴，固冲止血。

【主治】崩漏属肾阴虚者。

【来源】《景岳全书》

❧·大补阴丸·❧

【组成】熟地黄（酒蒸）六两，龟甲（酥炙）六两，黄柏（炒褐色）四两，知母（酒浸，炒）四两。

【用法】上为末，猪脊髓蜜丸，服七十丸，空心盐白汤下。

【功效】温肾助阳，固冲止血。

【主治】崩漏属阴虚火旺者。

【来源】《丹溪心法》

❧·固冲汤·❧

【组成】白术（炒）一两，生黄芪六钱，龙骨（煅，捣细）八

钱，牡蛎（煅，捣细）八钱，山茱萸（去净核）八钱，生杭白芍
四钱，海螵蛸（捣细）四钱，茜草三钱，棕边炭二钱，五倍子
（轧细，药汁送服）五分。

【用法】水煎服。

【功效】健脾益气，固冲止血。

【主治】崩漏属脾虚者。

【来源】《医学衷中参西录》

～・ 生脉散 ・～

【组成】人参、麦冬、五味子（原著本方无用量）。

【用法】水煎服。

【功效】补气摄血。

【主治】崩漏。

【来源】《医学启源》

～・ 独参汤 ・～

【组成】人参二两。

【用法】水一升，煮取四合，趁热顿服，日再进之。兼以人参
煮粥食之，尤妙。

【功效】大补元气。

【主治】崩漏属血脱气竭者。

【来源】《景岳全书》

～・ 保阴煎 ・～

【组成】生地黄、熟地黄、芍药各二钱，山药、川续断、黄
芩、黄柏各一钱半，生甘草一钱。

【用法】水二盅，煎七分，食远温服。

【功效】养血清热。

【主治】崩漏属阴虚血热者。

【来源】《景岳全书》

❖ · 上下相资汤 · ❖

【组成】熟地黄一两，山茱萸五钱，玉竹五钱，人参三钱，沙参五钱，当归五钱，麦冬一两，北五味子二钱，牛膝五钱，车前子一钱。

【用法】水煎服。

【功效】益气摄血，清热止崩。

【主治】妇人阴虚崩漏。症见崩中漏下，五心烦热，气短口渴，或腰酸眩晕，心烦少寐，小便短少，大便干结。

【来源】《石室秘录》

❖ · 举元煎 · ❖

【组成】人参三五钱，黄芪（炙）三五钱，炙甘草一二钱，升麻五七钱，白术一二钱。

【用法】水一盅半，煎七八分，温服。

【功效】补气摄血固冲。

【主治】崩漏属脾虚者。

【来源】《景岳全书》

❖ · 失笑散 · ❖

【组成】五灵脂（酒研，淘去沙土）、蒲黄（炒香）各二钱。

【用法】先用酽醋调二钱，熬成膏，入水一盏，煎七分，食前热服。

【功效】活血化瘀，养血止血。

【主治】崩漏属血瘀者。

【来源】《太平惠民和剂局方》

·· 桃红四物汤 ··

【组成】熟地黄四钱，川芎二钱，白芍三钱，当归三钱，桃仁三钱，红花二钱。

【用法】上为粗末，水煎服。

【功效】活血化瘀，养血止血。

【主治】崩漏属血瘀者。

【来源】《医宗金鉴》

·· 黑蒲黄散 ··

【组成】蒲黄（炒黑）、阿胶、当归、川芎、白芍（炒）、熟地黄、生地黄（炒）、牡丹皮、荆芥（炒黑）、地榆（炒黑）、香附（醋炒）、棕灰、血余末。

【用法】上研为末，水煎服。

【功效】清热凉血，升阳补阴。

【主治】妇人血崩。

【来源】《陈素庵妇科补解》

·· 芎归胶艾汤 ··

【组成】川芎二两，阿胶二两，甘草二两，艾叶三两，当归三两，芍药四两，干地黄四两。

【用法】上七味，以水五升，清酒三升，合煮，取三升，去滓，纳胶，令消尽，温服一升，日三服。

【功效】补血调经止血。

【主治】冲任虚损所致崩漏。

【来源】《金匮要略》

❧ · 鹿茸丸 · ❧

【组成】鹿茸（燎去毛，酥炙）、赤石脂（制）、禹余粮（制）各一两，当归、熟地黄、续断各二两，附子（炮）、艾叶、侧柏叶各半两。

【用法】上为细末，酒糊丸，如桐子大，每服三十丸，空心温酒下，炼蜜丸亦可。

【功效】温肾壮阳，固摄冲任。

【主治】阳虚所致崩漏。

【来源】《济阴纲目》

❧ · 养阴调经汤 · ❧

【组成】山稔根30克，川续断15克，墨旱莲20克，何首乌30克，熟地黄15克，桑椹15克，太子参12克，白术9克，紫珠草30克。

【用法】水煎服。

【功效】滋肝肾阴，止血调经。

【主治】肝肾阴虚所致崩漏。

【来源】《中医妇科临证证治》

❧ · 固冲止血汤 · ❧

【组成】党参、黄芪、补骨脂、鹿角霜、赤石脂各20克，白术、续断、金樱子、阿胶各15克，何首乌30克，蕲艾、血余炭各9克。

【用法】水煎服。

【功效】温补脾肾，固冲止血。

【主治】脾肾阳虚所致崩漏。

【来源】《中医妇科临证证治》

·清热止血汤·

【组成】焦栀子9克，地骨皮12克，地榆15克，侧柏叶20克，贯众炭15克，干地黄18克，白芍12克，阿胶15克，墨旱莲18克，牡蛎25克，紫珠草15克。

【用法】水煎服。

【功效】清热凉血，止血调冲。

【主治】血热所致崩漏。

【来源】《中医妇科临证证治》

·血竭化瘀汤·

【组成】血竭5克，制大黄炭10克，七叶一枝花10克，大蓟10克，小蓟10克，三七10克，血余炭10克，白芍10克，失笑散10克，当归炭20克。

【用法】水煎服。

【功效】活血化瘀，荡涤胞络。

【主治】崩漏。症见经血非时而下，时下时止，或淋漓不净，色紫黑有块，或有小腹疼痛。

【来源】《国家级名老中医用药特辑·妇科病诊治》

·活血化瘀方·

【组成】蒲黄炭9克，赤芍9克，泽兰9克，川芎9克，桃仁9克，红花9克，莪术9克，卷柏9克，续断9克，炙甘草6克。

【用法】水煎服。

【功效】活血化瘀。

【主治】血瘀所致崩漏。症见阴道出血或多或少，或有血块，腹痛拒按，下血后腹痛减轻。

【来源】《国家级名老中医用药特辑·妇科病诊治》

·加减黄土汤·

【组成】黄芩9克，白术9克，地黄炭9克，白芍12克，甘草3克，阿胶（兑）12克，姜炭6克，赤石脂30~60克。

【用法】水煎服。

【功效】健脾坚阴，固涩冲任。

【主治】崩漏。症见下血量多色红，口干，纳差，四肢无力。

【来源】《国家级名老中医用药特辑·妇科病诊治》

·调补肝肾方·

【组成】熟地黄30克，地黄炭9克，白芍15克，枸杞子30克，酸枣仁15克。

【用法】水煎服。

【功效】调补肝肾，止血固冲。

【主治】崩漏。伴见腰痛，头昏，耳鸣，失眠。

【来源】《国家级名老中医用药特辑·妇科病诊治》

·益母生化汤·

【组成】当归24克，川芎9克，桃仁9克，甘草6克，姜炭6克，益母草15克。

【用法】水煎服。

【功效】化瘀生新。

【主治】崩漏。症见经血量多有块，腹痛。

【来源】《国家级名老中医用药特辑·妇科病诊治》

·调经汤·

【组成】女贞子30克，墨旱莲25克，山茱萸10克，生地黄15克，白芍15克，乌梅15克，侧柏叶20克，赤石脂20克，地榆30克，黄芩15克，荆芥15克，甘草10克。

【用法】水煎服。

【功效】清肝补肾，滋水涵木。

【主治】肝肾阴虚所致崩漏。

【来源】《国家级名老中医用药特辑·妇科病诊治》

·补中益气汤加减·

【组成】党参25克，补骨脂15克，黄芪30克，白术15克，肉桂10克，升麻10克，柴胡15克，海螵蛸40克，茜草10克，山药10克，甘草10克。

【用法】水煎服。

【功效】补肾健脾，止血调经。

【主治】崩漏属脾肾阳虚者。

【来源】《国家级名老中医用药特辑·妇科病诊治》

·生地大黄汤·

【组成】生地黄20克，大黄10克，赤芍15克，牡丹皮15克，桃仁15克，当归10克，蒲黄（包）15克，三七10克，香附10克，甘草10克。

【用法】水煎服。

【功效】活血化瘀，固冲止血。

【主治】气滞血瘀所致崩漏。

【来源】《国家级名老中医用药特辑·妇科病诊治》

调经升阳除湿汤

【组成】黄芪10克，甘草10克，升麻10克，荆芥10克，柴胡10克，当归10克，苍术10克，羌活10克，独活10克，藁本10克，蔓荆子10克，防风10克。

【用法】水煎服。

【功效】升阳除湿，调经止血。

【主治】脾虚有湿所致崩漏。

【来源】《国家级名老中医用药特辑·妇科病诊治》

育阴固冲汤

【组成】生地黄12克，炙龟甲9克，煅牡蛎30克，牡丹皮炭9克，墨旱莲20克，白芍12克，黑荆芥穗9克，潞党参12克，生蒲黄（包煎）15克。

【用法】水煎服。

【功效】育肾滋阴，清热止崩。

【主治】崩漏。症见下血量多，色鲜无块，或淋漓日久，颧红潮热，咽干口燥，腰酸头晕。

【来源】《古今名医临证实录·月经带下病》

❧ 逐瘀止崩汤 ❧

【组成】当归10克，川芎5克，制没药5克，五灵脂10克，炒艾叶3克，牡丹皮10克，丹参10克，龙骨15克，牡蛎15克，海螵蛸10克，三七粉3克，阿胶10克，炒蒲黄（包）10克。

【用法】水煎服。

【功效】活血祛瘀，养血止崩。

【主治】血瘀所致崩漏。症见下血量多，色紫暗，有血块，小腹疼痛，血块排出后疼痛减轻。

【来源】《中国百年百名中医临床家丛书·徐志华》

❧ 固冲汤加减 ❧

【组成】党参10克，黄芪15克，炒白术10克，煅龙骨（先煎）20克，煅牡蛎（先煎）20克，山茱萸10克，海螵蛸（先煎）10克，茜草10克，炒荆芥10克，炒地榆10克，椿白皮10克，白芍10克。

【用法】水煎服。

【功效】补脾摄血，益气调经。

【主治】脾虚气陷所致崩漏。

【来源】《中国百年百名中医临床家丛书·徐志华》

❧ 补肾固冲汤 ❧

【组成】党参30克，鹿角霜20克，补骨脂30克，菟丝子20克，阿胶12克，川续断15克，姜炭10克，生白术20克，杜仲20克。

【用法】水煎服。

【功效】补肾固冲。

【主治】崩漏属肾虚者。

【来源】《中国当代名医验方选编·妇科分册》

～·参芪胶艾汤·～

【组成】炒党参15克，清炙黄芪24克，阿胶（另烊）12克，艾叶炭1.2克。

【用法】水煎服。

【功效】益气摄血。

【主治】气虚所致崩漏。

【来源】《中国当代名医验方选编·妇科分册》

～·三黄忍冬汤·～

【组成】黄连4.5克，黄芩9克，黄柏9克，忍冬藤15克，贯众12克。

【用法】水煎服。

【功效】清热凉血。

【主治】崩漏属实热者。症见出血量多而势急，色鲜红或紫红夹块。

【来源】《中国当代名医验方选编·妇科分册》

～·青功汤·～

【组成】黄芪20克，党参、茜草、当归、炒蒲黄（包）、炒地榆、马齿苋、小蓟各15克，炮姜10克。

【用法】水煎服。

【功效】益气祛瘀止崩。

【主治】崩漏（青春期功能性子宫出血）。

【来源】《中国当代名医验方选编·妇科分册》

∾ॐ · 固崩止漏饮 · ॐ∽

【组成】真阿胶（另烊化分冲服）15克，血余炭（布包）10克，三七粉（冲服）6克，海螵蛸（杵）15克，茜草根15克，焦栀子（杵）15克。

【用法】水煎服，每日1剂，每日服2次，服至阴道血止。后每月经前7天，续服上药5~7剂，连服3个月经周期。

【功效】固崩止漏。

【主治】崩漏。

【来源】《中国当代名医验方选编·妇科分册》

∾ॐ · 王渭川经验方 · ॐ∽

【组成】党参60克，焦白术9克，炒升麻24克，仙鹤草60克，生黄芪60克，阿胶珠9克，首乌藤60克，桑寄生15克，菟丝子15克，血余炭9克，茯苓9克。

【用法】水煎服。

【功效】益气调冲止崩。

【主治】肝脾气虚，冲任失固所致崩漏。症见崩下量多色红，伴子宫下垂等。

【来源】《中国当代名医验方选编·妇科分册》

∾ॐ · 止血方 · ॐ∽

【组成】马齿苋30克，益母草30克，生蒲黄（包）9克，茜草12克，仙鹤草18克，地榆30克，升麻9克。

【用法】水煎服。

【功效】凉血活血止血。

【主治】崩漏。

【来源】《中国当代名医验方选编·妇科分册》

健脾止血汤

【组成】黄芪30克，党参15克，白术10克，茯苓15克，当归10克，白芍15克，远志10克，炒酸枣仁15克，醋柴胡6克，升麻6克，黑地榆15克，阿胶珠10克，广木香6克，炙甘草6克，米醋180毫升（分2次后下入煎）。

【用法】水煎服。

【功效】止血补血。

【主治】脾气虚弱，脾不统血，气虚血脱之崩漏。

【来源】《中国当代名医验方选编·妇科分册》

补阴止崩方

【组成】生地黄30克，熟地黄30克，墨旱莲20克，山药15克，白芍15克，阿胶15克，枸杞子12克，麦冬12克。

【用法】水煎服。

【功效】补阴止崩。

【主治】阴虚所致崩漏。

【来源】《中国当代名医验方选编·妇科分册》

凉血固经汤

【组成】墨旱莲10克，生地黄12克，牡丹皮10克，炒侧柏叶10克，阿胶10克，乌梅10克，茜草10克，白芍10克，炒地榆12克，黄芩10克，仙鹤草20克。

【用法】水煎服。

【功效】清热凉血止血。

【主治】崩漏属血热者。

【来源】《中国当代名医验方选编·妇科分册》

·圣愈胶艾汤·

【组成】黄芪12克，党参12克，白芍10克，生地黄12克，当归10克，川芎5克，阿胶10克，炒艾叶3克，升麻炭3克，姜炭3克，炒荆芥5克。

【用法】水煎服。

【功效】升阳补气，养血固经。

【主治】崩漏属气虚者。

【来源】《中国当代名医验方选编·妇科分册》

·浙江陈木扇之黑蒲黄散·

【组成】炒当归10克，炒白芍15克，炒川芎6克，熟地黄10克，炒生地黄10克，炒黑蒲黄15克，阿胶珠10克，炒牡丹皮10克，炒荆芥10克，地榆炭10克，醋炒香附10克，棕榈炭15克，血余炭10克。

【用法】水煎服。

【功效】养血活血理气，滋阴凉血固冲。

【主治】气血不调，冲任受损所致虚热型崩漏，主要用于崩漏出血期的"塞流、澄源"。

【来源】《全国中医妇科流派名方精粹》

·补益肝肾化瘀汤·

【组成】鸡血藤20克，丹参15克，当归10克，川芎6克，白芍10克，熟地黄15克，川续断10克，益母草10克。

【用法】水煎服。

【功效】补益肝肾，调理冲任，活血化瘀。

【主治】崩漏属肝肾亏损，虚瘀夹杂，冲任失调者。

【来源】《国家级名医秘验方》

· 养血化瘀汤 ·

【组成】鸡血藤20克，丹参15克，当归10克，白芍10克，茯苓20克，小蓟10克，益母草10克，白术10克，炒山楂10克，蒲黄炭10克，炙甘草6克。

【用法】水煎服。

【功效】养血化瘀。

【主治】崩漏属瘀血内阻者。

【来源】《国家级名医秘验方》

· 三合止崩汤 ·

【组成】生黄芪50克，当归10克，海螵蛸40克，茜草10克，地榆炭50克，山茱萸20克。

【用法】加食醋30毫升，水煎服，每日1剂，分3次服。

【功效】补气养血，化瘀止崩。

【主治】崩漏属气虚不摄，冲任不固者。

【来源】《国家级名医秘验方》

· 益气调冲化瘀摄血汤 ·

【组成】党参20克，炙黄芪30克，熟地黄25克，大黄炭15克，焦白术20克，仙鹤草30克，槐米炭20克，白芍25克，阿胶10克，炙升麻6克，艾叶6克，炙甘草6克，三七末（冲）3克。

【用法】水煎服。

【功效】益气调冲，化瘀摄血。

【主治】崩漏。

【来源】《黎志远妇科经验选编》

～ · 举元煎加味 · ～

【组成】黄芪15~30克，党参30克（或人参9~12克），白术15~18克，升麻9克，山茱萸15~18克，甘草6克，川续断15克，煅龙牡各30克，棕榈炭15克。

【用法】水煎服。

【功效】补虚塞流，引血归经。

【主治】崩漏属脾虚者。

【来源】《郑惠芳妇科临证经验集》

～ · 止血方 · ～

【组成】生牡蛎30克，黄芩炭10克，地骨皮10克，藕节30克，生地黄12克，柴胡3克，白芍12克，侧柏炭15克，仙鹤草12克。

【用法】水煎服。

【功效】清热凉血，止血固冲。

【主治】实热所致崩漏，多见于青少年。适用于经期第3~4天，血量无减少趋势，脉象滑动者。

【来源】《中国现代名医验方荟海》

～ · 清热凉血固肾方 · ～

【组成】柴胡5克，地骨皮10克，女贞子12克，生甘草5克，牡丹皮10克，生地黄10克，陈皮10克，莲子心10克，莲须10克。

【用法】水煎服。

【功效】清热凉血固肾。

【主治】实热所致崩漏，多见于青少年。（经净后平时用药）

【来源】《中国现代名医验方荟海》

·桃红菟丝四青饮·

【组成】熟地黄10克，川芎4.5克，当归炭10克，白芍9克，醋香附9克，天台乌药9克，盐小茴香9克，桃仁9克，红花9克，炮姜9克，炒荆芥穗9克，菟丝子30克。

【用法】水煎服。

【功效】活血化瘀，止血调经。

【主治】崩漏属血瘀者。

【来源】《丛春雨中医妇科经验》

·加味补中益气汤·

【组成】黄芪、白术各六钱，广陈皮、升麻、柴胡、南沙参、秦当归各二钱，海螵蛸二两，茜草根（炒炭）四钱。

【用法】水煎服。

【功效】补气摄血。

【主治】崩漏。症见崩中或漏下不止，色淡红，精神疲惫，气短自汗。

【来源】《中医妇科治疗学》

·温经摄血汤·

【组成】南沙参一两，党参五钱，白术六钱，炙甘草三钱，吴茱萸一钱半，姜炭三钱，焦艾叶五钱。

【用法】水煎服。

【功效】补脾摄血温经。

【主治】崩漏属脾气虚弱者。症见暴崩或漏下，血淡清稀如水，少腹胀痛而冷，喜热熨，食少便溏。

【来源】《中医妇科治疗学》

加减丹栀逍遥散

【组成】白芍三钱，柴胡二钱，茯苓三钱，白术三钱，牡丹皮二钱，栀子三钱，甘草一钱，焦艾叶三钱，益母草四钱。

【用法】水煎服。

【功效】行气解郁。

【主治】崩漏属肝气郁结者。症见暴崩下血，或淋漓不止，色紫兼有血块，少腹胀痛，兼见精神抑郁，胸胁胀满。

【来源】《中医妇科治疗学》

扶脾舒肝汤

【组成】南沙参五钱，白术三钱，茯苓三钱，柴胡二钱，白芍（土炒）三钱，炒蒲黄（包）三钱，血余炭二钱，焦艾叶三钱。

【用法】水煎服。

【功效】培土抑木，止血。

【主治】郁怒伤肝，暴崩下血，或淋漓不止，色紫兼有血块，少腹胀痛，连及胸胁，性急易怒，时欲叹息，气短神疲，食少，消化不良。

【来源】《中医妇科治疗学》

龟鹿补冲汤

【组成】党参一两，黄芪六钱，龟甲四钱，鹿角胶三钱，海螺蛸一两。

【用法】水煎温服。

【功效】补气固冲。

【主治】劳伤冲任之崩漏。症见骤然下血，先红后淡，面色苍白，气短神疲。

【来源】《中医妇科治疗学》

❧ · 加减断下汤 · ❧

【组成】党参、熟地黄、艾叶各一两，海螵蛸二两，干姜五钱，阿胶七钱五分，附子三钱。

【用法】上为粗末，每次五钱，水煎服。

【功效】温经止血。

【主治】气血虚寒，崩中漏下，黑多红少，脐下冷痛，饮食渐减，四肢无力。

【来源】《中医妇科治疗学》

❧ · 清经止崩汤 · ❧

【组成】生地黄六钱，牡丹皮二钱，黄芩三钱，黄柏四钱，白茅根五钱，地榆三钱，炒蒲黄（包）三钱，益母草四钱，棕榈炭二钱。

【用法】水煎服。

【功效】清热凉血止血。

【主治】经血骤然下崩，或淋漓不断，色深红，烦热口渴，精神不衰，头眩，睡眠不安。

【来源】《中医妇科治疗学》

❧ · 王子瑜经验方 · ❧

【组成】炒黄柏10克，生地榆15克，生地黄20克，白芍15克，水牛角15克，牡丹皮10克，茜草炭12克，炒槐花15克，侧柏叶10克，山茱萸10克，小蓟12克。

【用法】水煎服。

【功效】清热凉血止血。

【主治】崩漏属血热者。

【来源】《古今名医临证金鉴·妇科卷（上）》

❧ · 清化固经汤 · ❧

【组成】生地黄15克，白芍10克，牡丹皮10克，生卷柏10克，紫珠草10克，茜草10克，拳参10克，地榆10克，炒蒲黄（包）10克，黄芩10克，黄柏10克，益母草10克。

【用法】水煎服。

【功效】清热养阴，化瘀凉血。

【主治】崩漏属血热者。

【来源】《徐志华妇科临证精华》

❧ · 加味桃红四物汤 · ❧

【组成】当归10克，益母草30克，川芎10克，赤芍10克，生地黄10克，桃仁10克，红花10克，蒲黄炭10克，五灵脂12克，香附12克。

【用法】水煎服。

【功效】活血化瘀，止血调经。

【主治】血瘀所致崩漏。症见阴道出血或多或少，或有血块，或腹痛拒按，血下痛减。

【来源】《冯宗文妇科经验用方选辑》

·加味逍遥散·

【组成】柴胡10克，白芍15克，茯苓15克，白术12克，牡丹皮10克，栀子10克，丹参15克，槐花15克，侧柏叶10克，小蓟12克，茜草炭15克。

【用法】水煎服。

【功效】疏肝清热，凉血止血。

【主治】崩漏属肝经郁热者。

【来源】《古今名医临证金鉴·妇科卷·上卷》

·逍遥散加减·

【组成】炒柴胡5克，炒白芍12克，炒栀子9克，炒牡丹皮6克，大生地黄12克，墨旱莲9克，女贞子9克，炒当归6克，蒲公英10克，苦参9克，碧玉散（包）15克。

【用法】水煎服。

【功效】滋养肝肾，清泻相火，扶脾渗湿。

【主治】肝郁湿热之崩漏。

【来源】《全国中医妇科流派名方精粹》

·清热止崩汤·

【组成】茜草根15克，海螵蛸15克，地榆15克，黄芩12克，女贞子20克，墨旱莲20克，太子参30克，生地黄15克，麦冬15克，五味子6克，陈棕榈炭10克。

【用法】水煎服。

【功效】养阴清热，止血调经。

【主治】崩漏属内有虚热，迫血下行者。

【来源】《古今名医临证金鉴·妇科卷（上）》

❧· 加味两地方 ·❧

【组成】玄参10克，大生地黄10克，麦冬10克，地骨皮10克，白芍10克，女贞子10克，墨旱莲20克，仙鹤草20克，陈阿胶10克。

【用法】水煎服。

【功效】滋阴清热，养血止漏。

【主治】崩漏。

【来源】《海派中医蔡氏妇科》

❧· 养阴止崩方 ·❧

【组成】龟甲10克，生地黄12克，煅牡蛎30克，墨旱莲20克，生地榆12克，白芍12克，牡丹皮炭10克，丹参6克，地骨皮20克，生藕节30克，阿胶10克。

【用法】水煎服。

【功效】养阴补血，调固止崩。

【主治】崩漏属阴虚血热者。

【来源】《海派中医蔡氏妇科》

❧· 归经汤 ·❧

【组成】党参15克，白术10克，茯苓10克，炙甘草5克，黄芪20克，当归10克，大枣5枚，龙眼肉12克，炙远志3克，酸枣仁10克，五灵脂炭10克，蒲黄炭10克，荆芥炭5克。

【用法】水煎服。

【功效】益气宁神，化瘀止血。

【主治】崩漏属气虚血瘀者。症见腹痛，血中有凝块，淋漓不断。

【来源】《首批国家级名老中医效验秘方》

·龟板清阴三草汤·

【组成】炙龟甲30克，生地黄20克，墨旱莲15克，鹿衔草20克，阿胶12克，仙鹤草30克，生龙牡各20克，海螵蛸12克，焦白术20克，白芍炭12克，炒茜草10克，炒黄芩10克，柴胡6克，三七粉3克。

【用法】水煎服。

【功效】补益肝肾，清热止血。

【主治】肝肾阴亏之崩漏。

【来源】《实用妇科方剂》

·加减地黄饮子·

【组成】熟附片（先熬2小时）24克，枸杞子12克，党参24克，生黄芪60克，麦冬9克，明天麻24克，升麻（炒）24克，山茱萸12克，杭巴戟天12克，鹿角胶15克，阿胶珠9克，焦艾叶9克，棕榈炭9克，姜炭9克，补骨脂12克。

【用法】水煎服。

【功效】温肾通阳。

【主治】崩漏属阳虚者。症见面色萎黄，少腹寒冷，畏寒喜热，背脊酸痛，经血色淡，质稀。

【来源】《中华传世医方》

·᷇᷇᷇ 滋源调经方 ·᷇᷇᷇

【组成】女贞子50克，墨旱莲25克，白芍25克，山药30克，地榆30克，山茱萸15克，当归15克，熟地黄15克，牡丹皮15克，黄柏15克，乌梅15克，苎麻根15克，龟甲20克，甘草10克。

【用法】水煎服。

【功效】滋阴清热，养血调经。

【主治】崩漏属阴虚血热，血不循经者。

【来源】《现代名中医妇科绝技》

·᷇᷇᷇ 新订凉血固经汤 ·᷇᷇᷇

【组成】大生地黄15克，真阿胶（烊化）9克，生白芍15克，地榆炭9克，条黄芩4.5克，栀子炭4.5克，肥知母4.5克，棕榈炭15克。

【用法】水煎服。

【功效】凉血固经。

【主治】崩漏属虚热者。

【来源】《古今名医临证金鉴·妇科卷（上）》

·᷇᷇᷇ 桑地三七汤 ·᷇᷇᷇

【组成】桑叶30克，生地黄20克，三七（冲服）1.5克，生黄芪10克，阿胶（烊化）10克。

【用法】水煎服。

【功效】凉血益气止血。

【主治】崩漏属肾虚血热者。

【来源】《马大正中医妇科医论医案集》

❧ · 滋阴凉血止崩汤 · ❧

【组成】杭白芍15克，生地黄15克，地骨皮15克，牡丹皮10克，女贞子10克，墨旱莲10克，薄荷（后下）4.5克，炒荆芥穗9克，柴胡4.5克，醋香附4.5克，香橼9克，白通草1.2克。

【用法】水煎服。

【功效】滋阴凉血，疏郁清热。

【主治】崩漏属肾阴亏虚，肝郁血热者。

【来源】《丛春雨中医妇科经验》

❧ · 陈氏滋水涵木汤 · ❧

【组成】炒生地黄10克，熟地黄10克，山茱萸10克，制何首乌15克，女贞子10克，柴胡6克，炒白芍15克，炒牡丹皮10克，炙龟甲10克，煅牡蛎30克，焦栀子10克，炒陈皮10克。

【用法】水煎服。

【功效】毓阴清热，滋水涵木止血。

【主治】肾虚肝热，冲任不固之崩漏。

【来源】《全国中医妇科流派名方精粹》

❧ · 黄柏骨皮饮 · ❧

【组成】炒山药15克，生地黄15克，山茱萸10克，茯苓10克，泽泻9克，牡丹皮12克，地骨皮15克，女贞子15克，墨旱莲15克，杭白芍15克，黄柏9克，炒荆芥穗9克。

【用法】水煎服。

【功效】凉血清热，补肝益肾。

【主治】肝肾阴虚之崩漏。

【来源】《丛春雨中医妇科经验》

◦·补益冲任汤·◦

【组成】小茴香3克，炒当归9克，鹿角霜6克，女贞子12克，沙苑子9克，党参15克，淡肉苁蓉9克，补骨脂12克，淡竹茹15克，紫石英12克，枸杞子9克，墨旱莲9克。

【用法】水煎服。

【功效】补冲任，益肝肾。

【主治】崩漏。

【来源】《首批国家级名老中医效验秘方》

◦·温阳止崩汤·◦

【组成】炙黄芪30克，党参20克，熟附片炭6克，姜炭5克，生地黄炭12克，鹿角胶10克，三七粉3克（吞），熟大黄炭6克，血余炭10克，仙鹤草30克。

【用法】水煎服。

【功效】甘温助阳，固本止崩。

【主治】阳虚所致崩漏。

【来源】《全国中医妇科流派名方精粹》

◦·温阳止血方·◦

【组成】潞党参12克，生黄芪20克，炒当归10克，熟附片（先煎）10克，牛角鳃10克，生地黄炭20克，姜炭3克，白芍12克，煅牡蛎30克，仙鹤草30克，蒲黄炒阿胶10克。

【用法】水煎服。

【功效】补肾健脾，温阳止血。

【主治】崩漏属阳虚者。

【来源】《海派中医蔡氏妇科》

～·白头翁二至合剂·～

【组成】白头翁12克，秦皮6克，女贞子10克，墨旱莲12克，怀山药12克，川续断10克，生地黄12克，白芍10克，黄芩6克，仙鹤草12克，藕节7枚，生甘草6克。

【用法】水煎服。

【功效】养阴平肝，养血止血。

【主治】崩漏属阴虚肝旺者。

【来源】《古今名医临证金鉴·妇科卷（上）》

～·益气补元汤·～

【组成】党参15克，白术12克，茯神12克，熟地黄12克，酒白芍9克，黄芪9克，肉桂1.5克，炙甘草6克。

【用法】水煎服。

【功效】补中固气摄血。

【主治】劳倦过度，骤然下血不止，继则淋漓不断，颜色鲜明，肢软神疲，心悸气短，面色苍白，食少便溏。

【来源】《中国当代名医验方选编·妇科分册》

～·清热固冲汤·～

【组成】炒山药30克，海螵蛸10克，茜草10克，黄芩9克，炒栀子9克，生地黄12克，地骨皮12克，牡丹皮12克，炒地榆15~30克，炒大黄4.5~6克，苍术9克。

【用法】水煎服。

【功效】清热凉血，固冲止血。

【主治】热伏冲任，扰动血海，迫血妄行所致崩漏。

【来源】《丛春雨中医妇科经验》

∽ · 益气止血汤 · ∼

【组成】人参9克，黄芪30克，白术10克，阿胶12克，海螵蛸15克，茜草根15克，荆芥炭6克。

【用法】水煎服。

【功效】益气止血。

【主治】崩漏。

【来源】《现代名中医妇科绝技》

∽ · 崩漏止血通用方 · ∼

【组成】黄芪30克，党参30克，益母草30克，马齿苋30克，仙鹤草30克，生地黄炭30克，墨旱莲30克，煅龙牡各30克，升麻9克，炒白术9克，生蒲黄（包）9克，小蓟9克，川续断15克，黑荆芥穗6克，炙甘草6克。

【用法】水煎服。用于出血期间。

【功效】补气止血，活血祛瘀。

【主治】崩漏。

【来源】《中华传世医方》

∽ · 生脉散合四草龙牡汤 · ∼

【组成】太子参30克，麦冬15克，五味子12克，煅龙牡（先煎）各30克，仙鹤草15克，益母草15克，鹿衔草15克，墨旱莲15克。

【用法】水煎服。

【功效】益气敛阴，摄血止血。

【主治】崩漏出血量多或出血时间长，阴血丢失严重，气阴两伤需止血者。

【来源】《中国当代名医验方选编·妇科分册》

·参乌合剂·

【组成】党参15~20克，制何首乌12~15克，怀山药15克，白及10克，川续断10克，女贞子10克，墨旱莲12克，仙鹤草12~15克，蒲黄炭10克，生甘草6克。

【用法】水煎服。

【功效】益气养阴。

【主治】气阴两虚所致崩漏。

【来源】《李衡友论治妇科病》

·芪断固崩汤·

【组成】黄芪40克，续断15克，山茱萸15克，熟地黄15克，枸杞子15克，炒白术10克，炒白芍10克，茜草12克，生三七粉6克，炙甘草10克。

【用法】水煎服。

【功效】补气固肾益阴，佐以祛瘀止血。

【主治】崩漏。

【来源】《扶正祛邪　破解妇科疑难顽症——易修珍学术思想与临床经验集》

·加减止漏汤·

【组成】全当归15克，炒白芍15克，地榆炭9克，阿胶珠12克，牡蛎12克，大生地黄9克，白茯苓9克，益母草9克，血余炭9克，陈皮4.5克。

【用法】水煎服。

【功效】养血止血。

【主治】崩漏。

【来源】《古今名医临证金鉴·妇科卷（上）》

∽ · 安冲益气汤 · ∾

【组成】生黄芪15~30克，红参9克，土炒白术15克，茯苓9克，陈皮9克，炒山药30克，海螵蛸10克，茜草10克，柴胡4.5克，浮小麦30克，炙甘草9克，大枣3枚。

【用法】水煎服。

【功效】益气养血，固摄冲任。

【主治】崩漏血止后调整月经周期治疗，中医辨证属气血虚弱者。

【来源】《丛春雨中医妇科经验》

∽ · 益气养血汤 · ∾

【组成】人参15克，黄芪15克，熟地黄20克，白芍25克，当归15克，茯苓15克，五味子15克，远志15克，甘草10克。

【用法】水煎服。

【功效】益气养血。

【主治】崩漏属气血两虚者。

【来源】《古今名医临证金鉴·妇科卷（上）》

∽ · 加味固本止崩汤 · ∾

【组成】黄芪30克，党参15~30克，熟地黄15克，白术15克，当归12克，炮姜15克，煅龙骨20克，煅牡蛎20克，海螵蛸15克，陈棕榈炭15克，艾叶炭12克，赤石脂30克，茜草15克。

【用法】水煎服。

【功效】补气摄血，固冲止崩。

【主治】脾气虚弱所致崩漏。

【来源】《丁启后妇科经验》

姚氏新加当归补血汤

【组成】黄芪30克，当归15克，白术10克，茯苓15克，炒白芍10克，川芎6克，甘草3克。

【用法】水煎服。

【功效】气血双补，养血和营。

【主治】气血虚弱之崩漏。

【来源】《全国中医妇科流派名方精粹》

更年固冲止血汤

【组成】生黄芪30克，红参9克，桂枝9克，杭白芍10克，炒山药30克，海螵蛸9克，茜草9克，柴胡4.5克，升麻炭9克，淫羊藿15克，巴戟肉15克，姜炭9克，炙甘草6克。

【用法】水煎服。

【功效】温肾扶阳，固摄冲任。

【主治】崩漏属肾阳衰微，冲任失固者。

【来源】《丛春雨中医妇科经验》

补肾固血汤

【组成】党参30克，鹿角霜20克，补骨脂20克，菟丝子20克，阿胶（烊化）12克，川续断15克，姜炭10克，生白术20克，杜仲20克。

【用法】水煎服。

【功效】补肾固冲止血。

【主治】崩漏属肾虚者。

【来源】《古今名医临证金鉴·妇科卷（上）》

～∽· 固冲止崩汤 ·∽～

【组成】杜仲30克，川续断30克，小蓟炭30克，仙鹤草30克，墨旱莲30克，藕节炭30克，炒黄芩15克，生地黄炭30克，炙黄芪30克，炒白术30克，原三七15克，陈棕榈炭30克，炙甘草10克。

【用法】水煎服。

【功效】益肾固冲，化瘀止崩。

【主治】崩漏属肾虚冲乱并血热血瘀者。

【来源】《常青内妇科临证精华》

～∽· 补气摄血汤 ·∽～

【组成】党参30克，炙黄芪25克，生白术20克，阿胶（烊化）12克，血余炭（研末冲服）12克，艾叶15克，乌梅10克，炙甘草9克。

【用法】水煎服。

【功效】健脾益气，固冲止崩。

【主治】脾虚失摄所致崩漏。

【来源】《古今名医临证金鉴·妇科卷（上）》

～∽· 温涩固宫汤 ·∽～

【组成】当归10克，白芍10克，川芎6克，熟地黄10克，艾叶6克，阿胶10克，血余炭6克，海螵蛸12克，茜草根10克。

【用法】水煎服，日服3次。

【功效】养血和血，调经止血，暖胞安宫。

【主治】冲任脉虚，寒邪凝滞之崩漏。

【来源】《妇科病名方》

ᱬ · 益气升提方 · ᱬ

【组成】党参15克，生黄芪20克，炒白术10克，炒当归10克，大熟地黄10克，砂仁3克，白芍12克，升麻5克，柴胡5克，仙鹤草20克，墨旱莲20克。

【用法】水煎服。

【功效】益气升提，调摄冲任。

【主治】气随血亏，虚而下陷，崩漏不止，色红或淡，气短少力，腰腿沉软。

【来源】《海派中医蔡氏妇科》

ᱬ · 健脾固冲汤 · ᱬ

【组成】黄芩9克，白芍12克，白术4克，甘草3克，生地黄9克，阿胶12克，姜炭6克，地黄炭9克，赤石脂30~60克。

【用法】冷水浸泡，煎开后，再以文火煎20分钟左右，每日1剂，每日2次，赤石脂布包煎，阿胶烊化兑服。

【功效】健脾坚阴，固涩冲任。

【主治】崩漏下血，量多色红。

【来源】《首批国家级名老中医效验秘方》

ᱬ · 祛瘀止崩汤 · ᱬ

【组成】柴胡10克，赤芍12克，当归10克，生地黄15克，红花10克，桔梗10克，牛膝12克，香附12克，阿胶10克，栀子12克，牡丹皮10克，黄芩15克，甘草8克。

【用法】鲜藕节3块为引，水煎服，每日1剂，分2次早饭前、晚饭后温服。其中阿胶烊化。

【功效】活血逐瘀，凉血止崩。

【主治】血瘀、气滞、血热型崩漏。

【来源】《首批国家级名老中医效验秘方精选》

·二稔汤·

【组成】山稔根30~50克，地菍根30克，续断15克，制何首乌30克，党参20~30克，白术15~20克，熟地黄15~20克，棕榈炭10~15克，炙甘草9~15克，桑寄生15~30克，赤石脂20克。

【用法】水煎服。

【功效】补肾健脾，收敛固涩。

【主治】脾肾两虚之崩漏的"暴崩"阶段。

【来源】《全国中医妇科流派名方精粹》

·滋阴固气汤·

【组成】熟地黄20克，续断15克，菟丝子20克，制何首乌30克，党参20克，黄芪20克，白术15克，山稔子30克，阿胶（烊化）12克，牡蛎30克，山茱萸15克，炙甘草10克。

【用法】水煎服。

【功效】补脾益肾养肝，益气养血止血。

【主治】崩漏出血减缓，仍未止血者，或量少漏下不止者。本方为用于治疗崩漏"澄源"阶段之经验方。

【来源】《全国中医妇科流派名方精粹》

·补肾调经汤·

【组成】熟地黄20克，菟丝子25克，续断15克，党参20~25克，炙甘草10克，白术15克，制何首乌30克，枸杞子15克，金樱子20克，桑寄生25克，黄精25克，鹿角霜15克。

【用法】水煎服。

【功效】补肾健脾，养血益精。

【主治】脾肾两虚之崩漏的出血停止阶段。

【来源】《全国中医妇科流派名方精粹》

❖·清热止血汤·❖

【组成】生地黄30克，黄芩9克，牡丹皮9克，地骨皮15克，地榆30克，棕榈炭30克，阿胶（烊化另入）15克，甘草9克。

【用法】水煎服。

【功效】清热止血。

【主治】崩漏属血热者。

【来源】《首批国家级名老中医效验秘方精选》

❖·安本固冲方·❖

【组成】党参10克，艾叶炭10克，白术10克，炙甘草10克，茯苓10克，黄芪30克，山药30克，女贞子50克，墨旱莲25克，赤石脂25克，补骨脂25克，山茱萸15克，鹿角霜15克。

【用法】水煎服。

【功效】固本安冲，调经止血。

【主治】脾肾两虚之崩漏。

【来源】《现代名中医妇科绝技》

❖·益肾调经汤·❖

【组成】生地黄15克，熟地黄15克，山茱萸15克，墨旱莲20克，女贞子13克，五味子6克，当归6克，白芍10克，生白术10克，党参10克，云茯苓10克。

【用法】水煎服。

【功效】补肾健脾。

【主治】崩漏。

【来源】《古今名医临证金鉴·妇科卷（下）》

❧　安冲温肾汤　☙

【组成】炮附子（先煎）4.5克，炒山药30克，海螵蛸10克，茜草10克，菟丝子30克，淫羊藿30克，巴戟肉30克，黄柏9克，仙茅9克，狗脊9克，羌活9克，鹿角霜15克。

【用法】水煎服。

【功效】温肾健脾，固摄冲任。

【主治】崩漏属脾肾阳虚者（调整月经周期治疗）。

【来源】《丛春雨中医妇科经验》

❧　右归二仙汤　☙

【组成】炒山药15克，熟地黄10克，枸杞子15克，菟丝子30克，淫羊藿30克，巴戟肉30克，黄柏9克，肉桂4.5克，炮附子（先煎）6克，炮姜9克，炒荆芥穗9克，鹿角胶（烊化）9克，仙茅9克。

【用法】水煎服。

【功效】温肾健脾，固冲止血。

【主治】崩漏属脾肾阳虚者（出血期治疗）。

【来源】《丛春雨中医妇科经验》

❧ · 补阳益气汤 · ❧

【组成】熟地黄20克，山药15克，白术15克，巴戟天15克，菟丝子15克，川续断15克，桑寄生15克，黄芪40克，海螵蛸25克，炒地榆50克。

【用法】水煎服。

【功效】补阳益气。

【主治】崩漏属脾肾阳虚者。

【来源】《古今名医临证金鉴·妇科卷（上）》

❧ · 固经汤 · ❧

【组成】桑寄生30克，川续断12克，海螵蛸12克，生龙牡各20克，绵黄芪20克，焦白术20克，干生地黄20克，炒白芍10克，醋柴胡6克，炒茜草6克。

【用法】水煎服。

【功效】补气血，养肝肾，固冲任。

【主治】崩漏。

【来源】《妇科病良方1500首》

❧ · 将军斩关汤 · ❧

【组成】熟大黄炭3克，巴戟天9克，仙鹤草18克，茯神9克，蒲黄炒阿胶9克，黄芪4.5克，炒当归9克，白术4.5克，生地黄、熟地黄各6克，焦谷芽9克，藏红花（另煎）0.9克，三七粉（红茶汁送服）0.9克。

【用法】水煎服。

【功效】祛瘀养血，调理冲任。

【主治】虚中夹实（血瘀）之崩漏。

【来源】《全国中医妇科流派名方精粹》

·. 益气清营止崩汤 .·

【组成】炙黄芪30克，太子参15克，生熟地黄各12克，黄芩12克，贯众炭15克，海螵蛸15克，阿胶（烊冲）10克，女贞子15克，墨旱莲30克，生地榆15克，炒川续断15克。

【用法】水煎服。

【功效】益气清营，固冲止崩。

【主治】崩漏由气虚营热所致者。

【来源】《中华传世医方》

·. 育阴止崩汤 .·

【组成】熟地黄20克，山茱萸20克，山药15克，川续断25克，桑寄生20克，海螵蛸20克，龟甲25克，牡蛎20克，白芍15克，阿胶15克，炒地榆50克。

【用法】水煎分服，每日1剂。

【功效】滋阴补肾，固冲止血。

【主治】肝肾阴虚之崩漏。

【来源】《妇科病名方》

·. 安冲地黄汤 .·

【组成】炒山药15克，海螵蛸10克，茜草10克，生地黄15克，山茱萸10克，茯苓9克，泽泻9克，女贞子12克，墨旱莲12克，黄柏9克，菟丝子15克，炒荆芥穗9克，牡丹皮9克。

【用法】水煎服。

【功效】补肝益肾，固摄冲任。

【主治】崩漏血止后调整月经周期治疗，中医辨证属肝肾阴虚者。

【来源】《丛春雨中医妇科经验》

～· 化瘀定崩方 ·～

【组成】当归10克，生地黄10克，丹参10克，白芍10克，香附10克，生蒲黄（包）30克，花蕊石20克，熟大黄炭10克，三七末（吞）2克，震灵丹（包）12克。

【用法】水煎服。

【功效】活血调经，化瘀止崩。

【主治】崩漏由瘀血所致者。或由子宫肌瘤、子宫内膜异位症等引起经量过多。

【来源】《海派中医蔡氏妇科》

～· 泽兰丹参饮 ·～

【组成】南沙参24克，酒丹参12克，泽兰9克，香附6克，延胡索6克，焦艾叶9克，赤芍6克，山楂炭6克，炒黑豆15克。

【用法】水煎，温服。

【功效】活血，通瘀，调气。

【主治】崩漏属血瘀者。

【来源】《古今名医临证金鉴·妇科卷（下）》

～· 调补肝肾方 ·～

【组成】熟地黄30克，地黄炭10克，白芍15克，枸杞子30克，酸枣仁15克。

【用法】水煎服。

【功效】滋补肝肾，止血固冲。

【主治】肝肾阴虚，冲任不固之崩漏。症见月经量多，色鲜红，伴腰痛，失眠，头晕耳鸣。

【来源】《冯宗文妇科经验用方选辑》

·化瘀止崩汤1·

【组成】炒五灵脂10克，炒蒲黄（包煎）5克，川续断15克，荆芥炭10克，贯众20克，党参20克，益母草30克，鸡血藤30克，桃仁12克。

【用法】水煎服。

【功效】活血化瘀，固崩止血。

【主治】瘀血内阻之崩漏。

【来源】《实用妇科方剂》

·化瘀止崩汤2·

【组成】炒当归10克，川芎10克，生炒蒲黄（包煎）各10克，五灵脂10克，炒丹参15克，海螵蛸15克，花蕊石15克，制大黄炭10克，益母草15克，三七粉（吞服）1.5克。

【用法】水煎服。

【功效】化瘀止血。

【主治】崩漏属血瘀者。

【来源】《古今名医临证金鉴·妇科卷·（上）》

·调气活血汤·

【组成】当归15克，白芍15克，牡丹皮15克，川楝子15克，枳实15克，柴胡10克，川牛膝15克，生地黄15克，青皮15克，甘草10克。

【用法】水煎服。

【功效】疏肝理气，活血调经。

【主治】气滞血瘀之崩漏。

【来源】《实用妇科方剂》

化瘀理冲汤

【组成】炒山药30克，海螵蛸10克，茜草10克，川芎9克，赤芍9克，桃仁9克，红花9克，醋香附9克，天台乌药9克，炒荆芥穗9克，益母草15克，炒地榆15克。

【用法】水煎服。

【功效】活血化瘀，舒郁止血。

【主治】崩漏出血期治疗，中医辨证属血瘀气滞者。

【来源】《丛春雨中医妇科经验》

逐瘀调血方

【组成】生地黄15克，当归15克，香附15克，荆芥穗炭15克，赤芍15克，炒蒲黄（包）10克，五灵脂10克，侧柏叶10克，枳壳10克，茜草10克，三七粉（冲）3克，海螵蛸40克，益母草50克。

【用法】水煎服。

【功效】行气逐瘀调血。

【主治】气滞血瘀所致崩漏。

【来源】《现代名中医妇科绝技》

· 益气化瘀止崩汤 ·

【组成】黄芪30克，白术15克，川续断15克，海螵蛸12克，血余炭15克，茜草12克，蒲黄炭（包煎）15克，紫珠草15克，血余炭15克，仙鹤草15克，当归12克，制香附12克，益母草15克，三七粉（吞服）10克。

【用法】水煎服。

【功效】益气化瘀，固冲止血。

【主治】气虚不固，瘀滞胞宫所致崩漏。症见经血色黯有块，小腹刺痛或胀痛，块下痛减。

【来源】《丁启后妇科经验》

· 王氏少腹逐瘀止崩汤 ·

【组成】炒小茴香3克，炒干姜3克，醋延胡索6克，炒五灵脂10克，生蒲黄（包）10克，没药6克，川芎6克，酒当归12克，官桂3克，赤芍6克，三七4克，益母草10克。

【用法】水煎服。

【功效】温经散寒，化瘀止痛。

【主治】寒凝血瘀气滞之崩漏。

【来源】《全国中医妇科流派名方精粹》

· 三草牡蛎枣楂汤 ·

【组成】仙鹤草30克，墨旱莲30克，益母草15克，生牡蛎30克，大枣30克，山楂炭30克。

【用法】水煎服。

【功效】补肾活血止血。

【主治】崩漏。

【来源】《古今名医临证金鉴·妇科卷·（上）》

❧· 菱角莲房炭 ·❧

【组成】莲房炭45克，菱角45克。

【用法】先将莲房炭置锅内加水浸泡2小时，把菱角打碎，将皮、肉同入锅内煎煮。头煎开锅后20分钟，将药汁倒出，加水再煎30分钟，所得药汁与头煎药汁混合。每于清晨空腹服用所煎药液的50%，其余50%分别于午饭前及晚间睡前服下。

【功效】益气健脾，清热止血。

【主治】崩漏。

【来源】《古今名医临证金鉴·妇科卷·（下）》

❧· 加味四草汤 ·❧

【组成】马鞭草15~30克，鹿衔草30克，茜草15克，益母草15克，大小蓟各12克，炒五灵脂10克，炒蒲黄（包）6~9克，炒川续断10克。

【用法】出血期间，每日1剂，水煎分2次服。

【功效】清热利湿，化瘀止血。

【主治】血热夹瘀所致崩漏。

【来源】《妇科方药临证心得十五讲》

❧· 新加固经汤 ·❧

【组成】炙龟甲（先煎）10克，炒黄柏6~10克，椿根白皮12克，炒川续断10克，炒五灵脂10克，炒蒲黄（包煎）6~9克，炒黄芩6克，墨旱莲12克，血余炭12克。

【用法】出血期间，每日1剂，水煎分服。

【功效】凉血清热，化瘀止血。

【主治】崩漏。

【来源】《妇科临证心得十五讲》

·朱小南经验方1·

【组成】潞党参9克，焦白术9克，大熟地黄9克，茯苓9克，牛角鰓9克，杜仲9克，五味子4.5克，淡远志9克，陈阿胶9克，炒贯众9克，海螵蛸9克。

【用法】水煎服。

【功效】填补肝肾，塞流固本。

【主治】崩漏属肝虚肾亏者。

【来源】《朱小南妇科经验选》

·朱小南经验方2·

【组成】潞党参9克，当归身6克，生地黄9克，白芍9克，山茱萸9克，女贞子9克，焦白术6克，青蒿6克，盐水炒黄柏9克，蒲黄炭9克，陈皮6克。

【用法】水煎服。

【功效】壮水制火。

【主治】阴虚火旺所致崩漏。

【来源】《朱小南妇科经验选》

·加味调肝汤·

【组成】炒山药30克，阿胶11克，土炒白芍30克，炒当归9克，巴戟天9克，山茱萸12克，墨旱莲30克，女贞子30克，益母草30克，甘草9克。

【用法】水煎服。

【功效】调补肝肾，固冲摄血。

【主治】崩漏。

【来源】《首批国家级名老中医效验秘方精选（续集）》

·ﻬ 滋阴固冲汤 ﻬ·

【组成】玉竹15克，熟地黄15克，白芍15克，山茱萸12克，麦冬15克，茜草12克，海螵蛸12克，地榆炭15克，阿胶珠15克，女贞子15克，墨旱莲15克，仙鹤草15克。

【用法】水煎服。

【功效】滋阴养血，固冲止血。

【主治】肝肾阴虚，热伏冲任，经血不能制约之崩漏。

【来源】《丁启后妇科经验》

·ﻬ 平肝潜阳凉冲汤 ﻬ·

【组成】生牡蛎（先煎）30克，石决明（先煎）30克，夏枯草15克，黄芩12克，钩藤（后下）20克，白蒺藜10克，枸杞子12克，菊花12克，生地黄15克，白芍12克，生地榆15克，竹茹6克。

【用法】水煎服。

【功效】平肝潜阳，泻热凉冲。

【主治】血热肝旺之崩漏。

【来源】《中华传世医方》

·ﻬ 通用止血方 ﻬ·

【组成】益母草30克，马齿苋30克，党参30克，炙黄芪30克，熟地黄18克，炒川续断18克，蒲黄（包煎）18克，三七粉

（冲服）3克，生地榆30克，茜草炭15克，贯众炭30克，仙鹤草30克，陈棕榈炭15克，赤石脂12克，海螵蛸30克，煅龙骨（先煎）30克，煅牡蛎（先煎）30克，炙甘草6克。

【用法】水煎服。

【功效】化瘀清热，益气养阴，固经止血。

【主治】崩漏属气阴两虚兼血瘀者。

【来源】《刘瑞芬妇科经验集》

·宫血饮·

【组成】补骨脂、白花蛇舌草、党参各30克，续断20克，蒲黄（包煎）12克，三七末（冲服）3克。

【用法】水煎服。

【功效】补肾益气，化瘀清湿。

【主治】崩漏。

【来源】《中国当代名医验方选编·妇科分册》

·固本固冲汤·

【组成】人参10~20克，黄芪30克，白术15克，熟地黄30克，姜炭5克，山茱萸15克，阿胶（烊化，兑服）15克，煅龙骨30克，煅牡蛎30克，三七粉（吞服）5克，山稔根30克。

【用法】水煎服。

【功效】益气摄血，补肾固冲。

【主治】崩漏。伴见面色苍白，气短心慌，甚至目暗头晕昏倒，汗出欲脱。

【来源】《冯宗文妇科经验用方选辑》

❧ · 固冲止血汤 · ❧

【组成】熟地黄12克，生地黄炭10克，白芍12克，阿胶15克，山茱萸15克，甘草6克，艾叶炭10克，黄芩12克。

【用法】水煎服。

【功效】养血调经，固冲止血。

【主治】肝肾不足，冲任失固之崩漏。

【来源】《冯宗文妇科经验用方选辑》

❧ · 温经胶艾汤 · ❧

【组成】熟地黄9~15克，当归9~18克，川芎6~9克，白芍9~15克，白术6~9克，焦艾叶6~9克，阿胶9~12克，香附6~9克，陈皮4.5~6克，焦姜6~9克，甘草3~6克。

【用法】水煎服，每月经行3剂。

【功效】温经补虚，养血调经，安胎止漏。

【主治】冲任虚损所致崩漏。

【来源】《陈伯祥中医妇科经验集要》

❧ · 三地清经饮 · ❧

【组成】生地黄15~30克，熟地黄9~24克，地骨皮9~12克，麦冬9~15克，牡丹皮9~12克，黄芩6~12克，白术6~12克，焦柏叶9~15克，阿胶9~15克，焦荆芥6~9克，杭白芍9~15克。

【用法】经行前3天服用本方，水煎服，每日1剂，连服3天。

【功效】滋阴降火，凉血止血，清经固冲。

【主治】崩漏。

【来源】《陈伯祥中医妇科经验集要》

❧· 举经汤 ·❧

【组成】炒防风10克，荆芥炭10克，白芷10克，藁本10克，柴胡5克，炒白芍10克，炒黑甘草5克，炒当归10克，白术10克，茯苓10克，木香5克，鲜藕（打）250克。

【用法】先用煎剂，一般5剂左右见效，连服10剂收功。如不见效而不全止者，服至经净为期。下一次经潮5日后，不问经血如何，再服5~10剂。第3个月一般即可恢复正常周期。在第2个月，经行调正以后，将上药10剂，研成粗末，分成20包，分别在第3、4个月，经前半月，连续煎服10日，或用煎剂亦可，5剂变成10日服，以资巩固。

【功效】扶脾调肝，举经止漏。

【主治】月经不调，或先或后，经血量多，经期延长有逾10日，或半月漏下不止。甚或经信错乱，前期刚净，后期又至，漏无宁日。

【来源】《妇科病名方》

第十节　痛　经

痛经是指妇女正值经期或经行前后，出现周期性小腹疼痛，或伴腰骶酸痛，甚至剧痛晕厥，影响正常工作及生活的疾病。痛经是临床常见病，亦称"经行腹痛"。经前痛多连及少腹，痛时作胀；经行痛集中于小腹，如绞如刺；经后痛，痛不剧烈，有下坠感。

西医妇产科学将痛经划分为原发性痛经和继发性痛经。原发性痛经又称功能性痛经，是指生殖器官无器质性病变者。继发性痛经继发于盆腔器质性疾病如子宫内膜异位症、子宫腺肌病、盆腔炎或宫颈狭窄等。原发性痛经以青少年女性多见，继发性痛经则常见于育龄期妇女。

痛经病位在子宫及冲任，以"不荣则痛"或"不通则痛"为主要病机。

西医学原发性痛经及子宫内膜异位症、子宫腺肌病、盆腔炎性疾病或宫颈狭窄等引起的继发性痛经可参照本病辨证治疗。

一、内服方

·调肝汤·

【组成】山药（炒）五钱，阿胶（白面炒）三钱，当归（酒洗）三钱，白芍（酒炒）三钱，山茱萸（蒸熟）三钱，巴戟天（盐水浸）一钱，甘草一钱。

【用法】水煎服。

【功效】补肾填精，养血止痛。

【主治】痛经属肾气亏损者。

【来源】《傅青主女科》

·黄芪建中汤·

【组成】桂枝（去皮）三两，甘草（炙）三两，大枣十二枚，芍药六两，生姜（切）三两，胶饴一升，黄芪一两半。

【用法】水煎取汁，兑入饴糖，文火加热熔化，温服。

【功效】补气养血，和中止痛。

【主治】痛经属气血虚弱者。

【来源】《金匮要略》

·膈下逐瘀汤·

【组成】五灵脂（炒）二钱，当归三钱，川芎二钱，桃仁（研泥）三钱，牡丹皮二钱，赤芍二钱，乌药二钱，延胡索一钱，甘草三钱，香附一钱半，红花三钱，枳壳一钱半。

【用法】水煎服。

【功效】活血祛瘀，行气止痛。

【主治】痛经属气滞血瘀者。

【来源】《医林改错》

·清热调血汤·

【组成】牡丹皮、黄连、生地黄、当归、白芍、川芎、红花、桃仁、莪术、香附、延胡索、大血藤、败酱草、薏苡仁。

【用法】水煎服。

【功效】清热祛瘀，行气止痛。

【主治】痛经属热伏瘀阻者。

【来源】《古今医鉴》

·少腹逐瘀汤·

【组成】小茴香（炒）七粒，干姜（炒）二分，延胡索一钱，没药（研）二钱，当归三钱，川芎二钱，官桂一钱，赤芍二钱，蒲黄（生）三钱，五灵脂（炒）二钱。

【用法】水煎服。

【功效】温经散寒，化瘀止痛。

【主治】痛经属寒凝血瘀者。

【来源】《医林改错》

❧ · 圣愈汤 · ❧

【组成】生地黄三分，熟地黄三分，川芎三分，人参三分，白芍五分，当归身五分，黄芪五分。

【用法】上药㕮咀，都作一服，水二大盏，煎至一盏，去滓，稍热，不拘时服。

【功效】益气养血，调经止痛。

【主治】痛经属气虚血亏者。

【来源】《兰室秘藏》

❧ · 八珍汤 · ❧

【组成】人参、白术、白茯苓、当归、川芎、白芍、熟地黄各一钱，甘草（炙）五分。

【用法】加生姜三片，大枣五枚，水煎服。

【功效】补气养血，和营止痛。

【主治】痛经属气血两虚者。

【来源】《正体类要》

❧ · 宣郁通经汤 · ❧

【组成】白芍（酒炒）五钱，当归（酒洗）五钱，牡丹皮五钱，栀子（炒）三钱，白芥子（炒研）二钱，柴胡一钱，香附（酒炒）一钱，川郁金（醋炒）一钱，黄芩（酒炒）一钱，生甘草一钱。

【用法】水煎服。

【功效】补肝血，解肝郁，利肝气，降肝火。

【主治】痛经。原书用治"妇人有经前腹疼数日，而后经水行者，其经来多是紫黑块"。

【来源】《傅青主女科》

·延胡索散·

【组成】延胡索、当归（酒浸）、赤芍（炒）、蒲黄（炒）、肉桂皮、乳香、没药各等份。

【用法】上为细末，每服三钱，温酒空腹服。

【功效】行气活血，调经止痛。

【主治】气滞血瘀之痛经。

【来源】《济阴纲目》

·调气饮·

【组成】当归一钱五分，远志肉一钱五分，川芎一钱，青皮一钱，乌药一钱，香附一钱五分，红花六分，大茴香八分，肉桂五分，延胡索一钱，山楂二钱，艾叶（熟）一钱，加砂仁、生姜、川续断（用量原缺）。

【用法】水煎服。

【功效】行气和血。

【主治】痛经。

【来源】《陈素庵妇科补解》

·大玄胡索散·

【组成】延胡索一钱五分，肉桂一钱，木香八分，红花八分，青皮八分，枳壳八分，香附（醋炒）一钱五分，艾叶（搓熟）一钱，当归二钱，川芎一钱五分，赤芍一钱，生地黄一钱五分，吴茱萸（川黄连二分，汁拌炒）八分。

【用法】水煎服。

【功效】行气和血。

【主治】痛经。

【来源】《陈素庵妇科补解》

∽·· 温经汤1 ··∽

【组成】吴茱萸三两，当归二两，芍药二两，川芎二两，人参二两，桂枝二两，阿胶二两，牡丹皮二两（去心），生姜二两，甘草二两，半夏半升，麦冬（去心）一升。

【用法】上十二味，以水一斗，煮取三升，分温三服。

【功效】温经散寒，养血祛瘀。

【主治】冲任虚寒，瘀血阻滞之痛经。

【来源】《金匮要略》

∽·· 温经汤2 ··∽

【组成】当归、川芎、芍药、桂心、牡丹皮、莪术各半两，人参、甘草、牛膝各一两。

【用法】上吹咀，每服五钱，水一盏，煎至八分，去滓温服。

【功效】温经散寒，活血调经。

【主治】痛经属寒凝血瘀者。

【来源】《妇人大全良方》

∽·· 温脐化湿汤 ··∽

【组成】白术（土炒）一两，白茯苓三钱，山药（炒）五钱，巴戟天（盐水浸）五钱，白扁豆（炒，捣）三钱，白果（捣碎）十枚，建莲子（不去心）三十枚。

【用法】水煎，经来前十日服之。

【功效】温脐化湿止痛。

【主治】下焦寒湿相争所致痛经。原书用治"经水将来三五日前而脐下作痛，状如刀刺者，或寒热交作，所下如黑豆汁"。

【来源】《傅青主女科》

·理冲汤·

【组成】生黄芪三钱，党参二钱，白术二钱，生山药五钱，天花粉四钱，知母四钱，三棱三钱，莪术三钱，生鸡内金（黄者）三钱。

【用法】水煎服。

【功效】益气健脾，化瘀散结。

【主治】痛经属气虚血瘀者。

【来源】《医学衷中参西录》

·乌鸡白凤丸·

【组成】乌鸡（去毛爪肠）、鹿角胶、醋鳖甲、煅牡蛎、桑螵蛸、人参、黄芪、当归、白芍、醋香附、天冬、甘草、生地黄、熟地黄、川芎、银柴胡、丹参、山药、芡实（炒）、鹿角霜。

【用法】口服。水蜜丸每次6克，小蜜丸每次9克，大蜜丸每次1丸，每日2次。

【功效】补气养血，调经止带。

【主治】痛经属气血两虚者。

【来源】《中华人民共和国药典》

·舒郁清肝汤·

【组成】当归二钱，白芍（酒炒）四钱，白术三钱，柴胡三钱，香附（醋炒）三钱，郁金三钱，黄芩三钱，栀子三钱，牡丹皮二钱，甘草一钱。

【用法】水煎，温服。

【功效】清肝解郁。

【主治】肝郁兼热之痛经。症见经前胁胀腹痛，性急易怒，头晕口苦而干，月经色红量多，或有血块，舌质红苔黄，脉弦数。

【来源】《中医妇科治疗学》

·香附调经汤·

【组成】制香附12克，熟地黄12克，炒当归9~12克，炒白芍9~12克，川芎6~10克，白术9~10克，泽兰9~12克，陈皮6~10克，炙甘草3~5克。

【用法】水煎服。

【功效】养血行气，调和血脉。

【主治】血虚气滞之痛经。

【来源】《全国中医妇科流派名方精粹》

·何少山经验方·

【组成】当归10克，酒白芍6克，炒川芎5克，淡吴茱萸5克，炒枳壳5克，干姜3克，高良姜3克，乌拉草6克，乌药6克，广木香5克，大血藤30克。

【用法】水煎服。

【功效】温经散寒止痛。

【主治】寒凝血瘀所致痛经。

【来源】《中国当代名医验方选编·妇科分册》

·气滞血瘀痛经选方·

【组成】秦当归15克，赤芍12克，刘寄奴15克，广木香

7克，川片8克，川䓍䓖7克，醋柴胡6克，川楝子12克，香附9克。

【用法】水煎服。

【功效】活血化瘀，理气止痛。

【主治】痛经。症见经期小腹疼痛，痛处拒按，胸胁或有胀痛不适。

【来源】《国家级名老中医用药特辑·妇科病诊治》

☙·脾虚痰湿痛经选方·❧

【组成】云茯苓12克，福泽泻12克，炒白术9克，姜炭6克，香附9克，姜厚朴9克，广陈皮6克。

【用法】水煎服。

【功效】健脾化湿，化痰理气。

【主治】痛经。症见经期小腹疼痛，形体肥胖，神疲，头晕心悸，白带量多。

【来源】《国家级名老中医用药特辑·妇科病诊治》

☙·痛经基本方·❧

【组成】当归10克，川芎10克，白芍20克，甘草6克，香附12克，枸杞子15克。

【用法】水煎服，每日1剂，经前服用，至月经后4天停服。

【功效】养血活血。

【主治】虚实夹杂所致痛经。症见经前小腹胀满，经行腰酸腹痛。

【来源】《国家级名老中医用药特辑·妇科病诊治》

～ 活血调经方 ～

【组成】当归12克，川芎10克，赤芍10克，白芍10克，益母草15克，生蒲黄10克，炒蒲黄10克，生五灵脂10克，炒五灵脂10克，香附10克，延胡索10克，小茴香6克，甘草6克，九香虫10克。

【用法】水煎服，每日1剂，经期停服。

【功效】活血化瘀。

【主治】痛经。

【来源】《国家级名老中医用药特辑·妇科病诊治》

～ 莪棱合剂 ～

【组成】三棱6克，莪术6克，赤芍15克，丹参15克，鸡内金10克，浙贝母15克，当归10克，枳壳12克，鳖甲15克，水蛭15克。

【用法】月经干净2~3天开始服用，每日1剂，连续服至下次月经前1天，经期停服。疗程最短为3个月。

【功效】活血理气，化瘀消癥，散结止痛。

【主治】痛经。

【来源】《国家级名老中医用药特辑·妇科病诊治》

～ 俞氏内异方 ～

【组成】黄芪12克，蒲黄（包）15克，桃仁12克，水蛭9克，淫羊藿12克。

【用法】水煎服，每日1剂，早、晚分服。连续治疗3个月为1个疗程。

【功效】益气化瘀补肾。

【主治】痛经。

【来源】《国家级名老中医用药特辑·妇科病诊治》

✦ 温胞饮 ✦

【组成】当归10克，赤芍10克，川芎6克，生蒲黄（包煎）10克，延胡索10克，莪术10克，炒苍术10克，炒白术10克，肉桂3克，白芥子10克，制香附10克，干姜6克，茯苓10克。

【用法】水煎服。

【功效】温经散寒，化瘀利湿。

【主治】寒湿凝滞所致痛经。症见经行腹痛，得热痛减，畏寒。

【来源】《古今名医临证实录·月经带下病》

✦ 消痛方 ✦

【组成】柴胡6克，郁金9克，制香附9克，川楝子9克，延胡索9克，蒲黄（包）9克，五灵脂9克，当归9克，白芍10克。

【用法】水煎服。

【功效】疏肝理气，活血化瘀，调经止痛。

【主治】气滞血瘀，瘀血内阻，胞脉不通及兼热、兼寒、兼虚之痛经。症见经前、经期、经后小腹胀痛、掣痛、刺痛、绞痛，痛而拒按，经色黯红，或伴血块，块下痛减，或经血排出不畅，经量或多或少，或伴月经先后无定期、月经后期等。

【来源】《中国当代名医验方选编·妇科分册》

✦ 香桂琥珀汤 ✦

【组成】沉香末（吞）3克（或以木香10克代之），肉桂10克，醋延胡索10克，琥珀末（吞）3克，细辛3克。

【用法】水煎服。

【功效】理气散寒，化瘀止痛。

【主治】痛经。症见经前、经期小腹胀痛拒按，乳房胀痛，经行量少，色黯，伴有血块，块下痛减。

【来源】《中国当代名医验方选编·妇科分册》

❧ · 姜桂乌珀汤 · ❧

【组成】干姜10克，肉桂10克，制川乌6克，琥珀末（冲）3克，九香虫10克。

【用法】水煎服。

【功效】温经散寒止痛。

【主治】痛经。症见经前或经期小腹冷痛，得热痛减，按之痛甚，经量少，色黯有块。

【来源】《中国当代名医验方选编·妇科分册》

❧ · 门成福经验方 · ❧

【组成】肉桂6克，三七3克，香附15克，蒲黄（包）30克，五灵脂30克，延胡索15克。

【用法】水煎服。

【功效】温经散寒，行气止痛。

【主治】寒湿凝滞所致痛经。症见经前少腹冷痛，经量少，色黯有块。

【来源】《中国当代名医验方选编·妇科分册》

❧ · 调经止痛汤 · ❧

【组成】当归10克，川芎9克，香附12克，白芍24克，甘草

6克，枸杞子15克。

【用法】水煎服。

【功效】养血活血，调经止痛。

【主治】痛经。

【来源】《中国当代名医验方选编·妇科分册》

·李光荣经验方·

【组成】琥珀粉1.5克，沉香粉1克，延胡索粉1克。

【用法】在行经第一天用温开水或黄酒冲服。伴有恶心呕吐者，用鲜姜水冲服，早、晚各1剂。忌寒凉及生冷食物。

【功效】温经散寒，活血止痛。

【主治】寒凝所致痛经。症见经行小腹冷痛，经色紫黯，有血块。

【来源】《中国当代名医验方选编·妇科分册》

·疏肝温元化瘀汤·

【组成】柴胡5克，薄荷5克，牡丹皮9克，丹参20克，炒酸枣仁15克，白芍15克，炒小茴香2克，香附10克，乌药15克，桃仁12克，红花12克，砂仁2克，广木香5克，党参12克，炙甘草6克，大枣15克，三七粉（分吞）2克。

【用法】水煎服。

【功效】疏肝理气，温元化瘀。

【主治】痛经属肝郁气滞，下焦瘀寒者。症见经前或经期腹痛如绞，按之则痛甚，月经量多有块，色黯红，面色灰黯而少华。

【来源】《国家级名医秘验方》

❧·安神定痛汤·❧

【组成】钩藤15克，青龙齿（先煎）10克，合欢皮12克，丹参10克，赤芍10克，五灵脂10克，景天三七10克，广木香9克，肉桂（后下）5克，川续断10克，益母草15克，琥珀粉（吞服）1.5克。

【用法】行经时，水煎1剂，每日2次分服，剧痛时可每3~4小时服1次，日服2剂。

【功效】宁心安神，活血止痛。

【主治】痛经。

【来源】《妇科方药临证心得十五讲》

❧·加味止痉汤·❧

【组成】当归12克，赤白芍各12克，甘草3克，全蝎6克，蜈蚣6克，干地龙10~12克，青风藤10克，葛根9~12克，钩藤12克。

【用法】经前、经期，日服1剂，水煎，分2次服。

【功效】养血疏风，止痉止痛。

【主治】剧烈性痛经，患者在剧痛时，有收缩状，呈阵发性疼痛，常伴恶心呕吐。

【来源】《妇科方药临证心得十五讲》

❧·增损少腹逐瘀汤·❧

【组成】小茴香5克，炒干姜5克，延胡索10克，官桂5克，赤芍10克，生蒲黄（包）9克，炒五灵脂10克，川芎5克，当归9克，川续断10克，益母草15克。

【用法】经前、经期，日服1剂，水煎，分2次服。

【功效】活血化瘀，温经止痛。

【主治】冲任虚寒，瘀血内阻所致痛经。

【来源】《妇科方药临证心得十五讲》

～⌒· 冯宗文经验方 ·⌒～

【组成】乌药10克，木香10克，香附12克，槟榔12克，甘草6克，当归10克，川芎10克，益母草15克。

【用法】水煎服。

【功效】理气活血，调经止痛。

【主治】痛经。症见经前、经期小腹、腰部胀痛，月经量少不畅。

【来源】《冯宗文妇科经验用方选辑》

～⌒· 加味失笑散 ·⌒～

【组成】蒲黄（包）二钱，五灵脂二钱，延胡索三钱，牡丹皮三钱，桃仁二钱，香附三钱，天台乌药二钱。

【用法】水煎服。

【功效】活血逐瘀。

【主治】瘀血阻滞所致痛经。症见经来腹痛如刺，量少色紫有血块，排出则痛减。

【来源】《中医妇科治疗学》

～⌒· 疏肝解郁汤 ·⌒～

【组成】香附三钱，青皮二钱，柴胡二钱，郁金二钱，丹参四钱，川芎一钱半，红泽兰四钱，延胡索二钱，川楝子炭二钱。

【用法】水煎，温服。

【功效】调肝舒郁。

【主治】痛经。症见经前或经期腰腹胀痛，经行不畅，色淡红量少间有血块。

【来源】《中医妇科治疗学》

·凉血二黄汤·

【组成】生地黄四钱，牡丹皮二钱，白芍三钱，桃仁、延胡索、黄芩、栀子、姜黄、通草各二钱。

【用法】水煎，温服。

【功效】清热凉血。

【主治】妇女痛经热甚，兼有口苦心烦，脉弦数。

【来源】《中医妇科治疗学》

·涤热逐瘀汤·

【组成】丹参五钱，牡丹皮、生地黄各三钱，三棱、莪术、延胡索、通草、香附、槟榔各二钱，大黄一钱。

【用法】水煎服。

【功效】清热凉血，通经止痛。

【主治】经前腹痛，经色紫黑有块，时感热气上冲，头昏口干，性情急躁，大便燥结，小便短赤。

【来源】《中医妇科治疗学》

·温经定痛汤·

【组成】当归二钱，川芎一钱半，延胡索二钱，红花一钱，桂枝一钱半，莪术二钱，天台乌药二钱。

【用法】水煎，温服。

【功效】温经行血理气。

【主治】痛经属瘀滞兼寒者。症见少腹冷痛，喜得热熨，经色乌黑，量不太多，腰酸背寒。

【来源】《中医妇科治疗学》

❧ 温经止痛汤 ❧

【组成】川芎二钱，五灵脂二钱，白芷二钱，焦艾叶三钱，香附三钱，生姜二钱。

【用法】水煎，温服。

【功效】温经散寒。

【主治】经期感寒，少腹冷痛，喜热熨，经量少，色暗红，头痛恶寒。

【来源】《中医妇科治疗学》

❧ 温经活血汤 ❧

【组成】香附三钱，天台乌药二钱，吴茱萸一钱，茅苍术一钱半，茯苓三钱，当归二钱，川芎一钱半，炮姜五分，乳香二钱。

【用法】水煎，温服。

【功效】活血散寒止痛。

【主治】痛经属寒湿凝结者。症见经前或经期少腹疼痛，喜热熨，经色如黑豆汁。

【来源】《中医妇科治疗学》

❧ 益肾调经汤 ❧

【组成】杜仲三钱，续断三钱，熟地黄三钱，当归二钱，白芍（炒）三钱，益母草四钱，焦艾叶三钱，巴戟天三钱，乌药三钱。

【用法】水煎，温服。

【功效】温肾调经。

【主治】痛经属肾虚者。症见经来色淡而多，经后腰痛腰酸，肢软无力。

【来源】《中医妇科治疗学》

·艾附暖宫丸·

【组成】艾叶（炭）、醋香附、当归、白芍（酒炒）、川芎、生地黄、炙黄芪、续断、制吴茱萸、肉桂。

【用法】口服。小蜜丸每次9克，大蜜丸每次1丸，每日2~3次。

【功效】益气补血，温经散寒，行气止痛。

【主治】痛经。

【来源】《中华人民共和国药典》

·艾附丸·

【组成】艾叶、四制香附各等份。

【用法】共研细末，红糖熬膏为丸，每次服9克，每日2次，开水送服。

【功效】温经理气止痛。

【主治】痛经属胞宫有寒，肝气不舒者。

【来源】《著名中医临床家惯用方精选》

·化膜汤·

【组成】血竭末（另吞）3克，生蒲黄（包煎）15克，五灵脂10克，生山楂9克，刘寄奴12克，青皮6克，赤芍9克，熟大黄炭、姜炭各4.5克，三七末（分吞）3克。

【用法】水煎分服，每日1剂，每月经前服用，服7~10剂。或内服：研末，1~2克，或入丸剂。或外用：研末撒或入膏药用。

【功效】化膜行滞，散瘀止痛。

【主治】瘀阻气滞之痛经。

【来源】《妇科病名方》

❧· 田七痛经散 ·❧

【组成】蒲黄0.275克，醋炒五灵脂、三七、延胡索、川芎、小茴香各0.3克，木香0.2克，冰片0.025克。

【用法】每小瓶2克药粉或每克药粉分装胶囊3粒。口服，经期或经前5天每次1~2克，每日3次，经后可继续服用，每次1克，每日2~3次。

【功效】活血化瘀，行气散寒止痛。

【主治】痛经属寒凝血滞者。

【来源】《妇科病名方》

❧· 痛经汤 ·❧

【组成】钩藤15克，牡丹皮10克，丹参10克，赤芍10克，五灵脂10克，肉桂（后下）5克，广木香6~9克，延胡索12~15克，川续断10克，杜仲10克，茯苓10克，益母草15克。

【用法】水煎服。

【功效】活血化瘀，温经止痛。

【主治】痛经。

【来源】《妇科方药临证心得十五讲》

❦· 脱膜散 ·❧

【组成】肉桂3克，五灵脂10克，三棱10克，莪术10克。

【用法】上药按比例增量，研细末过筛，密封储存待用。经前2~3天开始服用，每日3次，每次3~5克，温开水送服，至经净停服。

【功效】温经助阳，逐瘀脱膜。

【主治】痛经。

【来源】《实用妇科方剂学》

❦· 逐瘀脱膜汤 ·❧

【组成】肉桂（后下）3~5克，五灵脂10克，三棱10克，莪术10克，炒当归10克，赤芍10克，白芍10克，益母草15~30克，广木香6~10克，延胡索12克，川续断15克，或加蒲黄（包煎）6克，三七粉（冲服）6克，炒枳壳6~9克。

【用法】行经期每日1剂，水煎分2次服。

【功效】温经助阳，逐瘀脱膜。

【主治】痛经。

【来源】《妇科方药临证心得十五讲》

❦· 内异止痛汤1 ·❧

【组成】钩藤15克，紫贝齿（先煎）10克，丹参、赤芍、五灵脂、莪术各10克，延胡索12克，肉桂（后下）3~5克，广木香6~9克，川续断12克，茯苓12克，全蝎粉（吞服）1.5克。

【用法】行经期每日1剂，痛剧可服2剂，水煎分服。

【功效】活血化瘀，温阳镇痛。

【主治】痛经。

【来源】《妇科方药临证心得十五讲》

内异止痛汤2

【组成】三棱10克，莪术10克，丹参20克，红花15克，桃仁10克，五灵脂10克，延胡索15克，香附15克，当归20克，白芍20克，鳖甲15克，炙甘草5克。

【用法】水煎服。

【功效】活血行气，消癥止痛。

【主治】气滞血瘀之痛经。

【来源】《全国中医妇科流派名方精粹》

盆瘀饮

【组成】丹参25克，赤芍10克，白芍10克，当归10克，川芎6克，白术10克，茯苓10克，泽泻10克，延胡索10克，川楝子6克，莪术10克，炙甘草6克。

【用法】水煎服，每日1剂。月经干净后服20剂为1个周期，连用3个月为1个疗程。

【功效】化瘀利湿，缓急止痛。

【主治】湿瘀所致痛经。

【来源】《李莉妇科医论医话选》

逐瘀化膜方

【组成】当归尾10克，川芎6克，土牛膝10克，桂枝3克，赤芍10克，延胡索12克，花蕊石15克，制香附10克，制没药6克，桃仁10克，失笑散（包煎）12克。

【用法】水煎服。

【功效】活血祛瘀，化膜定痛。

【主治】痛经。

【来源】《现代中医名家妇科经验集》

❧ · 温胞调冲汤 · ❧

【组成】盐炒小茴香10克，吴茱萸9克，干姜9克，天台乌药10克，醋香附10克，延胡索9克，丹参15克，桃仁9克，红花9克，炮附子（先煎）4.5克，桂枝9克，炙甘草6克。

【用法】水煎服，每日2次，每日1剂，月经前3日至月经期间服用。

【功效】活血化瘀，温宫散结。

【主治】痛经。

【来源】《丛春雨中医妇科经验》

❧ · 加味没竭汤 · ❧

【组成】生蒲黄（包）24克，炒五灵脂（包）15克，三棱12克，莪术12克，制乳香3克，制没药3克，生山楂12克，青皮6克，血竭粉（冲服）2克。

【用法】水煎服。

【功效】破气行滞，活血化瘀止痛。

【主治】痛经。

【来源】《全国中医妇科流派名方精粹》

❧ · 痛经散 · ❧

【组成】当归10克，白芍10克，牡丹皮10克，香附10克，郁金10克，乌药10克，川芎5克，莪术10克，延胡索10克，红花

10克，川楝子10克。

【用法】水煎服。

【功效】理气活血，化瘀止痛。

【主治】气滞血瘀所致痛经。症见经行腹痛，拒按，经血紫暗有块，块下痛减，胸胁乳房胀痛。

【来源】《全国中医妇科流派名方精粹》

·子宫内膜异位症方·

【组成】当归15克，牡丹皮15克，白芍15克，黄芩10克，栀子10克，白芥子10克，香附10克，郁金10克，红花10克，莪术10克，三棱10克，延胡索10克，川楝子10克，制没药10克，八月札10克，徐长卿10克。

【用法】水煎服。

【功效】理气行滞，化瘀消癥。

【主治】痛经。

【来源】《现代中医名家妇科经验集》

·痛经方·

【组成】苍术4.5克，白术4.5克，当归身12克，丹参12克，冬瓜子12克，生白芍9克，桃仁4.5克，薏苡仁12克，姜炭3克，川续断9克，制香附12克，失笑散（包煎）9克，土鳖虫3只，生乳香2.4克，生没药2.4克。

【用法】水煎服。

【功效】温经化瘀。

【主治】气滞血瘀之痛经。

【来源】《全国中医妇科流派名方精粹》

❧ · 化瘀定痛方 · ❧

【组成】炒当归10克，丹参12克，川牛膝10克，制香附10克，川芎6克，赤芍10克，制没药6克，延胡索12克，生蒲黄（包煎）12克，五灵脂10克，血竭3克。

【用法】水煎服。

【功效】活血化瘀，调经止痛。

【主治】瘀滞所致痛经。症见经行腹痛，翻滚不安，甚至痛剧拒按，不能忍受，以致昏厥，经行不畅或过多，有下瘀块后腹痛稍减者，也有经量愈多愈痛者。

【来源】《海派中医蔡氏妇科》

❧ · 热性痛经方 · ❧

【组成】当归10克，川芎12克，赤芍12克，大生地黄12克，红藤30克，败酱草20克，川楝子10克，炒五灵脂12克，炙乳香5克，炙没药5克。

【用法】先将上药用清水浸泡30分钟，再煎煮30分钟，每剂煎2次。经行腹痛开始每日1剂，早、晚各服1次。

【功效】清热行瘀止痛。

【主治】痛经。症见经行腹痛，往往于行经第1天腹痛甚剧，或见血块落下则痛减。

【来源】《首批国家级名老中医效验秘方》

❧ · 加减宣郁通经汤 · ❧

【组成】柴胡10克，当归15克，白芍15克，黄芩10克，香附10克，牡丹皮10克，白芥子6克，益母草15克，郁金10克，延胡索15克，川楝子10克，生甘草6克。

【用法】水煎服。

【功效】疏肝清热，解郁通经。

【主治】肝气郁结，瘀热内郁之痛经。

【来源】《冯宗文妇科经验用方选辑》

～· 清瘀止痛方 ·～

【组成】炒当归10克，大生地黄10克，川芎6克，赤芍10克，牡丹皮10克，怀牛膝10克，败酱草30克，大血藤20克，桂枝3克，川楝子10克，延胡索12克。

【用法】水煎服。

【功效】清热化瘀，调经止痛。

【主治】痛经。症见经行色紫暗，少腹胀痛或刺痛，甚则拒按，或兼有腰酸，平素带下色黄气秽，少腹隐痛或掣痛。

【来源】《海派中医蔡氏妇科》

～· 经痛宁 ·～

【组成】黄芩12克，龙胆10克，佩兰12克，薏苡仁30克，茵陈15克，蒲黄（包）6克，五灵脂6克，丹参20克，赤芍12克，牡丹皮12克，厚朴10克，延胡索12克。

【用法】水煎服。

【功效】清热利湿，化瘀止痛。

【主治】痛经属湿热瘀互结者。

【来源】《中医妇科临证证治》

～· 陈氏清肝通经汤 ·～

【组成】炒生地黄10克，炒白芍10克，炒当归10克，炒川芎

6克，炒牡丹皮10克，焦栀子10克，炒黄芩10克，制大黄10克，柴胡6克，制香附10克，红花6克，丝瓜络10克，炒艾叶6克。

【用法】水煎服。

【功效】清热泻火，化瘀行滞止痛。

【主治】肝郁气滞，气郁化火或素体阴虚内热，肝火上炎，气滞血瘀所致痛经。

【来源】《全国中医妇科流派名方精粹》

百灵育阴汤

【组成】熟地黄9克，山药9克，川续断9克，桑寄生9克，山茱萸9克，海螵蛸12克，龟甲12克，牡蛎12克，白芍12克，阿胶9克，炒地榆30克。

【用法】水煎服。

【功效】补肾固冲止血。

【主治】阴虚所致痛经。症见月经初为淋漓不断，继则突然大下，血色鲜红无臭。

【来源】《中医当代妇科八大家》

双皮定痛汤

【组成】青皮6~9克，陈皮6~9克，枳壳6~12克，连翘9~15克，金银花15~30克，乳香4.5~6克，蒲公英15~30克，香附6~12克，延胡索6~9克，白芍9~15克，醋艾叶6~9克，薏苡仁15~30克，片姜黄6~12克。

【用法】水煎服。

【功效】清热解毒，除湿化浊，消肿散结，祛瘀止痛。

【主治】痛经。

【来源】《陈伯祥中医妇科经验集要》

白莲散结汤

【组成】半枝莲30克，白花蛇舌草30克，皂角刺12克，莪术15克，土鳖虫10克，仙茅15克，淫羊藿15克，猪苓20克。

【用法】水煎服。

【功效】清热化瘀，软坚散结。

【主治】痛经。

【来源】《全国中医妇科流派名方精粹》

温经止痛方

【组成】当归10克，大生地黄10克，川芎6克，白芍10克，制香附10克，小茴香3克，吴茱萸2.5克，桂枝3克，延胡索12克，煨姜2片，艾叶3克。

【用法】水煎服。

【功效】温宫逐寒，调经止痛。

【主治】寒凝胞宫所致痛经。症见经来偏少，小腹冷痛，畏寒肢冷，大便欠实，腹部喜按喜暖。

【来源】《全国中医妇科流派名方精粹》

温胞汤

【组成】淡附片（先煎）6克，肉桂3克，吴茱萸5克，当归12克，川芎10克，制香附10克，广木香6克，红花9克，茺蔚子10克，炒延胡索10克，乌药9克，炙甘草5克。

【用法】水煎服。

【功效】温经散寒，活血止痛。

【主治】痛经属寒实者。

【来源】《全国中医妇科流派名方精粹》

❧· 哈荔田经验方 ·❧

【组成】桂枝10克，吴茱萸3克，茯苓10克，白术10克，细辛6克，赤芍15克，刘寄奴15克，乌药10克，白芷10克。

【用法】水煎服。

【功效】温经散寒，祛瘀止痛。

【主治】寒凝所致痛经。

【来源】《全国中医妇科流派名方精粹》

❧· 经痛停方 ·❧

【组成】肉桂6克，川芎15克，吴茱萸9克，炮姜6克，乌药12克，炒小茴香12克，蒲黄（包煎）12克，没药6克，白芥子12克，白芷12克，延胡索18克，当归15克，炒白芍18克，柴胡12克，香附12克，木香12克，炙甘草6克。

【用法】水煎服。

【功效】温经散寒，化瘀止痛。

【主治】痛经属寒凝血瘀者。

【来源】《刘瑞芬妇科经验集》

❧· 李丽芸经验方 ·❧

【组成】吴茱萸3克，小茴香3克，桂枝5克，当归10克，川芎6克，白芍10克，干姜5克，法半夏10克，丹参20克，香附10克，乌药10克，延胡索10克，广木香9克。

【用法】水煎服。

【功效】温经散寒，化瘀止痛。

【主治】寒凝血瘀之痛经。

【来源】《中医妇科临证证治》

❧· 加味四逆汤 ·❧

【组成】制附子（先煎）10克，干姜5克，炙甘草5克，五灵脂10克，制香附10克，延胡索10克，徐长卿30克，小茴香10克。

【用法】水煎服。

【功效】温经散寒，化瘀止痛。

【主治】寒凝血瘀之痛经。

【来源】《全国中医妇科流派名方精粹》

❧· 香萸失笑散 ·❧

【组成】香附6~12克，吴茱萸3~9克，蒲黄9~15克，五灵脂9~15克，延胡索6~9克。

【用法】方中诸药，用纱布包裹，入酽醋少许，开水煎，趁热空腹服下。经行前3日服药，每日1剂。

【功效】活血行瘀，温经理气，散结止痛。

【主治】痛经。

【来源】《陈伯祥中医妇科经验集要》

❧· 蠲痛饮 ·❧

【组成】鸡血藤20克，当归10克，丹参15克，川芎6克，赤芍10克，白术10克，土茯苓20克，泽兰10克，龙血竭3克，三七6克，补骨脂10克，炙甘草6克。

【用法】水煎服。

【功效】温肾化瘀，散结止痛。

【主治】湿瘀互结所致痛经。

【来源】《李莉妇科医论医话选》

❧ · 温经化瘀止痛汤 · ❧

【组成】当归15克，川芎15克，桃仁12克，干姜15克，桂枝15克，延胡索15克，吴茱萸6克，赤芍15克，生蒲黄（包煎）15克，五灵脂（包煎）15克，小茴香10克，细辛3克，白芍15克，乌药15克，炙甘草6克。

【用法】水煎服。

【功效】温经散寒，化瘀通络，行气止痛。

【主治】痛经。

【来源】《丁启后妇科经验》

❧ · 温经汤加减 · ❧

【组成】肉桂3~6克（后下），吴茱萸3克，小茴香3克，乌药9~12克，延胡索9~12克，川续断9~12克，艾叶6~12克，炒白术6~12克，官桂6~8克。

【用法】水煎服。

【功效】温经扶阳散寒，行气养血止痛。

【主治】痛经。

【来源】《全国中医妇科流派名方精粹》

❧ · 香萸四物汤 · ❧

【组成】熟地黄9~15克，白芍15~24克，当归6~9克，川芎4.5~6克，白术6~9克，香附6~9克，吴茱萸4.5~9克，延胡索6~9克，醋艾叶9~12克，桂心3~6克，黄芪15~30克，焦姜3~6克，甘草3~6克。

【用法】水煎服，行经期间连服3剂。

【功效】养血益气，温经止痛。

【主治】痛经。

【来源】《陈伯祥中医妇科经验集要》

～・ 羊藿巴戟温经汤 ・～

【组成】吴茱萸9克，当归9克，白芍9克，川芎9克，盐小茴香9克，干姜9克，醋香附9克，天台乌药9克，淫羊藿15克，巴戟肉15克，甘草9克，桂枝6克。

【用法】水煎服，每日2次，每日1剂。

【功效】温经散寒，暖宫止痛。

【主治】痛经属阳虚内寒者。

【来源】《丛春雨中医妇科经验》

～・ 温肾扶阳汤 ・～

【组成】人参9克，山药9克，熟地黄9克，山茱萸6克，吴茱萸6克，菟丝子9克，肉桂6克，附子（先煎）6克，补骨脂9克，白术9克。

【用法】水煎服。

【功效】温中扶阳益气。

【主治】胞中虚寒所致痛经。症见经期小腹隐痛，喜温喜按，经色清稀。

【来源】《中医当代妇科八大家》

～・ 温经八珍汤 ・～

【组成】党参10克，白术10克，茯苓10克，甘草5克，当归10克，川芎5克，熟地黄10克，白芍10克，仙茅5克，淫羊藿5克，补骨脂10克，肉桂3克。

【用法】水煎服。

【功效】温经养血，调经止痛。

【主治】阳虚内寒所致痛经。症见经行小腹冷痛，喜温喜按。

【来源】《现代中医名家妇科经验集》

益气活血止痛汤

【组成】炙黄芪30克，熟地黄15克，当归15克，川芎15克，香附15克，白芍15克，炙甘草6克，炙延胡索15克，乌药15克，吴茱萸6克，生蒲黄（包煎）15克，五灵脂（包煎）15克，小茴香10克。

【用法】水煎服。

【功效】益气养血，活血调经，温经止痛。

【主治】痛经。

【来源】《丁启后妇科经验》

羊藿巴戟菟丝圣愈汤

【组成】红参6克，黄芪15克，当归10克，川芎9克，熟地黄10克，盐炒小茴香9克，吴茱萸4.5克，干姜9克，淫羊藿15克，巴戟肉15克，菟丝子30克，炙甘草9克，大枣3枚。

【用法】水煎服。

【功效】益气养血止痛。

【主治】痛经属气血虚弱者。

【来源】《丛春雨中医妇科经验》

和营止痛汤

【组成】当归10克，白术10克，泽泻10克，茯苓12克，川芎9克，白芍12克，赤芍12克，牡丹皮9克，黄芩15克，生黄芪

15克，制川大黄10克。

【用法】水煎服。

【功效】养血健脾，清利止痛。

【主治】痛经。

【来源】《全国中医妇科流派名方精粹》

ᕫᕢᐧ 红酱金铃四物汤 ᐧᕫᕢ

【组成】当归10克，川芎10克，赤芍12克，大生地黄12克，大血藤30克，败酱草20克，川楝子10克，炒五灵脂12克，炙乳没各5克。

【用法】先将上药用清水浸泡30分钟，再煎煮30分钟，每剂煎2次。每日1剂，早、晚各1服。

【功效】疏肝清热，和血止痛。

【主治】痛经属热性者。

【来源】《中国当代名医验方大全》

ᕫᕢᐧ 温经散寒汤1 ᐧᕫᕢ

【组成】当归12克，川芎10克，生白术10克，紫石英（先煎）30克，胡芦巴10克，炒五灵脂12克，川楝子10克，延胡索12克，制香附10克，小茴香6克，艾叶6克。

【用法】先将上药用清水浸泡30分钟，再煎煮30分钟，每剂煎2次。每日1剂，早、晚各1服。平日加艾附暖宫丸或四制香附丸，每服6克，日服2次。

【功效】祛瘀散寒。

【主治】痛经属寒性者。

【来源】《中国当代名医验方大全》

❧· 温经散寒汤2 ·❧

【组成】当归10克，川芎10克，赤芍12克，白术12克，紫石英20克，胡芦巴6克，五灵脂12克，川楝子10克，延胡索10克，制香附12克，小茴香6克，艾叶6克。

【用法】水煎服。

【功效】温经化瘀，散寒止痛。

【主治】痛经。症见经前或经时小腹拧痛或抽痛，凉而沉重感，按之痛甚，得热痛减，经行量少，色暗有血块，畏寒便溏。

【来源】《首批国家级名老中医效验秘方》

❧· 疏肝理气汤 ·❧

【组成】天台乌药6~9克，制香附10克，广木香6~9克，延胡索10~15克，青陈皮各6克，川楝子10克，炒当归10克，赤白芍各10克，橘核10克，炙甘草5克。

【用法】水煎服。

【功效】疏肝理气，和络止痛。

【主治】痛经属气滞者。

【来源】《妇科方药临证心得十五讲》

❧· 舒经汤 ·❧

【组成】桂枝6克，茯苓12克，桃仁9克，牡丹皮9克，赤芍9克，制半夏9克，陈皮15克，川芎9克，香附12克，延胡索12克，甘草9克。

【用法】水煎服。

【功效】化瘀消癥，温经止痛。

【主治】瘀血内阻，寒湿凝滞之痛经。

【来源】《郑惠芳妇科临证经验集》

内异痛经灵汤

【组成】香附10克，蒲黄炭10克，五灵脂10克，艾叶8克，小茴香5克，三棱10克，莪术10克，九香虫5克，橘核10克，水蛭3克，白芍20克，甘草5克。

【用法】水煎服。

【功效】温经行气，活血化瘀止痛。

【主治】痛经属气滞寒凝血瘀者。

【来源】《国家级名医秘验方》

二、外用方

俞氏灌肠方

【组成】黄芪9克，蒲黄（包）9克，五灵脂9克，乳香3克，没药3克。

【用法】每剂浓煎100毫升，温度为37~39℃，于非月经期每日睡前保留灌肠，患者可取侧卧位，肛管插入深度约20厘米，于5~6分钟内缓慢灌完，保留至次日清晨便出。

【功效】活血祛瘀，消癥止痛。

【主治】痛经属瘀血阻滞者。

【来源】《国家级名老中医用药特辑·妇科病诊治》

外敷方

【组成】乌头9克，艾叶9克，鸡血藤30克，红花15克，防风20克。

【用法】上药用纱布包好，蒸热敷下腹部，每次30~45分钟，每日1次，经期停用。

【功效】活血化瘀，消癥止痛。

【主治】痛经属瘀血阻滞者。

【来源】《国家级名老中医用药特辑·妇科病诊治》

第十一节　绝经前后诸证

绝经前后诸证是指妇女在绝经期前后，出现烘热汗出，烦躁易怒，潮热面红，失眠健忘，精神倦怠，头晕目眩，耳鸣心悸，腰背酸痛，手足心热，或伴月经紊乱等与绝经有关的症状。这些症状往往三三两两，轻重不一，参差出现，持续时间或长或短，短者仅数月，长者迁延数年，甚者可影响生活和工作，降低生活质量，危害妇女身心健康。

妇女在绝经前后，肾气渐衰，天癸渐竭，冲任二脉虚衰，月经将断而至绝经，生殖能力降低而至消失，此本是妇女正常的生理衰退变化。但由于体质因素，肾虚天癸竭的过程加剧或加深，或工作和生活的不同境遇，以及来自外界环境种种刺激等的影响，难以较迅速地适应这一阶段的过渡，使阴阳失去平衡，脏腑气血不协调，因而在绝经前后出现诸多的症状。本病以肾虚为本，肾的阴阳平衡失调，影响到心、肝、脾等脏腑，从而发生一系列的病理变化。因妇女一生经、孕、产、乳，数伤于血，易处于"阴常不足，阳常有余"的状态，而且经断前后，肾气虚衰，天癸先竭，所以临床以肾阴虚居多。由于体质或阴阳转化、肾气损伤等因素，亦可表现为偏肾阳虚，或阴阳两虚，并由于诸种因素，经断前后常可兼夹气郁、瘀血、痰湿等，产生较为复杂的病机。

西医学围绝经期综合征、双侧卵巢切除或放射治疗后卵巢功能衰竭出现围绝经期综合征表现者，可参照本病辨证治疗。

一、内服方

·六味地黄丸·

【组成】熟地黄八钱，山茱萸、干山药各四钱，泽泻、牡丹皮、茯苓（去皮）各三两。

【用法】上为末，炼蜜丸如梧子大，空心温水化下三丸。

【功效】滋肾益阴，育阴潜阳。

【主治】肝肾阴虚之绝经前后诸证。

【来源】《小儿药证直诀》

·左归丸·

【组成】大怀熟地黄八两，山药（炒）四两，枸杞子四两，山茱萸四两，川牛膝（酒洗，蒸熟）三两，菟丝子（制）四两，鹿胶（敲碎，炒珠）四两，龟胶（切碎，炒珠）四两。

【用法】上先将熟地黄蒸烂，杵膏，加炼蜜丸桐子大，每食前用滚汤或淡盐汤送下百余丸。

【功效】滋阴补肾，柔肝养心。

【主治】绝经前后诸证属肾阴虚者。

【来源】《景岳全书》

·一贯煎·

【组成】北沙参、麦冬、当归身、生地黄、枸杞子、川楝子（原著本方无用量）。

【用法】水煎服。

【功效】滋阴疏肝。

【主治】绝经前后诸证属肝肾阴虚者。

【来源】《续名医类案》

❧ · 右归丸 · ❧

【组成】熟地黄八两，山药（炒）四两，山茱萸（微炒）三两，枸杞子（微炒）四两，鹿角胶（炒珠）四两，菟丝子（制）四两，杜仲（姜汁炒）四两，当归三两，肉桂二两（渐可加至四两），制附子（自二两，渐可加至五六两）。

【用法】上先将熟地黄蒸烂，杵膏，加炼蜜丸桐子大，或丸如弹子大，每嚼服二三丸，以滚白汤送下。

【功效】温肾壮阳，填精养血。

【主治】绝经前后诸证属肾阳虚者。

【来源】《景岳全书》

❧ · 三才大补丸 · ❧

【组成】人参、白术、杜仲、熟地黄、当归、川芎、香附、黄芪、白芍、熟艾叶、补骨脂、阿胶、山药（原著本方无用量）。

【用法】水煎服。

【功效】阴阳双补，佐以调肝扶脾，养心益肺。

【主治】绝经前后诸证属肾阴阳两虚者。

【来源】《陈素庵妇科补解》

❧ · 天王补心丹 · ❧

【组成】酸枣仁、柏子仁（炒）、当归身（酒洗）、天冬（去心）、麦冬（去心）各二两，生地黄（酒洗）四两，人参（去芦）、丹参（微炒）、玄参、白茯苓（去皮）、五味子（烘）、远志（去心，炒）、桔梗各五钱。

【用法】上药为末，炼蜜丸如梧桐子大，朱砂用三五钱为衣，空心白滚汤下三钱，或龙眼汤俱佳。忌胡荽、大蒜、萝卜、鱼腥、烧酒。

【功效】滋阴补血，养心安神。

【主治】绝经前后诸证属心肾不交者。

【来源】《摄生秘剖》

镇肝熄风汤

【组成】怀牛膝一两，代赭石（轧细）一两，生龙骨（捣碎）五钱，生牡蛎（捣碎）五钱，生龟甲（捣碎）五钱，生杭白芍五钱，玄参五钱，天冬五钱，茵陈二钱，川楝子（捣碎）二钱，生麦芽二钱，甘草钱半。

【用法】水煎服。

【功效】育阴潜阳，镇肝息风。

【主治】绝经前后诸证属肝肾阴虚，肝阳上亢者。

【来源】《医学衷中参西录》

黄连阿胶汤

【组成】黄连四两，黄芩二两，芍药二两，鸡子黄二枚，阿胶三两。

【用法】上五味，以水六升，先煮三物，取二升，去滓，纳阿胶，烊化，小冷，纳鸡子黄，搅令相得，温服七合，日三服。

【功效】养阴泻火，益肾宁心。

【主治】心肾不交之绝经前后诸证。

【来源】《伤寒论》

❧ · 滋水清肝饮 · ❧

【组成】当归身、白芍、酸枣仁、栀子、熟地黄、山药、山茱萸、牡丹皮、茯苓、泽泻、柴胡（原著本方无用量）。

【用法】水煎服。

【功效】滋养肾阴，清肝泻热。

【主治】阴虚肝热之绝经前后诸证。

【来源】《医宗已任编》

❧ · 龙齿镇心丹 · ❧

【组成】龙齿（水飞）、远志（去心，炒）、天冬（去心）、熟地黄、山药（炒）各六两，茯神、麦冬（去心）、车前子（炒）、白茯苓、桂心、地骨皮、五味子各五两。

【用法】上为末，蜜丸如梧桐子大，每服三十丸至五十丸，空心温酒、米汤任下。

【功效】滋养心阴，镇心安神。

【主治】心阴亏虚之绝经前后诸证。

【来源】《太平惠民和剂局方》

❧ · 桂枝加龙骨牡蛎汤 · ❧

【组成】桂枝三两，芍药三两，生姜三两，甘草二两，大枣十二枚，龙骨三两，牡蛎三两。

【用法】上七味，以水七升，煮取三升，分温三服。

【功效】平补阴阳，镇摄安神。

【主治】阴阳不调之绝经前后诸证。

【来源】《金匮要略》

❧ 温胆汤 ❧

【组成】半夏（汤洗七次）、竹茹、枳实（麸炒，去瓤）各二两，陈皮三两，甘草（炙）一两，茯苓一两半。

【用法】上锉散，每服四钱，水一盏半，姜五片，枣一枚，煎七分，去滓，食前服。

【功效】理气化痰，清胆和胃。

【主治】绝经前后诸证属心胆虚怯，胆胃不和，痰热内扰者。症见触事易惊，虚烦不眠等。

【来源】《三因极一病证方论》

❧ 安神补心汤 ❧

【组成】当归10克，生地黄15克，茯神15克，黄芩10克，川芎6克，白芍15克，白术12克，酸枣仁12克，远志6克，麦冬12克，玄参15克，甘草6克。

【用法】水煎服。

【功效】滋阴养血，宁心安神。

【主治】心阴虚血少之绝经前后诸证。

【来源】《实用妇科方剂》

❧ 四物安神汤 ❧

【组成】生地黄15克，当归10克，白芍15克，熟地黄15克，麦冬12克，酸枣仁12克，黄连5克，茯神12克，竹茹10克，栀子10克，朱砂（冲）3克，乌梅10克。

【用法】水煎服。

【功效】滋阴清热，养心安神。

【主治】血虚阴亏有热之绝经前后诸证。

【来源】《实用妇科方剂》

❧ · 二仙汤 · ❧

【组成】仙茅三钱，淫羊藿三钱，当归三钱，巴戟天三钱，黄柏一钱半，知母一钱半。

【用法】水煎服。

【功效】温肾阳，补肾精，泻肾火，调冲任。

【主治】绝经前后诸证属肾阴阳两虚者。

【来源】《中医方剂临床手册》

❧ · 补肾祛瘀汤 · ❧

【组成】杜仲15克，川续断20克，淫羊藿9克，川芎9克，天台乌药10克，生蒲黄（包）9克，五灵脂6克，熟地黄12克。

【用法】水煎服。

【功效】补肾行气，化瘀止痛。

【主治】肾虚夹瘀之绝经前后诸证。

【来源】《中医妇科临证证治》

❧ · 滋肾清心汤 · ❧

【组成】钩藤（后下）15克，干地黄、山药、山茱萸、牡丹皮、紫贝齿（先煎）、合欢皮、茯神、浮小麦各10克，莲子心5克。

【用法】水煎服。

【功效】滋阴降火，宁心安神。

【主治】绝经前后诸证属阴虚火旺者。症见月经紊乱，烘热汗出，头昏腰酸，烦躁不安，心情抑郁，失眠心悸，神疲乏力，浮肿便溏。

【来源】《中国当代名医验方选编·妇科分册》

·疏肝开郁方·

【组成】炒当归10克，炒白术10克，云茯苓12克，柴胡5克，白芍10克，广郁金10克，淮小麦30克，青皮5克，陈皮5克，川楝子10克，生甘草3克。

【用法】水煎服。

【功效】疏肝理气，缓急开郁。

【主治】绝经前后诸证。症见经前乳房作胀或胀痛，或乳头触痛，或烦躁欠安，易怒易郁，有时乳胀结块，经来即胀痛渐消，结块变软。

【来源】《中国当代名医验方选编·妇科分册》

·滋润镇泄方·

【组成】生地黄12克，女贞子9克，滁菊花6克，怀牛膝9克，煅龙骨15克，炙龟甲9克，炒牡丹皮6克，天冬9克，麦冬9克，羚角粉（吞服）0.3克（或山羊角12克代用）。

【用法】水煎服。

【功效】滋阴潜阳，平肝泄火。

【主治】绝经前后诸证。症见经事紊乱，头痛眩晕，心烦失寐，潮热汗出。

【来源】《中国当代名医验方选编·妇科分册》

·欢乐宁糖浆·

【组成】合欢皮9克，枸杞子9克，大枣12枚，党参12克，远志5克，何首乌10克，焦白术6克，生地黄12克。

【用法】上药3剂，煎汁浓缩至400毫升，加糖浆100毫升，共600毫升，每日服2次，每次服40毫升。

【功效】养血安神，宁心定志。

【主治】绝经前后诸证。

【来源】《中国当代名医验方选编·妇科分册》

·养血清肝方·

【组成】石决明18克，杭白芍10克，当归身10克，朱茯苓（后下）10克，青龙齿15克，绿萼梅5克，炒酸枣仁10克，木蝴蝶5克，砂仁3克，合欢花5克，甘菊5克，桑叶10克。

【用法】水煎服，每日1剂。

【功效】养血清肝，宁心安神。

【主治】绝经前后诸证。

【来源】《中国当代名医验方选编·妇科分册》

·蒺藜钩藤汤·

【组成】白蒺藜四钱，钩藤四钱，珍珠母一两，生地黄四钱，牡丹皮三钱，女贞子三钱，墨旱莲五钱，菟丝子三钱，远志二钱，何首乌四钱。

【用法】水煎服。

【功效】平肝养心，调养肝肾。

【主治】绝经前后诸证属肝肾阴虚，肝阳偏亢者。

【来源】《庞泮池论妇科》

·二齿安神汤·

【组成】紫贝齿、青龙齿各15克，灵磁石30克，朱砂、琥珀末各1.2克，丹参15克，九节菖蒲2.4克，半夏6克。

【用法】水煎服。

【功效】镇惊安神，涤痰开窍。

【主治】绝经前后诸证。

【来源】《中国当代名医验方选编·妇科分册》

· 更年期除燥汤 ·

【组成】当归15克，白蒺藜18克，炒栀子12克，生龙牡各15克，珍珠母30克，青葙子15克，香附10克。

【用法】水煎服。

【功效】疏肝清热，宁心安神。

【主治】绝经前后诸证。症见心烦，躁扰不宁，或哭笑无常，失眠，头晕，耳鸣，面红身热汗出。

【来源】《中国当代名医验方选编·妇科分册》

· 怡情更年汤 ·

【组成】女贞子12克，墨旱莲12克，桑椹12克，巴戟天12克，肉苁蓉12克，紫草30克，玄参12克，首乌藤15克，合欢皮12克，淮小麦30克，炙甘草6克。

【用法】水煎服。

【功效】滋阴泻火，平肝宁神。

【主治】绝经前后诸证属肾虚肝旺者。症见心烦易怒，烘热出汗，胸闷心悸，失眠多梦。

【来源】《全国中医妇科流派名方精粹》

· 更年饮 ·

【组成】熟地黄20克，山药25克，山茱萸15克，泽泻15克，茯苓12克，牡丹皮12克，柴胡15克，当归15克，白芍15克，酸枣仁25克，丹参25克，栀子15克，浮小麦30克。

【用法】水煎服。

【功效】滋阴养血，清热疏肝。

【主治】肝肾亏虚之绝经前后诸证。

【来源】《全国中医妇科流派名方精粹》

·加减杞菊地黄汤·

【组成】钩藤12克，枸杞子10克，怀山药10克，熟地黄10克，山茱萸6~9克，炒牡丹皮10克，茯苓10克，泽泻10克，炒川续断10克，制苍术10克，广郁金9克，陈皮6克。

【用法】水煎服。

【功效】滋阴息风，疏肝和胃。

【主治】阴虚风动之绝经前后眩晕。

【来源】《妇科方剂临证心得十五讲》

·温肾清心汤·

【组成】淫羊藿、仙茅各9克，肉桂（后下）3~5克，党参15克，炒白术10克，连皮茯苓10克，钩藤12克，紫贝齿（先煎）10克，黄连3~5克，广木香6克，川续断10克。

【用法】水煎服。

【功效】温肾健脾，清心安神。

【主治】上则心肝火旺，下则脾肾阳虚之绝经前后诸证。

【来源】《妇科方剂临证心得十五讲》

·新加防己黄芪汤·

【组成】防己12克，黄芪15~30克，白术10克，甘草5克，党参15克，连皮茯苓12克，泽兰叶10克，生姜3片，大枣5枚，合欢皮9克。

【用法】水煎服。

【功效】健脾益气，利水消肿。

【主治】浮肿为主之绝经前后诸证。症见汗出恶风，身重，小便不利等。

【来源】《妇科方剂临证心得十五讲》

∾⋅ 更年康汤 ⋅∾

【组成】玄参10克，丹参10克，党参10克，天冬5克，麦冬5克，生地黄12克，熟地黄12克，柏子仁10克，酸枣仁10克，远志5克，当归3克，茯苓10克，浮小麦10克，白芍10克，延胡索6克，龙骨15克，牡蛎15克，五味子5克，桔梗5克。

【用法】水煎服，每日1剂，水煎2次，分早、晚温服。16剂为1个疗程。

【功效】养心益阴，安神镇潜。

【主治】绝经前后诸证属心肾阴虚，冲任失调者。

【来源】《妇科病名方》

∾⋅ 补阴地黄汤 ⋅∾

【组成】熟地黄20克，山药10克，山茱萸10克，茯苓10克，牡丹皮10克，泽泻10克，知母10克，黄柏10克，龟甲15克，生龙骨30克，生牡蛎30克，牛膝10克。

【用法】水煎服。

【功效】滋阴降火，平肝潜阳。

【主治】绝经前后诸证。症见头晕耳鸣，烘热汗出，失眠多梦，五心烦热，皮肤瘙痒，腰膝酸软，阴道干涩，月经推迟、量少，甚或经断不行。

【来源】《冯宗文妇科经验用方选辑》

加减补心丹

【组成】生地黄15克，天冬10克，麦冬10克，玄参15克，人参10克，丹参10克，当归10克，酸枣仁15克，远志10克，柏子仁15克，茯苓10克，五味子10克，桔梗10克，黄连6克，龙骨30克，牡蛎30克，甘草6克。

【用法】水煎服。

【功效】滋阴益气，清心安神。

【主治】绝经前后诸症属阴虚血少者。症见心悸健忘，虚烦失眠，汗出神疲，五心烦热。

【来源】《冯宗文妇科经验用方选辑》

加减坎离既济汤

【组成】山药12克，生地黄12克，制鳖甲（先煎）15克，牡蛎（先煎）15克，川续断10克，菟丝子10克，牡丹皮10克，茯苓10克，五味子6克，莲子心3克，酸枣仁15克，钩藤15克。

【用法】水煎分服，日服2次。

【功效】燮理阴阳，交通心肾。

【主治】绝经前后诸证属心肾不交者。

【来源】《江苏中医当代名家学术思想与临床经验》

夏桂成经验方

【组成】怀山药10克，山茱萸10克，牡丹皮10克，茯苓10克，钩藤15克，莲子心5克，紫贝齿（先煎）15克。

【用法】水煎分服，日服2次，8周为1疗程。

【功效】滋阴降火，交济心肾。

【主治】绝经前后诸证属肝肾不足，阴虚火旺者。

【来源】《江苏中医当代名家学术思想与临床经验》

～•‿ 坎离既济方 ‿•～

【组成】生地黄12克，川黄连2克，柏子仁9克，朱茯苓12克，淡远志4.5克，九节菖蒲4.5克，龙齿12克，天冬9克，麦冬9克，淮小麦30克，五味子3克。

【用法】水煎服。

【功效】滋水益肾，清心降火。

【主治】绝经前后诸证属心肾不交，心火上炎者。症见心烦意乱，时悲时怒，夜不安寐，烘热潮汗。

【来源】《海派中医蔡氏妇科》

～•‿ 参麦黄连阿胶汤 ‿•～

【组成】太子参15克，麦冬15克，生地黄15克，五味子10克，黄连12克，黄芩10克，阿胶珠15克，白芍15克，酸枣仁15克，柏子仁15克，鸡子黄2枚，甘草6克。

【用法】水煎服。

【功效】滋阴降火，清热除烦，养阴益气，宁心安神。

【主治】心肾不交，阴虚火旺之绝经前后诸证。

【来源】《丁启后妇科经验》

～•‿ 百合甘麦大枣汤 ‿•～

【组成】百合12克，炙甘草10克，麦冬10克，生地黄15克，生龙齿15克，生牡蛎15克，炒酸枣仁10克，茯神10克，五味子5克，珍珠母15克，合欢皮10克，大枣5枚。

【用法】水煎服。

【功效】养心安神，平肝潜阳。

【主治】绝经前后诸证。

【来源】《中国当代名医验方选编·妇科分册》

❦ · 养阴疏郁汤 · ❧

【组成】柴胡6克，当归10克，白芍12克，白术10克，甘草6克，玄参15克，麦冬10克，生地黄10克，素馨花6克，丹参15克，黄连3克。

【用法】水煎服。

【功效】疏肝健脾，养阴清热。

【主治】绝经前后诸证。症见心烦不宁，喜太息，胁隐痛，或月经先后无定期，经量少。

【来源】《冯宗文妇科经验用方选辑》

❦ · 知柏更安方 · ❧

【组成】知母12克，黄柏9克，生地黄12克，熟地黄12克，桑椹18克，茯苓12克，牡丹皮12克，山药12克，山茱萸12克，川续断18克，淫羊藿15克，五味子12克，石决明（先煎）30克，制龟甲（先煎）12克，丹参18克，柴胡12克，陈皮12克，炒酸枣仁30克，炙甘草6克。

【用法】水煎服。

【功效】滋肾育阴，疏肝活血。

【主治】绝经前后诸证属肾阴虚者。

【来源】《刘瑞芬妇科经验集》

～∾·　清肝明目汤　·∾～

【组成】石斛15克，麦冬15克，生地黄15克，熟地黄15克，白芍15克，当归15克，桑椹15克，黑芝麻15克，决明子12克，枸杞子15克，肉苁蓉15克，菟丝子15克，菊花15克，密蒙花15克，青葙子15克，甘草6克。

【用法】水煎服。

【功效】滋养肝肾，清肝明目。

【主治】绝经前后诸证属肝肾阴亏，肝血不足，目睛失养者。症见眼睛干涩疼痛或眼胀畏光，视力下降，有飞蚊感或有遮影。

【来源】《丁启后妇科经验》

～∾·　清眩平肝汤　·∾～

【组成】当归三钱，川芎一钱半，白芍四钱，生地黄四钱，桑叶三钱，菊花三钱，黄芩三钱，女贞子三钱，墨旱莲三钱，红花三钱，牛膝三钱。

【用法】水煎服。

【功效】滋肾养肝，清热平肝，活血调经。

【主治】绝经前后诸证属肝肾阴虚，肝阳上亢者。症见头晕，头痛，烦躁。

【来源】《刘奉五妇科经验》

～∾·　镇肝熄风汤加减　·∾～

【组成】生龙骨（先煎）20~30克，生牡蛎（先煎）20~30克，生龟甲（先煎）12克，生鳖甲（先煎）12克，怀牛膝15克，代赭石15克，天冬12克，玄参12克，生白芍15克，浮小麦15~30克，白薇12克，生地黄12~15克。

【用法】水煎服，每日2次，每日1剂。

【功效】滋阴潜阳。

【主治】潮热出汗为主的绝经前后诸证。

【来源】《马大正中医妇科医论医案集》

～·清心平肝汤·～

【组成】黄连3克，麦冬9克，白芍9克，白薇9克，丹参9克，龙骨15克，酸枣仁9克。

【用法】水煎服，每日1剂，每剂煎2次，早、晚温服。连续服药1个月为1个疗程。

【功效】清心平肝，养心安神。

【主治】绝经前后诸症。症见烘热汗出，心烦易怒，口干，失眠，心悸等。

【来源】《妇科病名方》

～·连胆汤·～

【组成】云黄连3克，枳实15克，竹茹10克，陈皮10克，法半夏12克，茯苓15克，小红参15克，丹参15克，石菖蒲10克，炙远志10克，茵陈15克，甘草6克。

【用法】水煎服。

【功效】除痰热，和胆胃，安心神。

【主治】胆胃失和，痰热扰心之绝经前后诸证。

【来源】《扶正祛邪 破解妇科疑难顽症——易修珍学术思想与临床经验集》

·清心健脾汤·

【组成】钩藤10~15克，黄连3克，炒牡丹皮10克，莲子心3克，党参10~15克，煨木香9克，炒白术12克，茯苓12克，砂仁（后下）5克，陈皮6克，青龙齿（先煎）10克。

【用法】水煎服。

【功效】清心安神，健脾理气。

【主治】绝经前后诸证属心脾失调者。

【来源】《妇科方药临证心得十五讲》

·更年宁汤·

【组成】黄芩10克，生地黄15克，苦参15克，百合15克，炙甘草10克，炒麦芽15克，大枣6枚，麦冬15克，黄连10克，牡丹皮10克，栀子10克，白薇15克，炒酸枣仁30克。

【用法】水煎服。

【功效】补肾养阴，清心宁神，交通心肾，平肝潜阳。

【主治】肾气虚衰，心肾不交，水不涵木所致绝经前后诸证。

【来源】《现代中医名家妇科经验集》

·二仙巴戟温肾饮·

【组成】熟地黄10克，山药10克，山茱萸12克，枸杞子15克，菟丝子30克，五味子9克，仙茅9克，淫羊藿30克，黄柏9克，巴戟肉30克，补骨脂9克，吴茱萸4.5克，肉豆蔻9克。

【用法】水煎服。

【功效】温肾扶阳。

【主治】绝经前后诸证属肾阳虚者。

【来源】《丛春雨中医妇科经验》

❦ · 芩连四物加味汤 · ❧

【组成】黄芩10克，黄连6克，当归10克，川芎10克，赤芍10克，地黄10克，女贞子10克，墨旱莲10克，桑叶10克，菊花10克。

【用法】水煎服。

【功效】补肾养血，滋阴清热，协调阴阳。

【主治】绝经前后诸证属肝肾不足，阴阳失调者。

【来源】《首批国家级名老中医效验秘方精选（续集）》

❦ · 温阳益气汤 · ❧

【组成】附子（先煎）6~15克，熟地黄25克，人参10克，黄芪20克，山药12克，枸杞子15克，山茱萸12克，杜仲12克，菟丝子15克，鹿角胶12克，当归10克，龙骨30克，牡蛎30克，白术10克，防风10克。

【用法】水煎服。

【功效】温肾益精，补气固摄。

【主治】阳虚气弱之绝经前后诸证。

【来源】《冯宗文妇科经验用方选辑》

❦ · 双补汤 · ❧

【组成】党参10克，山药10克，茯苓10克，莲子10克，芡实10克，补骨脂5克，肉苁蓉10克，山茱萸10克，五味子5克，菟丝子10克，覆盆子10克，巴戟天10克。

【用法】水煎服。

【功效】扶阳健脾，温养冲任。

【主治】脾肾阳虚之绝经前后诸证。

【来源】《现代中医名家妇科经验集》

绝经消肿方

【组成】黄芪15克，防己15克，炒白术12克，薏苡仁15克，白茅根15克，茯苓皮12克，赤小豆15克，冬瓜皮12克，生姜皮10克，甘草6克。

【用法】水煎服。

【功效】益气健脾，行水消肿。

【主治】绝经前后面浮肢肿属脾虚运化无力者。

【来源】《丁启后妇科经验》

益肾菟地汤

【组成】菟丝子12克，生地黄12克，熟地黄12克，淫羊藿12克，炒白芍10克，炒黄柏12克，炒知母12克，巴戟天12克，丹参12克。

【用法】水煎服。

【功效】培益肾气，燮理阴阳。

【主治】绝经前后诸证。

【来源】《中国当代名医验方选编·妇科分册》

清心滋肾汤

【组成】钩藤10~15克，黄连5克，紫贝齿（先煎）10~15克，怀山药10克，山茱萸9克，太子参15~30克，茯苓10克，莲子心5克，合欢皮10克，浮小麦（包煎）30克，熟地黄10克。

【用法】水煎服。

【功效】清心安神，滋肾养阴。

【主治】绝经前后诸证属阴虚火旺者。

【来源】《妇科方药临证心得十五讲》

·温肾宁心汤·

【组成】党参10克，淫羊藿10克，仙茅10克，炒白术10克，钩藤（后下）15克，莲子心5克，连皮茯苓12克，防己12克，怀山药9克，合欢皮10克，补骨脂10克。

【用法】水煎服。

【功效】温肾扶阳，健脾利水。

【主治】绝经前后诸证属阳虚者。

【来源】《夏桂成实用中医妇科学》

二、外用方

·中药敷脐方·

【组成】五倍子、五味子、何首乌、酸枣仁。

【用法】上药各等份，共研细末，装瓶中密封备用。脐部用75%乙醇常规消毒，根据脐部凹陷深浅、大小不同，取药粉5~10克用75%乙醇调成糊状，敷于脐部，药糊可稍大于脐，敷药直径为2~3厘米，药上覆盖塑料薄膜，然后用胶布固定，胶布过敏者用纱布外敷后以布带系于腰部固定。24小时更换1次，10次为1个疗程。

【功效】滋肾阴，调冲任，益精血。

【主治】绝经前后潮热汗出。

【来源】《国家级各老中医验案·妇科病》

第十二节　经行吐衄

每逢经行前后，或正值经期，出现周期性的吐血或衄血，称为"经行吐衄"，又称"倒经""逆经"。

本病主要病机为血热而冲气上逆，迫血妄行。出于口者为吐，出于鼻者为衄。临床以鼻衄为多。

西医学代偿性月经等可参照本病辨证治疗。

顺经汤

【组成】当归（酒洗）五钱，大熟地黄（九蒸）五钱，白芍（酒炒）二钱，牡丹皮五钱，白茯苓三钱，沙参三钱，黑荆芥穗三钱。

【用法】水煎服。

【功效】滋阴养肺。

【主治】经行吐衄属肺肾阴虚者。

【来源】《傅青主女科》

丹栀逍遥散

【组成】柴胡、当归、芍药、白术（炒）、茯苓各一钱，牡丹皮、栀子（炒）、甘草（炙）各五分。

【用法】水煎服。

【功效】疏肝泻火，降逆止血。

【主治】经行吐衄属肝经郁火者。

【来源】《内科摘要》

四生丸

【组成】生荷叶、生艾叶、生侧柏叶、生地黄各等份。

【用法】上等份烂研，丸如鸡子大，每服一丸，水三盏，煎至一盏，去滓温服，无时候。

【功效】凉血止血。

【主治】经行吐衄属血热者。症见经前、经期吐血、衄血，量多，色鲜红，月经先期、量多，口燥咽干。

【来源】《杨氏家藏方》

·三黄四物汤·

【组成】当归、白芍、川芎、生地黄、黄连、黄芩、大黄（原著本方无用量）。

【用法】水煎服。

【功效】清热泻火，凉血养血。

【主治】经行吐衄属血热肝旺者。

【来源】《医宗金鉴》

·清金四物汤·

【组成】当归10克，川芎6克，白芍9克，生地黄12克，艾叶3克，黄芩10克，黄连6克，黄柏6克，知母6克，阿胶9克，香附15克，甘草6克。

【用法】水煎服。

【功效】清热凉血，养血止血。

【主治】血虚有热之经行吐衄。

【来源】《中医妇科方剂选讲》

·清肝引经汤·

【组成】当归9克，白芍9克，生地黄12克，牡丹皮9克，栀子9克，黄芩9克，川楝子9克，茜草9克，白茅根15克，甘草6克。

【用法】水煎服。

【功效】清肝泻热，凉血止血。

【主治】经行吐衄属肝经郁火者。

【来源】《中医妇科方剂选讲》

丹芩四物汤

【组成】牡丹皮12克，炒黄芩9克，炒当归10克，炒赤芍9克，生地黄12克，桑叶9克，桑白皮9克，白茅根12克，川牛膝9克，甘草5克。

【用法】水煎服。

【功效】清肝佐金。

【主治】肝火亢盛，上炎侮金之经行鼻衄。

【来源】《中国当代名医验方选编·妇科分册》

二桑四物汤

【组成】桑白皮12克，桑叶9克，炒当归10克，炒赤芍9克，生地黄10克，牡丹皮9克，炒黄芩6克，白茅根12克，川牛膝9克，甘草5克。

【功效】养肝清木。

【主治】肺阴不足，肝木相侮之经行鼻衄。

【用法】水煎服。

【来源】《中国当代名医验方选编·妇科分册》

加味麦门冬汤

【组成】麦冬15~30克，半夏10~15克，党参10~15克，川牛膝15克，代赭石15克，当归12克，芍药15克，甘草6克。

【用法】水煎分2次温服，于月经来潮前1周服用，每日1剂，连服5~7剂。

【功效】调冲降逆。

【主治】经行吐衄属气机上逆者。症见经期吐衄或经前期头痛，伴呕吐、咳喘、失眠、乳房胀痛等。

【来源】《国家级名医秘验方》

·清金引血汤·

【组成】藕节三钱，白茅根五钱，侧柏叶三钱，降香二钱，桑叶二钱，麦冬二钱，墨旱莲三钱，黑荆芥穗一钱半，泽兰五钱。

【用法】水煎服。

【功效】清燥润肺，引血下行。

【主治】经期提前或停闭，经前鼻衄，头晕耳鸣，口干欲饮。

【来源】《中医妇科治疗学》

·加减龙胆泻肝汤·

【组成】龙胆二钱，黄芩二钱，栀子二钱，白芍三钱，红泽兰五钱，牡丹皮三钱，鳖甲三钱，牛膝二钱，白茅根五钱。

【用法】水煎服。

【功效】清肝泻热。

【主治】肝热所致倒经。症见经期提前、量少，甚或停闭不行，经前或经期常吐血，头晕耳鸣，时发潮热，心烦口燥，唇红。

【来源】《中医妇科治疗学》

·十全补阴汤·

【组成】天冬、麦冬、女贞子、墨旱莲、白芍各三钱，白茅根、藕节、丹参各四钱，香附、甘草各二钱。

【用法】水煎服。

【功效】养阴润肺，清热止血。

【主治】月经周期不定，经期或经后吐血或衄血，头晕耳鸣，时有潮热，或咳嗽，唇红，口燥。

【来源】《中医妇科治疗学》

凉血止衄汤

【组成】龙胆9克，黄芩9克，栀子9克，牡丹皮9克，生地黄15克，藕节30克，白茅根30克，大黄1.5克，牛膝12克。

【用法】水煎服。

【功效】清热平肝，凉血降逆。

【主治】肝热上逆，血随气上所致倒经。

【来源】《刘奉五妇科经验》

止衄顺经方

【组成】当归10克，大生地黄10克，白芍10克，怀牛膝10克，茜草10克，南北沙参各10克，黄芩10克，牡丹皮10克，黑荆芥穗10克，山茶花10克，泽泻10克。

【用法】水煎服。

【功效】引血下行，止衄顺经。

【主治】心阴不足，肝火上逆，肺胃郁热所致倒经。症见每届经期，鼻衄吐血，经量减少，并伴有面赤咽干、心烦易怒、便结溲红等。

【来源】《现代中医名家妇科经验集》

养阴润肺止衄方

【组成】北沙参15克，玉竹12克，麦冬15克，天花粉15克，青蒿12克，白芍15克，侧柏叶15克，代赭石30克，桃仁12克，白茅根15克，牛膝6克，甘草6克。

【用法】水煎服。

【功效】养阴润肺，凉血止衄，平冲降逆。

【主治】燥邪伤肺，津液亏损，热邪损伤肺络所致经时或经行前后衄血。

【来源】《丁启后妇科经验》

·加减四物汤·

【组成】当归10克，白芍10克，生地黄10克，龙胆5克，黄芩10克，牡丹皮10克，栀子10克，郁金10克，川楝子10克，大小蓟各10克，贯众10克，川牛膝10克。

【用法】水煎服。

【功效】清热平肝，凉血止血。

【主治】肝经火郁，冲气上逆所致经行吐衄。

【来源】《现代中医名家妇科经验集》

·钱伯煊经验方·

【组成】生地黄9克，牡丹皮6克，白芍9克，泽兰9克，焦栀子6克，菊花6克，制香附9克，当归9克，川楝子9克，益母草12克，荆芥炭4.5克，生牛膝6克。

【用法】水煎服。

【功效】平肝凉血，引血归经。

【主治】肝火上逆，血热妄行所致经行吐衄。

【来源】《中医当代妇科八大家》

·　经行吐衄方　·

【组成】花蕊石9克，干藕片24克，黄芩9克，侧柏叶24克，生地黄18克，白芍9克，白茅根30克，降香3克。

【用法】水煎服。

【功效】平肝清肺，凉血止血。

【主治】血热气逆所致经行吐衄。

【来源】《孙氏世家妇科临证经验》

·　倒经汤　·

【组成】丹参10克，赤白芍各10克，当归尾10克，泽兰叶10克，茺蔚子15克，制香附9克，白茅花6克，焦栀子9克，炒竹茹8克，川牛膝12克，熟地黄9克。

【用法】水煎分服，每日1剂，经前2~3天服，至经净停服。

【功效】清肝益肾，化瘀调经。

【主治】经行吐衄。

【来源】《实用妇科方剂学》

·　清经降逆汤　·

【组成】生地黄15~30克，麦冬9~15克，川牛膝9~15克，白茅根15~30克，荷叶6~9克，牡丹皮9~12克，焦柏叶15~30克，焦荆芥3~9克，血余炭9~15克。

【用法】水煎服。

【功效】滋阴补肾，清热降逆，导血归经。

【主治】经行吐衄。

【来源】《陈伯祥中医妇科经验集要》

ᨋ · 归经汤 · ᨌ

【组成】益母草15克，瓦楞子30克，川牛膝15克，炙卷柏9克。

【用法】水煎服。

【功效】清泻肝火，引血下行。

【主治】经行吐衄。

【来源】《中国当代名医验方选编·妇科分册》

ᨋ · 敛冲理顺汤 · ᨌ

【组成】红参3克，熟地黄15克，白芍15克，女贞子15克，墨旱莲15克，怀山药15克，牡丹皮9克，牛膝9克。

【用法】水煎服。

【功效】益气滋肾，敛冲宁血。

【主治】妇女经来行之前，或正值经行时，出现有规律的呕血或鼻出血。

【来源】《当代妇科名医名方》

ᨋ · 倒经方 · ᨌ

【组成】生龙齿（先煎）30克，山药30克，白术12克，炙甘草3克，炒牛膝9克，生白芍18克，玄参12克，川百合12克，川贝母9克，当归身12克，生地黄炭12克，生牡蛎（先煎）30克。

【用法】水煎服。

【功效】培土柔木。

【主治】脾气虚之倒经。

【来源】《全国中医妇科流派名方精粹》

❧ ·　泄火降逆方　· ❧

【**组成**】当归9克，生地黄9克，白芍9克，栀子4.5克，炒牡丹皮6克，炒子芩4.5克，怀牛膝9克，山茶花9克，白茅根30克，煅赭石15克。

【**用法**】水煎服。

【**功效**】清肝泻火，养血顺经。

【**主治**】经行鼻衄、齿衄，头晕心烦，口苦溲赤，月经提前。

【**来源**】《中国当代名医验方选编·妇科分册》

❧ ·　平肝降逆汤　· ❧

【**组成**】生地黄15克，当归15克，酒白芍6克，牡丹皮15克，茯苓9克，沙参9克，黑荆芥穗9克，茜草6克，牛膝3克。

【**用法**】水煎服。

【**功效**】养血凉血，平肝降逆。

【**主治**】经行吐衄。

【**来源**】《全国中医妇科流派研究》

❧ ·　哈荔田经验方　· ❧

【**组成**】秦当归、赤芍、牡丹皮、条黄芩各9克，白茅根30克，淡竹茹30克，广木香4.5克，仙鹤草24克，荷叶炭12克，花蕊石15克，怀牛膝12克，凌霄花4.5克，东白薇15克。

【**用法**】水煎服。

【**功效**】清热凉血。

【**主治**】冲气上逆，迫血妄行之经行吐衄。

【**来源**】《现代中医名家妇科经验集》

❧ · 经行吐衄方 · ❧

【组成】生地黄12克，怀山药16克，五味子5克，云茯苓12克，泽泻9克，牡丹皮9克，墨旱莲15克，荷叶9克，白芍9克，甘草3克。

【用法】水煎服。

【功效】滋养肝肾之阴，佐以凉血止血。

【主治】经行吐衄属阴血不足，虚火上炎者。症见月经错后，有周期性鼻衄，头晕，腰酸。

【来源】《国医大师班秀文经验良方赏析》

❧ · 养阴清营顺冲汤 · ❧

【组成】生地黄、白芍、枸杞子、菊花、黄芩、代赭石、茺蔚子、牛膝各适量。

【用法】水煎服。

【功效】清营养阴，通降止血。

【主治】经行吐衄。

【来源】《当代妇科名医名方》

❧ · 滋阴降逆汤 · ❧

【组成】生地黄、墨旱莲、鲜荷叶各15克，白茯苓12克，牡丹皮、杭白芍、泽泻各9克，怀牛膝5克，甘草3克。

【用法】水煎服。

【功效】滋阴降火，凉血止血。

【主治】经行吐衄。症见经将行或经行之中，口鼻有少量出血，色红，烦躁易怒。

【来源】《当代妇科名医名方》

第十三节　经行乳房胀痛

每于行经前后，或正值经期，出现乳房作胀，或乳头胀痒疼痛，甚至不能触衣者，称为"经行乳房胀痛"。

经行乳房胀痛的发生，与肝、肾、胃关系密切。因肝经循胁肋，过乳头，乳头乃足厥阴肝经支络所属，乳房为足阳明胃经经络循行之所，足少阴肾经入乳内，故有乳头属肝、乳房属胃亦属肾所主之说。肝藏血，主疏泄，本病发生多在经前或经期，而此时气血下注冲任血海，易使肝血不足，气偏有余。本病的发生，多由肝失条达或肝肾失养所致。有实证和虚中夹实之不同。实证者每因情志不遂、郁怒伤肝致肝经气郁，多痛于经前，按之有块，经后乳房胀痛渐止；虚中夹实者，则因阴血不足，肝失所柔，气机不畅而郁滞，多痛于行经之后，按之乳房柔软无块。

西医学经前期综合征出现乳房胀痛者可参照本病辨证治疗。

一、内服方

～・柴胡疏肝散・～

【组成】柴胡二钱，陈皮（醋炒）二钱，川芎一钱半，芍药一钱半，枳壳（麸炒）一钱半，甘草（炙）五分，香附一钱半。

【用法】水二盅，煎八分，食前服。

【功效】疏肝行气，活血止痛。

【主治】肝气郁滞之经行乳房胀痛。

【来源】《证治准绳》

❧ · 逍遥散 · ❧

【组成】甘草半两（微炙赤），当归（去苗，微炒）、茯苓（去皮，白者）、芍药（白者）、白术、柴胡（去苗）各一两。

【用法】上为粗末，每服二钱，水一大盏，烧生姜一块，切破，薄荷少许，同煎至七分，去滓热服，不拘时候。

【功效】疏肝理气，健脾和胃。

【主治】经行乳房胀痛属肝脾不调者。

【来源】《太平惠民和剂局方》

❧ · 一贯煎 · ❧

【组成】北沙参、麦冬、当归身、生地黄、枸杞子、川楝子（原著本方无用量）。

【用法】水煎服。

【功效】滋肾养肝。

【主治】经行乳房胀痛属肝肾阴虚者。

【来源】《续名医类案》

❧ · 滋水清肝饮 · ❧

【组成】熟地黄、山药、山茱萸、牡丹皮、茯苓、泽泻、柴胡、白芍、栀子、酸枣仁、当归身（原著本方无用量）。

【用法】水煎服。

【功效】滋阴养肝，和胃通络。

【主治】经行乳房胀痛属肝肾亏虚者。

【来源】《医宗己任编》

༽• 四物合二陈汤 •༼

【组成】当归须、赤芍、川芎、生地黄、陈皮、法半夏、茯苓、甘草、海藻、红花、香附、牡丹皮（原著本方无用量）。

【用法】水煎服。

【功效】健胃祛痰，活血止痛。

【主治】经行乳房胀痛属胃虚痰滞者。

【来源】《陈素庵妇科补解》

༽• 经行乳胀方 •༼

【组成】炒当归10克，白芍10克，柴胡4.5克，炒白术10克，云茯苓12克，青皮5克，陈皮5克，丝瓜络10克，广郁金10克，焦栀子4.5克，路路通10克。

【用法】水煎服。

【功效】疏肝健脾，养血调经。

【主治】经行乳房胀痛。

【来源】《中国当代名医验方选编·妇科分册》

༽• 乳胀消 •༼

【组成】当归9克，赤白芍各12克，醋柴胡9克，香附12克，青陈皮各9克，瓜蒌皮12克，乌药9克，橘核12克，路路通9克，白术9克，茯苓12克，王不留行9克，炙甘草6克。

【用法】水煎服，每日1剂，每日2次，一般于出现乳胀前1~2天开始服药，服至经来第1天。

【功效】疏肝解郁，理气消胀，宣通乳络。

【主治】肝郁气滞所致经行乳房胀痛。

【来源】《中国当代名医验方选编·妇科分册》

❦·疏肝化瘀煎·❧

【组成】制香附12克，川郁金10克，橘叶10克，橘核10克，佩兰10克，炒赤白芍各10克，丝瓜络10克，全当归10克，生麦芽30克，王不留行12克，路路通12克，娑罗子12克，八月札8克。

【用法】水煎服。

【功效】疏肝理气，活血化瘀。

【主治】经行乳房胀痛。

【来源】《中国当代名医验方选编·妇科分册》

❦·妇宁丸·❧

【组成】柴胡8克，薄荷6克，当归10克，白芍12克，香附10克，枳壳12克，橘叶10克，木香10克，山楂12克，郁金12克，牛膝10克，牡丹皮10克，栀子10克，路路通10克，王不留行10克。

【用法】水煎服，每日1剂，早、晚各服1次。上为1剂饮片量，可按此比例制丸，每服6~10克，每日2次。

【功效】调肝通络，理气散瘀清热。

【主治】经行乳房胀痛属气滞血瘀兼热者。症见每于经前3~5日胸胁乳房胀痛，乳房结块，或乳头疼痛，性情急躁，多于经后胀结。

【来源】《国家级名医秘验方》

❦·蔡小香经验方·❧

【组成】炒当归9克，杭白芍9克，北柴胡4.5克，炒白术6克，橘叶9克，橘核9克，丝瓜络9克，广郁金9克，白茯苓12克，焦栀子4.5克，路路通9克。

【用法】水煎服，每日1剂，连服6日，于月经前5~7天服用。

【功效】疏肝理脾，行气通络。

【主治】经行乳房胀痛属肝郁气滞者。

【来源】《蔡氏女科经验选集》

经行乳胀汤

【组成】香附9克，合欢皮9克，娑罗子9克，路路通9克，广郁金3克，焦白术3克，炒乌药3克，陈皮3克，炒枳壳3克。

【用法】水煎服。

【功效】行气开郁，健脾和胃。

【主治】经行乳房胀痛。

【来源】《中医当代妇科八大家》

刘云鹏经验方

【组成】柴胡10克，当归10克，白芍10克，白术9克，茯苓9克，甘草3克，香附12克，郁金10克，川芎9克，益母草15克。

【用法】水煎服。

【功效】疏肝扶脾，理气调经。

【主治】经行乳房胀痛。

【来源】《全国中医妇科流派名方精粹》

橘核蒺藜逍遥丸

【组成】柴胡15克，当归10克，白芍10克，白术9克，炙甘草9克，青皮9克，橘核30克，醋香附9克，天台乌药9克，合欢皮9克，蒺藜10克。

【用法】水煎服，每日2次，每日1剂。

【功效】疏肝解郁，理气散结。

【主治】经行乳房胀痛属肝气郁结者。

【来源】《丛春雨中医妇科经验》

⚬· 疏经散 ·⚬

【组成】佛手6克，香橼皮6克，柴胡6克，白芍10克，绿萼梅5克，刺蒺藜6克，木贼10克，木蝴蝶3克，无花果10克，玫瑰花5克，甘草6克，青皮6克。

【用法】水煎服。

【功效】疏肝理气。

【主治】肝郁气滞所致经行乳房胀痛，或胸胁胀满等。

【来源】《现代中医名家妇科经验集》

⚬· 刘瑞芬经验方 ·⚬

【组成】柴胡12克，醋香附15克，麦芽18克，当归12克，赤芍12克，白芍12克，牡丹皮12克，栀子6克，茯苓12克，白术12克，青皮12克，陈皮12克，续断18克，菟丝子15克，炙甘草6克。

【用法】水煎服。

【功效】疏肝解郁，补肾调经。

【主治】经行乳房胀痛属肝郁气滞者。

【来源】《刘瑞芬妇科经验集》

⚬· 金橘消胀汤 ·⚬

【组成】香附9克，合欢皮9克，娑罗子9克，路路通9克，广郁金3克，焦白术3克，乌药（炒）3克，陈皮3克，枳壳（炒）3克。

【用法】于临经前有胸闷乳胀时开始服用，直至经来胀痛消失为1个疗程，如此连续服用3~4个疗程。

【功效】行气开郁，健脾和胃。

【主治】经行乳房胀痛。

【来源】《朱小南妇科经验选》

～·　疏肝开郁方　·～

【组成】炒当归10克，炒白术10克，云茯苓12克，柴胡5克，白芍10克，广郁金10克，淮小麦30克，青皮5克，陈皮5克，川楝子10克，生甘草3克。

【用法】水煎服。

【功效】疏肝理气，缓急开郁。

【主治】每逢经前1周，甚至半月，乳房作胀或胀痛，或乳头触痛，或烦躁欠安，易怒易郁，有时乳胀结块，经来即胀痛渐消，结块变软。

【来源】《海派中医蔡氏妇科》

二、外用方

～·　外治淋洗方　·～

【组成】鲜马鞭草60克，土牛膝40克，鲜橘叶30克，紫苏叶20克。

【用法】加清水适量，煎煮30分钟，趁热洗患处，每日2~3次，经前连用5~7天，连用2~3个月经周期。

【功效】通行血脉，行气止痛。

【主治】经行乳房胀痛属肝郁气滞者。

【来源】《中医妇科常见病外治良方》

第十四节 经行泄泻

每值经行前后或经期，大便溏薄，甚或水泻，日解数次，经净自止者，称为"经行泄泻"。

本病的发生主要责之于脾肾虚弱。脾主运化，肾主温煦，为胃之关，主司二便。经行时脾肾更虚，遂致泄泻。

西医学经前期综合征出现泄泻者，可参照本病辨证治疗。

❧ 参苓白术散 ❧

【组成】莲子肉（去皮）一斤，薏苡仁一斤，缩砂仁一斤，桔梗（炒令深黄色）一斤，白扁豆（姜汁浸，去皮，微炒）一斤半，白茯苓二斤，人参（去芦）二斤，甘草（炒）二斤，白术二斤，山药二斤。

【用法】上为细末，每服二钱，枣汤调下。

【功效】益气健脾，和胃渗湿。

【主治】经行泄泻属脾虚湿盛者。症见经行泄泻，饮食不化，胸脘痞闷，四肢乏力，形体消瘦，面色萎黄。

【来源】《太平惠民和剂局方》

❧ 痛泻要方 ❧

【组成】白术（炒）三两，白芍（炒）二两，陈皮（炒）一两五钱，防风一两。

【用法】上细切，分作八服，水煎或丸服。

【功效】补脾柔肝，祛湿止泻。

【主治】脾虚肝旺之经行泄泻。症见肠鸣腹痛，泄泻，泻后痛缓。

【来源】《丹溪心法》

❧· 人参汤 ·❧

【组成】人参三两，干姜三两，炙甘草三两，白术三两。

【用法】上四味，以水八升，煮取三升，温服一升，日三服。

【功效】温中祛寒，补气健脾。

【主治】脾胃虚寒之经行泄泻。

【来源】《金匮要略》

❧· 术苓固脾饮 ·❧

【组成】白术一两，茯苓、人参、山药、芡实各五钱，肉桂五分，肉豆蔻一枚。

【用法】水煎服。

【功效】健脾益气，化湿止泻。

【主治】脾虚而气不摄血，湿气先乘之，行经之前先泻三日，而后行经。

【来源】《辨证录》

❧· 健固汤 ·❧

【组成】人参五钱，白茯苓三钱，白术（土炒）一两，巴戟天（盐水浸）五钱，薏苡仁（炒）三钱。

【用法】水煎服。

【功效】健脾化湿，温阳止泻。

【主治】脾虚之经行泄泻。症见经行泄泻，腰膝酸软，畏寒肢冷。原方为妇人"经前泄水"而设，主治"脾虚不能摄血，土不实而湿更甚"的妇人"先泄水而后行经"之病。

【来源】《傅青主女科》

·· 健固汤合四神丸 ··

【组成】党参、白术、茯苓、薏苡仁各15克，巴戟天、补骨脂各9克，砂仁（后下）5克，肉豆蔻、炮姜各6克。

【用法】水煎服。

【功效】补肾止泻。

【主治】经行泄泻属肾虚者。

【来源】《夏桂成实用中医妇科学》

·· 痛泻要方合逍遥散 ··

【组成】炒防风6克，赤白芍各10克，陈皮6克，白术10克，茯苓10克，丹参10克，制香附6克，山楂10克，神曲10克，绿萼梅5克，玫瑰花5克。

【用法】水煎服。

【功效】疏肝理气，调经止泻。

【主治】经行泄泻属肝郁者。

【来源】《夏桂成实用中医妇科学》

·· 加味胃苓汤 ··

【组成】茯苓10克，猪苓6克，泽泻6克，藿香6克，半夏6克，陈皮5克，煨肉豆蔻5克，桂枝6克，川厚朴6克，白术6克，苍术5克，甘草3克。

【用法】水煎服。

【功效】健脾和中，化湿止泻。

【主治】脾虚湿重所致经行泄泻。

【来源】《现代中医名家妇科经验集》

❧ · 参术止泻汤 · ❧

【组成】党参15克，白术12克，茯苓12克，炙甘草6克，菟丝子12克，补骨脂9克，山药12克，木香6克，炒枳壳3克，艾叶3克。

【用法】水煎服。

【功效】温补脾肾，疏肝调气。

【主治】脾肾阳虚，肝气横逆所致经行泄泻。

【来源】《钱伯煊妇科医案》

❧ · 温补止泻方 · ❧

【组成】补骨脂15克，山茱萸15克，肉豆蔻10克，五味子12克，官桂10克，诃子15克，党参25克，白术15克，茯苓15克，益母草25克，黑荆芥6克，制附子10克。

【用法】水煎服。

【功效】温补脾肾，涩肠止泻。

【主治】经行泄泻属脾肾阳虚者。

【来源】《门成福妇科经验精选》

❧ · 健脾滋阴汤 · ❧

【组成】太子参15克，炒白术10克，山药10克，山茱萸6克，广木香6~9克，广陈皮6克，莲子10克，制黄精10克，茯苓10克，炒白扁豆10克。

【用法】水煎服。

【功效】健脾益气，滋阴渗湿。

【主治】脾虚所致经行泄泻。伴见神疲乏力，纳差，口淡无味，带下量少，腰酸腿软，舌质淡红，苔薄，脉细缓无力。

【来源】《中医妇科理论与实践》

抑木扶土方

【组成】炒白术9克，杭白芍9克，怀山药9克，炒薏苡仁12克，桔梗3克，防风3克，青皮4.5克，陈皮4.5克，白茯苓12克，吴茱萸3克，潞党参9克。

【用法】水煎服。

【功效】健脾抑肝，化湿止泻。

【主治】经前或临经大便溏泄，脘腹胀满，面浮肢肿，神疲乏力。

【来源】《蔡氏女科经验选集》

经行泄泻经验方

【组成】炒党参10克，炒白术10克，云茯苓12克，白扁豆10克，莲子10克，怀山药10克，薏苡仁12克，砂仁（后下）3克，桔梗5克，甘草3克，大枣10克。

【用法】水煎服。

【功效】益气健脾利水。

【主治】经行泄泻。

【来源】《中国当代名医验方选编·妇科分册》

第十五节　经行浮肿

每值经前或经期，头面、四肢浮肿者，称为"经行浮肿"。亦有称"经来遍身浮肿"者。

脾为水之制，肾为水之本，一主运化，一司开阖。脾主运化，脾虚则运化功能失职，水湿为患，泛溢肌肤则为肿。而肾主水，为水脏，体内水液有赖肾阳的蒸腾气化，才能正常运行、敷布和排泄。肾虚则气化失职，不能化气行水，水液溢于肌肤而为肿。

西医学经前期综合征出现浮肿者，可参照本病辨证治疗。

八物汤

【组成】当归、川芎、芍药、熟地黄、延胡索、川楝子、炒木香、槟榔（原著本方无用量）。

【用法】上作一服，水煎，食前服。

【功效】理气活血，养血调经。

【主治】经行浮肿属气滞血瘀者。症见经前、经行肢体肿胀，按之随手而起，经色暗有块，脘闷胁胀腹痛，善太息。

【来源】《济阴纲目》

肾气丸

【组成】干地黄八两，山药四两，山茱萸四两，泽泻三两，茯苓三两，牡丹皮三两，桂枝一两，附子（炮）一两。

【用法】上八味，末之，炼蜜和丸梧子大，酒下十五丸，日再服。

【功效】温肾化气，健脾利水。

【主治】经行浮肿属脾肾阳虚者。

【来源】《金匮要略》

❦ · 苓桂术甘汤 · ❧

【组成】茯苓四两，桂枝三两，白术三两，甘草（炙）二两。

【用法】上四味，以水六升，煮取三升，分温三服。

【功效】温阳化饮，健脾利湿。

【主治】经行浮肿。伴见胸胁胀满，目眩心悸，短气而咳。

【来源】《金匮要略》

❦ · 真武汤 · ❧

【组成】茯苓、芍药、生姜（切）各三两，白术二两，附子（炮，去皮，破八片）一枚。

【用法】上五味，以水八升，煮取三升，去滓，温服七合，日三服。

【功效】温阳利水。

【主治】脾肾阳虚所致经行浮肿。

【来源】《伤寒论》

❦ · 五苓散 · ❧

【组成】猪苓（去皮）十八铢，茯苓十八铢，白术十八铢，泽泻一两六铢，桂枝（去皮）半两。

【用法】上五味，捣为散，以白饮和服方寸匕，日三服，多饮暖水，汗出愈，如法将息。

【功效】利水渗湿，温阳化气。

【主治】寒湿所致经行浮肿。伴见泄泻，眩晕，小便不通。

【来源】《伤寒论》

❧·温阳消肿饮·❧

【组成】党参30克，土炒白术30克，陈皮9克，茯苓10克，生姜3片，桂枝9克，炒山药15克，熟地黄10克，山茱萸9克，泽泻9克，淫羊藿15克，巴戟肉15克，白通草1.2克。

【用法】水煎服。

【功效】温肾化气，健脾利水。

【主治】脾肾阳虚所致经行浮肿。

【来源】《丛春雨中医妇科经验》

❧·加味五皮饮·❧

【组成】茯苓皮15克，大腹皮10克，陈皮10克，生姜皮10克，桑白皮10克，桂枝6克，益母草15克。

【用法】水煎服。

【功效】健脾利水，化气消肿。

【主治】经行浮肿。症见经行面浮肢肿，晨起头面肿甚，月经推迟，经行量少，色淡质稀，腹胀纳减，小便短小。

【来源】《冯宗文妇科经验用方选辑》

❧·经行消肿汤·❧

【组成】当归12克，紫丹参12克，刘寄奴9克，怀牛膝9克，女贞子9克，生黄芪12克，墨旱莲12克，茯苓15克，冬瓜皮12克，泽泻9克，冬葵子9克，炒白术9克，陈皮4.5克。

【用法】水煎服，于经前4天开始服，共服7天。

【功效】养血调经，培土制水。

【主治】血滞经脉，气不行水，脾肾两虚所致经行浮肿。

【来源】《古今妇科医案经方集萃》

❧ 柴胡青囊四物汤 ❧

【组成】当归9克，赤芍9克，川芎9克，熟地黄9克，醋香附12克，天台乌药12克，柴胡12克，苍术9克，茯苓9克，薏苡仁15克，橘红10克，白通草1.2克。

【用法】水煎服，每日2次，每日1剂。

【功效】理气行滞，养血调经。

【主治】经行浮肿属气滞血瘀者。

【来源】《丛春雨中医妇科经验》

❧ 越婢加术汤合肾气丸加减 ❧

【组成】炙麻黄9克，白术20克，紫菀10克，牛蒡子15克，前胡12克，金银花15克，石膏15克，制附子（先煎）9克，甘草6克，山茱萸15克，茯苓30克，牡丹皮15克，山药30克，桂枝12克，泽泻12克，生姜3片。

【用法】水煎服。

【功效】温肾健脾，宣肺解表。

【主治】经行浮肿属脾肾阳虚，外感风湿者。

【来源】《褚玉霞妇科脉案良方》

❧ 联珠饮 ❧

【组成】当归10克，白芍10克，熟地黄10克，川芎5克，白术10克，茯苓10克，泽泻10克，桂枝10克，黄芪10克，猪苓10克，甘草5克。

【用法】水煎服。

【功效】调经健脾利湿。

【主治】脾虚所致经行浮肿。

【来源】《现代中医名家妇科经验集》

第十六节 经行头痛

每遇经期或行经前后，出现以头痛为主等症状，经后辄止者，称为"经行头痛"。

本病属于内伤性头痛范畴，其发作与月经密切相关。常见的病因有情志内伤，肝郁化火，上扰清窍；或瘀血内阻，络脉不通；或素体血虚，经行时阴血益感不足，脑失所养，均可在经行前后引起头痛。

西医学经前期综合征出现头痛者可参照本病辨证治疗。

通窍活血汤

【组成】赤芍一钱，川芎一钱，桃仁（研泥）三钱，红花三钱，老葱（切碎）三根，鲜姜（切碎）三钱，大枣（去核）七个，麝香（绢包）五厘，黄酒半斤。

【用法】用黄酒半斤，将前七味煎一盅，去滓，将麝香入酒内，再煎二沸，临卧服。

【功效】活血通窍。

【主治】经行头痛属瘀血阻滞者。症见经期或行经前后头痛昏晕，经色紫暗夹块，量少或排出不畅，小腹胀痛拒按，或耳聋，脱发，面色青紫，舌质紫暗或有瘀点。

【来源】《医林改错》

八珍汤

【组成】人参、白术、白茯苓、当归、川芎、白芍、熟地黄各一钱，甘草（炙）五分。

【用法】加生姜三片，大枣五枚，水煎服。

【功效】气血双补。

【主治】经行头痛属气血虚弱者。

【来源】《正体类要》

杞菊地黄丸

【组成】熟地黄八钱，山茱萸、干山药各四钱，泽泻、牡丹皮、茯苓（去皮）、枸杞子、菊花各三钱。

【用法】上为细末，炼蜜为丸，如梧桐子大，每服三钱，空腹服。

【功效】滋阴潜阳，疏风止痛。

【主治】经行头痛属阴虚阳亢者。

【来源】《医级》

半夏白术天麻汤

【组成】半夏一钱五分，白术三钱，天麻、茯苓、橘红各一钱，甘草五分。

【用法】生姜一片，大枣二枚，水煎服。

【功效】燥湿化痰，通络止痛。

【主治】经行头痛属痰湿中阻者。

【来源】《医学心悟》

⌒∾·　羚角钩藤汤　·∾⌒

【组成】羚羊角（先煎）一钱半，霜桑叶二钱，川贝母（去心）四钱，鲜生地黄五钱，钩藤（后入）三钱，滁菊花三钱，茯神木三钱，生白芍三钱，生甘草八分，淡竹茹（鲜刮，与羚羊角先煎代水）五钱。

【用法】水煎服。

【功效】清热平肝，息风止痛。

【主治】经行头痛属肝火者。

【来源】《重订通俗伤寒论》

⌒∾·　经行头痛方　·∾⌒

【组成】黄芪30克，当归15克，川芎15克，熟地黄15克，白芷15克，川楝子15克，阿胶（烊化）15克，枸杞子15克，酸枣仁15克，延胡索15克，白芍15克，甘草6克。

【用法】水煎服。

【功效】益气养血，和血止痛。

【主治】气血不足，阴血不能上荣头目之经行头痛。

【来源】《丁启后妇科经验》

⌒∾·　加减杞菊地黄汤　·∾⌒

【组成】枸杞子10克，甘菊6克，熟地黄10克，怀山药10克，牡丹皮10克，茯苓10克，泽泻10克，黑豆衣9克，钩藤15克，楮实子10克，女贞子10克。

【用法】水煎服。

【功效】滋阴养血，息风静阳。

【主治】经行头痛属血虚者。

【来源】《中医临床妇科学》

❧ · 清上选奇汤 · ❧

【组成】蔓荆子10克，防风10克，羌活10克，白芷10克，黄芩10克，薰本10克，菊花10克，僵蚕10克，刺蒺藜10克，当归10克，白芍10克，川芎10克。

【用法】水煎服。

【功效】清热平肝，祛风止痛。

【主治】肝阳上扰所致经行头痛。伴见头晕，目胀耳鸣等。

【来源】《现代中医名家妇科经验集》

❧ · 沈仲理经验方 · ❧

【组成】山羊角（先煎）30克，生牡蛎（先煎）30克，珍珠母（先煎）30克，粉葛根15克，罗布麻15克，川芎10克，谷精草10克，石菖蒲10克，决明子12克，生白芷12克，生甘草6克，牡丹皮6克。

【用法】经前、经期水煎服。

【功效】滋阴潜阳，镇静止痛。

【主治】经行头痛。症见左侧偏头痛，亦有偏右侧者，或血压偏高，夜寐多梦，舌质红苔薄，脉弦。

【来源】《当代妇科名医名方》

❧ · 头痛逐瘀汤 · ❧

【组成】当归10克，川芎10克，白芍10克，红花10克，桃仁10克，丹参10克，炙没药10克，僵蚕10克，延胡索10克，蔓荆子10克，刺蒺藜10克，菊花10克。

【用法】水煎服。

【功效】活血化瘀，祛风止痛。

【主治】瘀血阻滞所致经行头痛。

【来源】《现代中医名家妇科经验集》

·王子瑜经期头痛验方1·

【组成】生熟地黄各15克，枸杞子15克，菊花10克，白芍15克，钩藤（后下）10克，黄芩10克，紫贝齿（先煎）15克，丹参15克，羚羊粉（冲）0.3克，苦丁茶10克，绿叶茶1撮。

【用法】水煎服。

【功效】滋肾平肝潜阳。

【主治】经行头痛。症见临经头痛如裂，心烦躁急，恶心欲吐，血压偏高。

【来源】《中国当代名医验方选编·妇科分册》

·王子瑜经期头痛验方2·

【组成】桃仁10克，红花10克，赤芍10克，川芎10克，丹参10克，琥珀末（冲服）3克，川牛膝10克，全蝎粉（冲服）1.5克，刺蒺藜10克，凌霄花10克，合欢皮10克。

【用法】水煎服。宜在经前3~5天服用。服药期间，戒郁怒，忌食生冷食物。

【功效】活血化瘀，通络镇痛。

【主治】经行头痛。症见临经头痛，痛有定处，其痛如锥刺，不能忍耐。

【来源】《中国当代名医验方选编·妇科分册》

·哈孝贤经验方·

【组成】灵磁石（先煎）30克，白蒺藜、麦冬、厚玄参、秦当归、丹参各15克，钩藤（后下）、怀牛膝各9克，杭白芍20克，龙胆12克，白芷、藁本、青防风各6克。

【用法】经前、经期水煎分服，每日1剂，服7剂。

【功效】清热泻火，通络止痛。

【主治】肝郁化火之经行头痛。

【来源】《中医临床妇科学》

· 疏肝解郁汤 ·

【组成】柴胡10克，当归9克，白芍9克，茯苓15克，郁金15克，首乌藤15克，全瓜蒌15克，川楝子9克，素馨花5克，丹参15克。

【用法】水煎服。

【功效】疏肝解郁。

【主治】肝郁气滞之经行头痛。

【来源】《中国当代名医验方选编·妇科分册》

· 滋水泻木方 ·

【组成】生地黄12克，山茱萸9克，生石决明（先煎）15克，滁菊花6克，僵蚕9克，白蒺藜9克，怀牛膝9克，泽泻9克，龙胆4.5克，生麦芽30克。

【用法】水煎服。

【功效】滋阴潜阳，平肝泻火。

【主治】经行头痛。症见头痛如劈，烦躁易怒，目胀口苦。

【来源】《中国当代名医验方选编·妇科分册》

· 平肝调冲方 ·

【组成】生白芍、枸杞子、炒玉竹、决明子、白蒺藜、生地黄、何首乌、桑叶、藁本。

【用法】水煎服。

【功效】平肝调冲。

【主治】经行头痛。伴见夜寐不安，口干，烦躁易怒，月经时多时少，经期提前。

【来源】《中国当代名医验方选编·妇科分册》

～·门成福经验方·～

【组成】柴胡15克，菊花15克，钩藤20克，川牛膝15克，夏枯草25克，生龙骨25克，生牡蛎25克，白蒺藜25克，牡丹皮15克，藁本10克，黄芩15克，益母草30克，茜草15克。

【用法】水煎服。

【功效】清肝疏肝降逆。

【主治】肝火内炽，冲气上逆所致经行头痛。

【来源】《门成福妇科经验精选》

～·经行头痛方·～

【组成】沙苑子12克，白蒺藜12克，黑豆衣12克，枸杞子12克，生地黄12克，炒当归12克，炒川芎6克，炒赤芍10克，炒白芍10克，延胡索12克，广郁金12克，钩藤18克，白菊花5克，蔓荆子12克，炙甘草5克。

【用法】水煎服。

【功效】肝肾同治，水木兼顾，气血并调。

【主治】肝旺肾虚之经行头痛。

【来源】《中国当代名医验方选编·妇科分册》

～·平肝止痛汤·～

【组成】石决明24克，白芍、玄参、生地黄各15克，钩藤、女贞子、菊花各9克，蔓荆子、香附、紫苏梗、藁本、川芎各

6克，白芷、细辛各2克。

【用法】水煎服。

【功效】平肝潜阳，滋水涵木，疏风止痛。

【主治】肝肾阴虚，水不涵木，肝阳上亢所致经行头痛。

【来源】《当代妇科名医名方》

·二参三黄汤·

【组成】黄精、生龙骨各30克，山药25克，太子参、钩藤、党参、女贞子、桑椹、熟地黄、生地黄各15克，菊花10克，甘草6克。

【用法】水煎服。

【功效】滋阴柔肝，益气健脾。

【主治】经行头痛。

【来源】《当代妇科名医名方》

·仿加味逍遥散·

【组成】夏枯草15克，杭白芍12克，白蒺藜、牡丹皮、栀子、瓜蒌皮各10克，北柴胡、茯苓、白术各6克，当归身9克，甘草、薄荷各5克。

【用法】水煎服，每日1剂，连服3日。

【功效】疏肝清热，息风止痛。

【主治】肝郁化火，火性上炎，扰动精明之府所致经行头痛。

【来源】《当代妇科名医名方》

·钩藤汤·

【组成】钩藤12~20克，白蒺藜12克，苦丁茶10克，合欢皮

10克，茯苓12克，丹参10克，赤白芍各10克，桑寄生12克。

【用法】经前、经期服，每日1剂，水煎2次分服。

【功效】息风静阳，清肝宁心。

【主治】肝火肝风所致经行头痛。症见头痛，头昏头晕，烦躁失眠，胸胁胀痛，心慌心悸等。

【来源】《妇科方药临证心得十五讲》

～· 治经行头痛方 ·～

【组成】白蒺藜20克，川芎10克，全蝎6克，川牛膝15克。

【用法】水煎服，每日1剂，经前服3剂为妥，经后巩固服药10~15天。

【功效】清热疏肝，明目止痛，镇痉除头风。

【主治】肝郁气滞，经前血热上行所致经行头痛、呕吐。

【来源】《中国当代名医验方选编·妇科分册》

第十七节　经行感冒

每遇经期或行经前后，出现感冒症状，经后逐渐缓解者，称为"经行感冒"，又称"触经感冒"。

本病以感受风邪为主，夹寒则为风寒，夹热则为风热。一般来说，大凡体质较弱，腠理疏而不密者，在经行期间，由于血液下注，气随血泄，以致卫气益虚，体表不固，故而为风邪侵袭而发病；或素有伏邪，随月经周期反复乘虚而发。经后因气血渐复，则邪去表解而缓解。

～· 桂枝汤 ·～

【组成】桂枝（去皮）三两，芍药三两，甘草（炙）二两，生姜（切）三两，大枣（擘）十二枚。

【用法】上五味，㕮咀三味，以水七升，微火煮取三升，去滓，适寒温，服一升。服已须臾，啜热稀粥一升余，以助药力。温覆令一时许。遍身絷絷微似有汗者益佳，不可令如水流漓，病必不除。若一服汗出病瘥，停后服，不必尽剂。若不汗，更服依前法。又不汗，后服小促其间，半日许，令三服尽。若病重者，一日一夜服，周时观之。服一剂尽，病证犹在者，更作服。若汗不出，乃服至二三剂。禁生冷、黏滑、肉面、五辛、酒酪、臭恶等物。

【功效】解肌发表，调和营卫。

【主治】经行感冒属表虚者。

【来源】《伤寒论》

荆穗四物汤

【组成】当归、川芎、白芍、熟地黄、荆芥穗（原著本方无用量）。

【用法】水煎服。

【功效】解表散寒，和血调经。

【主治】经行感冒属风寒者。

【来源】《医宗金鉴》

柴胡清肌散

【组成】柴胡、黄芩、甘草、荆芥、牡丹皮、生地黄、玄参、桔梗、赤芍、紫苏叶、薄荷、前胡（原著本方无用量）。

【用法】水煎服。

【功效】辛凉解表，疏风和血。

【主治】经行感冒属风热者。

【来源】《陈素庵妇科补解》

❀· 桑菊饮 ·❀

【组成】桑叶二钱五分，菊花一钱，杏仁二钱，连翘一钱五分，薄荷八分，苦桔梗二钱，生甘草八分，芦根二钱。

【用法】水二杯，煮取一杯，日二服。

【功效】疏风清热，和血调经。

【主治】经行感冒属风热者。

【来源】《温病条辨》

❀· 小柴胡汤 ·❀

【组成】柴胡半斤，黄芩三两，人参三两，甘草（炙）三两，半夏半升，生姜三两，大枣（擘）十二枚。

【用法】上七味，以水一斗二升，煮取六升，去滓，再煎，取三升，温服一升，日三服。

【功效】和解少阳。

【主治】经行感冒属邪入少阳者。症见往来寒热，胸胁苦满，默默不欲饮食，心烦喜呕，口苦，咽干，目眩。

【来源】《伤寒论》

❀· 玉屏风散 ·❀

【组成】防风一两，黄芪（蜜炙）二两，白术二两。

【用法】上药吹咀，每服三钱，水一盏半，加大枣一枚，煎至七分，去滓，食后热服。

【功效】扶正固表，调和营卫。

【主治】经行感冒属气虚者。

【来源】《医方类聚》

·银翘散·

【组成】连翘一两，金银花一两，苦桔梗六钱，薄荷六钱，竹叶四钱，生甘草五钱，荆芥穗四钱，淡豆豉五钱，牛蒡子六钱。

【用法】上杵为散，每服六钱，鲜芦根汤煎，香气大出，即取服，勿过煮。肺药取轻清，过煮则味厚入中焦矣。病重者，约二时一服，日三服，夜一服；轻者，三时一服，日二服，夜一服；病不解者，作再服。

【功效】辛凉透表，清热解毒。

【主治】经行感冒属外感风热者。

【来源】《温病条辨》

·麻射汤·

【组成】炙麻黄10克，射干10克，炒黄芩15克，浙贝母15克，桔梗12克，鱼腥草20克，桑叶15克，木蝴蝶10克，玄参10克，甘草6克。

【用法】水煎服。

【功效】解表宣肺，化痰止咳。

【主治】经行感冒。

【来源】《扶正祛邪　破解妇科疑难顽症——易修珍学术思想与临床经验集》

·柴葛汤·

【组成】柴胡12克，粉葛根15克，桔梗12克，炒黄芩15克，板蓝根12克，荆芥12克，玄参15克，麦冬15克，甘草6克。

【用法】水煎服。

【功效】疏风解表，解肌清热安胎。

【主治】经期或妊娠期感冒。

【来源】《扶正祛邪　破解妇科疑难顽症——易修珍学术思想与临床经验集》

·固表和营汤·

【组成】党参10克，茯苓10克，白术10克，当归10克，白芍10克，川芎6克，桂枝3克，荆芥6克，防风6克，桔梗6克，柴胡3克，甘草5克。

【用法】水煎服，每日2次，每日1剂。

【功效】扶正固表，调和营卫。

【主治】营卫不和所致经行感冒。

【来源】《现代中医名家妇科经验集》

·班秀文经验方·

【组成】当归9克，川芎5克，白芍6克，熟地黄12克，北黄芪15克，柴胡5克，苏叶（后下）5克，薄荷（后下）5克，甘草5克。

【用法】水煎服。

【功效】养血疏解。

【主治】肝气郁结，感受外邪所致经行感冒。

【来源】《大国医经典医案诠解（病症篇）·月经带下病》

·杏苏四物汤·

【组成】当归10~15克，川芎5~10克，生地黄15~20克，白芍15~20克，杏仁3~10克，紫苏叶5~10克，生姜3~6克，大枣3~5枚。

【用法】水煎服。

【功效】温经养血，散寒解表。

【主治】经行感冒属风寒束表者。症见发热恶寒，无汗，头身疼痛，咳嗽，鼻塞流涕等。

【来源】《当代中医妇科大家亲笔真传系列·百灵妇科》

·荆防四物汤·

【组成】当归10~15克，川芎5~10克，熟地黄10~15克，白芍10~15克，荆芥5~10克，防风5~15克。

【用法】水煎服。

【功效】养血疏风解表。

【主治】伤寒中风所致经行感冒。症见发热恶寒，自汗，头项疼痛，鼻鸣干呕等。

【来源】《当代中医妇科大家亲笔真传系列·百灵妇科》

第十八节　经行眩晕

每值经期或经行前后，出现以头晕目眩、视物昏花为主的病证，并随月经周期发作者，称为"经行眩晕"。

本病主要发病机制是精血衰少或痰浊上扰。精血衰少，经行之后精血更虚，头脑清窍失养；或痰浊之邪，上扰清窍。

西医学经前期综合征出现眩晕者可参照本病辨证治疗。

·补中益气汤·

【组成】黄芪（病甚、劳役、热甚者一钱）五分，甘草（炙）五分，人参（去芦）三分，当归（酒焙干或晒干）二分，橘皮（不去白）二分或三分，升麻二分或三分，柴胡二分或三分，白术三分。

【用法】上咬咀，都作一服，水二盏，煎至一盏，去滓，食远，稍热服。

【功效】益气养血，调经止晕。

【主治】经行眩晕属气血虚弱者。

【来源】《内外伤辨惑论》

～．归脾汤．～

【组成】白术、当归、白茯苓、黄芪（炒）、远志、龙眼肉、酸枣仁（炒）各一钱，人参二钱，木香五分，甘草（炙）三分。

【用法】加生姜、大枣，水煎服。

【功效】补益心脾，益气生血。

【主治】经行眩晕属血虚者。

【来源】《正体类要》

～．杞菊地黄丸．～

【组成】熟地黄（炒）八钱，山茱萸四钱，干山药四钱，泽泻三钱，牡丹皮三钱，茯苓（去皮）三钱，枸杞子三钱，菊花三钱。

【用法】上为细末，炼蜜为丸，如梧桐子大，每服三钱，空腹服。

【功效】育阴潜阳，息风止眩。

【主治】经行眩晕属阴虚阳亢者。

【来源】《麻疹全书》

～．半夏白术天麻汤．～

【组成】半夏一钱五分，天麻一钱，茯苓一钱，橘红一钱，白术三钱，甘草五分。

【用法】生姜一片，大枣二枚，水煎服。

【功效】燥湿化痰，息风止眩。

【主治】经行眩晕属痰浊上扰者。

【来源】《医学心悟》

· 天麻钩藤饮 ·

【组成】天麻、钩藤、生决明、栀子、黄芩、川牛膝、杜仲、益母草、桑寄生、首乌藤、朱茯神（原著本方无用量）。

【用法】水煎服。

【功效】滋阴潜阳，息风止眩。

【主治】经行眩晕属阴虚阳亢者。

【来源】《中医内科杂病证治新义》

· 人参养荣汤加减 ·

【组成】当归、白芍、黄芪、人参、白术、熟地黄、茯苓各10克，炙远志、陈皮、炙甘草、五味子各5克，枸杞子、首乌藤各12克。

【用法】经前、经期水煎分服，每日1剂。

【功效】补养心脾，益气养荣。

【主治】血虚所致经行眩晕。

【来源】《夏桂成实用中医妇科学》

· 班秀文经验方 ·

【组成】茯苓30克，桂枝6克，白术15克，鸡血藤20克，丹参15克，白蒺藜10克，远志5克，石菖蒲3克，生龙骨（先煎）30克，首乌藤20克，炙甘草6克。

【用法】水煎服。

【功效】燥湿化痰，养血化瘀息风。

【主治】痰瘀内阻，清阳不升所致经行眩晕。

【来源】《班秀文临床经验辑要》

～·桂枝茯苓丸加味·～

【组成】桂枝9克，桃仁9克，牡丹皮9克，茯苓12克，白芍10克，代赭石12克，橘皮15克，半夏9克。

【用法】水煎服。

【功效】温经活血，下气降逆止眩。

【主治】经行眩晕。

【来源】《中国当代名医验方选编·妇科分册》

～·加味麦冬汤·～

【组成】麦冬20~30克，半夏、川牛膝各10~15克，党参15克，代赭石15~20克，甘草6~9克，粳米少许。

【用法】水煎服。

【功效】补肾固冲，降逆和中。

【主治】经行眩晕。

【来源】《当代妇科名医名方》

～·刘奉五经验方·～

【组成】桑叶三钱，菊花三钱，黄芩三钱，马尾连三钱，生白芍三钱，生地黄四钱，瓜蒌五钱，牡丹皮三钱，栀子三钱，牛膝三钱，女贞子三钱，墨旱莲三钱。

【用法】水煎服。

【功效】养阴清热，凉血平肝。

【**主治**】肝郁化火，阴虚阳亢所致经行眩晕。

【**来源**】《刘奉五妇科经验》

半夏白术天麻汤加减

【**组成**】天麻10克，姜半夏10克，白术10克，神曲10克，麦芽10克，泽泻10克，党参10克，茯苓10克，黄柏10克，陈皮10克，干姜10克，生姜3片。

【**用法**】水煎服。

【**功效**】健脾燥湿，祛痰降浊。

【**主治**】肝郁脾虚，痰湿内生，上扰于头所致经行眩晕。

【**来源**】《古今名医临证实录·月经带下病》

第十九节　经行发热

每值经期或行经前后，出现以发热为主的病证，称为"经行发热"，又称"经来发热"。

本病是伴随月经周期出现以发热为特征的病证，热势一般不高，或为低热，或自觉发热，或午后潮热，经净后自然消退。若经行偶尔一次发热者，不属本病。

本病属内伤发热范畴，主要责之于气血失调，营卫不和。妇人以血为本，月经乃血所化，值经期或行经前后，阴血下注冲任，易使机体阴阳失衡，若素体气血阴阳不足，或经期稍有感触，即诱发本病。

西医学的盆腔炎性疾病、生殖器结核、子宫内膜异位症等出现经行发热时可参照本病辨证治疗。

加味地骨皮饮

【组成】生地黄、当归、白芍各二钱，川芎八分，牡丹皮、地骨皮各三钱，胡黄连一钱。

【用法】水煎服。

【功效】滋阴清热，凉血调经。

【主治】经行发热属阴虚者。

【来源】《医宗金鉴》

丹栀逍遥散

【组成】当归、芍药、茯苓、白术（炒）、柴胡各一钱，牡丹皮、栀子（炒）、甘草（炙）各五分。

【用法】水煎服。

【功效】疏肝解郁，清热调经。

【主治】经行发热属肝郁者。

【来源】《内科摘要》

血府逐瘀汤

【组成】桃仁四钱，红花三钱，当归三钱，生地黄三钱，川芎一钱半，赤芍二钱，牛膝三钱，桔梗一钱半，柴胡一钱，枳壳二钱，甘草二钱。

【用法】水煎服。

【功效】活血化瘀，清热调经。

【主治】经行发热属血瘀者。

【来源】《医林改错》

❧ 桃红四物汤 ☙

【组成】熟地黄四钱，川芎二钱，白芍三钱，当归三钱，桃仁三钱，红花二钱。

【用法】水煎服。

【功效】化瘀清热。

【主治】经行发热属血瘀者。

【来源】《医宗金鉴》

❧ 补中益气汤 ☙

【组成】黄芪（病甚、劳役、热甚者一钱）五分，甘草（炙）五分，人参（去芦）三分，当归（酒焙干或晒干）二分，橘皮（不去白）二分或三分，升麻二分或三分，柴胡二分或三分，白术三分。

【用法】上㕮咀，都作一服，水二盏，煎至一盏，去滓，食远，稍热服。

【功效】补益气血，甘温除热。

【主治】经行发热属血气虚弱者。

【来源】《内外伤辨惑论》

❧ 血府逐瘀汤合越鞠丸 ☙

【组成】炒柴胡、桔梗各6克，牛膝、枳壳、当归、赤芍、生地黄、牡丹皮、泽兰、桃仁、红花各10克，制香附6克，山楂15克。

【用法】经前、经期水煎分服，每日1剂。

【功效】调气化瘀，清热通经。

【主治】经行发热属瘀热者。

【来源】《夏桂成实用中医妇科学》

班秀文经验方

【组成】太子参20克，玄参15克，生地黄15克，地骨皮9克，白芍9克，麦冬9克，茺蔚子9克，怀山药15克，白薇6克，牡丹皮5克，甘草5克。

【用法】水煎服。

【功效】滋养肝肾，甘润清热。

【主治】肝肾阴虚，相火内动所致经行发热。

【来源】《大国医经典医案诠解（病症篇）·月经带下病》

清骨滋肾汤加减

【组成】地骨皮、牡丹皮、沙参、麦冬各12克，五味子、白术、石斛各10克，当归、赤芍、红花各15克，炒桃仁9克，甘草6克。

【用法】水煎服。

【功效】养阴清热，凉血调经。

【主治】经行发热属阴虚血热者。

【来源】《弹氏妇科传薪录》

蒿芩地丹四物汤

【组成】青蒿10克，黄芩10克，地骨皮10克，牡丹皮10克，当归10克，白芍10克，川芎10克，生地黄10克。

【用法】水煎服。

【功效】养阴清热调经。

【主治】阴虚血热所致经行发热。

【来源】《现代中医名家妇科经验集》

❧· 朱小南经验方 ·❧

【组成】柴胡4.5克，青陈皮各4.5克，当归身6克，赤芍6克，枳壳4.5克，制香附9克，炙甘草3克，白术6克，川厚朴2.4克，青蒿6克，黄芩9克。

【用法】水煎服。

【功效】疏肝清热。

【主治】肝郁火旺所致经行发热。

【来源】《朱小南妇科经验选》

第二十节 经行身痛

每值经期或行经前后，出现以身体疼痛为主的病证，称为"经行身痛"，又称"经行遍身痛"。

本病的发生与行经密切相关，与痹证不同。

本病主要病机是气血不和，由于经期或行经前后的生理变化，肢体失于荣养而致。

西医学经前期综合征出现身痛者可参照本病辨证论治。

❧· 黄芪桂枝五物汤 ·❧

【组成】黄芪三两，芍药三两，桂枝三两，生姜六两，大枣十二枚。

【用法】上五味，以水六升，煮取二升，温服七合，日三服。

【功效】补气养血，通痹止痛。

【主治】经行身痛属气血虚弱者。

【来源】《金匮要略》

～◌∙ 身痛逐瘀汤 ∙◌～

【组成】秦艽一钱，川芎二钱，桃仁三钱，红花三钱，甘草二钱，羌活一钱，没药二钱，当归三钱，五灵脂（炒）二钱，香附一钱，牛膝三钱，地龙（去土）二钱。

【用法】水煎服。

【功效】活血化瘀，通络止痛。

【主治】经行身痛属瘀血阻滞者。

【来源】《医林改错》

～◌∙ 当归补血汤 ∙◌～

【组成】黄芪一两，当归（酒洗）二钱。

【用法】上㕮咀，以水二盏，煎至一盏，去滓，温服，空心食前。

【功效】养血益气，柔肝止痛。

【主治】经行身痛属血虚者。

【来源】《内外伤辨惑论》

～◌∙ 趁痛散 ∙◌～

【组成】牛膝、当归、桂（去皮）、白术、黄芪、独活、生姜各半两，薤白、甘草（炙）各一分。

【用法】水煎服。

【功效】活血通络，益气散寒止痛。

【主治】经行身痛属血瘀者。

【来源】《经效产宝》

⚘· 羌桂四物汤 ·⚘

【组成】当归、川芎、熟地黄、白芍、羌活、桂枝（原著本方无用量）。

【用法】水煎服。

【功效】和血祛风，疏通经络。

【主治】血脉壅阻之经行身痛。

【来源】《医宗金鉴》

⚘· 起痛汤 ·⚘

【组成】当归二钱，甘草三分，白术、牛膝、独活、肉桂各八分，薤白八根，生姜三片。

【用法】水煎服。

【功效】温经活血，消滞止痛。

【主治】经行身痛属气血虚弱，经络阻滞者。

【来源】《嵩崖尊生全书》

⚘· 趁痛散合身痛逐瘀汤加减 ·⚘

【组成】当归10克，白术10克，川牛膝10克，黄芪15克，桂心10克，独活10克，薤白6克，桃仁10克，红花10克，干地龙10克，生姜3片。

【用法】水煎服。

【功效】养血活血，和络散寒。

【主治】经行身痛属血瘀者。

【来源】《夏桂成实用中医妇科学》

·∾ · 当归养血汤加味 · ∽·

【组成】黄芪、鸡血藤、秦艽、川续断、牛膝各15克，当归12克，党参、白术、五加皮各10克，桂枝9克，川芎、甘草各6克，生姜3片，大枣3枚。

【用法】水煎服，每日1剂，经前7日服药至经净，连服3个月经周期。

【功效】益气养血，活血通络。

【主治】气血两虚，脉络不通所致经行身痛。

【来源】《妇科病治验》

·∾ · 加减趁痛散 · ∽·

【组成】炒当归10克，黄芪20克，白术10克，炙甘草5克，独活9克，生姜5克，桂心5~9克，薤白5克，牛膝10克，鸡血藤12克。

【用法】经前、经期服，每日1剂，水煎2次分服。

【功效】益气养血，祛寒活络。

【主治】营血不足，血脉不和之经行身痛。症见肢体关节作痛，或有麻木，或有酸楚不适，得热则减，得寒则痛，伴有头昏、心悸等。

【来源】《妇科方药临证心得十五讲》

·∾ · 加味当归泽兰汤 · ∽·

【组成】当归10~15克，泽兰10~15克，川牛膝10~15克，红花5~15克，桃仁5~15克，延胡索10~15克，独活5~15克，桑寄生10~20克，防风5~15克。

【用法】水煎服。

【功效】补肾活血通络。

【主治】血滞经脉所致经行身痛。

【来源】《韩氏女科》

褚玉霞经验方

【组成】黄芪30克，太子参15克，炒白术10克，茯苓15克，当归15克，川芎10克，白芍15克，熟地黄18克，阿胶（烊化）15克，枸杞子20克，厚朴花15克，炒山药30克，五味子15克，炙甘草6克。

【用法】水煎服。

【功效】益气养血，柔筋止痛。

【主治】经行身痛属脾肾亏虚，气血虚衰者。

【来源】《褚玉霞妇科脉案良方》

黄绳武经验方1

【组成】当归15克，熟地黄20克，白芍15克，川芎9克，鸡血藤15克，木瓜12克，丹参15克，川续断12克。

【用法】水煎服。

【功效】养血活血，柔筋止痛。

【主治】经行身痛属血虚者。

【来源】《黄绳武妇科经验集》

黄绳武经验方2

【组成】熟地黄20克，山药15克，续断12克，白芍15克，桑寄生15克，玉竹15克，枸杞子12克，芡实12克，甘草6克，桑椹15克，阿胶15克。

【用法】水煎服。

【功效】补肾柔肝，养血调经。

【主治】肝肾不足，脉络失养所致经行身痛。

【来源】《大国医经典医案诠解（病症篇）·月经带下病》

·八珍汤加减·

【组成】党参20克，黄芪30克，当归15克，白芍15克，川芎10克，熟地黄20克，香附10克，白术15克，炙甘草6克，羌活10克，丹参15克，川楝子10克，延胡索20克。

【用法】水煎服。

【功效】养血益气，柔筋止痛。

【主治】经行身痛属气血虚弱，筋脉失和。

【来源】《朱名宸妇科经验集》

·凉血通经止痛汤·

【组成】生地黄15克，牡丹皮15克，丹参30克，桃仁10克，红花10克，赤芍9克，泽兰9克，醋香附10克，羌活9克，秦艽9克，柴胡10克，怀牛膝10克。

【用法】水煎服。并每日以天冬30克煎汤代茶，频频服之。

【功效】行气化瘀，通经止痛。

【主治】气滞血瘀，瘀阻经脉所致经行身痛。

【来源】《妇科专病中医临床诊治》

第二十一节　经行口糜

每值经前或经行之时，口舌糜烂，如期反复发作，经后渐愈者，称为"经行口糜"。

本病以口舌、牙龈等处的糜烂或疮疡周期性发生于经前或经期为特点。病灶随经净而能自愈或基本痊愈。

本病历代医家虽无论述，但根据其病变部位主要在口、舌，而舌为心之苗，口为胃之户，故其病机多为心、胃之火上炎。其有阴虚火旺，热乘于心者，有胃热炽盛而致者，每遇经行阴血下注，其热益盛，随冲气上逆而发。

西医学随经期反复发作的口腔溃疡可参照本病辨证治疗。

∾· 知柏地黄丸 ·∾

【组成】熟地黄八钱，山茱萸、干山药各四钱，泽泻、牡丹皮、茯苓（去皮）各三钱，知母（盐水炒）、黄柏（盐水炒）各二钱。

【用法】上为细末，炼蜜为丸，如梧桐子大，每服二钱，温开水送下。

【功效】滋阴降火。

【主治】经行口糜属阴虚火旺者。

【来源】《医宗金鉴》

∾· 玉女煎 ·∾

【组成】石膏三五钱，熟地黄三五钱或一两，麦冬二钱，知母、牛膝各一钱半。

【用法】上药用水一盅半，煎七分，温服或冷服。

【功效】滋阴清胃火。

【主治】经行口糜属胃火伤阴者。

【来源】《景岳全书》

～•·涼膈散·•～

【组成】川大黄、朴硝、甘草各二十两，栀子、薄荷叶（去梗）、黄芩各十两，连翘二斤半。

【用法】上药为粗末，每服二钱，水一盏，入竹叶七片，蜜少许，煎至七分，去滓，食后温服。

【功效】清胃泄热。

【主治】经行口糜属胃热熏蒸者。

【来源】《太平惠民和剂局方》

～•·涼膈散合清胃散加减·•～

【组成】酒大黄12克，芒硝6克，炒栀子15克，连翘15克，黄芩15克，薄荷10克，川牛膝15克，竹叶12克，当归12克，生地黄15克，牡丹皮30克，黄连10克，炙甘草10克。

【用法】水煎服。

【功效】清胃泻火。

【主治】经行口糜属胃热熏蒸者。

【来源】《朱名宸妇科经验集》

～•·加味导赤散·•～

【组成】生地黄、金银花、连翘、牡丹皮各15克，焦栀子、川黄连、当归、柴胡、黄芩各10克，赤芍12克，淡竹叶、细木通、甘草各6克。

【用法】水煎服，于经前服此方直至经后，连服7剂，连用3个月经周期。

【功效】清心泻火，引热下行。

【主治】经行口糜属心火旺盛者。

【来源】《弭氏妇科传薪录》

甘露消毒丹加味（弭阳经验方）

【组成】茵陈15克，滑石、连翘各30克，黄芩12克，石菖蒲、藿香各10克，细木通、射干、白豆蔻（后下）各9克，麦冬、生地黄各7克，川贝母、甘草各6克。

【用法】水煎服。

【功效】清热利湿，健脾和胃。

【主治】经行口糜属脾胃湿热者。

【来源】《弭氏妇科传薪录》

杞菊地黄丸加减

【组成】知母10克，黄柏10克，生地黄15克，熟地黄15克，砂仁（后下）6克，怀山药20克，泽泻15克，牡丹皮15克，茯苓20克，炒酸枣仁15克，柏子仁20克，酒大黄6克，生薏苡仁20克，当归20克，炒莱菔子15克，厚朴10克，桃仁10克，红花10克，枸杞子15克，菊花15克。

【用法】水煎服。

【功效】滋肾阴，清虚热。

【主治】经行口糜属阴虚内热者。

【来源】《魏雅君妇科临床证治》

班秀文经验方

【组成】生地黄15克，麦冬10克，牡丹皮10克，紫草10克，金银花10克，野菊花10克，蒲公英10克，连翘10克，生大黄3克，甘草10克。

【用法】水煎服。

【功效】滋阴清热，泻火解毒。

【主治】经行口糜属阴虚火旺者。

【来源】《国医大师班秀文学术经验集成》

❧·何少山经验方·❧

【组成】石斛10克，连翘12克，牡丹皮9克，青蒿9克，人中白9克，鲜芦根30克，玄参12克，黄芩6克，金银花15克，夏枯草10克，麦冬10克，甘草5克。

【用法】水煎服。

【功效】养阴清热解毒。

【主治】肾阴本虚，心肝之火内泛所致经行口糜。

【来源】《何少山医论医案经验集》

❧·门成福经验方·❧

【组成】生熟地黄各25克，牡丹皮15克，知母10克，生白芍15克，柴胡15克，竹叶10克，生甘草10克，川牛膝15克，枳壳15克，益母草25克，麦冬25克。

【用法】水煎服。

【功效】滋阴降火，疏肝解郁。

【主治】阴虚火旺，肝气不舒所致经行口糜。

【来源】《门成福妇科经验精选》

第二十二节　经行风疹块

每值临经时或行经期间，周身皮肤突起红疹，或起风团，瘙痒异常，经净渐退者，称为"经行风疹块"，或称"经行瘾疹"。

本病多因风邪为患，又有内风、外风之别。内风者，源于素体本虚，适值经行，气血益虚，血虚生风而致；外风者，由风邪乘经期、体虚之时，袭于肌腠所致。

西医学经前期紧张综合征出现荨麻疹等，可参照本病辨证治疗。

❧·当归饮子·❧

【组成】当归、白芍、何首乌、生地黄、川芎、防风、荆芥、白蒺藜各一钱，黄芪、甘草各五分。

【用法】水二盅，煎八分，食远服。

【功效】养血祛风。

【主治】经行风疹块属血虚者。

【来源】《外科正宗》

❧·消风散·❧

【组成】当归、生地黄、防风、蝉蜕、知母、苦参、胡麻、荆芥、苍术、牛蒡子、石膏各一钱，甘草、木通各五分。

【用法】水二盅，煎至八分，食远服。

【功效】疏风清热。

【主治】经行风疹块属风热者。

【来源】《外科正宗》

❧·祛风止痒汤·❧

【组成】荆芥10克，防风10克，蝉蜕6克，石膏20克，知母15克，当归15克，赤芍15克，苦参20克，苍术10克，白鲜皮30克，生甘草6克。

【用法】水煎服。

【功效】疏风养血，清热除湿。

【主治】风湿或风热浸淫血脉，郁于肌肤腠理之间所致经行风疹块。

【来源】《褚玉霞妇科脉案良方》

❧· 消疹方加减 ·❧

【组成】当归15克，生地黄20克，赤芍15克，牡丹皮15克，荆芥10克，防风10克，蝉蜕6克，黑芝麻30克，黄芪15克，地肤子15克，白鲜皮30克，制何首乌10克，生甘草6克。

【用法】水煎服。

【功效】滋阴养血，疏风止痒。

【主治】经行风疹块属阴血亏虚者。

【来源】《褚玉霞妇科脉案良方》

❧· 班秀文经验方 ·❧

【组成】当归10克，桂枝6克，白芍10克，黄芪20克，石楠藤10克，通草6克，大枣10克，炙甘草6克。

【用法】水煎服。

【功效】益气养血，祛风通脉。

【主治】经行风疹块属气血虚弱者。

【来源】《班秀文临床经验辑要》

❧· 哈荔田经验方 ·❧

【组成】荆芥穗、防风各6克，苦参9克，金银花15克，细生地黄15克，鲜白茅根30克，徐长卿、浮萍、紫荆皮、地肤子各9克，苍耳子6克，赤芍、牡丹皮各9克，大黄（后下）6克，甘草3克。

【用法】水煎服。

【功效】清热利湿，凉血解毒，疏风止痒。

【主治】经行风疹块属湿热内蕴者。

【来源】《哈荔田妇科医案医话选》

❧·荆防四物汤加味·❧

【组成】荆芥12克，防风10克，生熟地黄各25克，当归25克，白芍15克，川芎15克，益母草25克，白蒺藜30克，何首乌25克，地肤子30克，丹参25克，生甘草6克。

【用法】水煎服。

【功效】养血息风，调和营卫。

【主治】血虚生风，营卫失和所致经行风疹块。

【来源】《门成福妇科经验精选》

❧·胡玉荃经验方·❧

【组成】牡丹皮10克，赤芍12克，马齿苋30克，鳖甲12克，地肤子10克，白茅根30克，生甘草10克。

【用法】水煎服。

【功效】清热凉血，祛瘀消肿散结，除风利湿止痒。

【主治】经行风疹块。

【来源】《中国当代名医验方选编·妇科分册》

第二十三节 经行情志异常

每值行经前后，或正值经期，出现烦躁易怒，悲伤啼哭，或情志抑郁，喃喃自语，或彻夜不眠，甚或狂躁不安，经后又复如常人者，称为"经行情志异常"。

本病多由情志内伤，肝气郁结，痰火内扰，遇经行气血骤变，扰动心神而致。

西医学经前期综合征可参照本病辨证治疗。

逍遥散

【组成】甘草半两（微炙赤），当归（去苗，锉，微炒）、茯苓（去皮，白者）、芍药（白者）、白术、柴胡（去苗）各一两。

【用法】上为粗末，每服二钱，水一大盏，烧生姜一块，切破，薄荷少许，同煎至七分，去滓热服，不拘时候。

【功效】疏肝解郁，养血调经。

【主治】经行情志异常属肝气郁结者。

【来源】《太平惠民和剂局方》

生铁落饮

【组成】天冬三钱（去心），麦冬三钱（去心），贝母三钱，胆南星一钱，橘红一钱，远志肉一钱，石菖蒲一钱，连翘一钱，茯苓一钱，茯神一钱，玄参一钱五分，钩藤一钱五分，丹参一钱五分，朱砂三分。

【用法】用生铁落，煎熬三炷线香，取此水煎药。

【功效】清热化痰，宁心安神。

【主治】经行情志异常属痰火上扰者。

【来源】《医学心悟》

·丹栀逍遥散·

【组成】当归、芍药、茯苓、白术（炒）、柴胡各一钱，牡丹皮、栀子（炒）、甘草（炙）各五分。

【用法】水煎服。

【功效】清肝泻热，解郁安神。

【主治】经行情志异常属肝经郁热者。

【来源】《内科摘要》

·温胆汤·

【组成】半夏（汤洗七次）、竹茹、枳实（麸炒，去瓤）各二两，陈皮三两，甘草（炙）一两，茯苓一两半。

【用法】上锉散，每服四钱，水一盏半，姜五片，枣一枚，煎七分，去滓，食前服。

【功效】化痰开窍，清热安神。

【主治】经行情志异常属痰火上扰者。

【来源】《三因极一病证方论》

·清热镇惊汤·

【组成】柴胡、薄荷、麦冬（去心）、栀子、川黄连、龙胆、茯神、钩藤、生甘草、木通（原著本方无用量）。

【用法】引加灯心草、竹叶，调朱砂末服。

【功效】清心平肝，镇定安神。

【主治】经行情志异常属心肝火旺者。

【来源】《医宗金鉴》

～∽・ 甘麦大枣汤 ・∽～

【组成】甘草三两，小麦一升，大枣十枚。

【用法】上三味，以水六升，煮取三升，温分三服。

【功效】补血养心，安神定志。

【主治】经行情志异常属心血不足者。

【来源】《金匮要略》

～∽・ 养心汤 ・∽～

【组成】黄芪（炙）、白茯苓、茯神、半夏、当归、川芎各半两，远志（取肉，姜汁腌，焙）、肉桂、柏子仁、酸枣仁（浸，去皮，隔纸炒香）、北五味子、人参各一分，甘草（炙）四钱。

【用法】上为粗末，每服三钱，姜五片，枣二枚，煎，食前服。

【功效】补益气血，养心安神。

【主治】经行情志异常属气血不足，心神不宁者。

【来源】《证治准绳》

～∽・ 疏肝解郁汤 ・∽～

【组成】郁金12克，佛手12克，丹参15克，云茯苓25克，首乌藤30克，白蒺藜12克，泽泻15克，香附10克，白芍15克。

【用法】水煎服。

【功效】疏肝解郁，健脾宁心。

【主治】经行情志异常。

【来源】《名医妙方精华千首》

～· 柴苏汤 ·～

【组成】醋柴胡3克，白芍9克，明天麻3克，延胡索9克，川楝子9克，紫苏梗6克，制香附6克，甘松3克，旋覆花（包）9克，香橼皮9克。

【用法】水煎服。

【功效】疏肝理气。

【主治】经行情志异常属肝气不疏者。

【来源】《名医妙方精华千首》

～· 远志菖蒲逍遥散 ·～

【组成】当归9克，白芍9克，柴胡9克，茯苓9克，白术9克，炙甘草30克，薄荷9克，百合9克，浮小麦30克，远志9克，菖蒲9克，大枣3枚。

【用法】水煎服，每日2次，每日1剂。

【功效】疏肝解郁，养血调经。

【主治】经行情志异常属肝气郁结者。

【来源】《丛春雨中医妇科经验》

～· 温胆清心除烦饮 ·～

【组成】姜半夏9克，化橘红12克，杏仁9克，苍术9克，茯苓9克，黄芩9克，竹茹9克，远志9克，石菖蒲9克，郁金9克，醋香附10克，浮小麦30克，炙甘草9克，大枣3枚。

【用法】水煎服。

【功效】清热除痰化湿，芳香开窍除烦。

【主治】经行情志异常属痰火上扰者。

【来源】《丛春雨中医妇科经验》

·李丽芸经验方·

【组成】熟地黄15克，菟丝子20克，女贞子20克，淫羊藿6克，墨旱莲12克，续断10克，山茱萸9克，白芍15克，牡丹皮15克。

【用法】水煎服。

【功效】清虚热，滋肝肾。

【主治】肝肾阴虚所致经行情志异常。

【来源】《中国当代名医验方选编·妇科分册》

·热入血室方·

【组成】柴胡10克，黄芩10克，法半夏10克，党参12克，炙甘草6克，当归10克，白芍10克，川芎5克，生地黄10克，栀子10克，生姜3片，大枣3枚。

【用法】水煎服。

【功效】清热透邪，和解少阳，凉血化瘀。

【主治】经行情志异常。

【来源】《现代中医名家妇科经验集》

·调经安眠汤·

【组成】当归10克，赤白芍各10克，太子参10克，麦冬10克，紫贝齿10克，远志5克，炒酸枣仁10克，首乌藤6克，生龙齿（先煎）10克，合欢皮10克，茯神10克，半夏10克，炙甘草3克。

【用法】水煎服。

【功效】调经养血，宁心安神。

【主治】经行情志异常伴失眠。

【来源】《现代中医名家妇科经验集》

❧ · 地黄五参汤 · ❧

【组成】熟地黄10克，生地黄10克，太子参10克，党参10克，丹参10克，北沙参10克，炒酸枣仁6克，远志肉5克，柏子仁6克，麦冬10克，五味子3克，龙眼肉12克，朱茯神10克，炙甘草10克。

【用法】水煎服。

【功效】益气养血，护养心神。

【主治】经行情志异常。

【来源】《现代中医名家妇科经验集》

❧ · 三参术泽四物汤 · ❧

【组成】炙黄芪10克，太子参10克，党参10克，北沙参10克，大熟地黄6克，当归6克，川芎3克，白芍6克，白术6克，泽泻10克。

【用法】水煎服。

【功效】益气养阴，补血调经。

【主治】经行情志异常。

【来源】《现代中医名家妇科经验集》

❧ · 黛玉疏肝散 · ❧

【组成】绿萼梅5克，玫瑰花4克，合欢花12克，厚朴花5克，佛手10克，木蝴蝶4克，甘松10克，八月札10克，白蒺藜10克。

【用法】水煎服。

【功效】轻疏肝气，芳香开郁。

【主治】经行情志异常。

【来源】《国家级名医秘验方》

第二十四节 经断复来

妇女自然绝经2年以上,又出现阴道流血者,称"经断复来",又称"年老经水复行"。

本病特点是出血一般无规律性,或为持续性流血,或为间歇性流血,或如经期出血。本病需经病理学检查以确定其为良性或恶性病变,以指导治疗。

妇女七七之年,肾气虚,天癸竭,太冲脉衰少,地道不通,故经水断绝。若素体气阴两虚,或邪气内伏,致冲任不固,则可发生本病。

西医学绝经后出血可参考本病辨证治疗。若由生殖道恶性病变引起者,应予手术或放疗、化疗等。

∽・安老汤・∽

【组成】人参一两,黄芪(生用)一两,大熟地黄(九蒸)一两,白术(土炒)五钱,当归(酒洗)五钱,山茱萸(蒸)五钱,阿胶(蛤粉炒)一钱,黑荆芥穗一钱,甘草一钱,香附(酒炒)五分,木耳炭一钱。

【用法】水煎服。

【功效】大补肝脾气血。

【主治】肝不藏血,脾不统血所致经断复来。原书用治"妇人有年五十外或六七十岁忽然行经,或下紫血块,或如红血淋"。

【来源】《傅青主女科》

∽・益阴煎・∽

【组成】生地黄三钱,知母、黄柏各二钱,龟甲(醋炙)四钱，缩砂仁、甘草（炙）各一钱。

【用法】上锉，水煎服。

【功效】清热养血。

【主治】经断复来。

【来源】《医宗金鉴》

当归丸

【组成】当归（切，焙）、芍药、吴茱萸（汤洗，焙干，炒）、大黄（煨，锉）、干姜（炮）、附子（炮裂，去皮脐）、细辛（去苗叶）、牡丹皮、川芎各半两，虻虫（糯米炒）、水蛭（糯米炒）各七十个，桂（去粗皮）三分，厚朴（去粗皮，生姜汁炙）、桃仁（汤浸，去皮尖双仁，研）各一两。

【用法】上为末，炼蜜为丸，如梧桐子大，每服二十丸，加至三十丸，空心、食前温酒送下。

【功效】活血化瘀。

【主治】经断复来属血瘀者。

【来源】《圣济总录》

知柏地黄丸

【组成】熟地黄八钱，山茱萸、干山药各四钱，泽泻、牡丹皮、茯苓（去皮）各三钱，知母（盐水炒）、黄柏（盐水炒）各二钱。

【用法】上为细末，炼蜜为丸，如梧桐子大，每服二钱，温开水送下。

【功效】滋阴降火。

【主治】经断复来属肝肾阴虚，虚火上炎者。

【来源】《医宗金鉴》

· 清热养阴汤 ·

【组成】生地黄15克，牡丹皮12克，白芍15克，玄参15克，黄柏10克，女贞子10克，墨旱莲10克。

【用法】水煎服。

【功效】滋阴凉血，固冲止血。

【主治】经断复来属阴虚者。

【来源】《中医妇科学》

· 益气固冲汤 ·

【组成】黄芪30克，党参30克，白术10克，熟地黄30克，当归10克，阿胶珠10克，山茱萸10克，海螵蛸30克，墨旱莲30克，益母草30克。

【用法】水煎服，每日1剂。

【功效】健脾补肾，益气固冲。

【主治】脾肾气虚，中气下陷，冲任不固所致经断复来。

【来源】《赵昌基临床经验与学术研究》

· 黄绳武治经断复来方 ·

【组成】柴胡6克，炒荆芥4.5克，黄柏10克，贯众炭12克，白芍15克，甘草6克，白术10克，川楝子10克，生地黄15克，芡实15克，益母草12克，墨旱莲15克。

【用法】水煎服。

【功效】疏肝养血，行气止血。

【主治】经断复来。

【来源】《黄绳武妇科经验集》

❧ · 养阴止血汤 · ❧

【组成】生地黄15克，地骨皮15克，炒山药10克，牡丹皮10克，山茱萸9克，茯苓4.5克，泽泻4.5克，黄柏10克，女贞子12克，墨旱莲12克，白蒺藜10克，炒地榆10克。

【用法】水煎服。

【功效】滋阴凉血，固冲止血。

【主治】经断复来属阴虚者。

【来源】《丛春雨中医妇科经验》

❧ · 凉血清热化湿解毒饮 · ❧

【组成】黄柏15克，苍术15克，薏苡仁30克，生地黄12克，牡丹皮12克，车前子（包）9克，土茯苓12克，金银花15克，蒲公英15克，炒大黄4.5克，生甘草9克，赤芍10克。

【用法】水煎服。

【功效】清热凉血，固冲止血。

【主治】经断复来属血热者。

【来源】《丛春雨中医妇科经验》

❧ · 加味清经散 · ❧

【组成】熟地黄30克，山药30克，续断15克，党参15~30克，茯苓15克，白芍15克，牡丹皮、地骨皮、黄柏、青蒿各10克。

【用法】水煎服。

【功效】滋阴补血止血。

【主治】肾阴亏虚，水不制火，水亏火旺之经断复来。

【来源】《中国当代名医验方选编·妇科分册》

◆· 加减安老汤 ·◆

【组成】党参30克，黄芪各30克，炒白术10克，熟地黄10克，山茱萸9克，阿胶9克，黑荆芥5克，木耳炭5克，制香附9克，鹿衔草30克，五味子5克。

【用法】水煎服。

【功效】补脾养肝，固经摄血。

【主治】肝脾不足所致经断复来。

【来源】《妇科方药临证心得十五讲》

第二章　带下病

带下量明显增多或减少，及色、质、气味出现异常，或伴有全身或局部症状者，称为"带下病"，是妇科最常见的疾病之一。

所谓带下，有广义、狭义之分。广义带下是泛指女性经、带、胎、产、杂诸疾而言。由于这些疾病都发生在带脉以下，故称为"带下"。狭义带下又分为生理性带下及病理性带下。

正常女子自青春期开始，肾气充盛，任脉通调，带脉健固，阴道内即有少量白色或无色透明无臭的黏性液体，特别是经期前后、月经中期以及妊娠期阴中液量增多，以润泽阴户，防御外邪，此为生理性带下。《沈氏女科辑要笺正》云："带下，女子生而即有，津津常润，本非病也。"本章所讨论的是狭义带下范畴的疾病。

以往带下病仅指带下过多，这是不够全面的。带下过少常是闭经、不孕、性功能减退的早中期症状，必须加以防治。

带下病的发病机制：带下过多者，一是脾肾阳虚，水湿不化，下注冲任，损及任带二脉，以致带下过多；二是湿热湿毒，损伤脏腑，或伤及下焦，累及任带，约固无力，湿热下注，以致带下过多。带下过少者，一是肾阴亏损，阴精津液不足，难以濡润前阴空窍，以致带下过少；二是情志不遂，气滞血瘀，或寒热之邪与血搏结而成瘀，瘀阻任带，阴精津液不能运达阴股，濡养空窍，以致带下过少。

第一节　带下过多

女子阴道内流出的分泌物超过正常生理量，同时出现色、质、气味异常，并伴有全身及局部症状者，称为"带下过多"。在前人的论述中，有白带、黄带、赤带、赤白带、青带、黑带、五色带及白崩、白淫、白浊之分。临床上以白带、黄带、赤白带为多见，五色带多见于宫颈癌晚期，白崩是带下重症。

白淫是指欲火妄动或房事太过导致阴道内分泌量较多的黏液。白浊是指从尿道内排出的浑浊性液体。带下过多有炎症性和非炎症性之别。炎症性带下一般由细菌、滴虫、假丝酵母菌以及人型支原体、解脲支原体等感染所致，宫颈炎、子宫内膜炎、盆腔炎等也可以出现带下过多。非炎症性带下过多与内分泌失调、盆腔充血及精神因素等有关。

带下过多系湿邪为患，而脾肾功能失常是其发生的内在条件，感受湿热、湿毒之邪是重要的外在病因。任脉不固，带脉失约是带下过多的核心病机。

西医妇科疾病如阴道炎、宫颈炎、盆腔炎性疾病等引起的阴道分泌物异常与带下过多临床表现类似者，可参照本病辨证治疗。

⤜ 完带汤 ⤛

【组成】白术（炒）一两，山药（炒）一两，人参二钱，白芍（酒炒）五钱，车前子（酒炒）三钱，苍术（制）三钱，甘草一钱，陈皮五分，黑荆芥穗五分，柴胡六分。

【用法】水煎服。

【功效】补脾疏肝，化湿止带。

【主治】脾虚肝郁所致带下过多。症见带下色白，清稀如涕，肢体倦怠。

【来源】《傅青主女科》

❦ · 清带汤 · ❧

【组成】生山药一两，生龙骨（捣细）六钱，生牡蛎（捣细）六钱，海螵蛸（去净甲，捣）四钱，茜草三钱。

【用法】水煎服。

【功效】健脾止带。

【主治】脾虚所致带下过多。症见带下赤白，清稀量多，连绵不断，腰膝酸软，肢体倦怠，或眩晕，面色萎黄，食少便溏。

【来源】《医学衷中参西录》

❦ · 内补丸 · ❧

【组成】鹿茸、菟丝子、沙苑子、紫菀草、黄芪、肉桂、桑螵蛸、肉苁蓉、附子（制）、茯神、白蒺藜（原著本方无用量）。

【用法】上为末，炼蜜为丸，如绿豆大，每服二十丸，食远酒送服。

【功效】温肾补阳，涩精止带。

【主治】带下过多，属阳虚者。症见带下量多，色白清冷，稀薄如水，淋漓不断，头晕耳鸣，腰痛如折，畏寒肢冷，小腹冷感，小便频数，夜间尤甚，大便溏薄，面色晦暗。

【来源】《女科切要》

❦ · 易黄汤 · ❧

【组成】山药（炒）一两，芡实（炒）一两，黄柏（盐水炒）二钱，车前子（酒炒）一钱，白果（碎）十枚。

【用法】水煎服。

【功效】固肾止带，清热祛湿。

【主治】肾虚湿热所致带下。症见带下黏稠量多，色黄如浓茶汁，其气腥秽。原方用治"妇人有带下而色黄者，宛如黄茶浓汁，其气腥秽，所谓黄带是也"。

【来源】《傅青主女科》

～·龙胆泻肝汤·～

【组成】龙胆（酒炒）、黄芩（炒）、栀子（酒炒）、泽泻、木通、当归（酒炒）、生地黄（酒炒）、柴胡、生甘草、车前子（原著本方无用量）。

【用法】水煎服。

【功效】泻肝清热，除湿止带。

【主治】带下过多（黄带）属肝经湿热者。

【来源】《医方集解》

～·二妙散·～

【组成】黄柏（炒）、苍术（米泔水浸，炒）。（原著本方无用量）

【用法】上二味为末，沸汤，入姜汁调服。

【功效】清热燥湿。

【主治】湿热下注所致带下过多。

【来源】《丹溪心法》

～·三妙丸·～

【组成】黄柏（切片，酒拌，略炒）四两，苍术（米泔浸一二宿，细切，焙干）六两，川牛膝（去芦）二两。

【用法】上为细末，面糊为丸，如梧桐子大，每服五七十丸，空腹，姜、盐汤下。

【功效】清热燥湿。

【主治】肝肾不足，湿热下注所致带下过多，色黄。

【来源】《医学正传》

四妙丸

【组成】黄柏、苍术、牛膝、薏苡仁（原著本方无用量）。

【用法】水煎服。

【功效】清热利湿止带。

【主治】湿热下注所致带下过多。症见带下量多，色黄，质稠，味臭秽，或伴阴痒、小腹痛。

【来源】《成方便读》

止带方

【组成】猪苓、茯苓、车前子、泽泻、茵陈、赤芍、牡丹皮、黄柏、栀子、牛膝。

【用法】水煎服。

【功效】清热利湿止带。

【主治】湿热下注所致带下过多。症见带下量多，色黄，黏稠，有臭气，或伴阴部瘙痒，胸闷心烦，口苦咽干，纳食较差，小腹或少腹作痛，小便短赤。

【来源】《世补斋不懈方》

加减逍遥散

【组成】茯苓五钱，白芍（酒炒）五钱，甘草（生用）五钱，柴胡一钱，茵陈三钱，陈皮一钱，栀子（炒）三钱。

【用法】水煎服。

【功效】疏肝清热，健脾利湿。

【主治】带下过多。原书用治"妇人有带下而色青者，甚则绿如绿豆汁，稠黏不断，其气腥臭，所谓青带也"。

【来源】《傅青主女科》

利火汤

【组成】大黄三钱，白术（土炒）五钱，茯苓三钱，车前子（酒炒）三钱，王不留行三钱，黄连三钱，栀子（炒）三钱，知母二钱，石膏（煅）五钱，刘寄奴三钱。

【用法】水煎服。

【功效】除湿止带，清热泻火。

【主治】火热内盛之带下过多（黑带）。症见带下色黑，甚则如黑豆汁，气味腥臭，腹中疼痛，小便涩痛，外阴红肿，口渴喜饮，舌红苔黄，脉弦数。

【来源】《傅青主女科》

清肝止淋汤

【组成】白芍（醋炒）一两，当归（酒洗）一两，生地黄（酒炒）五钱，阿胶（白面炒）三钱，牡丹皮三钱，黄柏二钱，牛膝二钱，香附（酒炒）一钱，大枣十个，小黑豆一两。

【用法】水煎服。

【功效】养血柔肝活络，健脾利湿清热。

【主治】带下过多（赤带）。原书用治"妇人有带下而色红者，似血非血，淋漓不断，所谓赤带也"。

【来源】《傅青主女科》

❧ · 解毒四物汤 · ❧

【组成】熟地黄、白芍、当归身、川芎、黄芩、黄连、黄柏、栀子各一钱。

【用法】水煎服。

【功效】补血化湿解毒。

【主治】带下过多（五色带）。

【来源】《丹溪心法附余》

❧ · 知柏地黄丸 · ❧

【组成】熟地黄（炒）八钱，山茱萸、干山药各四钱，泽泻、牡丹皮、茯苓（去皮）各三钱，知母（盐炒）、黄柏（盐炒）各二两。

【用法】上为细末，炼蜜为丸，如梧桐子大，每服二钱，温开水送下。

【功效】滋阴益肾，清热祛湿。

【主治】带下过多属阴虚夹湿热者。

【来源】《医宗金鉴》

❧ · 五味消毒饮 · ❧

【组成】金银花三钱，野菊花、蒲公英、紫花地丁、紫背天葵子各一钱二分。

【用法】水煎服。

【功效】清热解毒，利湿止带。

【主治】带下过多属湿毒蕴结者。

【来源】《医宗金鉴》

❧ · 加味六君子汤 · ❧

【组成】陈皮、半夏、苍术（米泔水浸）、人参各一钱，白术一钱五分，白茯苓一钱二分，炙甘草七分，升麻、柴胡各五分。

【用法】生姜为引，水煎服。

【功效】健脾化痰，祛湿升阳。

【主治】带下过多，年久不止者。

【来源】《万氏女科》

～～・ 水陆二仙丹 ・～～

【组成】芡实、金樱子。

【用法】取金樱子慢火熬成稀膏，和芡实末为丸，如梧桐子大，每服盐汤下五十丸。

【功效】补肾涩精止带。

【主治】带下过多属肾虚不摄者。

【来源】《洪氏集验方》

～～・ 八君子汤 ・～～

【组成】人参一钱，白茯苓一钱，白术一钱，炙甘草五分，半夏一钱，广陈皮八分，苍术八分，当归二钱五分。

【用法】水煎服。

【功效】益气摄血，燥湿化痰。

【主治】带下过多属脾虚湿痰停滞者。

【来源】《陈素庵妇科补解》

～～・ 川椒丸 ・～～

【组成】川椒（去目及闭口者，微炒去汗）一两，艾叶（微炒）二两，干姜（炮裂，锉）一两，白石脂一两，川芎一分，阿胶（捣碎，炒令黄燥）一两，伏龙肝（研入）一两，熟干地黄二两。

【用法】上为细末，炼蜜为丸，如梧桐子大，每服二十丸，食前以温酒送下。

【功效】温阳散寒，养血止带。

【主治】带下过多属阳虚寒凝，统摄无权者。

【来源】《太平圣惠方》

～· 止带丸 ·～

【组成】当归（酒洗）、川芎、白术（去芦）、人参（去芦）、山药、杜仲（姜汁、酒炒去丝）、香附（醋炒）、青黛（减半）、牡蛎（火煅）、补骨脂（酒炒）、续断、椿根皮（酒炒）各等份。

【用法】上为细末，炼蜜为丸，如梧桐子大，每服五十丸，空腹时用清米汤送下。

【功效】健脾益肾，和血止带。

【主治】带下过多属脾肾两虚，气血不和者。

【来源】《万病回春》

～· 龟柏姜栀丸 ·～

【组成】龟甲三两，黄柏一两，干姜（炒）一钱，栀子二钱半。

【用法】上为末，酒糊为丸，白汤送下。

【功效】养阴清热止带。

【主治】带下过多属阴虚内热者。

【来源】《医学入门》

～· 二黄三白丸 ·～

【组成】扁柏（酒蒸）五钱，黄柏（炒）五钱，香附（醋炒）

一两，白芍（炒）一两，白术（炒）一钱，黄连（炒）五钱，椿皮（炒）二两，白芷（煅）二两。

【用法】上为末，粥为丸，如梧桐子大，每服七十丸，米汤送下。

【功效】清热除湿，疏肝健脾。

【主治】带下过多属湿热下注，肝郁脾虚者。

【来源】《名医指掌》

❦ · 生干地黄散 · ❧

【组成】生干地黄一两，茜根（锉）一两，黄芩一两，当归（锉，微炒）一两，地榆（锉）一两，甘草（炙）五钱。

【用法】上件药，捣粗罗为散，每服四钱，以水一中盏，入竹茹一分，煎至六分，去滓，每于食前温服。

【功效】滋阴清热，凉血止血。

【主治】带下过多（赤带）属阴虚血热者。

【来源】《太平圣惠方》

❦ · 断下丸 · ❧

【组成】白龙骨一两，干姜一两，白茯苓一两，牡蛎一两，伏龙肝一两，黄芪（生）一两，厚朴一两，乌梅一两，黄牛角？（烧灰）一两，海螵蛸一两，赤石脂（炒，淬醋，研）一两。

【用法】上为末，炼蜜为丸，如梧桐子大，每服四十丸，霜梅汤送下。

【功效】温中益气，固涩止带。

【主治】带下过多。原书用治"妇人血气虚弱，漏下五色，淋漓不断"。

【来源】《普济方》

～•· 芩连四物汤 ·•～

【组成】当归、白芍、生地黄各5克，川芎3克，黄芩6克，黄连3克，升麻2克，牡丹皮5克。

【用法】水煎服。

【功效】养血清热，凉血化瘀。

【主治】带下过多（赤带）。

【来源】《中医妇科方剂选讲》

～•· 补脾止带汤 ·•～

【组成】白术15克，泽泻10克，女贞子10克，海螵蛸10克。

【用法】水煎服。

【功效】健脾利湿，收涩止带。

【主治】带下过多属脾虚湿盛者。

【来源】《中医妇科方剂选讲》

～•· 清宫解毒饮 ·•～

【组成】土茯苓30克，鸡血藤20克，忍冬藤20克，薏苡仁20克，丹参15克，车前草10克，益母草10克，甘草6克。

【用法】水煎服。

【功效】清热利湿，解毒化瘀。

【主治】湿热蕴结下焦，损伤冲脉、任脉和胞宫，以湿、瘀、热为患之带下过多。症见带下量多，色白或黄，质稠秽浊，阴道灼热或疼痛。

【来源】《国家级名老中医用药特辑·妇科病诊治》

❧·　张吉金经验方　·❧

【组成】黄柏10克，椿白皮10克，云茯苓12克，薏苡仁20克，墓头回15克，苦参10克。

【用法】水煎服。

【功效】清热利湿止带。

【主治】湿热所致带下过多。症见带下量多，色黄有味。

【来源】《中国当代名医验方选编·妇科分册》

❧·　补肾固带汤　·❧

【组成】淡附片3克，芡实15克，桑螵蛸12克，党参15克，煅牡蛎30克，煅龙骨12克，赤石脂12克，鸡冠花10克。

【用法】水煎服。

【功效】补肾固涩，清热止带。

【主治】肾虚所致带下过多。

【来源】《中国当代名医验方选编·妇科分册》

❧·　健脾止带方　·❧

【组成】白术50克，泽泻10克，女贞子20克，海螵蛸25克。

【用法】水煎服。

【功效】健脾利湿，养阴止带。

【主治】脾气虚弱所致带下过多。

【来源】《国家级名医秘验方》

❧·　健脾祛湿止带方　·❧

【组成】当归12克，白芍15克，柴胡10克，苍术12克，益母草12克，土茯苓30克，党参15克，芡实15克，车前子（包）

15克，椿皮15克，茜草15克，薏苡仁30克，白花蛇舌草20克。

【用法】水煎服。

【功效】疏肝健脾，化瘀利湿止痒。

【主治】带下过多。症见带下量多，黄白相兼，气味腥臭，小腹胀痛，可伴见腰酸乏力，或阴部坠胀，外阴瘙痒，大便溏，小便黄。

【来源】《黎志远妇科经验选编》

·✤· 健脾止带汤 ·✤·

【组成】党参15克，白术10克，土茯苓20克，黄柏10克，苍术6克，薏苡仁30克，芡实15克，鱼腥草15克，车前草10克，槟榔10克，甘草6克。

【用法】水煎服。

【功效】健脾燥湿，清热止带。

【主治】脾虚湿热所致带下过多。

【来源】《李莉妇科医论医话选》

·✤· 鹿角菟丝丸 ·✤·

【组成】鹿角霜二两，菟丝子、牡蛎、白术、杜仲各五钱，莲须三钱，白果五钱，芡实三钱。

【用法】上为细末，酒煮米糊为丸，如梧桐子大，每服二钱，每日二次，空腹时盐汤下。

【功效】补肾温阳。

【主治】带下过多。症见白带清稀，久下不止，面色苍白，精神疲乏，形寒肢冷，头晕眩，心悸气短，腰痛如折，小便频数，五更泄泻等。

【来源】《中医妇科治疗学》

参莲艾附汤

【组成】党参五钱，莲子三钱，芡实三钱，茯神四钱，艾叶（炒焦）三钱，附片四钱，补骨脂二钱，白果三钱。

【用法】水煎，温服。

【功效】养心补气。

【主治】气虚所致带下过多。症见白带久下不止，面色苍白，四肢清冷，心悸气短，小便频数，舌苔花白，脉沉微。

【来源】《中医妇科治疗学》

归地参术汤

【组成】当归二钱，熟地黄三钱，阿胶珠二钱，桑寄生五钱，南沙参四钱，白术三钱，茯神四钱，炙甘草一钱。

【用法】水煎，温服。

【功效】补血扶气。

【主治】血虚所致带下过多。症见面色苍白，皮肤干燥，形容枯瘦，心悸寐少，腰疲乏力，带下白色，脉虚细。

【来源】《中医妇科治疗学》

加味二妙散

【组成】黄柏二钱，苍术三钱，藿香二钱，茯苓四钱，车前子（包）三钱，冬瓜皮四钱，莲须三钱，白芷一钱半。

【用法】水煎服。

【功效】导湿化浊，兼以清热。

【主治】湿热所致带下过多。症见白带量多而稠黏，头胀胸闷，面目及四肢略显浮肿，脉濡，苔垢腻。

【来源】《中医妇科治疗学》

加味四七汤

【组成】紫苏叶二钱，厚朴三钱，茯苓四钱，半夏三钱，白芷二钱，木香二钱，建菖蒲七分。

【用法】水煎，温服。

【功效】疏郁化痰。

【主治】气郁痰阻所致带下过多。症见白带稠黏，中脘痞闷，平日痰多，或有气喘，呕逆恶心。

【来源】《中医妇科治疗学》

加味四君子合剂

【组成】党参24克，苍术6克，茯苓9克，白果9克，椿根皮9克，桔梗9克，大血藤24克，蒲公英24克，藿香6克。

【用法】水煎服。

【功效】健脾止带。

【主治】气虚脾弱之带下过多。症见带下量多，色白质薄，无腥臭味。

【来源】《中国当代名医验方选编·妇科分册》

韩氏温肾止带汤

【组成】龙骨12克，牡蛎12克，山药9克，白术9克，茯苓12克，芡实12克，薏苡仁12克，甘草6克。

【用法】水煎服。

【功效】健脾益气渗湿。

【主治】带下过多（白带）属脾阳虚者。

【来源】《中医当代妇科八大家》

温脾燥湿止带方

【组成】陈皮12克，炒白术15克，云茯苓15克，猪苓12克，泽泻10克，车前子（布包）10克，干姜6克，赤石脂15克，芡实18克，党参12克，炙甘草6克。

【用法】水煎服。

【功效】温脾燥湿止带。

【主治】寒湿所致带下过多（白带）。

【来源】《现代中医名家妇科经验集》

·温肾止带汤·

【组成】菟丝子24克，补骨脂12克，肉桂6克，炒杜仲15克，桑螵蛸12克，益智仁9克，山药30克，薏苡仁30克，芡实15克，泽泻12克，炙甘草9克。

【用法】水煎服。

【功效】温阳补肾，固精止带。

【主治】带下过多属肾阳虚者。症见带下量多，清稀如水，或如鸡蛋清，淋漓不断。

【来源】《国医大师验方集》

·施今墨经验方·

【组成】桂枝5克，砂仁5克，嫩桑枝15克，杭白芍10克，细辛1.5克，桑寄生15克，米炒党参10克，大熟地黄10克，於白术5克，当归身10克，炙黄芪12克，益智仁5克，五味子3克，宣木瓜10克，薏苡仁12克，炙甘草3克，炒远志10克。

【用法】水煎服。

【功效】调理气血，补中通阳。

【主治】脾气不足，肾阳不振所致带下过多（白带）。

【来源】《中医妇科、儿科医案》

·裘笑梅经验方·

【组成】生炒薏苡仁各30克，炒苍术9克，炒白术9克，川厚朴花4.5克，陈皮6克，藿香叶9克，佩兰叶9克，煅牡蛎30克，炙白鸡冠花12克，怀山药12克，车前子（包）12克。

【用法】水煎服。

【功效】健脾化湿止带。

【主治】脾虚失运，水湿下注，带脉失约所致带下过多（白带）。

【来源】《裘笑梅妇科临床经验选》

·朱良春止带方·

【组成】椿白皮12克，生侧柏叶30克，当归6克，浙贝母12克，苦参6克，泽泻10克，白芷10克，荜澄茄10克。

【用法】水煎服。

【功效】除湿止带，清热泻火。

【主治】湿热所致带下过多。症见带下量多色黄，质稠臭秽，口干渴，心烦热。

【来源】《读经典学名方系列·妇科病名方》

·益气升阳除湿汤·

【组成】沙参五钱，白术三钱，炙甘草一钱，陈皮二钱，升麻七分，柴胡一钱，云茯苓二钱，茅苍术二钱，焦侧柏叶一钱。

【用法】水煎，温服。

【功效】升阳除湿。

【主治】带下过多。症见带下淋漓不止，色黄质薄，气短神疲，面色㿠白，舌淡，苔白，脉虚弦。

【来源】《中医妇科治疗学》

清带回奇汤

【组成】墓头回30克，山奇良（土茯苓）30克，椿根皮15克，白鲜皮30克，鱼腥草60克，败酱草30克，怀牛膝30克，生薏苡仁30克，苍术15克，八月札15克，海螵蛸30克，白芷10克，生甘草10克。

【用法】水煎服。

【功效】清热解毒，燥湿止带。

【主治】湿热毒邪所致带下过多（黄带）。症见带下淋漓，色黄臭秽。

【来源】《常青内妇科临证精华》

利湿清热止带方

【组成】猪苓12克，云茯苓15克，泽泻10克，茵陈18克，车前子（布包）10克，椿根皮12克，土茯苓30克，金银花15克，炒黄柏10克，萆薢12克，苍术10克，甘草6克。

【用法】水煎服。

【功效】利湿清热止带。

【主治】湿热所致带下过多。症见带下色黄，腥臭。

【来源】《现代中医名家妇科经验集》

清热止带汤

【组成】白术9克，土茯苓24克，泽泻12克，生薏苡仁30克，川木通9克，防己9克，蒲公英21克，黄柏9克，牡丹皮9克，蛇床子12克，苦参15克，白鲜皮15克，白果9克，滑石（包）18克，甘草3克。

【用法】水煎服。

【功效】清热燥湿，杀虫止带。

【主治】带下过多属湿热者（多见于滴虫性或真菌性阴道炎）。症见带下量多，色黄如脓，或赤白相间，质黏稠，或浑浊如米泔水，气味臭秽，阴部瘙痒，或有灼热感。

【来源】《国医大师验方集》

❧·解毒止痒汤·❧

【组成】土茯苓30克，槟榔10克，苦参15克，忍冬藤15克，车前草15克，地肤子12克，甘草6克。

【用法】水煎服。

【功效】清热利湿，解毒杀虫止痒。

【主治】湿热所致带下过多（如真菌性阴道炎、滴虫性阴道炎）。症见阴部瘙痒，甚则痒痛，带下量多，色黄或黄白相间，质黏稠，如豆渣状，或呈泡沫米泔样，其气腥臭。

【来源】《国医大师验方集》

❧·银甲丸·❧

【组成】金银花15克，连翘15克，升麻15克，大血藤24克，蒲公英30克，生鳖甲30克，紫花地丁30克，生蒲黄12克，椿根皮12克，大青叶12克，茵陈12克，琥珀末12克，桔梗12克。

【用法】上药共研细末，炼蜜为63丸，每丸约重3.5克，视病情轻重和胃纳强弱，每服1~2丸，每日2~3次。若病重，或不便制丸时，可采用煎剂。丸剂中药物用量30克，煎剂减为15克；丸剂中药物用量15克，煎剂减为9~12克。琥珀不宜入煎，研末随煎剂分次冲服，每剂3克。

【功效】清热解毒化浊。

【主治】湿热蕴结下焦之带下过多（黄白带、赤白带）。

【来源】《全国中医妇科流派名方精粹》

韩氏解毒止带汤

【组成】金银花12克，连翘9克，苦参9克，茵陈12克，黄柏6克，黄芩9克，白芍12克，椿皮9克，牛膝6克，生地黄9克，牡丹皮9克，贯众9克，黄连9克，炒地榆12克。

【用法】水煎服。

【功效】清热解毒化湿。

【主治】湿毒所致带下过多。症见带下色黄，恶臭难闻，阴内灼痛坠胀。

【来源】《中医当代妇科八大家》

清热解毒除湿汤

【组成】生地黄15~20克，茵陈10~15克，黄芩5~15克，黄柏5~15克，黄连5~10克，金银花10~15克，连翘10~15克，苦参5~15克，竹叶10~15克，百部5~15克，甘草5~10克。

【用法】水煎服。

【功效】清热解毒除湿。

【主治】带下过多。症见带下量多，色黄，黏稠，臭秽，外阴瘙痒，或阴部生疮，红肿热痛，甚则溃烂流脓，黏稠臭秽。

【来源】《韩氏女科》

加减易黄汤

【组成】怀山药、炒芡实各10~12克，炒黄柏6~10克，车前子（布包）9克，白果6~10克，制苍术10克，薏苡仁15克，墓头回10克，桑寄生12克。

【用法】水煎服。

【功效】清热利湿，健脾益肾。

【主治】湿热下注，任带脉不足所致带下过多（黄带）。

【来源】《妇科方药临证心得十五讲》

❦ · 苓药芡苡汤 · ❧

【组成】土茯苓15克，山药10克，芡实10克，薏苡仁10克，莲须10克，黑豆衣10克，椿白皮10克。

【用法】水煎服。

【功效】健脾化湿，利湿止带。

【主治】带下过多（黄白带）。

【来源】《中国当代名医验方选编·妇科分册》

❦ · 加减完带汤 · ❧

【组成】南沙参四钱，白芍二钱，苍术二钱，茵陈三钱，甘草一钱，荆芥一钱，柴胡八分，栀子二钱，黄柏二钱，黄连一钱。

【用法】水煎，温服。

【功效】清热渗湿。

【主治】带下过多。症见带下色青，质黏稠，且有臭气，面色苍黄，头胀眩痛，精神疲惫，胸闷胁痛，不思饮食，舌淡红，苔黄腻，脉弦数。

【来源】《中医妇科治疗学》

❦ · 滋血舒肝汤 ❧

【组成】当归二钱，白芍三钱，熟地黄二钱，山茱萸二钱，青皮一钱半，生麦芽五钱，郁李仁四钱。

【用法】水煎，温服。

【功效】滋补肝肾。

【主治】带下过多。症见带下色青，日久不愈，肝肾阴虚，月经一般多推后，量少质薄，头晕，目眩耳鸣，时有盗汗，咽喉燥痛，腰膝酸软，大便干燥，苔薄质红，脉虚数。

【来源】《中医妇科治疗学》

龙胆泻肝汤加减

【组成】龙胆6克，焦栀子9克，炒白芍9克，青陈皮各3克，茯苓12克，绵茵陈15克，柴胡5克，川草薢9克，黄芩5克，炙白鸡冠花12克。

【用法】水煎服。

【功效】泻厥阴之火，利膀胱之湿。

【主治】带下过多（青带）属肝经湿热下注者。

【来源】《中医妇科、儿科医案》

八仙长寿丸加味

【组成】五味子、麦冬、肉苁蓉、山茱萸、山药、菊花、巴戟天各10克，当归、熟地黄、枸杞子、芡实各15克，甘草6克。

【用法】水煎服。

【功效】滋补肝肾，清热止带。

【主治】带下过多（青带）属肝肾阴虚者。

【来源】《弭氏妇科传薪录》

加减寿脾煎

【组成】党参四钱，白术、焦艾叶各三钱，当归、山药、干姜（炮）、莲子、苍术、白芷各二钱。

【用法】水煎服。

【功效】健脾升阳，温化寒湿。

【主治】脾阳不运，寒湿下注所致带下过多。症见带下色黑质薄，月经后期，色淡质清，所下经带有清冷感，面色萎黄无华，或四肢浮肿，气短神疲，手足不温，纳少便溏，舌淡苔白腻，脉沉迟。

【来源】《中医妇科治疗学》

❧ · 桂附止带汤 · ❧

【组成】附片三钱，肉桂五分，续断三钱，焦艾叶三钱，茯苓三钱，芡实三钱，盐小茴香一钱，海螵蛸五钱，金樱子三钱。

【用法】水煎，温服。

【功效】温肾固摄。

【主治】肾虚所致带下过多。症见带下黑色，稀薄量多，绵绵不止，月经紊乱，甚或停闭，色多晦黯，小腹不痛，但有冷感，腰酸软，面色苍白，喜暖恶寒，大便时溏，小便清长，舌淡苔白，脉沉缓无力。

【来源】《中医妇科治疗学》

❧ · 加味补肾固精丸 · ❧

【组成】人参15克，白术15克，杜仲15克，续断15克，益智仁15克，阿胶（烊化）15克，艾叶15克，菟丝子15克，补骨脂15克，山药15克，龙骨20克，赤石脂20克。

【用法】水煎服。

【功效】益肾健脾除湿。

【主治】带下过多（黑带）。

【来源】《百灵妇科》

朱小南经验方

【组成】生地黄12克，女贞子9克，白芍6克，黄芪9克，黄柏炭9克，肥知母9克，陈青蒿9克，地榆炭9克，仙鹤草12克，牛角䚡（先煎）9克，炒贯众9克。

【用法】水煎服。

【功效】滋水清火。

【主治】肾水虚乏，不能制火，虚火蒸熬，积血枯涩所致带下过多（黑带）。

【来源】《大国医经典医案诠解（病症篇）·月经带下病》

加味固阴煎

【组成】生地黄、白芍、生龙骨、生牡蛎、云茯苓、山药各15克，阿胶（烊化）、秋石、知母、黄柏各10克，白扁豆12克，甘草6克。

【用法】水煎服。

【功效】滋阴补肾，调经止带。

【主治】带下过多（黑带）属阴虚者。

【来源】《弈氏妇科传薪录》

苁蓉菟丝子丸加减

【组成】肉苁蓉、菟丝子、覆盆子、蛇床子、当归、白芍、海螵蛸、牡蛎、黄芩各15克，川芎、防风、炒艾叶各10克，甘草5克。

【用法】水煎服。

【功效】温阳补肾，固涩止带。

【主治】带下过多（黑带）属肾阳虚者。

【来源】《毛氏妇科传薪录》

❧ · 王慎轩经验方 · ❧

【组成】北柴胡4.5克，当归9克，生赤芍9克，炒枳壳9克，广郁金9克，旋覆花6克，清半夏9克，橘皮6克，橘叶6克，朱茯苓9克，地肤子15克，生蒲黄（包）6克，五灵脂6克。

【用法】水煎服。

【功效】疏肝理脾，祛瘀调经。

【主治】带下过多（黑白带）。

【来源】《近代国医名家经典案例·妇科病证》

❧ · 丁甘仁经验方 · ❧

【组成】阿胶珠钱半，当归身钱半，生白芍二钱，生地黄炭三钱，朱茯神三钱，炙远志一钱，炒酸枣仁三钱，浙贝母三钱，左牡蛎四钱，光杏仁三钱，海螵蛸三钱，贯众炭三钱，炒黑荆芥炭一钱，炒竹茹钱半。

【用法】水煎服。

【功效】养血清热，化湿束带。

【主治】血虚夹热，脾虚生湿所致带下过多（赤白带）。

【来源】《中医妇科、儿科医案》

❧ · 清肝利湿汤 · ❧

【组成】瞿麦四钱，萹蓄四钱，木通一钱，车前子（包）三钱，黄芩三钱，牛膝三钱，牡丹皮三钱，川楝子三钱，柴胡一钱半，荆芥穗一钱半。

【用法】水煎服。

【功效】清肝利湿，活血止带。

【主治】肝经湿热，侵入血分所致带下过多（赤白带）。

【来源】《刘奉五妇科经验》

～· 刘奉五经验方 ·～

【组成】炒荆芥穗三钱，柴胡二钱，藁本三钱，山药五钱，焦白术四钱，莲子四钱，椿根白皮四钱，川续断四钱，海螵蛸四钱，牛膝三钱。

【用法】水煎服。

【功效】健脾除湿，解热化带。

【主治】脾虚湿盛，热蕴血分所致带下过多（赤带）。

【来源】《刘奉五妇科经验》

～· 加味龙胆泻肝汤 ·～

【组成】龙胆二钱，当归二钱，生地黄三钱，泽泻二钱，木通三钱，薏苡仁三钱，柴胡一钱，黄芩三钱，栀子三钱，莲须二钱，赤芍二钱，甘草一钱。

【用法】水煎服。

【功效】平肝清热解郁。

【主治】带下过多。症见带下浅红色，似血非血，胁胀或痛，口苦尿黄，舌红苔黄，脉弦数。

【来源】《中医妇科治疗学》

～· 韩氏榆艾四物止带汤（赤带方）·～

【组成】当归9克，川芎6克，白芍12克，熟地黄9克，艾叶9克，怀牛膝9克，苍术9克，茯苓9克，远志6克，甘草6克，炒地榆15克。

【用法】水煎服。

【功效】温经除湿止带。

【主治】寒湿损伤胞脉所致带下过多。症见带下赤白，或赤多白少，或白多赤少。

【来源】《中医当代妇科八大家》

韩氏养阴凉血止带汤（血水带方）

【组成】生地黄9克，牛膝9克，椿皮9克，牡丹皮9克，白芍12克，炒地榆12克，阿胶9克，麦冬9克，栀子6克，黄柏6克。

【用法】水煎服。

【功效】滋阴补肾凉血。

【主治】肾阴虚所致带下过多。症见带下红津如水。

【来源】《中医当代妇科八大家》

赤白分清饮

【组成】黄连3克，黄柏4.5克，大血藤30克，牡丹皮9克，金银花9克，槐米炭12克，苦参12克，川楝子12克，狗脊12克，川萆薢12克，制大黄6克，生甘草6克。

【用法】水煎服。

【功效】清热解毒凉血，分清赤白。

【主治】带下过多（赤白带）。

【来源】《中医当代妇科八大家》

清热止带方

【组成】香附炭9克，合欢皮9克，生地黄12克，川黄柏9克，白芷炭3克，焦白术6克，地榆炭12克，土茯苓9克，侧柏炭9克，海螵蛸9克，新会陈皮6克。

【用法】水煎服。

【功效】疏肝清热，养血束带。

【主治】带下过多（赤带）属肝经郁热者。

【来源】《大国医经典医案诠解（病症篇）·月经带下病》

蔡小香经验方

【组成】小生地黄9克，炒知母6克，炒黄柏6克，炒当归9克，焦白芍9克，炒牡丹皮4.5克，鸡冠花炭9克，焦车前子（包煎）12克，椿根皮9克，泽泻9克，炒子芩4.5克，白茯苓12克。

【用法】水煎服。

【功效】养营清热，泄浊化带。

【主治】心肝火炽，蕴蒸脾湿，下注胞宫所致带下过多（赤带）。

【来源】《蔡氏女科经验选集》

加减清心莲子饮

【组成】黄芩、人参、麦冬各10克，黄芪、地骨皮、石莲子、云茯苓、车前子（包煎）各15克，柴胡、白芍、牡丹皮、阿胶（烊化）各10克，甘草6克。

【用法】水煎服。

【功效】清肝泻火，利湿止带。

【主治】带下过多（赤带）属心肝火旺者。

【来源】《弭氏妇科传薪录》

侧柏椿皮黄连丸加减

【组成】侧柏叶10克，椿根皮15克，黄柏10克，香附12克，白术12克，白芍12克，白芷10克，黄连6克，牡丹皮10克。

【用法】水煎服。

【功效】清热除湿，止血止带。

【主治】带下过多（赤带）属湿热蕴结者。

【来源】《实用妇科中西医诊断治疗学》

·解毒四物汤加减·

【组成】黄连10克，黄芩10克，黄柏12克，生栀子12克，生地黄12克，当归10克，赤芍10克，牡丹皮10克，白薇15克，川芎6克，生薏苡仁15克，六一散（包）15克。

【用法】水煎服。

【功效】清热解毒，利湿止带。

【主治】带下过多（五色带）属热毒者。

【来源】《中医妇科临床手册》

·解毒除带汤·

【组成】败酱草30克，蒲公英30克，胡黄连15克，丹参15克，赤芍12克，金银花15克，土茯苓30克，蛇床子30克，知母15克，地榆30克，生甘草5克，半枝莲12克，白花蛇舌草30克。

【用法】水煎服。

【功效】清热解毒，利湿止带。

【主治】带下过多（五色带）属热毒者。

【来源】《中医妇科临床手册》

·胃风散加味·

【组成】人参（另煎）3克，炒白术30克，炒白芍15克，当归10克，川芎10克，土茯苓30克，附子3克，吴茱萸6克，花椒6克，败酱草30克，墓头回15克，牡蛎（先煎）30克，赤石脂15克。

【用法】水煎服。

【功效】扶正补虚，解毒止带。

【主治】带下过多（五色带）属脏虚者。

【来源】《中医妇科临床手册》

桂附八味丸加减

【组成】附片（先煎）6克，肉桂3克，当归10克，赤白芍各10克，熟地黄15克，泽泻15克，紫石英30克，芡实30克，山药10克，山茱萸10克，牡丹皮10克，煅牡蛎（先煎）30克，伏龙肝30克。

【用法】水煎服。

【功效】扶正补虚，解毒止带。

【主治】带下过多（五色带）属脏虚者。

【来源】《中医妇科临床手册》

补中益气汤加减

【组成】党参15克，黄芪15克，白术10克，升麻6克，当归10克，柴胡6克，甘草6克。

【用法】水煎服。

【功效】补中益气，固涩止带。

【主治】带下过多（五色带）属虚寒者。

【来源】《实用妇科中西医诊断治疗学》

健脾清带汤

【组成】薏苡仁20~30克，白术10克，茯苓10克，白扁豆

15~30克，萆薢12克，椿根皮15克，茵陈12克，海螵蛸20克，土茯苓12克，鸡冠花15克。

【用法】水煎服。

【功效】健脾清湿热止带。

【主治】脾虚，湿重于热所致带下过多。

【来源】《马大正中医妇科医论医案集》

·升阳除湿汤·

【组成】黄芪18克，焦白术12克，升麻4克，柴胡4克，陈皮8克，木香6克，桂枝6克，炒薏苡仁15克，云茯苓10克，香附6克，乌药6克，甘草3克，巴戟天10克。

【用法】水煎服。

【功效】温阳化湿，理气止痛。

【主治】脾肾阳虚，水湿下注之带下过多。

【来源】《全国中医妇科流派名方精粹》

·祛湿止带汤·

【组成】羌活9克，防风9克，白芷9克，僵蚕9克，薏苡仁9克，蛤壳9克，茯苓9克，陈皮9克，薏苡仁30克，土茯苓30克。

【用法】水煎服。

【功效】祛风化湿，收涩除带。

【主治】湿邪所致带下过多。

【来源】《全国中医妇科流派名方精粹》

·加味完带汤·

【组成】土炒白术30克，炒山药30克，党参15克，白芍15克，酒炒苍术10克，车前子（包）10克，炒荆芥3克，陈皮10克，甘草6克，柴胡6克，白芷10克，芡实15克，煅牡蛎30克，煅龙骨30克。

【用法】水煎服。

【功效】健脾益气，化湿止带。

【主治】脾虚湿浊之带下过多。症见带下量多，日久不愈，色白或淡黄，质稀薄无臭。

【来源】《冯宗文妇科经验用方选辑》

～ゐ·　加味知柏地黄汤　·ゐ～

【组成】熟地黄20克，山药10克，山茱萸10克，茯苓10克，牡丹皮10克，泽泻10克，知母10克，黄柏10克，金樱子15克，芡实15克，椿根皮15克。

【用法】水煎服。

【功效】滋阴降火，固涩止带。

【主治】阴虚火旺之带下过多，或兼赤白、阴痒。

【来源】《冯宗文妇科经验用方选辑》

～ゐ·　加味止带汤　·ゐ～

【组成】猪苓10克，茯苓10克，茵陈15克，赤芍15克，车前子（包）10克，牛膝10克，栀子10克，牡丹皮10克，泽泻10克，黄柏10克，地肤子12克，白鲜皮15克，椿根皮15克，败酱草15克。

【用法】水煎服。

【功效】清热利湿，解毒止带。

【主治】湿热所致带下过多。症见带下量多，色黄或赤白相兼，质稠气臭，或如豆渣，阴部灼热瘙痒，小便短黄，或少腹疼痛。

【来源】《冯宗文妇科经验用方选辑》

❧ · 加减龙胆泻肝汤 · ❧

【组成】龙胆6克，当归10克，生地黄10克，黄芩10克，车前子（包）10克，木通10克，泽泻10克，甘草6克，柴胡10克，黄柏10克，椿根皮15克，蛇床子10克。

【用法】水煎服。

【功效】清肝泻火，除湿止带。

【主治】带下过多。症见带下量多，色黄或黄绿，质黏或有泡沫，气腥秽臭，阴肿阴痒，口苦，心烦易怒，胸胁或小腹作痛，小便短黄。

【来源】《冯宗文妇科经验用方选辑》

❧ · 清带双皮汤 · ❧

【组成】青皮3~9克，陈皮6~9克，枳壳6~12克，连翘6~15克，金银花9~15克，乳香4.5~9克，蒲公英15~30克，薏苡仁18~30克，龙骨9~15克，牡蛎9~15克，香附6~12克，焦艾叶6~9克，甘草6克。

【用法】水煎服。

【功效】清热解毒，除湿固带。

【主治】带下过多。

【来源】《陈伯祥中医妇科经验集要》

❧ · 益气除湿止带方 · ❧

【组成】党参15~30克，山药15克，芡实15克，土茯苓15克，鸡冠花15克，冬瓜仁15克，薏苡仁15克，车前子（包煎）12克，苍术15克，白芷12克，黄柏12克。

【用法】水煎服。

【功效】健脾除湿，清热止带。

【主治】带下过多。症见带下量多，色黄臭秽。

【来源】《丁启后妇科经验》

❦ · 加减易黄汤 · ❦

【组成】黄柏12克，山药12克，车前子（包煎）12克，茯苓12克，白术12克，薏苡仁18克，炒白果9克，白芷12克，川楝子12克，牡丹皮12克，柴胡12克，炙甘草6克。

【用法】水煎服。

【功效】清热利湿，健脾止带。

【主治】带下过多属下焦湿热者。

【来源】《刘瑞芬妇科经验集》

❦ · 加味苍白二陈汤 · ❦

【组成】半夏9克，陈皮9克，茯苓9克，甘草6克，苍术9克，白术9克，升麻9克，柴胡9克。

【用法】水煎服。

【功效】燥湿化痰，升清降浊。

【主治】湿阻中焦之带下过多。

【来源】《现代中医名家妇科经验集》

❦ · 丁丹土木消毒饮 · ❦

【组成】皂角刺10克，牡丹皮10克，土茯苓15克，木通5克，黄柏10克，拳参10克，薏苡仁15克，椿白皮10克，蜀羊泉10克，墓头回10克，猪殃殃10克，白花蛇舌草10克。

【用法】水煎服。

【功效】清热解毒，利水除湿。

【主治】热毒所致带下过多。

【来源】《现代中医名家妇科经验集》

·健脾化湿方·

【组成】云茯苓12克，炒白术10克，怀山药10克，生薏苡仁12克，海螵蛸10克，杭白芍10克，香白芷3克。

【用法】水煎服。

【功效】健脾扶土，化湿止带。

【主治】带下过多。症见带下量偏多，色白，无臭秽，或略带有腥气，绵绵不绝，甚或劳累即下，久则伴有头晕、疲惫少力，或伴有腰酸。

【来源】《现代中医名家妇科经验集》

·清带汤·

【组成】冬瓜仁（捣）30克，麦冬15克，败酱草30克。

【用法】用水800毫升，煮取300毫升，每日1剂，以7天为1个疗程。

【功效】清利湿热，止带。

【主治】湿热所致带下过多。

【来源】《中医当代妇科八大家》

·消糜汤·

【组成】大血藤30克，土茯苓30克，鱼腥草30克，白英30克，蒲公英30克，墓头回9克，牡丹皮9克，椿皮9克，木槿花9克，炒扁豆花12克，制大黄6克，生甘草6克。

【用法】水煎服。

【功效】清热化湿，去秽生肌。

【主治】湿热下注之带下过多。

【来源】《中医当代妇科八大家》

·新加止带方·

【组成】太子参15克，炒白术10克，山药30克，生薏苡仁30克，茯苓15克，泽泻10克，车前子（包）15克，茵陈20克，栀子12克，黄柏12克，丹参30克，赤芍15克，炙甘草6克。

【用法】每日1剂，加水浸泡30分钟，武火烧开，改文火煎30分钟后滤出药汁，再加水煎，混合2次药汁约400毫升，趁热服。

【功效】健脾利湿，清热化瘀止带。

【主治】脾虚湿热所致带下过多。

【来源】《褚玉霞妇科脉案良方》

·增损完带汤·

【组成】党参10克，白术10克，苍术10克，山药30克，车前子（包）15克，黄柏10克，陈皮15克，柴胡12克，炙甘草6克。

【用法】每日1剂，加水浸泡30分钟，武火烧开，改文火煎30分钟后滤出药汁，再加水煎，混合2次药汁约400毫升，趁热服。

【功效】健脾利湿，清热止带。

【主治】脾虚湿热所致带下过多，色黄。

【来源】《褚玉霞妇科脉案良方》

❧ · 热通淋方 · ❧

【组成】萹蓄30克，瞿麦10克，滑石20克，栀子12克，黄柏10克，车前草30克，竹叶10克，金银花20克，土茯苓20克，生甘草6克。

【用法】每日1剂，加水浸泡30分钟，武火烧开，改文火煎30分钟后滤出药汁，再加水煎，混合2次药汁约400毫升，趁热服。

【功效】清热解毒，利湿止带。

【主治】带下过多，呈脓性者。

【来源】《褚玉霞妇科脉案良方》

❧ · 固肾束带方 · ❧

【组成】鹿角片15克，肉苁蓉15克，菟丝子30克，狗脊12克，覆盆子12克，海螵蛸12克，金樱子24克，熟地黄10克，山茱萸10克，甘草6克。

【用法】水煎服。

【功效】固肾束带。

【主治】肾虚之带下过多。

【来源】《何子淮女科经验集》

❧ · 彭静山经验方 · ❧

【组成】炙黄芪15克，炙党参15克，当归10克，大熟地黄10克，川杜仲10克，苍白术各12克，芡实24克，海螵蛸10克，怀山药10克，煅龙牡各30克，木槿花10克，鹿角霜4.5克，补骨脂10克，云茯苓12克。

【用法】水煎服。

【功效】健脾祛湿，温肾升阳。

【主治】脾肾两虚，寒湿带下。

【来源】《中医妇科、儿科医案》

加味四妙汤

【组成】炒黄柏10克，制苍术10克，怀牛膝9克，薏苡仁15~30克，川续断、桑寄生各10克，茯苓12克。

【用法】水煎服。

【功效】清热燥湿，补肾渗利。

【主治】湿热下注所致带下过多。伴见足膝红肿热痛，下肢痿软无力，或有下部湿疮等。

【来源】《妇科方药临证心得十五讲》

固带龙牡汤

【组成】龙骨30~60克，牡蛎30~60克，韭菜子30~60克，五倍子30~60克。

【用法】共为细末，每服9克，每日2次，早空腹、晚临睡前，或与他药入煎服用。

【功效】涩精固带。

【主治】带下过多。

【来源】《陈伯祥中医妇科经验集要》

双补健固汤

【组成】黄芪30~45克，熟地黄15~24克，山药12~18克，薏苡仁15~30克，白术6~12克，焦艾叶6~9克，白果5枚。

【用法】水煎服，每日1剂。

【功效】脾肾双补，除湿固带。

【主治】带下过多。

【来源】《陈伯祥中医妇科经验集要》

第二节　带下过少

带下量少，甚或全无，阴道干涩，伴有全身、局部症状者，称为带下过少。

本病的特点为阴道分泌物极少，甚或全无，阴道干涩，影响性生活，严重者外阴、阴道萎缩。

本病主要病机是阴精不足，不能润泽阴户。其因有二：一是肝肾亏损，阴精津液亏少，不能润泽阴户；二是瘀血阻滞冲任，阴液不能运达阴窍，均可导致带下过少。

西医学卵巢早衰、绝经综合征、席汉综合征、双侧卵巢切除术后、盆腔放射治疗后、长期服用某些药物抑制卵巢功能等引起的阴道分泌物过少可参照本病辨证治疗。

❦ 左归丸 ❧

【组成】大怀熟地黄八两，山药（炒）四两，枸杞子四两，山茱萸四两，川牛膝（酒洗，蒸熟）三两，鹿胶（敲碎，炒珠）四两，龟胶（切碎，炒珠，无火者不必用）四两，菟丝子（制）四两。

【用法】上先将熟地黄蒸烂，杵膏，炼蜜丸，梧桐子大，每食前用滚汤或淡盐汤送下百余丸。

【功效】滋补肝肾，益精养血。

【主治】带下过少属肝肾亏损者。

【来源】《景岳全书》

❧ · 固阴煎 · ❧

【组成】人参适量，熟地黄三五钱，山药（炒）二钱，山茱萸一钱半，远志（炒）七分，炙甘草一二钱，五味子十四粒，菟丝子（炒香）二三钱。

【用法】水二盅，煎至七分，食远温服。

【功效】补肾益阴，养血润燥。

【主治】带下过少属肾阴亏损者。

【来源】《景岳全书》

❧ · 小营煎 · ❧

【组成】当归二钱，熟地黄二三钱，芍药（酒炒）二钱，山药（炒）二钱，枸杞子二钱，炙甘草一钱。

【用法】水煎服。

【功效】补血益精，活血化瘀。

【主治】带下过少属血瘀津亏者。

【来源】《景岳全书》

❧ · 膈下逐瘀汤 · ❧

【组成】五灵脂（炒）二钱，当归三钱，川芎二钱，桃仁（研泥）三钱，牡丹皮、赤芍、乌药各二钱，延胡索一钱，甘草三钱，香附钱半，红花三钱，枳壳钱半。

【用法】水煎服。

【功效】活血化瘀，佐以滋阴。

【主治】带下过少属血瘀津亏者。

【来源】《医林改错》

知柏地黄丸合增液汤加减

【组成】知母20克，黄柏10克，生地黄18克，山茱萸20克，山药30克，牡丹皮15克，玄参20克，麦冬15克，石斛20克，枳壳12克，黄芩12克，栀子12克，厚朴15克，姜半夏15克，甘草6克。

【用法】水煎服。

【功效】滋肾养阴，理气和胃。

【主治】肾阴不足，脾胃虚弱所致带下过少。

【来源】《褚玉霞妇科脉案良方》

左归丸加味

【组成】熟地黄25克，山药20克，枸杞子30克，山茱萸15克，川牛膝12克，菟丝子30克，鹿角胶15克，龟甲胶15克，紫河车12克，天冬15克，麦冬12克，白术15克，甘草6克。

【用法】水煎服。

【功效】补肾填精。

【主治】带下过少。

【来源】《朱名宸妇科经验集》

二甲地黄汤

【组成】炙龟甲（先煎）、炙鳖甲（先煎）各15克，干地黄、怀山药、山茱萸、炒牡丹皮、茯苓各10克，天冬、麦冬各9克，首乌藤15克，莲子心3克。

【用法】水煎服。

【功效】滋补肝肾，生津养液。

【主治】带下过少属肝肾阴虚者。

【来源】《夏桂成实用中医妇科学》

·滋阴清热止带方·

【组成】生地黄15克，山药15克，山茱萸15克，知母15克，黄柏15克，麦冬15克，牡丹皮15克，蒲公英15克，地榆15克，金银花15克，紫花地丁15克。

【用法】水煎服。

【功效】滋阴降火，清热解毒，止血止带。

【主治】肝肾阴虚，邪毒入侵阴部所致带下过少。症见带下色黄量少，或赤白带下（如老年性阴道炎）。

【来源】《丁启后妇科经验》

·滋肾固带汤·

【组成】蒸何首乌15克，山茱萸12克，山药24克，牡丹皮9克，女贞子15克，黄精15克，枸杞子12克，知母9克，黄柏9克，怀牛膝12克。

【用法】水煎服。

【功效】滋阴补肾，清热止带。

【主治】带下过少属肾阴虚者（多见于老年性阴道炎）。症见带下色黄，甚则呈赤带，量少质黏，阴部瘙痒，或干涩有灼热感。

【来源】《国医大师验方集》

第三章　妊娠病

妊娠期间，发生与妊娠有关的疾病，称为妊娠病，又称"胎前病"。妊娠病不但影响孕妇的身体健康，妨碍妊娠的继续和胎儿的正常发育，甚则威胁生命。因此，必须重视妊娠病的预防和发病后的治疗。

妊娠病的原因十分复杂，有外因、内因、子病、母病等多方面的因素，但主要是母体和胎儿两方面的因素。母体方面，重点在于虚变；胎儿方面，重点在于气火旺的实变，俗谓"胎前一盆火"即指此而言。

妊娠病的治疗原则，大多是治病与安胎并举。亦有胎死腹中，或胎堕难留等，安之无益，反损母体健康者，则当从速促其流产，以保护母体。俗常有"胎前宜凉"之说，是针对子病气火偏旺而言，但母体虚弱，脾肾不足，又当培补脾肾，温固胎元，不可偏执。

孕妇用药，既要注意慎用或禁用发汗、催吐、泻下药物，又要注意避免攻逐滑利、祛痰破血、耗气散气及一切有毒之品。凡有害胎儿的药物，均需谨慎使用，以防止损害胎元或致畸。确属病情需要时，亦可选用上述药物，但须严格掌握剂量，"衰其大半而止"，以避免带来不良影响。

第一节　妊娠恶阻

妊娠早期，出现严重的恶心呕吐，头晕厌食，甚则食入即吐者，称为"妊娠恶阻"，又称"妊娠呕吐""子病""阻病"等。

本病是妊娠早期常见病证之一，以恶心呕吐，头重眩晕，厌食为特点。治疗及时，护理得法，多数患者可迅速康复，预后大多良好。若仅见恶心择食，偶有吐涎等不作病论。

中医学认为本病的主要发病机制是"冲气上逆，胃失和降"。因孕后胎元初凝，血聚养胎，胞宫内实，冲气偏旺，冲气上逆犯胃所致。

西医学妊娠剧吐可参照本病辨证治疗。

香砂六君子汤

【组成】人参一钱，半夏一钱，甘草七分，白术二钱，茯苓二钱，陈皮八分，砂仁八分，木香七分。

【用法】上加生姜二钱，水煎服。

【功效】益气健脾，行气化痰。

【主治】妊娠恶阻属脾胃气虚，痰阻气滞者。

【来源】《名医方论》

加味温胆汤

【组成】陈皮、半夏（制）、茯苓、枳实、竹茹、黄芩、芦根各一钱，甘草（炙）五分，黄连八分，麦冬二钱。

【用法】上药锉碎，加生姜、大枣，水煎服。

【功效】清肝和胃，降逆止呕。

【主治】妊娠恶阻属肝热者。

【来源】《医宗金鉴》

青竹茹汤

【组成】竹茹（弹子大一团）、橘皮、白茯苓各一钱半，半夏

（汤泡七次）、生姜各二钱。

【用法】上锉，水煎温服。

【功效】化痰除湿，降逆止呕。

【主治】妊娠恶阻属痰滞者。

【来源】《济阴纲目》

～・ 半夏厚朴汤 ・～

【组成】半夏一升，厚朴三两，茯苓四两，生姜五两，干苏叶二两。

【用法】上五味，以水七升，煮取四升，分温四服，日三夜一服。

【功效】行气开郁，化痰散结。

【主治】妊娠恶阻属肝郁气滞，痰气交阻者。

【来源】《金匮要略》

～・ 橘皮竹茹汤 ・～

【组成】橘皮二斤，竹茹二升，大枣三十枚，生姜半斤，甘草五两，人参一两。

【用法】上六味，以水一斗，煮取三升，温服一升，日三服。

【功效】清热调肝，和胃降逆。

【主治】胃虚有热，气逆不降所致妊娠恶阻。

【来源】《金匮要略》

～・ 苏叶黄连汤 ・～

【组成】川黄连三四分，紫苏叶二三分。

【用法】水煎服。

【功效】清热化湿，和胃止呕。

【主治】妊娠恶阻属湿热犯胃者。

【来源】《温热经纬》

﹁ · 小半夏加茯苓汤 · ﹂

【组成】半夏一升，生姜半斤，茯苓三两。

【用法】上三味，以水七升，煮取一升五合，分温再服。

【功效】温胃止呕，利水化饮。

【主治】妊娠恶阻属饮阻胃阳者。

【来源】《金匮要略》

﹁ · 干姜人参半夏丸 · ﹂

【组成】干姜一两，人参一两，半夏二两。

【用法】上三味，末之，以生姜汁糊为丸，如梧子大，饮服十丸，日三服。

【功效】温中散寒，化痰降逆。

【主治】妊娠恶阻属脾虚寒饮内停者。

【来源】《金匮要略》

﹁ · 保胎方 · ﹂

【组成】党参15克，云茯苓9克，焦白术9克，桑寄生15克，菟丝子15克，杜仲6克，续断9克，竹茹6克，藿香6克。

【用法】水煎服。

【功效】健脾补肾，和胃止呕。

【主治】妊娠恶阻。

【来源】《中国当代名医验方选编·妇科分册》

❧ · 加味麦门冬汤 · ❧

【组成】麦冬20克，法半夏3克，党参12克，大枣4个，炙甘草8克，怀山药10克，枸杞子10克，女贞子10克，竹茹10克，橘红8克。

【用法】水煎服，每日1剂，分2~3次服。

【功效】滋肾养胃，降逆止呕。

【主治】妊娠恶阻属肾阴不足，虚热上扰，胃气上逆者。

【来源】《国家级名医秘验方》

❧ · 孕吐停方 · ❧

【组成】木香12克，砂仁（后下）9克，党参18克，炒白术12克，茯苓12克，紫苏梗12克，黄芩9克，芦根12克，陈皮12克，竹茹12克，麦冬12克，炙甘草6克。

【用法】水煎服。

【功效】健脾和胃，降逆止呕。

【主治】脾胃虚弱，冲气上逆所致妊娠恶阻。症见恶心呕吐，甚则食入即吐，口淡，呕吐清涎或食糜，纳呆，腹胀，头晕，体倦，怠倦思睡，舌淡，苔白，脉缓滑无力。

【来源】《刘瑞芬妇科经验集》

❧ · 和胃降逆汤 · ❧

【组成】紫苏梗9克，法半夏9克，竹茹9克，黄芩9克，茯苓10克，白芍10克，桑寄生15克。

【用法】水煎服。

【功效】抑肝和胃，降逆止呕。

【主治】肝气不和所致妊娠恶阻。

【来源】《中医妇科临证证治》

· 王氏紫苏和气饮 ·

【组成】当归12克，川芎3克，炒白芍10克，党参12克，紫苏6克，陈皮6克，大腹皮6克，条黄芩9克，焦白术15克，砂仁6克，甘草3克。

【用法】水煎服。

【功效】补气养血，疏肝理气，健脾和胃。

【主治】妊娠恶阻属气血不足，肝火亢盛，克犯脾土者。

【来源】《中国当代名医验方选编·妇科分册》

· 清热止呕汤 ·

【组成】竹茹15克，黄芩15克，麦冬15克，陈皮15克，枳壳9克，茯苓12克，芦根15克。

【用法】水煎，梨汁送服。

【功效】清肝和胃，降逆止呕。

【主治】肝火犯胃，冲气上逆之妊娠恶阻。

【来源】《全国中医妇科流派名方精粹》

· 祝氏保胎八味汤 ·

【组成】黄芩、白术、白扁豆、川续断、桑寄生、菟丝子各10克，紫苏叶、砂仁各3克。

【用法】水煎服。

【功效】清热和胃，补肾安胎。

【主治】妊娠恶阻。

【来源】《中国当代名医验方选编·妇科分册》

∽·加味二陈汤·∽

【组成】陈皮二钱，法半夏一钱半，茯苓三钱，甘草五分，茅苍术一钱，枳壳二钱，生姜一片。

【用法】水煎服。

【功效】燥湿化痰，兼能止呕。

【主治】妊娠恶阻属痰湿者。症见胸脘胀闷，不欲食，食则呕吐涎沫，恶油腻，舌淡，脉濡而滑。

【来源】《中医妇科治疗学》

∽·芩连半夏竹茹汤·∽

【组成】黄芩二钱，黄连一钱，法半夏二钱，竹茹三钱，龙胆一钱，枳壳二钱，旋覆花一钱半。

【用法】水煎，温服。

【功效】清热化痰。

【主治】妊娠恶阻属痰滞偏热者。伴见口干而苦，烦热愦闷，夜寐不安，大便干燥，小溲黄赤，舌苔黄腻，脉滑数。

【来源】《中医妇科治疗学》

∽·加减半夏茯苓汤·∽

【组成】法半夏二钱，云茯苓三钱，广陈皮二钱，砂仁五分，厚朴花二钱，木香一钱半，炒艾叶二钱。

【用法】水煎，温服。

【功效】顺气降逆。

【主治】胎气上逆所致妊娠恶阻。症见呕吐清水或酸水，头胀眩晕，心胸愦闷，起坐不安，时嗳气，饮食不进，怠惰蜷卧，口淡，舌苔白腻，脉濡或缓。

【来源】《中医妇科治疗学》

❧ 温肾降逆汤 ❧

【组成】杜仲三钱，续断三钱，菟丝子三钱，桑寄生五钱，炒蕲艾叶三钱，广陈皮二钱，砂仁一钱，法半夏二钱。

【用法】水煎服。

【功效】温肾纳气，降逆和胃。

【主治】肾虚所致妊娠恶阻。症见腰胀无力，精神疲乏，饮食减少，食后即呕，小便频数量多，舌淡口和，苔薄白，脉寸滑尺缓。

【来源】《中医妇科治疗学》

❧ 抑肝和胃饮 ❧

【组成】紫苏叶3~5克，黄连3~5克，制半夏6克，广陈皮5克，姜竹茹6~9克，钩藤12克，生姜2~3片。（呕吐剧烈者必须加入炙乌梅3~5克）

【用法】每日1~2剂，水煎顿服。

【功效】抑肝和胃，控制呕吐。

【主治】肝胃不和所致妊娠恶阻。

【来源】《读经典学名方系列·妇科病名方》

❧ 藿砂四君汤加味 ❧

【组成】太子参15克，炒白术12克，茯苓15克，藿香梗12克，砂仁（后下）12克，炒黄芩15克，金石斛15克，麦冬15克，荷叶蒂10克，陈皮12克，紫苏梗12克，竹茹10克，甘草10克。

【用法】水煎服，每日1剂。

【功效】健脾益气养阴，和胃顺气止呕。

【主治】妊娠恶阻属气阴两虚者。

【来源】《读经典学名方系列·妇科病名方》

ᵔᵕᵔ·定呕饮·ᵔᵕᵔ

【组成】煅石决明18克，桑叶9克，炒白芍9克，炒白术6克，淡子芩9克，绿萼梅5克，阳春砂（打，后下）5克，紫苏梗5克，当归身10克，陈皮5克。

【用法】水煎服。

【功效】平肝和胃，降逆止呕。

【主治】肝胃不和，肝克脾胃之妊娠恶阻。

【来源】《读经典学名方系列·妇科病名方》

ᵔᵕᵔ·哈荔田经验方·ᵔᵕᵔ

【组成】清半夏9克，云茯苓9克，淡竹茹12克，枇杷叶15克，炒枳壳9克，条黄芩9克，橘皮6克，紫苏梗6克。

【用法】水煎服。

【功效】清热化痰，降逆止呕。

【主治】妊娠恶阻。

【来源】《当代中医妇科临床家丛书·哈荔田》

ᵔᵕᵔ·蔡香荪经验方·ᵔᵕᵔ

【组成】土炒白术4.5克，淡黄芩4.5克，新会陈皮4.5克，姜半夏4.5克，姜竹茹4.5克，紫苏梗6克，白茯苓9克，旋覆花（包）6克，大白芍6克。

【用法】浓煎，分次频服。

【功效】健运降浊，和胃安胎。

【主治】妊娠恶阻。

【来源】《海派中医蔡氏妇科流派医案集》

～·清养止呕方·～

【组成】太子参9克，麦冬9克，川黄连2克，条黄芩4.5克，姜竹茹6克，陈皮4.5克，石斛9克，天花粉9克，乌梅3克。

【用法】水煎服。

【功效】养阴清热，和胃降逆。

【主治】妊娠恶阻。

【来源】《中国当代名医验方选编·妇科分册》

～·安胃饮·～

【组成】藿香9克，紫苏梗6克，川厚朴6克，砂仁6克，竹茹6克，半夏9克，陈皮9克，茯苓9克，生姜汁20滴（兑服）。

【用法】水煎服。

【功效】和胃降逆止呕。

【主治】胃虚，气失和降所致妊娠恶阻。

【来源】《读经典学名方系列·妇科病名方》

～·芝参止呕汤·～

【组成】炒党参12克，炒白术9克，炒山药9克，炒白芍9克，龙眼肉9克，茯苓9克，炒谷芽9克，炒麦芽9克，法半夏4.5克，荷叶蒂3个，鲜生姜2片，黑大枣5枚（切开），黑芝麻拌炒苍术24克。

【用法】水煎服。

【功效】平肝降逆，健脾止呕。

【主治】妊娠恶阻。

【来源】《中国妇产方药全书》

❧ · 止呕花壳汤 · ❧

【组成】白扁豆30克，北沙参12克，酒黄芩12克，金石斛10克，香稻芽10克，炒枳壳5克，厚朴花5克，豆蔻壳5克，玫瑰花5克，旋覆花（炒半夏曲6克同布包）6克。

【用法】水煎服。

【功效】和胃清热。

【主治】妊娠恶阻。

【来源】《中国妇产方药全书》

❧ · 三豆汤 · ❧

【组成】白扁豆10~15克，刀豆10~15克，绿豆10克。

【用法】煎汤，加大青盐一粒，姜汁二滴，少量频服。

【功效】健脾和胃，降逆止呕。

【主治】妊娠恶阻。

【来源】《中国当代名医验方选编·妇科分册》

❧ · 和中保孕方 · ❧

【组成】云茯苓10克，姜半夏5克，竹茹6克，桑寄生10克，炒白术10克，淡子芩10克，紫苏梗10克，陈皮5克，苎麻根10克。

【用法】水煎服。

【功效】健脾和中，止恶安胎。

【主治】妊娠恶阻。

【来源】《中国当代名医验方选编·妇科分册》

·健脾和胃饮·

【组成】党参12克，白术9克，淡竹茹9克，炙枇杷叶9克，砂仁3克，紫苏梗2.4克，陈皮3克，法半夏9克，茯苓9克，煅石决明30克。

【用法】水煎服，每日1剂。

【功效】健脾和胃，清肺平肝。

【主治】妊娠恶阻属肝逆犯胃，肺气不降者。

【来源】《读经典学名方系列·妇科病名方》

·宽胸健脾方·

【组成】鲜生地黄12克，淡子芩9克，焦白术6克，新会陈皮6克，砂仁（后下）4.5克，姜竹茹9克，紫苏梗6克，伏龙肝（包）12克，藕节炭9克，左金丸（包）3克。

【用法】水煎服。

【功效】宽胸健脾，降逆止血。

【主治】脾虚胃热，呕吐伤络之妊娠恶阻。

【来源】《朱小南妇科经验选》

·叶熙春经验方·

【组成】紫苏梗9克，姜半夏9克，姜汁炒竹茹9克，炒白术5克，盐水炒刀豆9克，茯苓9克，玫瑰花8朵，煅石决明18克，盐水炒橘红6克，阳春砂（杵，后下）3克，左金丸（吞）1.8克。

【用法】水煎服。

【功效】清肝和胃，降逆止呕。

【主治】妊娠恶阻。

【来源】《叶熙春专辑》

❧ · 王渭川经验方 · ❧

【组成】沙参10克，生白芍10克，枸杞子12克，女贞子24克，菊花10克，刺蒺藜10克，瓜蒌皮10克，竹茹12克，墨旱莲24克，制旋覆花10克，广藿香6克，生牛蒡子24克，麦冬10克。

【用法】水煎服。

【功效】清热调肝，和胃止呕。

【主治】肝火上冲犯胃所致妊娠恶阻。

【来源】《王渭川妇科治疗经验》

❧ · 二陈汤加减 · ❧

【组成】陈皮15克，姜半夏12克，茯苓15克，乌梅15克，紫苏叶15克，白术15克，麦冬20克，玉竹15克，桑寄生25克，甘草6克，生姜汁为引。

【用法】水煎服。

【功效】疏肝降逆和胃。

【主治】妊娠恶阻属肝郁胃热，胎气上逆者。

【来源】《门成福妇科经验精选》

❧ · 平逆清胃方 · ❧

【组成】白术（炒）4.5克，姜半夏4.5克，黄芩4.5克，陈皮4.5克，姜竹茹6克，白芍6克，紫苏梗6克，旋覆花（包煎）6克，茯苓6克。

【用法】浓煎，分多次顿服。

【功效】顺气和胃，降逆止呕。

【主治】妊娠恶阻。

【来源】《国家级名老中医验案·妇科病》

吴兆祥经验方

【组成】紫苏梗8克，炒枳壳6克，焦三仙各12克，黄芩炭7克，法半夏8克，炒吴茱萸3克，炒马尾连3克，木香6克，白豆蔻5克，厚朴6克，竹茹7克，生姜8克，云茯苓15克，泽泻8克，陈皮7克。

【用法】水煎服。

【功效】疏和调胃。

【主治】饮食难消，胃气壅滞所致妊娠恶阻。

【来源】《吴兆祥医案》

孕吐和胃饮

【组成】太子参、茯苓、当归、白芍、生熟地黄、佛手、麦冬、制半夏、竹茹各10克，白术6克，砂仁3克，紫苏子3克，紫苏梗5克，藿香梗5克，白扁豆10克。

【用法】水煎服。

【功效】健脾和胃，和中增液，止呕。

【主治】妊娠恶阻。

【来源】《中国当代名医验方选编·妇科分册》

妊娠恶阻方

【组成】当归身10克，杭白芍10克，煅石决明18克，绿萼梅5克，桑叶10克，黄芩5克，茯苓10克，砂仁3克，姜竹茹9克，陈皮5克，紫苏梗5克。

【用法】水煎服。

【功效】清肝和胃，降逆止呕。

【主治】阴虚肝旺所致妊娠恶阻。

【来源】《中国当代名医验方选编·妇科分册》

·平冲和胃饮·

【组成】黄芩9~12克，黄连3~9克，姜半夏4.5~6克，生姜9~12克，党参9~15克，云茯苓9~15克，竹茹6~9克。

【用法】水煎频服。

【功效】平冲降逆，和胃止吐，宽中消痞。

【主治】妊娠恶阻属胃气不和者。症见心下痞硬，但满不痛，哕，吐，利，肠鸣等。

【来源】《陈伯祥中医妇科经验集要》

第二节　妊娠腹痛

妊娠期间，出现以小腹疼痛为主的病证，称为"妊娠腹痛"，亦称"胞阻"。

本病是孕期常见病之一，以妊娠期间因胞脉阻滞或失养，发生的小腹部隐痛、冷痛或胀痛为主要特征。主要机制是胞脉阻滞或胞脉失养，有虚实之分，实者因胞脉阻滞，气血运行不畅，"不通则痛"；虚者因胞脉失养，"不荣则痛"。其病位仅在胞脉、胞络，尚未损及胎元，但严重时可因血脉不通，胞胎失养而影响胎元。

西医学先兆流产以腹痛为主要症状者可参照本病辨证治疗。

·当归芍药散·

【组成】当归三两，芍药一斤，茯苓四两，白术四两，泽泻半斤，川芎半斤。

【用法】上六味，杵为散，取方寸匕，酒和，日三服。

【功效】疏肝健脾，活血化瘀，健脾利湿。

【主治】妊娠腹痛属血瘀湿滞者。

【来源】《金匮要略》

芎归胶艾汤

【组成】川芎、阿胶、甘草各二两，艾叶、当归各三两，芍药四两，干地黄四两。

【用法】上七味，以水五升，清酒三升，合煮，取三升，去滓，纳胶，令消尽，温服一升，日三服。

【功效】养血暖宫，调补冲任。

【主治】妊娠腹痛属冲任虚损，血虚有寒者。

【来源】《金匮要略》

逍遥散

【组成】甘草（微炙赤）半两，当归（去苗，锉，微炒）、茯苓（去皮，白者）、芍药（白者）、白术、柴胡（去苗）各一两。

【用法】上为粗末，每服二钱，水一大盏，烧生姜一块，切破，薄荷少许，同煎至七分，去滓热服，不拘时候。

【功效】疏肝解郁，止痛安胎。

【主治】妊娠腹痛属气郁者。

【来源】《太平惠民和剂局方》

艾附暖宫丸

【组成】艾叶（大叶者，去枝梗）三两，香附（去毛，俱要合时采者，用醋五升，以瓦罐煮一昼夜，捣烂为饼，慢火焙干）六两，吴茱萸（去枝梗）二两，大川芎（雀胎者）二两，白芍（用酒炒）二两，黄芪（取黄色、白色软者）二两，当归（酒洗）三两，续断（去芦）一两五钱，生地黄（生用，酒洗，焙干）一两，官桂五分。

【用法】上为细末，上好米醋打糊为丸，如梧桐子大，每服五七十丸，淡醋汤食远送下。

【功效】温经散寒，暖宫止痛。

【主治】妊娠腹痛属虚寒者。

【来源】《仁斋直指方论》

·安奠二天汤·

【组成】人参（去芦）一两，熟地黄（九蒸）一两，白术（土炒）一两，山药（炒）五钱，山茱萸（蒸，去核）五钱，炙甘草一钱，杜仲（炒黑）三钱，枸杞子二钱，扁豆（炒，去皮）五钱。

【用法】水煎服。

【功效】补脾益肾，固胞安胎。

【主治】妊娠腹痛。原书用治"妊娠少腹作疼，胎动不安，如有下堕之状"。

【来源】《傅青主女科》

·援土固胎汤·

【组成】人参一两，白术（土炒）二两，山药（炒）一两，肉桂（去粗，研）二钱，制附子五分，续断三钱，杜仲（炒黑）三钱，山茱萸（蒸，去核）一两，枸杞子三钱，菟丝子（酒炒）三钱，砂仁（炒，研）三粒，炙甘草一钱。

【用法】水煎服。

【功效】益气健脾，温肾助阳。

【主治】妊娠腹痛。原书用治"妊妇上吐下泻，胎动欲堕，腹疼难忍，急不可缓"。

【来源】《傅青主女科》

引气归血汤

【组成】白芍（酒炒）、当归（酒洗）各五钱，白术（土炒）、荆芥穗（炒黑）、麦冬（去心）、牡丹皮各三钱，姜炭、香附（酒炒）各五分，郁金（醋炒）、甘草各一钱。

【用法】水煎服。

【功效】调气活血止痛。

【主治】妊娠腹痛。原书用治"大怒之后，忽然腹疼吐血，因而堕胎，及堕胎之后，腹疼仍未止者"。

【来源】《傅青主女科》

苓术汤合当归芍药散加减

【组成】党参五钱，白术三钱，茯苓三钱，当归三钱，紫苏梗二钱，黄芩二钱，熟地黄四钱，香附二钱，白芍三钱，甘草二钱。

【用法】每日1剂，水煎2次，合并煎液，分2次温服。

【功效】健脾养血，疏肝解郁，行气止痛。

【主治】妊娠腹痛属脾虚肝郁者。

【来源】《周子飘妇科》

加减平胃散

【组成】扁豆壳五钱，白术二钱，苍术一钱半，广陈皮一钱，云茯苓四钱，煨木香二两，建神曲二两，甘草一钱。

【用法】水煎服。

【功效】调理脾胃以消食。

【主治】妊娠期内，饮食停滞，胃脘疼痛，延及腹部，口淡不思食，有时欲呕，嗳气，脉弦滑，苔厚腻。

【来源】《中医妇科治疗学》

·∾ 加味葱豉汤 ∾·

【组成】炒荆芥二钱，淡豆豉二钱，艾叶三钱，桑枝五钱，广陈皮二钱，葱白一根。

【用法】水煎，温服。

【功效】疏解表邪。

【主治】感受风寒所致妊娠腹痛。伴见头身俱痛，恶寒无汗，胸闷不舒，舌淡苔白，脉浮。

【来源】《中医妇科治疗学》

·∾ 和营汤 ∾·

【组成】当归身二钱，白芍三钱，桂枝一钱，艾叶三钱，甘草一钱。

【用法】水煎，温服。

【功效】养血散寒。

【主治】素体血虚，感受风寒所致妊娠腹痛。症见面色淡黄，少腹时痛，头痛，间有恶寒，苔白，脉浮少力。

【来源】《中医妇科治疗学》

·∾ 温肾调气汤 ∾·

【组成】杜仲四钱，续断三钱，桑寄生五钱，天台乌药二钱，补骨脂二钱，菟丝子三钱，焦艾叶三钱，炒狗脊二钱。

【用法】水煎，温服。

【功效】温肾安胎。

【主治】肾虚所致妊娠腹痛。症见妊娠数月，腰酸作胀，少腹疼痛有下坠感，小便多，白带较重，舌苔白，脉沉缓。

【来源】《中医妇科治疗学》

加减龙胆泻肝汤

【组成】龙胆二钱，黄芩一钱半，栀子一钱半，泽泻一钱，木通二钱，车前子一钱半，当归一钱。

【用法】水煎，食前服。

【功效】清肝泻热渗湿。

【主治】肝郁气滞兼有湿热所致妊娠腹痛。症见头目昏眩，胁痛耳聋（或耳鸣），口苦咽干，心烦易怒，少腹作痛有热感，小便短黄，阴道流浊带，并感疼痛。

【来源】《中医妇科治疗学》

柴芩七物汤

【组成】柴胡一钱，黄芩一钱半，法半夏一钱半、厚朴一钱半，茯苓二钱，紫苏一钱。

【用法】水煎，食前服。

【功效】调气行滞。

【主治】气滞所致妊娠腹痛。症见妊娠数月，胸腹及两胁胀痛，性情暴躁易怒，口苦，头晕，兼有咳嗽，苔白腻或薄黄，脉弦而滑。

【来源】《中医妇科治疗学》

❧ · 益气举胎汤 · ❧

【组成】炙黄芪、白术、白芍、杜仲各6克，茯神、炒酸枣仁、桑寄生各9克，制半夏、炒竹茹、米炒石斛、沙苑子各4.5克，淮小麦、黑豆各12克，炒黄芩2.4克。

【用法】水煎服。

【功效】益气养阴，调和肝脾。

【主治】妊娠腹痛。症见妊娠腹中痛坠，心悸倦怠，呕恶纳少。

【来源】《中国妇产方药全书》

❧ · 保胎止痛方 · ❧

【组成】炒当归10克，白芍15克，川芎4.5克，云茯苓12克，炒白术10克，泽泻10克，紫苏梗10克，桑寄生12克，生甘草5克。

【用法】水煎服。

【功效】养营安胎，理气止痛。

【主治】血虚血热，寒滞气郁所致妊娠腹痛。症见妊娠后大腹或小腹部时有疼痛，甚或有胎动不安。

【来源】《中国当代名医验方选编·妇科分册》

❧ · 菟鹿寿胎方 · ❧

【组成】菟丝子9克，炒杜仲9克，桑寄生9克，炒川续断9克，鹿角胶（烊冲）9克或鹿角霜9克，山茱萸9克，制黄精12克，生地黄9克，炒白术4.5克，炒当归身9克，紫苏梗6克，白茯苓9克。

【用法】水煎服。

【功效】补肾益精，滋血寿胎。

【主治】多次殒胎，孕后腰脊酸楚，小腹隐痛。

【来源】《蔡氏女科经验选集》

朱小南经验方

【组成】生地黄9克，山茱萸9克，杜仲9克，续断9克，女贞子9克，焦白术9克，茯苓9克，淡子芩9克，钩藤（后下）12克，苎麻根9克，新会陈皮6克。

【用法】水煎服。

【功效】固肾安胎，平肝清热。

【主治】妊娠腹痛属肾亏肝旺者。

【来源】《朱小南妇科经验选》

王渭川经验方

【组成】潞党参30克，茯神20克，生黄芪30克，鹿角胶10克，阿胶珠10克，桑寄生15克，菟丝子15克，枸杞子炭10克，血余炭10克，厚朴6克，砂仁3克，杜仲9克，续断9克，牛角鳃（烧赤存性）10克，制香附10克。

【用法】水煎服。

【功效】补气益血，佐以安宫。

【主治】妊娠腹痛属气血虚损，胞宫失调者。

【来源】《王渭川妇科治疗经验》

调气安胎饮

【组成】当归10克，白芍5克，茯苓10克，紫苏5克，香附5克，苎麻根6克，木香3克。

【用法】诸药共煎，加水800毫升，煎至400毫升，每日3次，空腹服用。

【功效】调气安胎，养血调营。

【主治】胎气不和所致妊娠腹痛。

【来源】《中医百病症治大全》

❧ 泰山磐石散加减 ❧

【组成】川续断12克，杜仲12克，菟丝子30克，砂仁（后下）6克，陈皮9克，当归9克，川芎6克，炒白芍12克，炒白术15克，党参12克，炙黄芪15克，炙甘草9克。

【用法】水煎服。

【功效】益气健脾，补肾安胎。

【主治】妊娠腹痛属脾肾不足者。

【来源】《妇科病临证医案300例》

❧ 加减当归芍药散 ❧

【组成】炒当归9克，白芍12克，川芎5克，茯苓10克，白术9克，泽泻9克，紫苏梗9克，桑寄生12克。

【用法】水煎服。

【功效】养血健脾，缓急止痛。

【主治】血虚气滞，胞脉失养所致妊娠腹痛。

【来源】《妇科方药临证心得十五讲》

第三节　异位妊娠

异位妊娠是妇产科常见的急腹症。凡受精卵在子宫腔以外着床发育，称为"异位妊娠"，俗称"宫外孕"。

正常情况下，妇女怀孕后胚胎种植在子宫腔内称为宫内孕，若种植在子宫腔外某处则称为宫外孕，宫外孕部位最多见于输卵管，少数也可见于卵巢、宫颈等处。如输卵管妊娠中存活的孕卵脱落在腹腔内，偶尔还在腹腔内脏器如大网膜上继续生长，则形成腹腔妊娠。输卵管内植入的孕卵若自管壁分离而流入腹腔则形成输卵管妊娠流产；孕卵绒毛穿破管壁而破裂则形成输卵管妊娠破裂。二者均可引起腹腔内出血，但后者更严重，常由于大量的内出血而导致休克，甚至危及生命。患者临床表现有停经、早孕反应、腹痛或发作性小腹部疼痛、阴道出血、腹腔内出血、贫血、休克等症状。

输卵管妊娠的主要病机是冲任不畅，孕卵异位着床。引起冲任不畅的原因有先天肾气不足，或少腹宿有瘀滞，或感受湿热之邪，导致冲任阻滞，胞脉不畅，孕卵异位着床。由于孕卵未能移行胞宫，在输卵管内着床发育。在未破损期，以少腹血瘀，阻滞脉络而疼痛为主；已破损期则由瘀滞日久，胀破脉络，阴血内溢于少腹，可出现少腹蓄血、气血两亏、厥脱；日久则见少腹瘀血或积块等一系列证候。

中医古籍中没有"异位妊娠"的病名，但在"妊娠腹痛""停经腹痛""少腹瘀血""经漏""妊娠下血"及"癥瘕"等病证中有类似症状的描述。

一、内服方

⚭·四物汤·⚭

【组成】川当归、川芎、白芍、熟地黄各等份。

【用法】每服三钱，水盏半，煎至七分，空心热服。

【功效】益气止血固脱。

【主治】异位妊娠（已破损期）属气血亏脱者。

【来源】《仙授理伤续断秘方》

⚭·参附汤·⚭

【组成】人参四钱，附子三钱（炮，去皮脐）。

【用法】水煎服。

【功效】益气固脱，止血止痛，活血化瘀，终止妊娠。

【主治】异位妊娠（休克型）。

【来源】《正体类要》

·下瘀血汤·

【组成】大黄二两，桃仁二十枚，䗪虫（炒，去足）二十枚。

【用法】上三味，末之，炼蜜和为四丸，以酒一升，煎一丸，取八合，顿服之。

【功效】祛瘀活血，泻下通经。

【主治】异位妊娠（不稳定型）。症见出血量不多，少腹部疼痛有包块，痛有定处。

【来源】《金匮要略》

·生脉散·

【组成】人参、麦冬、五味子（原著本方无用量）。

【用法】水煎服。

【功效】益气养阴，敛汗生脉，终止妊娠。

【主治】异位妊娠（休克型）。

【来源】《医学启源》

·活络效灵丹·

【组成】当归、丹参、生乳香、生没药各五钱。

【用法】上药四味作汤服。若为散，一剂分作四次服，温酒送下。

【功效】活血祛瘀，通络止痛。

【主治】异位妊娠属气血瘀滞者。

【来源】《医学衷中参西录》

参附汤合活络效灵丹加减

【组成】制附片（先煎）9克，红参（另煎冲服）9克，炙甘草5克，炙桂枝3克，茯苓10克，牡丹皮10克，丹参10克，赤芍10克，制乳没各6克。

【用法】水煎分服，每日2剂，3~4小时服1次。

【功效】回阳固脱，活血化瘀。

【主治】异位妊娠（休克型）。

【来源】《夏桂成实用中医妇科学》

化瘀消结汤

【组成】当归9克，丹参20克，赤芍12克，桃仁9克，三七末（冲服）1.5克，枳实12克，大黄9克，牡丹皮12克，黄芪15克。

【用法】水煎服。

【功效】行气活血，化瘀散结。

【主治】异位妊娠属瘀结癥块者（即陈旧性宫外孕）。

【来源】《中医妇科临证证治》

宫外孕方

【组成】丹参15克，赤芍9克，桃仁9克，乳香6克，没药6克。

【用法】水煎服。

【功效】活血化瘀，消癥止痛。

【主治】异位妊娠破裂，突发剧烈腹痛，并见月经过多，漏下不畅，血色暗红，舌紫暗，脉涩等。

【来源】《读经典学名方系列·妇科病名方》

宫外孕Ⅰ号方（山西中医学院
第一附属医院经验方）

【组成】丹参15克，赤芍15克，桃仁9克。

【用法】水煎服。

【功效】活血祛瘀，消癥止痛。

【主治】异位妊娠破裂后不稳定型早期，及休克型经治疗纠正后腹腔、盆腔内血液尚未形成血肿包块者。症见突发下腹剧痛，拒按，面色苍白，四肢厥逆，冷汗淋漓，恶心呕吐，血压下降或不稳定，有时烦躁不安或表情淡漠，脉微欲绝或细数无力。

【来源】《读经典学名方系列·妇科病名方》

宫外孕Ⅱ号方（山西中医学院
第一附属医院经验方）

【组成】丹参15克，赤芍15克，桃仁9克，三棱、莪术各3~6克。

【用法】水煎服。

【功效】活血祛瘀，消癥止痛。

【主治】异位妊娠破裂后，腹腔、盆腔内瘀血凝滞，形成血肿包块者。症见腹痛减轻或逐渐消失，下腹坠胀或有便意，阴道出血逐渐停止，妇科检查可触及边界不清的包块，或一侧附件增厚有压痛，舌有斑痕，脉细涩。

【来源】《读经典学名方系列·妇科病名方》

生脉散合宫外孕Ⅰ号方

【组成】人参6~9克，麦冬12克，五味子3~9克，丹参15克，赤芍15克，桃仁9克。

【用法】水煎服。

【功效】益气固脱，活血祛瘀。

【主治】异位妊娠（休克型）。

【来源】《中医妇科学》

❧·褚氏消癥杀胚经验方·❧

【组成】黄芪30克，丹参30克，赤芍15克，三棱10克，莪术10克，蜈蚣2条，全蝎2条，天花粉30克，枳壳10克，车前子（包煎）15克，紫草15克，川牛膝15克。

【用法】每日1剂，水煎服。

【功效】活血化瘀，消癥杀胚。

【主治】异位妊娠（未破损期）属胎元阻络者。

【来源】《褚玉霞妇科脉案良方》

❧·化瘀杀胚方·❧

【组成】丹参15克，赤芍15克，桃仁10克，三棱15克，莪术15克，炙黄芪30克，党参15克，紫草12克，枳壳10克，甘草6克。

【用法】水煎服。

【功效】益气扶正，活血化瘀杀胚。

【主治】异位妊娠未破裂，欲保守治疗者。

【来源】《国医验案奇术良方丛书·张良英妇科经验集粹》

❧·宫外孕1号合宫外孕2号加减·❧

【组成】桃仁5克，红花5克，当归12克，赤芍15克，丹参15克，三棱8克，莪术8克，川芎10克，党参15克，山药15克，熟地黄15克，砂仁（后下）6克，川楝子15克，延胡索15克，乳香8克，没药8克，生甘草6克，生黄芪30克，浙贝母10克，炒鸡内金20克，夏枯草15克，三七6克。

【用法】水煎服，每日1剂。

【功效】活血化瘀止痛。

【主治】脉络不通，气滞血瘀之异位妊娠。

【来源】《魏雅君妇科临床证治》

·韩百灵经验方·

【组成】三棱10克，莪术10克，蜈蚣2条，桃仁10克，天花粉15克，延胡索15克，三七粉（冲服）5克，赤芍15克，怀牛膝15克，浙贝母10克，煅牡蛎20克，甘草5克，大黄（后下）3克。

【用法】每日1剂，水煎服，早、晚分服。

【功效】杀胚消癥，活血化瘀。

【主治】异位妊娠（未破损期）属气血瘀滞者。

【来源】《韩氏女科》

·加味活络效灵丹·

【组成】炒当归10克，丹参10克，生乳香6~9克，生没药6~9克，蜈蚣6~9克，川牛膝10克，赤芍12克，白芍12克。

【用法】水煎分服，每日1剂，亦可日服2剂，每4小时服1次。

【功效】活血化瘀，通络止痛。

【主治】异位妊娠属气血瘀滞者。

【来源】《读经典学名方系列·妇科病名方》

二、外用方

～・ 灌肠方 ・～

【组成】紫草30克，蜈蚣2克，怀牛膝10克，当归10克，丹参15克，赤芍12克，桃仁10克，天花粉30克，天南星30克，三棱10克。

【用法】水煎，浓缩成150毫升，药温宜30~40℃。每次药量100~150毫升，每日灌肠1次。在病情许可的条件下，如阴道流血不多，腹痛不甚明显时，可早、晚各灌肠1次，灌肠后取膝卧式，抬高臀部，药液保留30分钟，使药液从肠道完全吸收。

经查尿妊娠试验阴性后，则上方去天花粉、蜈蚣、紫草，酌加化瘀理气散结之品，如乳香5克，没药5克，王不留行15克，昆布15克，海藻15克，延胡索10克，使包块吸收消散。

【功效】活血化瘀，消癥杀胚，散结止痛。

【主治】异位妊娠。

【来源】《现代中医特色诊疗》

～・ 双柏散 ・～

【组成】侧柏叶、大黄、黄柏、薄荷、泽兰等。

【用法】上药100克水蜜调，胚胎存活者加麝香0.1克作药心，敷患侧，每日1次，至胚胎停止发育。有出血倾向者冷敷；已停止出血者温热敷。

【功效】活血化瘀消癥。

【主治】输卵管妊娠破裂后形成包块、血肿。

【来源】《中医妇科临证证治》

～・ 敷贴方1 ・～

【组成】千年健60克，地枫皮60克，花椒60克，续断120克，赤芍120克，当归尾120克，五加皮120克，白芷120克，桑寄生120克，艾叶500克，透骨草250克，羌活60克，独活60克，血竭60克，乳香60克，没药60克。

【用法】上药共研极细末，每250克为1份，装入纱布袋中，封口备用。取纱布袋1个蒸15分钟，趁热外敷患处，每日1~2次，10日为1个疗程。

【功效】破瘀消癥。

【主治】输卵管妊娠破裂后形成血肿包块（陈旧性宫外孕），包块浅而界限清楚者。

【来源】《现代中医特色诊疗》

·敷贴方2·

【组成】麝香0.06克，樟脑6克，血竭9克，自然铜9克，松香9克，银朱9克。

【用法】除麝香外，其他各药共为细末备用。将药面加热成糊状，根据包块大小，将药摊于布上，加麝香，趁热贴于腹壁包块处，8小时后可加热敷，3日换药1次。腹壁有感染者禁用。

【功效】消癥散结。

【主治】输卵管妊娠破裂后形成血肿包块者（陈旧性宫外孕）。

【来源】《现代中医特色诊疗》

第四节　胎　漏

妊娠期，阴道少量流血，时下时止，或淋漓不断，而无腰酸腹痛者，称为"胎漏"，亦称"胞漏"或"漏胎"等。以孕后阴道少量出血，而无腰酸腹痛为特点。

本病发生在妊娠早期，相当于西医学的先兆流产。流产是一个动态变化的过程，先兆流产阶段，经过适当的治疗，出血停止，兼症消失，多能继续妊娠，正常分娩。反之，若阴道流血逐渐增多，兼症加重，结合有关检查，确属胎堕难留者，不可再行安胎，应以去胎益母为要。本病若发生在妊娠中、晚期，则类似于西医学的前置胎盘，诊疗中应予以高度重视。

病因包括胚胎因素、母体因素、父亲因素和环境因素等，由多种原因引起胚胎发育异常或着床受阻所致。胚胎或胎儿染色体异常是早期流产最常见的原因。母体因素包括全身性疾病、生殖器官异常、内分泌异常、强烈应激与不良习惯、免疫功能异常等。父亲因素方面，有研究证实精子的异常可以导致流产。环境因素中，过多接触放射线和有害化学物质均可导致流产。

中医学认为，本病的主要机制是冲任不固，不能摄血养胎。妊娠是胚胎、胎儿在母体子宫内生长发育和成熟的过程。母、胎必须相互适应，中医学把母、胎之间的微妙关系以"胎元"来涵盖。胎元包括胎气、胎儿、胎盘三个方面的含义。《简明中医词典》解释胎气为"胎儿在母体内所受精气"。胎气、胎儿、胎盘任何一方有问题，均可发生胎漏。

西医学妊娠早期的先兆流产和妊娠中、晚期的前置胎盘出血，可参照本病辨证治疗。

固下益气汤

【组成】人参、白术、熟地黄、阿胶、白芍、炙甘草、砂仁、艾炭（原著本方无用量）。

【用法】水煎服。

【功效】益气养血，固冲止血。

【主治】胎漏属气虚者。

【来源】《临证指南医案》

阿胶汤

【组成】阿胶（炒燥）、刘寄奴、赤石脂、黄连（去须）、白龙骨各一两半，乌梅（碎，焙）五枚，桑寄生、甘菊花、当归（切，焙）、旋覆花（炒）、地榆、白术各一两，枳壳（去瓤，麸炒）一两一分，艾叶（炒）半两，石膏（碎）二两。

【用法】上一十五味，粗捣筛，每服五钱匕，水一盏半，入生姜五片，同煎至八分，去滓温服，不拘时。

【功效】养阴清热，止血安胎。

【主治】妊娠胎漏，下血不止。

【来源】《圣济总录》

加味补中安胎饮

【组成】人参一钱，白术（土炒）、当归（酒洗）各二钱，川芎、黄芩各八分，紫苏、陈皮、砂仁（碎）、炙甘草各四分。

【用法】加生姜一片，水煎服，滓再煎。

【功效】补中安胎。

【主治】虚羸孕妇，下血不止，或按月去血点滴，名曰胎漏，多因劳而气血两虚，或喜食爆炙热物过多而致。

【来源】《胎产心法》

尊生安胎饮

【组成】当归身（酒洗）、白芍（酒炒）、熟地黄、生地黄、砂仁、阿胶（炒珠）各一钱，杜仲（盐水炒，去丝）、白术（土炒）各二钱，条黄芩一钱五分，川芎、陈皮、紫苏梗各五分，续断

（酒制）八分。

【用法】水煎服。

【功效】益气养血，补肾安胎。

【主治】胎漏属血虚有火者。

【来源】《胎产心法》

·　寿胎丸　·

【组成】菟丝子（炒熟）四两，桑寄生二两，川续断二两，真阿胶二两。

【用法】上药将前三味轧细，水化阿胶和为丸，一分重（干足一分），每服二十丸，开水送下，日再服。

【功效】补肾安胎。

【主治】肾虚之胎漏。症见妊娠期间阴道少量出血，色暗淡，质稀，或伴头晕、耳鸣，小便频数，夜尿多，甚至失禁，或曾屡次堕胎，舌质淡，苔薄白，脉沉滑尺弱。

【来源】《医学衷中参西录》

·　胎元饮　·

【组成】人参随宜，当归二钱，杜仲二钱，芍药二钱，熟地黄二三钱，白术一钱半，炙甘草一钱，陈皮七分。

【用法】水二盅，煎七分，食远服。或间日，或二三日，常服一二剂。

【功效】补肾安胎。

【主治】冲任不足之胎漏。症见妊娠初期，阴道少量出血，胎动下坠，色淡红，质稀薄，神疲肢倦，心悸气短，舌质淡，苔薄白，脉细滑无力。

【来源】《景岳全书》

❧ 八物胶艾汤 ❧

【组成】人参、白术、茯苓、甘草、川芎、当归、芍药、地黄、阿胶、艾叶（原著本方无用量）。

【用法】水煎服。

【功效】补气养血，止血安胎。

【主治】胎漏属气血虚弱者。

【来源】《医学入门》

❧ 安胎当归汤 ❧

【组成】当归、阿胶（炙）、川芎、人参各一两，大枣（擘）十二枚，艾叶一虎口。

【用法】上六味切，以酒、水各三升，合煮取三升，去滓，纳胶令烊，分三服。

【功效】补气养血，止血安胎。

【主治】胎漏属气血虚弱者。

【来源】《外台秘要》

❧ 桂枝茯苓丸 ❧

【组成】桂枝、茯苓、牡丹皮（去心）、芍药、桃仁（去皮尖，熬）各等份。

【用法】上五味，末之，炼蜜和丸，如兔屎大，每日食前服一丸。不知，加至三丸。

【功效】活血祛瘀，缓消癥块。

【主治】胎漏属瘀阻胞宫者。症见妇人素有癥块，妊娠期阴道不时少量下血，色紫黑晦暗，口干不渴或但欲漱水不欲咽，舌紫暗或边、尖有瘀斑，脉沉涩。

【来源】《金匮要略》

滋肾育胎丸

【组成】党参120克，阿胶120克，何首乌120克，鹿角霜90克，巴戟天90克，川续断90克，杜仲90克，熟地黄150克，枸杞子90克，菟丝子240克，桑寄生90克，白术90克，砂仁15克，艾叶90克。

【用法】上药为末，炼蜜为丸，每次5克，每日3次，淡盐水或蜜糖水送服。亦可作汤剂水煎服，用量按比例酌减。

【功效】滋补肾阴肾阳为主，佐以补肾健脾，养血安胎。

【主治】胎漏属肾脾虚弱，阳亏血少者。

【来源】《罗元恺女科述要》

安胎饮

【组成】菟丝子30克，桑寄生12克，川续断12克，黑杜仲12克，焦生地黄30克，焦熟地黄30克，白芍15克，藕节炭30克，砂仁6克，甘草6克。

【用法】水煎服。

【功效】固肾止血，清热安胎。

【主治】肾虚所致胎漏。

【来源】《中国当代名医验方选编·妇科分册》

加味三青饮

【组成】冬桑叶30克，竹茹12克，丝瓜络炭6克，熟地黄30克，山药15克，杜仲15克，菟丝子9克，当归身6克，白芍15克。

【用法】水煎服。

【功效】养阴清热。

【主治】胎漏。症见妊娠期阴道出血量多，色红质稠，心烦口渴，面时潮红，或有低热，尿少而黄。

【来源】《中国当代名医验方选编·妇科分册》

❧· 菟生固胎汤 ·❧

【组成】桑寄生15克，菟丝子15克，炒川续断12克，炒杜仲12克，枸杞子12克，制何首乌15克，黄芪20克，白术10克，熟地黄15克，炒白芍12克，阿胶（烊化）9克，苎麻根20克，砂仁6克，甘草5克。

【用法】水煎服。

【功效】补肾固冲，止血安胎。

【主治】胎漏。

【来源】《中国当代名医验方选编·妇科分册》

❧· 椿皮寿胎汤 ·❧

【组成】椿白皮12克，桑寄生15克，苎麻根20克，川续断12克，阿胶珠10克，太子参12克，黄芪12克，炒白术12克，黄芩10克，忍冬藤15克，墨旱莲12克，炒白术9克，桑叶15克，海螵蛸15克，龙骨15克，仙鹤草24克，甘草5克。

【用法】水煎服。

【功效】益气清热，摄血安胎。

【主治】湿热下注，冲任失调，胎元不固之胎漏。

【来源】《全国中医妇科流派名方精粹》

保产达生丸

【组成】党参10克，黄芪15克，熟地黄12克，当归12克，白芍10克，白术10克，茯苓15克，菟丝子15克，桑寄生10克，炒续断10克，炒杜仲10克，首乌藤10克，阿胶珠（海蛤粉炮灸）15克，炒艾叶10克，紫苏梗10克，砂仁10克，炒黄芩6克，甘草3克。

【用法】蜜丸：嚼服，每日2次，每次1丸。片剂：吞服，每日3次，每次3~5片。汤剂：水煎服，每日2次，2日1剂。

【功效】滋阴养血，固肾安胎。

【主治】胎漏。

【来源】《全国中医妇科流派名方精粹》

陈氏安胎饮

【组成】当归10克，川芎6克，白芍15克，黄芪10克，白术12克，炒杜仲10克，炒川续断15克，黄芩10克，地榆炭10克，阿胶珠10克，紫苏叶10克，甘草10克。

【用法】水煎服。

【功效】益气养血，滋阴清热，固肾安胎。

【主治】冲任气血不足，肾虚胎火上逆之胎漏。

【来源】《全国中医妇科流派名方精粹》

阿胶汤加减

【组成】阿胶12克，生地黄15克，白芍9克，当归9克，川芎3克，焦栀子9克，黄芩6克，侧柏叶12克。

【用法】水煎服。

【功效】养阴清热。

【主治】阴虚血热之胎漏。

【来源】《全国中医妇科流派名方精粹》

❧ · 养阴清热保胎方 · ❧

【组成】太子参15克，麦冬15克，生地黄15克，地骨皮12克，玉竹15克，女贞子15克，墨旱莲15克，黄芩15克，桑寄生15克，菟丝子15克，阿胶珠15克，白芍15~30克，川续断15克，甘草6~10克。

【用法】水煎服。

【功效】养阴清热，凉血止血，固肾安胎。

【主治】素体阴血亏虚，加之妊娠后阴血下聚养胎，阴血不足，胎元失养，热扰冲任所致胎漏。

【来源】《丁启后妇科经验》

❧ · 补肾益气安胎方 · ❧

【组成】黄芪15克，太子参15克，熟地黄15克，山药15克，山茱萸12克，川续断15克，桑寄生15克，菟丝子15克，阿胶珠15克，白芍15~30克，甘草6~10克。

【用法】水煎服。

【功效】益气养血，缓急止痛，补肾安胎。

【主治】气血不足，肾虚不固所致胎漏。症见妊娠期阴道少量流血，或腰腹坠胀，面色无华，神疲乏力，腰膝酸软，小便清长，或夜尿增多。

【来源】《丁启后妇科经验》

❧ · 益气养阴清热保胎方 · ❧

【组成】太子参15克，墨旱莲20克，沙参12克，芡实15克，生地黄15克，黄芩10克，白芍20克，桑寄生15克，菟丝子15克，苎麻根15克，阿胶（烊化）10克，山药15克，女贞子20克，甘草6克，川续断15克。

【用法】水煎服。

【功效】益气养阴清热，凉血止血，固肾安胎。

【主治】素体阴虚内热，孕后血聚养胎，阳气偏旺，助热化火，阴血亏虚，胎元失养，血海不固所致胎漏。

【来源】《黎志远妇科经验选编》

益肾固冲汤

【组成】杜仲15克，续断15克，菟丝子20克，肉苁蓉20克，白芍30克，甘草10克，党参30克。

【用法】水煎服。

【功效】补肾益气固冲。

【主治】胎漏。

【来源】《王成荣妇科经验集》

安胎汤

【组成】菟丝子18克，川续断18克，阿胶9克，熟地黄15克，山药30克，山茱萸18克，苎麻根15克，莲房炭20克，杜仲15克，枸杞子15克，白术15克，甘草6克。

【用法】水煎服。

【功效】固肾健脾安胎。

【主治】胎漏属肾脾偏虚，以肾虚为主者。

【来源】《郑惠芳妇科临证经验集》

补肾安胎方

【组成】菟丝子18克，盐续断18克，桑寄生15克，盐杜仲12克，枸杞子12克，炒山药18克，党参30克，炙黄芪20克，炒白术12克，茯苓12克，炒白芍15克，黄芩12克，麦冬12克，木香9克，砂仁（后下）9克，柏子仁12克，百合12克，炙甘草6克。

【用法】水煎服。

【功效】补肾健脾安胎。

【主治】脾肾两虚所致胎漏。症见妊娠期阴道少量流血，色淡暗，或腰酸，腹坠，头晕耳鸣，夜尿多，面色晦暗。

【来源】《刘瑞芬妇科经验集》

·温肾安胎汤·

【组成】鹿角10克，淫羊藿10克，巴戟天10克，菟丝子12克，续断12克，杜仲12克，桑寄生12克，莲蓬10克，仙鹤草15克，怀山药15克，阿胶（烊冲）10克，荆芥炭10克。

【用法】水煎服。

【功效】温补肾阳，益母安胎。

【主治】胎漏属肾虚，尤偏于肾阳虚者。

【来源】《国家级名医秘验方》

·舒郁清肝饮·

【组成】生地黄三钱，柴胡一钱半，白芍三钱，茯苓二钱，白术二钱，栀子二钱，益母草三钱。

【用法】水煎，温服。

【功效】平肝清热。

【主治】肝郁所致胎漏。症见妊娠经血时下，口苦咽干，胁胀，心烦不寐，手足心发热，舌红苔微黄，脉弦数而滑。

【来源】《中医妇科治疗学》

❧· 加味二黄散 ·❧

【组成】生地黄、熟地黄、墨旱莲、女贞子各三钱，白术二钱。

【用法】水煎，温服。

【功效】养血滋阴。

【主治】血虚所致胎漏。症见妊娠下血，量少色淡，头晕目眩，手心热，心烦，舌质红，苔薄黄，脉虚数而滑。

【来源】《中医妇科治疗学》

❧· 加味补肾安胎饮 ·❧

【组成】南沙参四钱，白术二钱，茯神三钱，杜仲三钱，续断三钱，菟丝子三钱，阿胶二钱，蕲艾叶三钱，海螵蛸五钱，桑寄生五钱。

【用法】水煎，温服。

【功效】补肾止血安胎。

【主治】体质较弱，胎气不固，复因房室触动所致胎漏。症见妊娠下血，神疲乏力，尺脉沉滑无力。

【来源】《中医妇科治疗学》

❧· 扶气止血汤 ·❧

【组成】南沙参四钱，白术二钱，熟地黄三钱，续断三钱，焦艾叶三钱，桑寄生五钱，黄芪三钱。

【用法】水煎，温服。

【功效】补气固胎。

【主治】气虚所致胎漏。症见时而下血，其量较多，精神疲倦，心悸气短，饮食无味，舌淡红苔薄，脉滑而缓。

【来源】《中医妇科治疗学》

· 固肾安胎方 ·

【组成】菟丝子20克，桑寄生15克，阿胶（烊化）10克，党参20克，白术10克，杜仲10克，怀山药15克，枸杞子10克，白芍10克，炙甘草6克。

【用法】水煎服。

【功效】补益肝肾，养胎固胎。

【主治】胎漏。

【来源】《李莉妇科医论医话选》

· 清热安胎饮 ·

【组成】怀山药15克，石莲子9克，黄芩9克，川黄连3克（或马尾连9克），椿根白皮9克，侧柏炭9克，阿胶（烊化）15克。

【用法】水煎服。

【功效】健脾补肾，清热安胎，止血定痛。

【主治】胎漏属胎热者。

【来源】《中国当代名医验方选编·妇科分册》

· 补肾健脾安胎饮 ·

【组成】桑寄生15克，杜仲15克，鹿角胶10克，党参15克，山药15克，白术15克，白芍15克，炙甘草6克，黄芩6克，莲房炭12克。

【用法】水煎服。

【功效】补肾健脾，安固胎元。

【主治】胎漏。

【来源】《中国当代名医验方选编·妇科分册》

❧·养血荫胎方·❧

【组成】生地黄（砂仁3克拌炒）9克，当归身炭9克，白芍9克，炒白术6克，陈阿胶（烊冲）9克，条黄芩炭4.5克，白茯苓12克，陈皮4.5克，潞党参9克，川续断12克。

【用法】水煎服。

【功效】养血健脾，摄血固胎。

【主治】胎漏。

【来源】《蔡氏女科经验选集》

❧·生麦安胎饮·❧

【组成】生地黄12克，麦冬6克，甘草3克，续断9克，桑寄生9克，黄芩6克，苎麻根12克。

【用法】水煎服。

【功效】清热滋肾，止血安胎。

【主治】阴虚内热，冲任不固之胎漏。

【来源】《中国当代名医验方选编·妇科分册》

❧·安胎方·❧

【组成】党参15克，熟地黄炭10克，菟丝子10克，苎麻根10克，桑寄生10克，艾炭2克，酒白芍10克，黄芩5克，焦白术6克，藕节15克，糯米1撮。（漏下多者，党参改红参）

【用法】水煎服。

【功效】益气滋肾，养血安胎。

【主治】胎漏。

【来源】《中国当代名医验方选编·妇科分册》

·哈荔田经验方1·

【组成】桑寄生12克，炒杜仲12克，川续断9克，菟丝子9克，山茱萸9克，炒白术9克，云茯苓9克，棕榈炭9克，海螵蛸9克，金毛狗脊（去毛）15克，鹿角胶（烊化冲服）9克，阿胶（烊化冲服）12克，三七粉（分2次冲服）2.4克。

【用法】水煎服。

【功效】温肾固胎，兼以止血。

【主治】肾气虚弱，无以载胎，冲任不固所致胎漏。

【来源】《当代中医妇科临床家丛书·哈荔田》

·哈荔田经验方2·

【组成】野党参15克，怀山药15克，炙黄芪15克，川续断15克，山茱萸15克，桑寄生12克，菟丝子12克，炒杜仲12克，杭白芍12克，阿胶、鹿角胶（打，另煎兑服）各12克，蕲艾叶、贯众炭9克，海螵蛸12克。

【用法】水煎服。

【功效】益气固元。

【主治】脾肾气虚，统摄失职，胎元不固所致胎漏。

【来源】《当代中医妇科临床家丛书·哈荔田》

·哈荔田经验方3·

【组成】炒杜仲12克，桑寄生12克，川续断9克，山茱萸9克，杭白芍12克，苎麻根12克，淡子芩9克，炒地榆9克，生侧柏叶9克，生地黄12克，云茯苓12克，甘草6克。

【用法】水煎服。

【功效】滋肾养胎，凉血止血。

【主治】热伏冲任，肾阴久虚，血热所致胎漏。

【来源】《哈荔田妇科医案医论选》

·哈荔田经验方4·

【组成】秦当归12克，杭白芍12克，女贞子9克，墨旱莲9克，枸杞子9克，炒杜仲9克，太子参9克，炒白术9克，香附6克，天台乌药6克，丹参12克，甘草4.5克。

【用法】水煎服。

【功效】两补肝肾，益气养血。

【主治】肝肾不足，气血虚损所致胎漏。

【来源】《哈荔田妇科医案医论选》

·朱小南经验方·

【组成】当归身6克，生地黄6克，白芍9克，白术6克，陈皮9克，紫苏梗6克，淡子芩6克，香附炭3克，焦栀子9克，炒阿胶9克，藕节炭9克。

【用法】水煎服。

【功效】健脾养血，清热安胎。

【主治】胎漏。

【来源】《朱小南妇科经验选》

·班秀文经验方·

【组成】党参15克，熟地黄9克，当归身6克，白术9克，白芍9克，川续断9克，桑寄生18克，北黄芪12克，何首乌18克，阿胶珠（烊化）12克，黄芩6克，砂仁3克，甘草6克。

【用法】水煎服。

【功效】补肾养阴，益气固摄。

【主治】气虚阴亏，封藏不固所致胎漏。

【来源】《班秀文妇科医论医案选》

❧ ·孙浩铭经验方· ❧

【组成】龙胆9克，枯黄芩9克，生栀子6克，南柴胡3克，杭白芍9克，生地黄15克，大黑豆24克，苎麻根15克，车前草15克，干地榆15克。

【用法】水煎服。

【功效】清肝泻火安胎。

【主治】肝火内炽，热扰冲任所致胎漏。

【来源】《孙浩铭妇科临床经验》

❧ ·何子淮经验方· ❧

【组成】黄芩炭、阿胶珠、炒白芍各9克，苎麻根、桑寄生、炙黄芪、党参各12克，生地黄炭15克，仙鹤草30克，炙甘草2.4克，紫苏梗4.5克。

【用法】水煎服。

【功效】凉血清肝。

【主治】肝阳热盛伏冲任所致胎漏。

【来源】《何子淮女科经验集》

❧ ·路志正经验方· ❧

【组成】南沙参12克，麦冬10克，玄参9克，生地黄6克，白芍10克，枸杞子10克，墨旱莲12克，白术10克，黄芩6克，牡丹皮10克，仙鹤草12克，炙甘草6克。

【用法】水煎服。

【功效】益气养阴，滋补冲任。

【主治】肝肾不足，虚热上扰所致胎漏。

【来源】《大国医经典医案诠解（病症篇）·妊娠产后病》

❧ · 王云铭经验方1 · ❧

【组成】红参15克（另煎入，或以党参30克代），白术9克，茯苓15克，甘草9克，桑寄生9克，炒杜仲15克，黄芩9克，白芍15克，砂仁3克，阿胶20克（另烊，分2次入），炒艾叶9克。

【用法】水煎服。

【功效】调补冲任，益气养血。

【主治】胎漏。症见妊娠初期，阴道不时下血，色浅淡，面色㿠白，精神萎靡，语声低微。

【来源】《现代中医名家妇科经验集》

❧ · 王云铭经验方2 · ❧

【组成】红参15克（另煎入，或以党参30克代），白术9克，茯苓15克，甘草9克，桑寄生9克，炒杜仲15克，黄芩9克，白芍15克，砂仁3克，巴戟天9克，枸杞子30克，熟地黄20克。

【用法】水煎服。

【功效】调补冲任，固肾安胎。

【主治】胎漏。症见妊娠期小腹下坠，阴道出血，两腿酸软，头晕耳鸣，小便频数清长。

【来源】《现代中医名家妇科经验集》

❧ · 王云铭经验方3 · ❧

【组成】红参15克（另煎入，或以党参30克代），白术9克，茯苓15克，甘草9克，桑寄生9克，炒杜仲15克，黄芩9克，白芍15克，砂仁3克，炒当归6克，黄芪30克。

【用法】水煎服。

【功效】调补冲任，益脾养血。

【主治】胎漏。症见妊娠下血，腰部及小腹部坠胀，面色淡黄浮肿，神疲乏力。

【来源】《现代中医名家妇科经验集》

褚氏安胎方

【组成】川续断30克，杜仲20克，菟丝子30克，太子参15克，黄芩12克，白术10克，阿胶（烊化）15克，紫苏梗15克，砂仁（后下）6克，白芍30克，墨旱莲30克，炙甘草5克。

【用法】水煎服。

【功效】补肾培脾，养阴清热安胎。

【主治】胎漏。

【来源】《褚玉霞妇科脉案良方》

茵陈蒿安胎饮

【组成】茵陈30克，栀子炭12克，黄芩炭12克，川续断30克，杜仲20克，菟丝子30克，太子参15克，炒白术10克，茯苓15克，紫苏梗15克，砂仁（后下）6克，黄连6克，墨旱莲30克，山药30克，甘草5克，大枣12克。

【用法】每日1剂，水煎分2次温服。

【功效】健脾补肾，利湿清热，止血安胎。

【主治】胎漏属脾肾亏虚，湿热内蕴者。

【来源】《褚玉霞妇科脉案良方》

庞氏安胎止血汤

【组成】黄芩10克，知母30克，金银花30克，蒲公英30克，荷叶10克，墨旱莲30克，藕节30克，升麻6克，紫苏梗15克，白芍10克，山茱萸30克，白术10克，甘草4克。

【用法】每日1剂，水煎早、晚分服。如病情较重，可每2日服3剂，每剂水煎2次，分早、中、晚3次服药。

【功效】清热止血，养血安胎。

【主治】血热之胎漏。症见阴道少量出血，色红，伴大便干结、小腹下坠、腰酸、心烦、舌质红，苔薄黄，脉滑数。

【来源】《读经典学名方系列·妇科病名方》

第五节　胎动不安

妊娠期，出现腰酸腹痛、胎动下坠，或阴道少量流血者，称为"胎动不安"，又称"胎气不安"。

本病类似于西医学的先兆流产、先兆早产。胎动不安是临床常见的妊娠病之一，以下腹疼痛、腰骶酸痛、小腹下坠或阴道少量出血为特点，但这些症状不一定同时出现。经过安胎治疗，腰酸、腹痛消失，出血迅速停止，多能继续妊娠。若因胎元有缺陷而致胎动不安者，胚胎不能成形，故不宜进行保胎治疗。若胎动不安病情发展以致流产者，称为"堕胎"或"小产"。若在妊娠12周以内，胎儿未成形而自然殒堕者，称为"堕胎"；若在妊娠12~28周内，胎儿已成形而自然殒堕者，称为"小产"。

本病主要发病机制是冲任气血失调，胎元不固。

西医学先兆流产和先兆早产可参照本病辨证治疗。

❧ 当归散 ❧

【组成】当归、黄芩、芍药、川芎各一斤，白术半斤。

【用法】上五味，杵为散，酒饮服方寸匕，日再服。

【功效】养血健脾，清热安胎。

【主治】血虚有热所致胎动不安。症见妊娠后胎动不安伴有精神紧张，性情急躁，饮食减少，食后腹胀，口苦，舌边红，苔白腻，脉沉略数。

【来源】《金匮要略》

❧ 举元煎 ❧

【组成】人参三五钱，黄芪（炙）三五钱，炙甘草一二钱，升麻五七分，白术一二钱。

【用法】水一盅半，煎七八分，温服。

【功效】益气固冲安胎。

【主治】胎动不安属气虚者。

【来源】《景岳全书》

❧ 保阴煎 ❧

【组成】生地黄二钱，熟地黄二钱，芍药二钱，山药一钱半，续断一钱半，黄芩一钱半，黄柏一钱半，生甘草一钱。

【用法】水二盅，煎七分，食远温服。

【功效】清热养血，佐以安胎。

【主治】胎动不安属阴虚血热者。

【来源】《景岳全书》

· 加味圣愈汤 ·

【组成】熟地黄（酒拌，蒸半日）、白芍（酒拌）、川芎、人参、当归（酒洗）、黄芪、杜仲、续断、砂仁（原著本方无用量）。

【用法】水煎服。

【功效】益气养血，固肾安胎。

【主治】胎动不安。症见妊娠期，跌扑闪挫，或劳力过度，继发腰腹疼痛，胎动下坠，或伴阴道出血，精神倦怠，脉滑无力。

【来源】《医宗金鉴》

· 桂枝茯苓丸 ·

【组成】桂枝、茯苓、牡丹皮（去心）、桃仁（去皮尖，熬）、芍药各等份。

【用法】上五味，末之，炼蜜和丸，如兔屎大，每日食前服一丸。不知，加至三丸。

【功效】祛瘀消癥，固冲安胎。

【主治】胎动不安属癥瘕伤胎者。

【来源】《金匮要略》

· 圣愈汤 ·

【组成】生地黄、熟地黄、川芎、人参各三分，当归身、黄芪各五分。

【用法】上锉，如麻豆大，都作一服，水二大盏，煎至一盏，去滓，稍热服，不拘时候。

【功效】调气和血安胎。

【主治】胎动不安属血瘀伤胎者。

【来源】《兰室秘藏》

·苎麻根汤·

【组成】苎麻根二两，干地黄二两，当归一两，芍药一两，阿胶（炙）一两，甘草（炙）一两。

【用法】以水六升，煮取二升，去滓，入阿胶，分三服。

【功效】补血固冲安胎。

【主治】血虚所致胎动不安。症见妊娠期，腰酸腹痛，胎动下坠，阴道少许出血，头晕眼花，心悸失眠，面色萎黄，舌质淡，苔少，脉细滑。

【来源】《妇人大全良方》

·安奠二天汤·

【组成】人参（去芦）一两，熟地黄（九蒸）一两，白术（土炒）一两，山药（炒）五钱，山茱萸（蒸，去核）五钱，炙甘草一钱，杜仲（炒黑）三钱，枸杞子二钱，扁豆（炒，去皮）五钱。

【用法】水煎服。

【功效】健脾益肾安胎。

【主治】胎动不安属肾气不足者。症见妊娠胎动不安，小腹作痛，且有下堕之忧，或腰酸膝软，饮食减少。

【来源】《傅青主女科》

·解郁汤·

【组成】人参一钱，白术（土炒）五钱，白茯苓三钱，当归（酒洗）一两，白芍（酒炒）一两，枳壳（炒）五分，砂仁（炒，研）三粒，栀子（炒）三钱，薄荷二钱。

【用法】水煎服。

【功效】疏肝健脾，养血柔肝。

【主治】肝气不通所致胎动不安。原书用治"妊妇有怀抱忧郁，以致胎动不安，两胁闷而疼痛，如弓上弦"。

【来源】《傅青主女科》

·加味安胎饮·

【组成】白术、熟地黄、当归各三钱，陈皮、紫苏梗、川芎、甘草各四分，砂仁五分。

【用法】水煎服。

【功效】气血双补，行气安胎。

【主治】气虚下陷，间有兼寒所致胎动不安。症见腹痛时作，小腹重坠。

【来源】《胎产秘书》

·加减安胎饮·

【组成】人参一钱五分，熟地黄、白术（土炒）、当归身（酒洗）各二钱，川芎八分，紫苏、陈皮、炙甘草各四分。

【用法】加生姜一片，水煎服。

【功效】益气养血安胎。

【主治】血虚气陷所致胎动不安。症见腹中作痛，小腹重坠。

【来源】《胎产心法》

·保产无忧散·

【组成】当归（酒洗）钱半，荆芥穗（炒黑）八分，川芎钱半，艾叶（炒）七分，枳壳（面炒）六分，黄芪（炙）八分，菟丝子（酒炒）一钱四分，厚朴（姜炒）七分，羌活五分，川贝母（去心）一钱，白芍（酒炒）一钱二分，甘草五分，生姜三片。

【用法】水煎温服。

【功效】补气养血，安胎保产。

【主治】气血虚弱之胎动不安。

【来源】《傅青主女科》

❧ 加味补肾安胎饮 ·

【组成】人参9克，白术15克，杜仲20克，川续断20克，桑寄生20克，菟丝子20克，阿胶10克，艾叶20克，益智仁20克，补骨脂10克，巴戟天10克。

【用法】水煎服。

【功效】益气养血，固冲安胎。

【主治】肾气亏虚，冲任不固之胎动不安。

【来源】《全国中医妇科流派名方精粹》

❧ 益气健脾固肾安胎方 ·

【组成】人参15克，熟地黄15克，阿胶12克，黄芪30克，焦白术10克，陈皮7克，杜仲12克，菟丝子20克，桑寄生15克，砂仁6克，续断15克，炙甘草6克。

【用法】水煎服。

【功效】益气健脾，固肾安胎。

【主治】气血不足，肾虚冲任不固，胎失所养所致胎动不安。

【来源】《黎志远妇科经验选编》

❧ 徐氏安胎饮 ·

【组成】川续断10克，桑寄生10克，菟丝子10克，杜仲10克，太子参10克，黄芪10克，当归10克，白芍10克，生地黄10克，白术10克，黄芩10克，苎麻根10克。

【用法】水煎服。

【功效】补肾益气，养血安胎。

【主治】脾肾亏虚，气血不足所致胎动不安。症见妊娠期腰酸腹痛，胎动下坠，阴道下血，腰膝酸软，神疲倦怠。

【来源】《全国中医妇科流派名方精粹》

·王氏安胎饮·

【组成】当归身15克，川芎4克，炒白芍12克，熟地黄24克，黑黄芩9克，焦白术12克，砂仁6克，紫苏6克，炒杜仲10克，川续断10克，黑艾叶6克，阿胶（烊化）10克，炙甘草3克，生姜3片。

【用法】水煎服。

【功效】补肝肾，养精血，止血和胃，安胎。

【主治】肝肾不足，胃失和降之胎动不安。

【来源】《全国中医妇科流派名方精粹》

·磐石固胎汤·

【组成】菟丝子20克，枸杞子15克，桑寄生20克，川续断15克，党参20克，白术15克，黄芪30克，熟地黄20克，制何首乌20克，当归12克，白芍12克，阿胶（烊化）10克，炙甘草5克。

【用法】水煎服。

【功效】补肾固冲，健脾养血。

【主治】胎动不安。

【来源】《中国当代名医验方选编·妇科分册》

补肾固本方

【组成】菟丝子15克，覆盆子10克，枸杞子10克，车前子（包）6克，川续断10克，紫河车10克，党参10克，白术10克，茯苓10克，甘草6克，木香6克，砂仁6克，黄芪10克，陈皮10克。

【用法】水煎服。

【功效】甘温益气，补肾健脾养胃。

【主治】脾肾两虚所致胎动不安。症见腰酸腿软，足膝浮肿，呕恶便溏，胎动不安。

【来源】《中国当代名医验方选编·妇科分册》

补肾固冲丸加减

【组成】鹿角胶10克，党参30克，炙黄芪30克，炒白术12克，菟丝子30克，巴戟天15克，炒补骨脂15克，淫羊藿15克，桑寄生15克，续断15克，杜仲12克，苎麻根12克，黄芩6克，阿胶珠12克，生地黄炭12克，炙甘草5克。

【用法】水煎服，每日1剂。

【功效】益气健脾，温肾安胎。

【主治】脾肾两亏，中气不足，气虚不足以载胎，肾虚不足以固胎所致胎动不安。

【来源】《国家级名老中医用药特辑·妇科病诊治》

加减补中益气汤

【组成】黄芪三钱，党参三钱，白术二钱，陈皮二钱，升麻一钱，柴胡一钱，阿胶（冲化）二钱，焦艾叶二钱，甘草一钱。

【用法】水煎服。

【功效】补气安胎。

【主治】胎动不安属气虚下陷者。症见平素体质不强，妊娠四五月，忽然腰酸腹痛，或有下坠感，精神疲乏，胎动不安，阴道有少许出血，脉滑无力。

【来源】《中医妇科治疗学》

·胶艾安胎饮·

【组成】秦当归二钱，阿胶三钱，蕲艾叶三钱，干地黄三钱，杭白芍一钱，桑寄生五钱，甘草一钱。

【用法】水煎，温服。

【功效】补血安胎。

【主治】血虚失养之胎动不安。症见妊娠腰腹酸胀，头晕心悸，自觉胎动不安，或有阴道出血。

【来源】《中医妇科治疗学》

·补肾安胎饮·

【组成】南沙参四钱，白术二钱，杜仲四钱，续断四钱，狗脊二钱，制益智仁二钱，阿胶珠二钱，蕲艾叶三钱，菟丝子三钱，补骨脂二钱。

【用法】水煎，温服。

【功效】补肾安胎。

【主治】肾虚所致胎动不安。

【来源】《中医妇科治疗学》

·加减逍遥散·

【组成】柴胡一钱半，白芍三钱，茯苓三钱，白术二钱，甘草一钱，栀子三钱，蕲艾叶三钱。

【用法】水煎，温服。

【功效】平肝解郁安胎。

【主治】胎动不安。症见妊娠胎动不安，或腹痛下血，兼精神抑郁，心烦善怒，胸胁胀痛，时有潮热，嗳气食少，或呕苦吐酸，脉弦而滑。

【来源】《中医妇科治疗学》

～· 阿胶养血汤 ·～

【组成】阿胶珠二钱，南沙参三钱，干地黄三钱，麦冬二钱，女贞子二钱，墨旱莲（炒）二钱，桑寄生五钱。

【用法】水煎，温服。

【功效】养血润燥。

【主治】阴虚血燥所致胎动不安。症见妊娠三四月，有时头晕目眩，心悸烦躁，腰酸腹胀，大便干燥，舌质红，苔光滑或黄燥，脉细数而滑。

【来源】《中医妇科治疗学》

～· 加味异功散 ·～

【组成】党参三钱，白术四钱，茯苓二钱，甘草一钱，广陈皮二钱，蕲艾叶三钱，海螵蛸八钱，续断三钱。

【用法】水煎，温服。

【功效】补气健脾。

【主治】脾虚气弱所致胎动不安。症见妊娠四五月，胎动不安，腰酸腹痛，有时下血，气短神倦，面色浮黄，大便下利。

【来源】《中医妇科治疗学》

·补气安胎饮·

【组成】党参三钱，白术二钱，茯神三钱，杜仲三钱，续断三钱，桑寄生五钱，蕲艾叶三钱，阿胶二钱，海螵蛸五钱。

【用法】水煎，温服。

【功效】固气安胎。

【主治】气虚之胎动不安。症见平素气虚，妊娠三月左右，因起居不慎，引起腰腹胀痛或有阴道出血，脉滑数有力。

【来源】《中医妇科治疗学》

·滋阴养胎方·

【组成】当归身10克，白芍10克，怀山药12克，山茱萸12克，熟地黄12克，炒川续断10克，桑寄生10克，太子参15克，茯苓10克，茯神10克，阿胶（烊冲）10克，苎麻根15克，黄连3克。

【用法】水煎服。

【功效】滋阴补肾，养血安胎。

【主治】胎动不安属肾阴虚者。

【来源】《夏桂成实用中医妇科学》

·何氏益肾健脾安胎方·

【组成】黄芪15克，太子参20克，党参15克，炒白术10克，怀山药15克，黄芩10克，当归身10克，炒白芍15克，熟地黄12克，砂仁5克，枸杞子12克，山茱萸10克，覆盆子12克，巴戟天10克，阿胶珠12克，续断15克，菟丝子30克，桑寄生15克，杜仲15克，甘草3克。

【用法】水煎服。

【功效】益肾健脾。

【主治】胎动不安属脾肾亏虚，冲任失养者。

【来源】《何嘉琳妇科临证实录》

～ 萧龙友安胎方 ·

【组成】桑寄生30~60克，鸡蛋2~4个。

【用法】加水共煮，待鸡蛋熟后，敲破皮，使药汁进入鸡蛋内，再继续煎煮10分钟即可。喝汤吃鸡蛋，每日2次。

【功效】固肾安胎。

【主治】胎动不安。

【来源】《中国当代名医验方选编·妇科分册》

～ 姚寓晨经验方 ·

【组成】生黄芪15克，炒当归身10克，生地黄12克，熟地黄12克，山茱萸12克，枸杞子12克，陈阿胶（烊冲）12克，陈艾炭10克，炒杜仲15克，炒川续断15克，苎麻根30克。

【用法】水煎服。

【功效】补肝肾，固冲任，安胎元。

【主治】冲任虚损，胎元失系所致胎动不安。

【来源】《姚寓晨女科证治选粹》

～ 胶艾汤加减 ·

【组成】当归9克，甘草6克，枸杞子20克，桑寄生15克，白芍9克，菟丝子20克，熟地黄15克，艾叶炭9克，阿胶9克（兑服），川芎9克，续断15克。

【用法】水煎服。

【功效】养血补肾安胎。

【主治】血虚肾虚，冲任不固所致胎动不安。

【来源】《现代中医名家妇科经验集》

～ · 保阴煎加减 · ～

【组成】熟地黄9克，黄芩9克，地榆炭12克，女贞子15克，山药9克，续断15克，菟丝子20克，阿胶珠9克，生地黄15克，白芍15克，墨旱莲15克，甘草6克。

【用法】水煎服。

【功效】养阴清热安胎。

【主治】热扰冲任，血溢于下所致胎动不安。

【来源】《现代中医名家妇科经验集》

～ · 保胎方 · ～

【组成】菟丝子15克，熟地黄20克，党参20克，女贞子12克，墨旱莲15克，黄芪30克，白术15克，山茱萸15克，怀山药15克，桑寄生15克，续断15克，砂仁10克，法半夏10克，陈皮10克，甘草6克。

【用法】水煎服，每剂服2日，每日服2次。

【功效】补肾健脾安胎。

【主治】胎动不安属脾肾两虚者。

【来源】《国医验案奇术良方丛书·张良英妇科经验集粹》

～ · 褚玉霞经验方 · ～

【组成】桑寄生20克，川续断30克，杜仲20克，阿胶（烊化）15克，白芍30克，太子参15克，炒白术10克，茯苓15克，黄芩12克，紫苏梗12克，姜竹茹10克，砂仁（后下）6克，生姜9克，炙甘草6克。

【用法】水煎服。

【功效】补肾健脾，益气安胎。

【主治】胎动不安属肾脾两虚者。

【来源】《褚玉霞妇科脉案良方》

❧·举元安胎方·❧

【组成】黄芪30克，党参10克，白术10克，升麻3克，川续断30克，杜仲20克，菟丝子30克，紫苏梗15克，砂仁（后下）6克，黄芩12克，阿胶（烊化）15克，炙甘草5克。

【用法】水煎服。

【功效】益气升提，固肾安胎。

【主治】胎动不安。

【来源】《褚玉霞妇科脉案良方》

❧·王渭川经验方·❧

【组成】潞党参30克，於白术10克，茯神12克，桑寄生20克，菟丝子10克，阿胶10克，京半夏10克，厚朴6克，仙鹤草10克，制香附10克，杜仲10克，焦艾叶10克，生黄芪60克，广藿香6克，炒升麻20克。

【用法】每日1剂，水煎服。

【功效】益气化痰，止血安胎。

【主治】气虚痰滞，胞宫失调所致胎动不安。

【来源】《王渭川60年妇科治疗经验》

❧·杨宗孟经验方1·❧

【组成】党参25克，白术15克，黄芪15克，山药25克，柴胡15克，陈皮15克，当归15克，白芍15克，菟丝子20克，续断15克，炙甘草10克。

【用法】水煎服。

【功效】补中益气，固肾安胎。

【主治】胎动不安属气虚者。

【来源】《妇科圣手杨宗孟临床56年经验集》

杨宗孟经验方2

【组成】桑叶15克，竹茹10克，丝瓜络10克，菟丝子20克，桑寄生15克，续断15克，白术15克，山药25克，熟地黄25克，当归10克，白芍25克，甘草10克，阿胶10克（烊化），茜草10克。

【用法】水煎服。

【功效】养血益气，固肾安胎。

【主治】胎动不安属血虚者。

【来源】《妇科圣手杨宗孟临床56年经验集》

杨宗孟经验方3

【组成】熟地黄25克，白芍25克，山药25克，续断15克，桑叶15克，竹茹10克，丝瓜络10克，菟丝子20克，桑寄生15克，白术15克，黄芩10克，阿胶10克（烊化），侧柏炭10克，荆芥穗炭10克，甘草10克。

【用法】水煎服。

【功效】滋阴养血，固肾安胎。

【主治】胎动不安属血热者。

【来源】《妇科圣手杨宗孟临床56年经验集》

杨宗孟经验方4

【组成】熟地黄25克，桑寄生20克，续断25克，当归10克，阿胶15克（烊化），砂仁5克，艾炭10克，党参25克，白术15克，黄芩30克，山药25克，覆盆子15克，甘草10克。

【用法】水煎服。

【功效】健脾益气，固肾安胎。

【主治】胎动不安属脾肾气虚者。

【来源】《妇科圣手杨宗孟临床56年经验集》

固肾安胎饮

【组成】桑寄生、当归、白芍、杜仲、阿胶、川续断、菟丝子各9克，炒艾叶3克，甘草4.5克，生地黄、生黄芪、西党参、苎麻根各12克。

【用法】水煎服。

【功效】补气益血，固肾安胎。

【主治】脾肾不足之胎动不安。

【来源】《名老中医秘方验方精选》

何氏安胎饮

【组成】党参20克，焦白术10克，苎麻根15克，杭白芍10克，菟丝子15克，杜仲12克，黄芩6克，阿胶珠12克，桑寄生15克，怀山药15克，墨旱莲10克，炙甘草5克。

【用法】水煎服。

【功效】益气健脾，平补阴阳。

【主治】胎动不安属脾肾两虚者。

【来源】《全国中医妇科流派名方精粹》

❧· 益气养阴保胎方 ·❧

【组成】太子参15克，麦冬15克，生地黄15克，玉竹15克，女贞子15克，墨旱莲15克，黄芩15克，桑寄生15克，菟丝子15克，阿胶珠15克，白芍15~30克，川续断15克，甘草6~10克。

【用法】水煎服。

【功效】益气养阴，凉血止血，缓急止痛，固肾安胎。

【主治】素体气阴亏虚，加之妊娠后阴血下聚养胎，气血不足，胎元失养，热扰冲任所致胎动不安。

【来源】《全国中医妇科流派名方精粹》

❧· 芩连四物汤加减 ·❧

【组成】黄芩6克，黄连3克，生地黄12克，白芍9克，菊花6克，焦栀子9克，知母9克，苎麻根12克。

【用法】水煎服。

【功效】平肝清热安胎。

【主治】暴怒伤肝或恼怒伤肝，阳气亢逆，扰动胎元所致胎动不安。

【来源】《名医名家方剂心得汇讲·妇科卷》

❧· 育胎饮 ·❧

【组成】熟地黄10克，芍药15克，阿胶10克，黑杜仲12克，桑寄生15克，川续断15克，太子参15克，白术12克，陈皮9克，甘草3克。

【用法】水煎服。

【功效】补肾固冲，益气止血，安胎。

【主治】胎动不安。

【来源】《中国当代名医验方选编·妇科分册》

·寄生安胎汤·

【组成】党参12克，黄芪12克，当归9克，阿胶珠9克，炒杜仲15克，川续断15克，桑寄生15克，菟丝饼6克，土炒白术15克，黄芩9克，陈艾叶3克。

【用法】水煎服。

【功效】益气血，补脾肾，固冲任，安胎元。

【主治】胎动不安。症见妊娠之后7个月以内出现阴道流血，胎动下坠，或轻微腹部胀痛，腰酸等。

【来源】《读经典学名方系列·妇科病名方》

·施今墨经验方·

【组成】当归身6克，条黄芩6克，杭白芍10克，小白术5克，带壳砂仁5克，大熟地黄10克，西洋参5克，云茯苓10克，香附5克，炙甘草2克，陈阿胶10克，醋蕲艾叶5克，紫苏梗、叶各5克。

【用法】水煎服。

【功效】补益气血，益肾安胎。

【主治】气血虚弱，胎失所养，胎元不固所致胎动不安。

【来源】《施今墨医学全集》

·陈氏寿胎饮·

【组成】熟地黄15~30克，当归9~18克，川芎3~6克，白芍9~15克，阿胶9~15克，焦艾叶6~9克，黄芪30~60克，菟丝子6~15克，白术6~9克，黄芩4.5~9克，贝母6~9克。

【用法】每月初一、十五各服3剂，水煎服。

【功效】益气养血，补肾健脾，温经止漏，保胎安宫。

【主治】妊娠腹痛，胎动不安。

【来源】《陈伯祥中医妇科经验集要》

第六节 堕胎、小产

凡妊娠12周内，胚胎自然殒堕者，为"堕胎"；妊娠12~28周内，胎儿已成形而自然殒堕者，为"小产"，亦称"半产"。也有怀孕1个月不知其已受孕而殒堕者，称为"暗产"。

本病多由胎漏、胎动不安发展而来，也有直接发生堕胎、小产者，以自然殒堕、势有难留为特点，区别在于堕胎发生在妊娠早期，小产发生在妊娠中期。

本病发病机制主要是冲任损伤，胎结不实，胎元不固，而致胚胎、胎儿自然殒堕，离宫而下。其发生原因与胎漏、胎动不安基本相同。本病既是独立疾病，又常与他病密切相关，临床中堕胎、小产可由他病发展而来，又可向他病转化，如连续3次以上发生堕胎、小产即成为滑胎。因此临证时必须注意掌握疾病的每一阶段，严密进行动态观察。

西医学早期流产、晚期流产，可参照本病辨证治疗。流产又分为自然流产与人工流产两大类，本节仅限于妊娠28周以内，胚胎或胎儿自然殒堕的自然流产，此种现象又称自发性流产，其发病率为10%~15%，其中早期流产较为多见。

∽ 脱花煎 ∾

【组成】当归七八钱或一两，肉桂一二钱或三钱，川芎二钱，牛膝二钱，车前子一钱半，红花一钱（催生者，不用此味亦可）。

【用法】水二盅，煎八分，热服，或服后饮酒数杯亦妙。

【功效】祛瘀下胎。

【主治】堕胎、小产属胎堕难留者。

【来源】《景岳全书》

独参汤

【组成】人参二两。

【用法】研为粗末，加大枣五枚，水煎服。急救则选用高丽参或野山参。

【功效】大补元气，回阳救逆。

【主治】堕胎、小产，胎堕不全，暴下不止，突然昏厥，不省人事，病急势危者。

【来源】《十药神书》

参附汤

【组成】人参四钱，附子（炮，去皮脐）三钱。

【用法】水煎服。阳气脱陷者，倍用之。

【功效】大补元气，回阳救逆。

【主治】堕胎、小产，胎堕不全，暴下不止，突然昏厥，不省人事，病急势危者。

【来源】《正体类要》

利气泄火汤

【组成】人参三钱，白术（土炒）一两，甘草一钱，熟地黄（九蒸）五钱，当归（酒洗）三钱，白芍（酒炒）五钱，芡实（炒）三钱，黄芩（酒炒）二钱。

【用法】水煎服。

【功效】补气泻火。

【主治】堕胎、小产。原书用治"妊娠多怒堕胎"。

【来源】《傅青主女科》

･ 千金保胎丸 ･

【组成】当归（酒洗）二两，川芎一两，熟地黄（姜汁炒）四两，阿胶（蛤粉炒）二两，艾叶（醋煮）一两，砂仁（炒）五钱，条黄芩（炒）二两，益母草二两，杜仲（去粗皮，姜汁、酒炒）四两，白术（土炒）四两，续断（酒洗）一两，香附二两（酒、醋、盐水、童便各浸二日炒），陈皮一两。

【用法】上为细末，煮枣肉为丸，如梧桐子大，每服百丸，空心，米汤下。

【功效】健脾胃，补腰肾，安胎。

【主治】堕胎、小产。原书用治"凡女受胎经二月而胎堕者，虽气血不足，乃中冲脉有伤。中冲脉，即阳明胃脉，供应胎孕"。

【来源】《万病回春》

･ 人参黄芪汤 ･

【组成】人参、黄芪（炒）、白术（土炒）、当归、白芍（炒）、艾叶各一钱，阿胶（炒）二钱。

【用法】水煎服。

【功效】补气益血，止血固脱。

【主治】堕胎、小产属气虚者。

【来源】《证治准绳》

生化汤

【组成】全当归八钱，川芎三钱，桃仁（去皮尖，研）十四枚，干姜（炮黑）五分，甘草（炙）五分。

【用法】用黄酒、童便各半，煎服。

【功效】祛瘀下胎。

【主治】堕胎、小产属胎动欲堕者。

【来源】《傅青主女科》

褚氏生化汤加减

【组成】黄芪30克，当归15克，川芎10克，桃仁6克，红花15克，炮姜9克，益母草30克，泽兰15克，荆芥炭10克，山药30克，枳壳12克，炙甘草6克。

【用法】每日1剂，水煎服，红糖为引。

【功效】益气养血，祛瘀止血。

【主治】堕胎、小产属胎堕不全，瘀阻胞宫者。

【来源】《褚玉霞妇科脉案良方》

加味脱花煎

【组成】当归15克，川芎9克，肉桂6克，牛膝15克，车前子（包）9克，益母草30~45克，桃仁9克，红花9克，醋香附9克，天台乌药9克。

【用法】水煎服。

【功效】祛瘀下胎。

【主治】堕胎、小产属胎殒难留者。

【来源】《丛春雨中医妇科经验》

❦ · 参芪益母脱花煎 · ❧

【组成】当归10克，川芎9克，肉桂6克，牛膝10克，红花9克，车前子（包）9克，红参9克，生黄芪15~30克，益母草30~45克，炒蒲黄（包）15克。

【用法】水煎服。

【功效】益气祛瘀。

【主治】堕胎、小产属胎堕不全者。

【来源】《丛春雨中医妇科经验》

❦ · 加味生化汤 · ❧

【组成】当归9克，川芎9克，桃仁9克，炙甘草9克，炮姜9克，牛膝15克，红花9克，车前子（包）9克，益母草30~45克，丹参30克。

【用法】水煎服。

【功效】活血逐瘀，养血止血。

【主治】堕胎、小产属虚瘀并重者。

【来源】《丛春雨中医妇科经验》

❦ · 朱小南经验方 · ❧

【组成】当归6克，川芎4.5克，大熟地黄9克，焦白术6克，白芍6克，枸杞子6克，杜仲9克，续断9克，茯苓9克，淡远志6克，仙鹤草12克，陈皮6克。

【用法】水煎服。

【功效】补气血，祛残瘀。

【主治】堕胎、小产（胎堕流血不止阶段）。

【来源】《朱小南妇科经验选》

·· 宫清方 ·· ··

【组成】益母草30克，马齿苋30克，当归9克，川芎9克，麸炒枳壳18克，川牛膝18克，仙鹤草15克，党参30克，生蒲黄（包煎）18克，炙甘草6克。

【用法】水煎服。

【功效】活血祛瘀，益气清热。

【主治】瘀热互结，阻滞胞宫，兼有气虚之堕胎、小产。症见胎殒之后，尚有部分残留宫腔内，阴道流血持续不止，甚至大量出血，腹痛阵作，舌淡暗，苔薄白，脉沉细无力。

【来源】《刘瑞芬妇科经验集》

第七节　滑　胎

凡堕胎或小产连续发生3次或以上者，称为"滑胎"，亦称"数堕胎"。

本病以连续自然发生堕胎、小产，即"屡孕屡堕"为特点，且每次发生堕胎、小产的时间多在同一妊娠月份，即"应期而堕"。

本病的发病机制基本与胎漏、胎动不安相同，亦是由胎元和母体等方面原因所致。胎元方面因母体先天不足，或后天受损，以致女精不健；或父体先、后天原因以致男精不壮；或因男女双方皆不足；或近亲婚配，影响胎元，不能成实；或胎元本身有缺陷以致胎不成实而屡孕屡堕。而胎元本身缺陷是导致滑胎的常见原因。母体方面则多因肾气不足，胎失所系；气血虚弱，胎失载养；阴虚血热，内热伤胎；瘀血内阻，胎失血养；或湿热内蕴，阻于胞胎所致。

西医学习惯性流产可参照本病辨证论治。

泰山磐石散

【组成】人参一钱，黄芪一钱，当归一钱，川续断一钱，黄芩一钱，白芍八分，熟地黄八分，白术五分，川芎八分，砂仁五分，炙甘草五分，糯米一撮。

【用法】水一盅半，煎七分，食远服。

【功效】益气健脾，养血安胎。

【主治】气血两虚所致滑胎。症见面色淡白，倦怠乏力，不思饮食，舌淡苔薄白，脉滑无力。

【来源】《古今医统大全》

桂枝茯苓丸

【组成】桂枝、茯苓、牡丹皮（去心）、桃仁（去皮尖，熬）、芍药各等份。

【用法】上五味，末之，炼蜜和丸，如兔屎大，每日食前服一丸。不知，加至三丸。

【功效】祛瘀消癥固冲。

【主治】滑胎属血瘀者。

【来源】《金匮要略》

寿胎丸

【组成】菟丝子（炒熟）四两，桑寄生二两，川续断二两，真阿胶二两。

【用法】上药将前三味轧细，水化阿胶和为丸，一分重（干足一分），每服二十丸，开水送下，日再服。

【功效】补肾健脾，固冲安胎。

【主治】滑胎属脾肾两虚者。

【来源】《医学衷中参西录》

·安奠二天汤·

【组成】人参（去芦）一两，熟地黄（九蒸）一两，白术（土炒）一两，山药（炒）五钱，山茱萸（蒸，去核）五钱，炙甘草一钱，杜仲（炒黑）三钱，枸杞子二钱，扁豆（炒，去皮）五钱。

【用法】水煎服。

【功效】补肾健脾，固冲安胎。

【主治】滑胎属脾肾两虚者。

【来源】《傅青主女科》

·毓麟珠·

【组成】人参二两，白术（土炒）二两，茯苓二两，芍药（酒炒）二两，川芎一两，炙甘草一两，当归四两，熟地黄（蒸，捣）四两，菟丝子（制）四两，杜仲（酒炒）二两，鹿角霜二两，川椒各二两。

【用法】上为末，炼蜜丸，弹子大，每空心嚼服一二丸，用酒或白汤送下，或为小丸吞服亦可。

【功效】补气养血，固肾安胎。

【主治】滑胎属气血虚弱者。

【来源】《景岳全书》

保阴煎

【组成】生地黄二钱，熟地黄二钱，芍药二钱，山药一钱半，续断一钱半，黄芩一钱半，黄柏一钱半，生甘草一钱。

【用法】水二盅，煎七分，食远温服。

【功效】滋阴清热，凉血安胎。

【主治】滑胎属阴虚血热者。

【来源】《景岳全书》

~·加减一阴煎·~

【组成】生地黄、芍药、麦冬各二钱，熟地黄三五钱，炙甘草五七分，知母、地骨皮各一钱。

【用法】水二盅，煎服。

【功效】滋阴养血，清热安胎。

【主治】滑胎属阴虚血热者。

【来源】《景岳全书》

~·保孕丸·~

【组成】杜仲（炒断丝）八两，川续断（酒拌炒）四两，山药六两。

【用法】先将二味为末，山药煮糊为丸如桐子大，每服八九十丸，空心米饮下。

【功效】益肾补脾，固摄胎元。

【主治】滑胎。

【来源】《千金方》

~·安胎散·~

【组成】熟地黄、艾叶、白芍（炒）、川芎、黄芪（炒）、阿胶（炒）、当归、甘草（炙）、地榆各一钱。

【用法】上加姜、枣，水煎服。

【功效】益气补血安胎。

【主治】气血两亏，冲任不固之滑胎。

【来源】《景岳全书》

·荆楚刘氏之固胎汤·

【组成】党参30克，炒白术30克，炒白扁豆15克，山药15克，炙甘草9克，熟地黄30克，山茱萸12克，炒杜仲12克，枸杞子15克，续断12克，桑寄生15克，炒白芍15~30克。

【用法】水煎服。

【功效】健脾补肾，安胎止痛。

【主治】滑胎。

【来源】《全国中医妇科流派名方精粹》

·齐鲁滨州郑氏之固胎汤·

【组成】菟丝子15~30克，桑寄生15~30克，龙骨15~30克，牡蛎15~30克，熟地黄15~30克，山药15~30克，白术10~20克，川续断15~30克，杜仲10~15克，阿胶（烊冲）10~12克。

【用法】水煎服。

【功效】补脾益肾安胎。

【主治】脾肾两虚之滑胎。

【来源】《全国中医妇科流派名方精粹》

·育阴汤·

【组成】熟地黄9克，山药9克，山茱萸9克，续断9克，桑寄生9克，海螵蛸12克，牡蛎12克，白芍12克，阿胶9克，炒地榆30克，龟甲12克。

【用法】水煎服。

【功效】补肾滋阴，固冲安胎。

【主治】滑胎属肾之阴精亏虚者。

【来源】《百灵妇科》

·菟丝泰山磐石散·

【组成】红参9克，黄芪15克，当归9克，续断15克，黄芩9克，川芎4.5克，白芍15克，熟地黄15克，白术10克，炙甘草9克，砂仁4.5克，菟丝子30克，糯米适量。

【用法】水煎服。

【功效】益气养血安胎。

【主治】滑胎属气血两虚者。

【来源】《丛春雨中医妇科经验》

·补肾调冲汤·

【组成】菟丝子30克，熟地黄30克，川续断15克，杜仲15克，桑寄生15克，白术15克，党参15克，怀山药15克，砂仁（后下）6克，大枣4枚。

【用法】水煎服。

【功效】补肾益脾，养血填精，调理冲任。

【主治】脾肾两虚所致滑胎。

【来源】《中医妇科临证证治》

·补肾固冲丸·

【组成】菟丝子240克，川续断120克，白术120克，鹿角胶90克，巴戟天120克，枸杞子120克，熟地黄180克，砂仁20克，党参150克，阿胶120克，川杜仲90克，当归头90克，大枣50枚，吉林红参30克。

【用法】上为细末，炼蜜为丸，每次6克，每日2次，连服3个月为1个疗程，月经期停服。亦可作汤剂水煎服，用量按比例酌减。

【功效】补肾固冲，健脾养血。

【主治】滑胎属肾气不足者。

【来源】《中医妇科方剂选讲》

·加味寿胎丸·

【组成】川续断30~60克，桑寄生12~15克，菟丝子9克，阿胶珠（烊化）12克，生杜仲12~15克，生黄芪9克，生白术9克，香附9~12克，砂仁6克，广陈皮9克，紫苏梗9克，苎麻根9克。

【用法】水煎服。

【功效】健脾补肾固胎。

【主治】滑胎。

【来源】《中国当代名医验方选编·妇科分册》

·固胎汤·

【组成】党参30克，炒白术30克，炒白扁豆9克，怀山药15克，熟地黄30克，山茱萸9克，炒杜仲9克，续断9克，桑寄生15克，炒白芍18克，炙甘草3克，枸杞子9克。

【用法】水煎服。

【功效】健脾补肾固胎。

【主治】脾肾两虚之滑胎。

【来源】《中国当代名医验方选编·妇科分册》

安胎防漏汤

【组成】菟丝子20克，覆盆子10克，川杜仲10克，当归10克，杭白芍6克，熟地黄15克，潞党参15克，炒白术10克，棉花根10克，炙甘草6克。

【用法】水煎服。

【功效】温养气血，补肾益精，固胎防漏。

【主治】气血虚弱，肾虚不固之滑胎。

【来源】《中国当代名医验方选编·妇科分册》

补肾固胎散

【组成】桑寄生、川续断、阿胶、菟丝子各45克，椿根白皮15克。

【用法】共研细末，每服9克，每月逢1、2、3日，11、12、13日，21、22、23日各服1次。

【功效】补肾安胎。

【主治】滑胎属肾虚者。

【来源】《中国当代名医验方选编·妇科分册》

保胎方

【组成】菟丝子30克，桑寄生20克，川续断10克，阿胶（烊化）10克，党参15克，山药30克，生白芍15克，甘草10克。

【用法】水煎服。

【功效】补肾健脾，养血安胎。

【主治】滑胎。

【来源】《中国当代名医验方选编·妇科分册》

加味三青饮

【组成】冬桑叶30克，青竹茹12克，丝瓜络炭6克，熟地黄30克，山药15克，杜仲15克，菟丝子9克，当归身6克，白芍15克。

【用法】水煎服。

【功效】清热凉血，滋阴补肾。

【主治】阴虚内热之滑胎。

【来源】《裘笑梅妇科临床经验选》

磐石固胎汤

【组成】菟丝子20克，枸杞子15克，桑寄生20克，川续断15克，党参20克，白术15克，黄芪30克，熟地黄20克，制何首乌20克，当归12克，白芍12克，阿胶（烊化）10克，炙甘草5克。

【用法】水煎服。

【功效】补肾固冲，健脾养血。

【主治】滑胎。

【来源】《中国当代名医验方选编·妇科分册》

治滑胎验方

【组成】菟丝子12克，黄芩10克，侧柏叶12克，白芍12克，柴胡5克，藕节20克，莲须10克。

【用法】水煎服。

【功效】清热凉血，固肾安胎。

【主治】滑胎。

【来源】《中国当代名医验方选编·妇科分册》

裘氏保胎异功散

【组成】生（炙）黄芪15~30克，女贞子9~15克，生甘草3~6克，绵茵陈30~60克，制大黄6~12克，焦栀子6~9克，炒黄芩

9克，冬桑叶15~30克，丝瓜络炭6~9克，淡竹茹5~9克。

【用法】水煎服。

【功效】益气滋阴，清热凉血。

【主治】滑胎。

【来源】《中国当代名医验方选编·妇科分册》

❧ · 培育汤 · ❧

【组成】桑寄生12克，菟丝子12克，川续断10克，炒杜仲10克，太子参10克，山药15克，山茱萸10克，石莲子10克，芡实15克，升麻9克，熟地黄10克，苎麻根10克，椿根皮10克。

【用法】水煎服。

【功效】补气养荣，固肾安胎。

【主治】肾虚受胎不实，冲任不固所致滑胎。

【来源】《全国中医妇科流派研究》

❧ · 哈荔田经验方 · ❧

【组成】秦当归12克，杭白芍12克，女贞子9克，墨旱莲9克，枸杞子9克，炒杜仲9克，太子参9克，炒白术9克，香附6克，天台乌药6克，丹参12克，甘草4.5克。

【用法】水煎服。

【功效】两补肝肾，益气养血。

【主治】肝肾不足，气血虚损所致滑胎。

【来源】《当代中医妇科临床家丛书·哈荔田》

❧ · 宽和安胎汤 · ❧

【组成】生地黄12克，焦白术6克，淡子芩6克，川续断9克，杜仲9克，桑寄生9克，姜半夏6克，姜竹茹9克，紫苏梗6克，陈皮6克。

【用法】水煎服。

【功效】宽中和胃，固肾安胎。

【主治】滑胎。

【来源】《朱小南妇科经验选》

❧ · 加减安奠二天汤 · ❧

【组成】党参12克，熟地黄12克，白术12克，当归12克，白芍12克，续断12克，枸杞子9克，天冬12克，菟丝子12克，地榆炭30克，侧柏炭15克，甘草6克。

【用法】水煎服。

【功效】补肾健脾，固胎止血。

【主治】脾肾亏虚，胎元不固之滑胎。

【来源】《老中医经验汇编》

❧ · 扶正固本方 · ❧

【组成】黄芪30克，党参30克，菟丝子15克，女贞子15克，熟地黄15克，当归15克，白芍15克，何首乌15克，黄精30克，炙甘草10克，川芎15克，丹参12克，川续断15克。

【用法】水煎服。

【功效】温肾益气，化瘀调经。

【主治】滑胎属肾虚血瘀者。

【来源】《国医验案奇术良方丛书·张良英妇科经验集粹》

❧ · 滋肾育胎丸 · ❧

【组成】菟丝子240克，续断90克，巴戟天90克，杜仲90克，熟地黄150克，鹿角霜90克，枸杞子90克，阿胶120克，党参120克，白术90克，砂仁15克，无核大枣50克。

【用法】除熟地黄、阿胶、枸杞子、大枣外，各药共研细末，另将熟地黄、枸杞子反复熬煎，去渣以液溶化阿胶使之成稀糊状，另将大枣捣烂，将药末与药液及枣肉调匀，并加适量煮炼过的蜜糖，制成小丸，每日服3次，每次6克。

【功效】滋补肾阴肾阳为主，佐以补气健脾养血。

【主治】滑胎。

【来源】《中国当代名医验方选编·妇科分册》

育肾健脾安胎汤

【组成】菟丝子10克，炒杜仲12克，桑寄生10克，川续断12克，苎麻根12克，炒党参12克，云茯苓12克，大生地黄10克，炒白术10克，紫苏梗10克。

【用法】水煎服。

【功效】补肾健脾安胎。

【主治】滑胎属脾肾两虚者。

【来源】《中国百家百名中医临床家丛书·蔡小荪》

参苓白术散加减

【组成】潞党参15克，炙黄芪15克，焦白术10克，怀山药30克，荷叶蒂6克，升麻炭6克，炒扁豆衣6克，新会陈皮6克，大枣10枚，南瓜蒂6克。

【用法】水煎服。

【功效】补中益气，束带安胎。

【主治】滑胎属脾虚气陷，带脉失约者。

【来源】《姚寓晨女科证治选粹》

第八节　胎萎不长

妊娠腹形小于相应妊娠月份，胎儿存活而生长迟缓者，称为"胎萎不长"，亦称"胎不长""妊娠胎萎"。

本病的特点是妊娠中晚期后，腹形明显小于妊娠月份，B超提示胎儿存活而生长缓慢。本病属高危妊娠之一，如不及时治疗，可致堕胎或过期不产，胎死腹中，其死亡率为正常儿的4~6倍，不仅影响胎儿的发育，且可影响日后的体能与智力发育。临床应引起重视。

本病主要病因是父母禀赋虚弱，脾肾不足，气血虚弱或孕后阴虚血热，肝郁气滞，气虚血瘀，致胞脏虚弱，无力养胎。基本病机是胎居母腹，其生长发育全靠母体气血津液的滋养，当各种原因导致母体的脏腑衰损、气血失调时，均可引起胎失所养而胎不长。

西医学胎儿生长受限可参照本病辨证治疗。妊娠中后期，孕妇子宫增大明显小于妊娠月份，可作为本病的诊断依据。B超检查，测量胎儿的各径线，可以助诊。

～・ 寿胎丸 ・～

【组成】菟丝子（炒熟）四两，桑寄生二两，川续断二两，真阿胶二两。

【用法】上药将前三味轧细，水化阿胶和为丸，一分重（干足一分），每服二十丸，开水送下，日再服。

【功效】补肾益气，填精养胎。

【主治】胎萎不长属肾气亏虚者。

【来源】《医学衷中参西录》

～☜・ 胎元饮 ・☞～

【组成】人参随宜，当归二钱，杜仲二钱，芍药二钱，熟地黄二三钱，白术一钱半，炙甘草一钱，陈皮七分。

【用法】水二盅，煎七分，食远服。或间日，或二三日，常服一二剂。

【功效】补气养胎益血。

【主治】胎萎不长属气血虚弱者。

【来源】《景岳全书》

～☜・ 保阴煎 ・☞～

【组成】生地黄二钱，熟地黄二钱，芍药二钱，山药一钱半，续断一钱半，黄芩一钱半，黄柏一钱半，生甘草一钱。

【用法】水二盅，煎七分，食远温服。

【功效】滋阴清热，养血育胎。

【主治】胎萎不长属阴虚血热者。

【来源】《景岳全书》

～☜・ 温土毓鳞汤 ・☞～

【组成】人参三钱，巴戟天（去心，酒浸）一两，覆盆子（酒浸蒸）一两，白术（土炒）五钱，怀山药（炒）五钱，神曲（炒）一钱。

【用法】水煎服。

【功效】补肾助阳，健脾益胃。

【主治】脾肾阳虚之胎萎不长。

【来源】《傅青主女科》

〜· 八珍汤 ·〜

【组成】人参、白术、白茯苓、当归、川芎、白芍、熟地黄各一钱，甘草（炙）五分。

【用法】加生姜三片，大枣五枚，水煎服。

【功效】补益气血，育养胎元。

【主治】胎萎不长属气血虚弱者。

【来源】《正体类要》

〜· 长胎白术散 ·〜

【组成】白术、川芎、熟地黄、牡蛎、阿胶（烊化）、黄芪、当归、茯苓、艾叶、补骨脂（原著本方无用量）。

【用法】水煎服。

【功效】温阳散寒，养血育胎。

【主治】血寒宫冷所致胎萎不长。

【来源】《叶氏女科证治》

〜· 人参养荣汤 ·〜

【组成】白芍三两，当归、陈皮、黄芪、桂心（去粗皮）、人参、白术（煨）、甘草（炙）各一两，熟地黄（制）、五味子、茯苓各七钱半，远志（炒，去心）半两。

【用法】上锉散，每服四钱，水一盏半，生姜三片，大枣二枚，煎至七分，去滓温服。

【功效】补气益血，养心安神。

【主治】气血两虚所致胎萎不长。症见妊娠中晚期，腹形与子宫增大明显小于孕月，呼吸少气，行动喘息，心虚惊悸，咽干唇燥，饮食无味，疲乏倦怠等。

【来源】《太平惠民和剂局方》

三才固本膏

【组成】天冬六两，麦冬四两，熟地黄一两，当归八两，白术六两，人参一两，黄芩四两，杜仲四两。

【用法】上熬成，人乳，牛、羊乳各一盏，白蜜八两和匀，再熬，滴水成珠为度，白汤送下。

【功效】补气养血，益肾助胎。

【主治】胎萎不长。

【来源】《陈素庵妇科补解》

安胎饮

【组成】人参、白术、当归、熟地黄、川芎、白芍、陈皮、甘草（炙）、紫苏、炙黄芩各一钱。（一方有砂仁）

【用法】上加姜，水煎服。

【功效】滋阴清热，凉血养血。

【主治】胎萎不长属血热者。

【来源】《景岳全书》

健脾养胎方

【组成】潞党参9克，川芎2.4克，丹参9克，白术9克，陈皮6克，紫苏梗6克，木香4.5克，杜仲9克，桑寄生12克，菟丝子9克，狗脊9克。

【用法】水煎服。

【功效】益气养血。

【主治】气血两虚所致胎萎不长。症见妊娠中晚期，腹形与子宫增大明显小于孕月，或胎心音较弱，妊娠后常感气短乏力，心悸失眠，时有腰酸不适，舌淡，苔白，脉沉迟。

【来源】《读经典学名方系列·妇科病名方》

❧ · 益气养阴方 · ❧

【组成】生地黄15克，麦冬15克，北沙参20克，党参20克，当归6克，白芍12克，酸枣仁12克，竹茹20克，甘草10克，大枣6枚，生姜3片。

【用法】水煎服。

【功效】益气养阴。

【主治】胎萎不长属气阴不足者。

【来源】《李文庆中医临床经典医案实录》

❧ · 补肾固冲汤加减 · ❧

【组成】当归10克，白芍12克，枸杞子15克，菟丝子15克，生黄芪15克，炒白术12克，山药20克，川续断15克，桑寄生20克，苎麻根12克，党参15克，茯苓12克，生甘草10克。

【用法】水煎服。

【功效】补肾固冲，益气养血。

【主治】脾肾亏虚，气血不足所致胎萎不长。

【来源】《魏雅君妇科临床证治》

❧ · 五味异功散合寿胎丸加减 · ❧

【组成】台党参、炒白术、云茯苓、佛手、桑寄生、制香附各

10克，菟丝子、川续断、炒杜仲各12克，砂仁（后下）、炒黄芩、当归各9克，甘草6克。

【用法】水煎服。

【功效】益气养血，安胎养胎。

【主治】胎萎不长属气血两虚者。

【来源】《弭氏妇科传薪录》

沙参麦冬饮加减

【组成】北沙参、麦冬、女贞子、焦栀子、白芍各10克，炒酸枣仁、川续断各15克，砂仁（后下）、佛手各9克，甘草6克。

【用法】水煎服。

【功效】养阴清热，固肾安胎。

【主治】胎萎不长属阴虚血热者。

【来源】《弭氏妇科传薪录》

八珍汤合寿胎丸加减

【组成】党参20克，黄芪20克，白术12克，茯苓12克，制甘草6克，当归身9克，熟地黄12克，砂仁3克（后下），白芍10克，菟丝子15克，川续断12克，桑寄生12克，阿胶（烊化）12克，杜仲12克。

【用法】水煎服。

【功效】益气养血，健脾补肾，滋胞养胎。

【主治】脾肾两虚，精血不足，胞脉失养所致胎萎不长。

【来源】《吴氏妇科精粹》

双参养胎汤

【组成】人参（另炖服）10克，黄芪30克，白术15克，砂仁

6克，丹参15克，当归10克，菟丝子10克，桑寄生10克，川续断10克，黄芩10克，甘草6克。

【用法】水煎服。

【功效】益气化瘀，养血安胎。

【主治】胎萎不长属气虚血瘀者。

【来源】《中医妇科学》

沈耀先经验方

【组成】当归、茯苓各12克，白芍、南瓜蒂、陈皮各9克，苎麻根、白术各10克，紫苏梗、玫瑰花各6克，砂仁粉3克（冲服）。

【用法】水煎服。

【功效】健脾和胃，补肾养血。

【主治】胎萎不长属脾肾不足者。

【来源】《实用中医妇科手册》

四君子汤合《千金》保孕丸加减

【组成】党参12克，白术9克，茯苓12克，山药12克，陈皮6克，川续断12克，杜仲9克，熟地黄12克，砂仁3克，桑寄生15克。

【用法】水煎服。

【功效】健脾补肾。

【主治】胎萎不长属气血不足者。

【来源】《名医名家方剂心得汇讲·妇科卷》

姚寓晨经验方

【组成】潞党参18克，焦白术、芍各12克，云茯苓12克，姜炭6克，淫羊藿12克，鹿角胶（烊冲）12克，补骨脂12克，山茱萸10克，陈艾炭10克，升麻炭6克。

【用法】水煎服。

【功效】温脾益肾，固养胎元。

【主治】脾肾阳虚，胎失所养所致胎萎不长。

【来源】《姚寓晨女科证治选粹》

～•田淑霄经验方•～

【组成】山茱萸20克，枸杞子20克，女贞子20克，五味子10克，鹿角胶（烊化）20克，阿胶（烊化）20克，黄芪20克，党参15克，当归身10克，熟地黄10克，黄精20克，砂仁8克。

【用法】水煎服。

【功效】补肾滋阴养血。

【主治】胎萎不长。

【来源】《田淑霄中医妇科五十六年求索录》

～•四君子汤加减•～

【组成】黄芪15克，党参15克，茯苓10克，炒白术20克，山茱萸20克，枸杞子20克，杜仲炭15克，鹿角胶（烊化）20克。

【用法】水煎服。

【功效】健脾补肾。

【主治】脾肾虚所致胎萎不长。

【来源】《李士懋田淑霄医学全集》

～•寿胎丸加减•～

【组成】菟丝子12克，桑寄生10克，续断10克，杜仲炭12克，阿胶（烊化）20克，桑螵蛸20克，益智仁15克，炒白术12克，砂仁8克，鹿角胶（烊化）15克，党参15克。

【用法】水煎服。

【功效】补肾固冲。

【主治】肾虚胎元不固之胎萎不长。

【来源】《李士懋田淑霄医学全集》

﹋ 益气养血安胎饮 ﹌

【组成】党参15克，白术15克，茯苓10克，炙甘草9克，当归10克，川芎9克，熟地黄10克，白芍10克，生黄芪15克，菟丝子30克，淫羊藿15克，巴戟肉15克。

【用法】水煎服。

【功效】补气益血养胎。

【主治】胎萎不长属气血虚弱者。

【来源】《丛春雨中医妇科经验》

第九节　胎死不下

胎死胞中，历时过久，不能自行产出者，称为"胎死不下"，亦称"子死腹中"。胎死可以发生在妊娠任何时期，也可以出现在临产时，临产而胎死又称"死产"。

本病病机不外虚实两端，虚者气血虚弱，无力运胎外出；实者瘀血、湿浊阻滞，碍胎排出。

胎死不下，首先要了解死胎发生的原因，然后究其不下之理。

胎死原因，若死于妊娠期，多因母患热病，热毒伤胎；或胎元屡弱，不成则殒；或母体极虚，胎元失养；或因跌扑闪挫，损伤胎元而致死胎。若在临产时，多由胎儿形体过大难于分娩，致胞浆干涸而死；或因胎儿脐带缠颈，气绝致死；或久产不下，胎儿窒息而死；亦有接生不慎，损伤胎儿，而致胎死等。

胎死不下的病机，主要是气血运行不畅。或因气血虚弱，无力排胎外出；或瘀血内阻，碍胎外出；也有脾虚湿困，困阻气机，死胎涩滞不下者。

西医学死胎及稽留流产可参照本病辨证治疗。

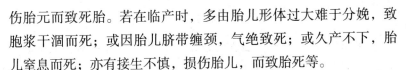

黑神散

【组成】黑豆（去皮，炒）半升，熟干地黄（酒浸）、当归（去芦，酒制）、肉桂（去粗皮）、干姜（炮）、甘草（炙）、芍药、蒲黄各四两。

【用法】上为细末，每服二钱，酒半盏，童子小便半盏，同煎调下，急患不拘时候，连进二服。

【功效】温经活血，行滞止痛。

【主治】血虚瘀滞寒凝之胎死不下。

【来源】《太平惠民和剂局方》

脱花煎

【组成】当归七八钱或一两，肉桂一二钱或三钱，川芎二钱，牛膝二钱，车前子一钱半，红花一钱（催生者，不用此味亦可）。

【用法】水二盅，煎八分，热服，或服后饮酒数杯亦妙。

【功效】祛瘀下胎。

【主治】胎死不下属瘀血阻滞者。

【来源】《景岳全书》

·救母丹·

【组成】人参一两，当归（酒洗）二两，川芎一两，益母草一两，赤石脂一钱，荆芥穗（炒黑）三钱。

【用法】水煎服。

【功效】养血活血，益气下胎。

【主治】胎死不下。

【来源】《傅青主女科》

·朴硝急救饮·

【组成】苍术三钱，肉桂三钱，陈皮一钱半，厚朴二钱，甘草五分，朴硝五钱。

【用法】水煎服。

【功效】下死胎。

【主治】胎死不下。

【来源】《陈素庵妇科补解》

·乌金散·

【组成】熟地黄（洗，切，焙干，酒炒）、真蒲黄、大当归、交趾桂、杨芍药、干姜（去皮）、甘草各一两，小黑豆四两，百草霜五钱。

【用法】上为末，每服二钱，米醋半合许，沸汤六七分浸起，温服。

【功效】补气益血，佐以下胎。

【主治】胎死不下。原书用治"难产热病，胎死腹中，或因颠仆，或从高坠下，或房室惊搐，或临产惊动太早，触犯禁忌，或产时未到，经血先下，恶露已尽，致胎干子死，身冷不能自出。但视产妇面赤舌青，是其候也"。

【来源】《世医得效方》

∽· 疗儿散 ·∽

【组成】人参一两，当归（酒洗）二两，川牛膝五钱，鬼白（研，水飞）三钱，乳香（去油）二钱。

【用法】水煎服。

【功效】固正气，下死胎。

【主治】胎死不下。原书用治"妇人有生产六七日，胞衣已破，而子不见下……子已死于腹中乎"。

【来源】《傅青主女科》

∽· 平胃散 ·∽

【组成】苍术（去黑皮，捣为粗末，炒黄色）四两，厚朴（去粗皮，涂生姜汁，炙令香熟）三两，陈橘皮（洗令净，焙干）二两，甘草（炙黄）一两。

【用法】上为散，每服二钱，水一中盏，加生姜二片，大枣二枚，同煎至六分，去滓，食前温服。

【功效】健脾除湿，行气下胎。

【主治】胎死不下属湿阻气机者。

【来源】《太平惠民和剂局方》

∽· 加减黑神散 ·∽

【组成】生地黄、赤芍、桂心、当归尾、蒲黄、鹿角屑、红花、白芷、朴硝、香附、益母草（原著本方无用量）。

【用法】水煎服。

【功效】活血行气。

【主治】胎死不下。原书用治"妊娠热病六七日后，脏腑极热，熏蒸其胎，致胎死腹中，则胎冷不能自出……产母舌青黑"。

【来源】《古今医鉴》

❧·佛手散·❧

【组成】当归二钱，川芎四钱，益母草五钱。

【用法】上锉一剂，水一盏，入酒一盏，再煎一沸，温服；如人行五里，再进一服。

【功效】活血下胎。

【主治】胎死不下。原书用治"妊娠六七个月，因事筑磕着胎，或子死腹中，恶露下，痛不已，口噤欲绝。用此探之，若不损则痛止，子母俱安；若胎损，即便逐下"。

【来源】《古今医鉴》

❧·香桂散·❧

【组成】香白芷三钱，肉桂三钱，麝香三分。

【用法】上为末，童便酒调下。

【功效】下死胎。

【主治】胎死不下。原书用治"坐产涩滞，心腹大痛，死胎不能下者"。

【来源】《古今医鉴》

❧·琥珀黑散·❧

【组成】琥珀、朱砂、松烟墨（各另研末）、人参、附子（炮）、百草霜各五钱，僵蚕（炒）一钱，乳香一钱一分，当归三钱，黑衣（即灶突上尘）五钱。

【用法】上为末，每服二钱，姜酒、童便送下。

【功效】益气活血下胎。

【主治】胎死不下。

【来源】《女科指掌》

❧·益气催胎散·❧

【组成】黄芪12克，人参6克，当归12克，川芎8克，川牛膝12克，鬼臼8克，桃仁10克（炒，去皮尖）。

【用法】水煎服。

【功效】益气催胎。

【主治】气虚血弱，或久病体虚所致胎死不下。症见胎动停止，阴道流出淡红色血水。

【来源】《中国百年百名中医临床家丛书·许玉山》

❧·破瘀下胎方·❧

【组成】当归12克，川芎9克，红花10克，紫油桂6克，川牛膝10克，炒桃仁10克，泽兰叶12克，车前子（包）6克。

【用法】水煎服。

【功效】破瘀下胎。

【主治】胞宫受寒，血凝气滞，或跌扑损伤，瘀血停滞所致胎死不下。症见胎动忽然停止，阴道流出黑色血液，口中气味恶臭。

【来源】《中国百年百名中医临床家丛书·许玉山》

❧·加参生化汤·❧

【组成】人参15克，当归25克，川芎15克，桃仁15克，炮姜10克，益母草30克，枳壳15克，川牛膝15克，红花25克，黑荆芥6克，红糖为引。

【用法】水煎服。

【功效】益气活血下胎。

【主治】胎死不下属气血虚弱者。

【来源】《门成福妇科经验精选》

第十节　妊娠心烦

妊娠期间，烦闷不安，郁郁不乐，或烦躁易怒者，称为"妊娠心烦"，亦名"子烦"。

本病特点是以烦闷不安为主，多兼头晕目眩，可能与妊娠期血压升高有关。其主要发病机制是火热乘心，热扰心胸。其发病与孕妇体质相关。妊娠期阴血聚以养胎，阳气偏旺。若素体阴虚，虚热内扰，或素体脾胃虚弱，痰湿内盛，痰热相搏，或素性抑郁，化热扰心等，均可引起妊娠期心烦。

～· 人参麦冬散 ·～

【组成】人参、茯苓、黄芩、麦冬、知母、炙甘草、生地黄各等份，竹茹一大团。

【用法】水煎，食前服。

【功效】养阴清热，安神除烦。

【主治】阴虚火旺之妊娠心烦。

【来源】《妇人秘科》

～· 竹沥汤 ·～

【组成】竹沥一升，防风、黄芩、麦冬各三两，茯苓四两。

【用法】上五味，㕮咀，以水四升，合竹沥，煮取二升，分三服，不瘥再作。

【功效】清热除痰，健脾安神。

【主治】妊娠心烦。原书用治"妊娠常苦烦闷，此是子烦"。

【来源】《备急千金要方》

～・丹栀逍遥散・～

【组成】当归、芍药、白术（炒）、茯苓、柴胡各一钱，牡丹皮、栀子（炒）、甘草（炙）各五分。

【用法】水煎服。

【功效】疏肝清热除烦。

【主治】妊娠心烦属肝经郁火者。

【来源】《内科摘要》

～・竹叶汤・～

【组成】防风、黄芩、麦冬各二两，白茯苓四两。

【用法】上锉散，每服四大钱，水一盏半，竹叶十数片，煎七分，去滓温服。

【功效】清热除烦。

【主治】妊娠心烦

【来源】《三因极一病证方论》

～・黄连阿胶汤・～

【组成】黄连四两，黄芩二两，芍药二两，鸡子黄二枚，阿胶三两。

【用法】水煎服。

【功效】养阴清热除烦。

【主治】妊娠心烦属阴虚者。

【来源】《伤寒论》

·竹叶安胎饮·

【组成】人参一钱，怀生地黄一钱五分，酸枣仁（去壳，炒研）一钱，远志（甘草水制，去骨）八分，当归（酒洗）二钱，白术（土炒）二钱，麦冬（去心）一钱，黄芩八分，川芎七分，陈皮三分，甘草四分，竹叶十片。

【用法】生姜、大枣为引，水煎服。

【功效】滋阴润肺，养心除烦。

【主治】妊娠心烦。

【来源】《胎产指南》

·逍遥散·

【组成】甘草（微炙赤）半两，当归（去苗，锉，微炒）、茯苓（去皮，白者）、芍药（白者）、白术、柴胡（去苗）各一两。

【用法】上为粗末，每服二钱，水一大盏，烧生姜一块，切破，薄荷少许，同煎至七分，去滓热服，不拘时候。

【功效】疏肝解郁，清热除烦。

【主治】妊娠心烦属肝郁者。

【来源】《太平惠民和剂局方》

·安胎清火汤·

【组成】当归三钱，白芍二钱，黄芩一钱五分，白术三钱，沙参一钱五分，泽泻三钱，知母二钱，麦冬一钱五分，茯苓三钱，竹叶一钱五分。

【用法】水煎服。

【功效】清心胃虚火，生津润燥。

【主治】妊娠心烦，兼见口渴头晕者。

【来源】《唐容川医学全书》

～·· 安胎养阴煎 ··～

【组成】天冬12克，麦冬12克，黄芩10克，知母10克，生地黄10克，玉竹10克，陈皮10克，竹茹12克，炙甘草5克，茯神12克，西洋参5克。

【用法】水煎服。

【功效】清热养阴。

【主治】妊娠心烦属阴虚者。

【来源】《中国百年百名中医临床家丛书·许玉山》

～·· 化痰祛烦汤 ··～

【组成】竹沥（分2次兑服）20克，黄芩10克，枇杷叶（炙，去毛）12克，麦冬12克，茯苓12克，茅苍术（米泔水炒）8克，竹茹10克，橘红12克。

【用法】水煎服。

【功效】清热祛湿化痰。

【主治】妊娠心烦属痰火者。

【来源】《中国百年百名中医临床家丛书·许玉山》

～·· 清肝解郁汤 ··～

【组成】白芍12克，郁金10克，黄芩10克，川黄连3克（姜水炒），瓜蒌12克，枳壳8克，焦栀子6克，甘草5克。

【用法】水煎服。

【功效】清肝解郁。

【主治】妊娠心烦属肝郁者。

【来源】《中国百年百名中医临床家丛书·许玉山》

❧·养阴除烦汤·❧

【组成】知母9克，麦冬9克，黄芩9克，生地黄9克，白芍9克，茯苓9克，竹茹9克，豆豉9克，菖蒲9克。

【用法】水煎服。

【功效】清肝养阴，降逆除烦。

【主治】妊娠心烦属阴虚肝阳上扰者。

【来源】《读经典学名方系列·妇科病名方》

❧·门成福经验方·❧

【组成】生地黄25克，熟地黄25克，麦冬25克，竹茹12克，阿胶珠15克，玉竹15克，川续断25克，桑寄生25克，黄芩12克，栀子10克，酸枣仁25克。

【用法】水煎服。

【功效】养阴清热安胎。

【主治】心火偏亢，热扰神明所致妊娠心烦。

【来源】《门成福妇科经验精选》

第十一节　妊娠肿胀

妊娠中晚期，孕妇肢体面目发生浮肿者，称为"妊娠肿胀"，亦称"子肿"。根据肿胀部位及程度的不同，分别有"子气""子肿""皱脚"及"脆脚"等名称。若在妊娠七八月后，只是脚部轻度浮肿，无其他不适者，为妊娠晚期常见现象，可不必治疗，产后自消。

子肿的主要病因是素体脾肾阳虚，或胎气壅阻，或瘀血内停。禀赋素弱，脾肾不足，致使水湿内停，泛溢肌肤而为肿胀；或因胎气壅阻，气化不利，水湿不化，气滞湿郁而为肿胀；或因瘀血内阻，气机不利，水湿不运而泛溢肌肤。

妊娠肿胀是孕妇多发病，做好产前检查，加强营养，适当休息，对减轻本病的发展程度有重要意义。若不伴有高血压、蛋白尿者，预后良好。严重者可发展为子晕、子痫。

西医学妊娠期高血压疾病出现水肿者，可参照本病辨证治疗。

白术散

【组成】白术一两，白茯苓、大腹皮、陈皮、生姜皮各半两。

【用法】上为细末，每服二钱，米饮下。

【功效】健脾除湿，行水消肿。

【主治】脾虚所致妊娠肿胀。

【来源】《全生指迷方》

苓桂术甘汤

【组成】茯苓四两，桂枝三两，白术三两，甘草（炙）二两。

【用法】上四味，以水六升，煮取三升，分温三服。

【功效】健脾利水，益气安胎。

【主治】脾虚所致妊娠肿胀。

【来源】《金匮要略》

加味肾气丸

【组成】附子（炮）二枚，白茯苓、泽泻、山茱萸（取肉）、山药（炒）、车前子（酒蒸）、牡丹皮（去木）各一两，官桂（不见火）、川牛膝（去芦，酒浸）、熟地黄各半两。

【用法】上为细末，炼蜜为丸，如梧桐子大，每服七十丸，空心米饮下。

【功效】补肾温阳，化气行水。

【主治】肾虚所致妊娠肿胀。

【来源】《济生方》

·真武汤·

【组成】茯苓三两，芍药三两，白术二两，生姜（切）三两，附子一枚（炮，去皮，破八片）。

【用法】上五味，以水八升，煮取三升，去滓，温服七合，日三服。

【功效】温肾助阳，化气行水，养血安胎。

【主治】妊娠肿胀属肾虚者。

【来源】《伤寒论》

·补中益气汤·

【组成】黄芪（病甚、劳役、热甚者一钱）五分，甘草（炙）五分，人参（去芦）三分，当归（酒焙干或晒干）二分，橘皮（不去白）二分或三分，升麻二分或三分，柴胡二分或三分，白术三分。

【用法】上㕮咀，都作一服，水二盏，煎至一盏，去滓，食远，稍热服。

【功效】益气健脾，消肿安胎。

【主治】妊娠肿胀属气血两虚，脾运失健，气虚无力载胎者。

症见小腹坠，两足浮肿等。

【来源】《内外伤辨惑论》

～·八珍汤·～

【组成】人参、白术、白茯苓、当归、川芎、白芍、熟地黄各一钱，甘草（炙）五分。

【用法】加生姜三片，大枣五枚，水煎服。

【功效】益气补血，消肿安胎。

【主治】妊娠肿胀属血虚者。

【来源】《正体类要》

～·天仙藤散·～

【组成】天仙藤（洗，略炒）、香附（炒）、陈皮、甘草、乌药各等份。

【用法】上为细末，每服三钱，水一大盏，姜三片，木瓜三片，紫苏三叶，同煎至七分，放温澄清，空心，食前服，日三服。

【功效】理气行滞，化湿消肿。

【主治】气滞所致妊娠肿胀。

【来源】《妇人大全良方》

～·五苓散·～

【组成】猪苓（去皮）十八铢，泽泻一两六铢，白术十八铢，茯苓十八铢，桂枝（去皮）半两。

【用法】上五味，捣为散，以白饮和服方寸匕，日三服。

【功效】补肾温阳，化气行水。

【主治】妊娠肿胀属肾虚者。

【来源】《伤寒论》

～· 五皮散 ·～

【组成】桑白皮、陈皮、大腹皮、生姜皮、茯苓皮各等份。

【用法】上为粗末，每服三钱，水一盏半，煎至八分，去滓，不拘时候，温服。

【功效】健脾化湿，理气消肿。

【主治】妊娠肿胀。

【来源】《华氏中藏经》

～· 肾气丸 ·～

【组成】干地黄八两，山药、山茱萸各四两，泽泻、茯苓、牡丹皮各三两，桂枝、附子（炮）各一两。

【用法】上八味，末之，炼蜜和丸梧子大，酒下十五丸，日再服。

【功效】温肾化气行水。

【主治】妊娠肿胀属肾虚者。

【来源】《金匮要略》

～· 茯苓导水汤 ·～

【组成】茯苓、槟榔、猪苓、砂仁、木香、陈皮、泽泻、白术、木瓜、大腹皮、桑白皮、紫苏梗各等份。

【用法】加生姜，水煎服。

【功效】调和脾肺，渗利水湿。

【主治】妊娠肿胀。

【来源】《医宗金鉴》

❧·防己黄芪汤·❧

【组成】防己一两，甘草（炒）半两，白术七钱半，黄芪（去芦）一两一分。

【用法】上锉麻豆大，每抄五钱匕，生姜四片，大枣一枚，水盏半，煎八分，去滓温服，良久再服。

【功效】益气祛风，健脾利水。

【主治】气虚所致妊娠肿胀。

【来源】《伤寒论》

❧·甘肃省中医院经验方·❧

【组成】白术9克，茯苓皮15克，大腹皮6克，桑白皮6克，陈皮6克，砂仁4.5克，紫苏叶6克，益母草15克，泽泻6克，生姜皮3克，猪苓6克。

【用法】水煎服。

【功效】健脾利水，益气安胎。

【主治】妊娠肿胀属脾虚者。

【来源】《中医妇产科学》

❧·桂附苓术饮·❧

【组成】厚附片三钱，肉桂一钱，茯苓四钱，茅苍术、炒远志、生姜皮各二钱，制天台乌药一钱半。

【用法】水煎，温服。

【功效】温肾行水。

【主治】肾虚所致妊娠肿胀。症见妊娠数月，面浮肢肿，面色灰黯，心悸气短，下肢畏寒，腰胀腹满，舌淡苔薄白而润，脉迟。

【来源】《中医妇科治疗学》

加减五皮饮

【组成】茯苓皮三钱，大腹皮二钱，五加皮二钱，桑枝五钱，防己二钱，苍术一钱半，建菖蒲五分，茵陈二钱。

【用法】水煎，温服。

【功效】行水利湿。

【主治】水湿停积所致妊娠肿胀。症见胸满心悸，肢体浮肿，腰酸腿软，苔白腻，脉沉滑。

【来源】《中医妇科治疗学》

加减胃苓汤

【组成】茅苍术二钱，砂仁一钱，扁豆壳四钱，防己二钱，大腹皮二钱，生姜皮二钱。

【用法】水煎，温服。

【功效】温胃燥湿利水。

【主治】湿滞兼胃寒所致妊娠肿胀。症见肢体肿胀，大便溏泻，小便不利，胸闷不欲食，时呕清水，口淡无味，苔白腻，脉沉。

【来源】《中医妇科治疗学》

理气渗湿汤

【组成】生香附三钱，木香二钱，砂仁壳一钱半，厚朴花二钱，茅苍术须二钱，五加皮三钱，云茯苓皮三钱，桑枝五钱。

【用法】水煎服。

【功效】理气行水。

【主治】妊娠肿胀。症见妊娠三月之后，先是脚浮肿，渐至腿膝，步行艰难，甚至脚趾间出黄水，胸胁作胀，晨轻晚重，食少苔腻，脉沉弦。

【来源】《中医妇科治疗学》

～·　加减参苓白术散　·～

【组成】南沙参三钱，白扁豆四钱，焦白术三钱，茯苓三钱，茅苍术一钱半，砂仁一钱，炙升麻一钱，广陈皮二钱。

【用法】水煎服。

【功效】补气升阳。

【主治】脾虚气弱所致妊娠肿胀。症见妊娠数月，消化不良，食少腹胀，大便不实，下肢肿胀，气短神疲，面色萎黄，舌淡口和，苔白滑，脉濡而虚。

【来源】《中医妇科治疗学》

～·　三豆饮加减　·～

【组成】赤小豆12克，绿豆12克，黑豆12克，金银花9克，生甘草4.5克，钩藤（后下）15克，土茯苓20克，泽泻12克，天仙藤12克，冬葵子9克，桑白皮12克。

【用法】水煎服。

【功效】清热平肝降逆，健脾利湿消肿。

【主治】妊娠肿胀。

【来源】《中华名中医治病囊秘·朱南孙卷》

～·　补中益气汤合五皮饮加减　·～

【组成】党参15克，白术15克，黄芪15克，陈皮15克，木香10克，茯苓皮10克，生姜皮10克，桑白皮10克，车前子（包）15克，大腹皮10克，菟丝子20克，巴戟天15克，甘草10克。

【用法】水煎服。

【功效】健脾补肾，消肿安胎。

【主治】脾肾阳虚，水湿内停，泛溢肌肤所致妊娠肿胀。

【来源】《妇科圣手杨宗孟临床56年经验集》

❦ · 蔡香荪经验方 · ❧

【组成】炒白术9克，茯苓皮12克，福泽泻9克，大腹皮9克，老紫苏梗9克，广陈皮6克，青防风3克，天仙藤12克，生姜片3克。

【用法】水煎服。

【功效】扶土泻水，消肿安胎。

【主治】妊娠肿胀。

【来源】《海派中医蔡氏妇科流派医案集》。

❦ · 理脾消肿汤 · ❧

【组成】白术（土炒）12克，茯苓10克，大腹皮10克，生姜皮8克，陈皮10克，泽泻10克，广砂仁5克。

【用法】水煎服。

【功效】理脾消肿。

【主治】脾虚所致妊娠肿胀。

【来源】《现代中医名家妇科经验集》

❦ · 五皮归芍散 · ❧

【组成】大腹皮10克，桑白皮10克，茯苓皮10克，生姜皮5克，陈皮5克，当归10克，白芍10克，川芎5克，白术10克，茯苓10克，泽泻10克。

【用法】水煎服。

【功效】调肝行气，健脾祛湿，养血安胎。

【主治】妊娠肿胀。

【来源】《现代中医名家妇科经验集》

·· 健脾消肿汤 ··

【组成】桑寄生、连皮茯苓各12克，白术9克，党参、木香、黄芩炭、五加皮各6克，炙甘草、陈皮、砂仁各3克。

【用法】水煎服。

【功效】益气健脾，佐以化湿。

【主治】脾弱积湿，气失运行所致妊娠肿胀。

【来源】《当代妇科名医名方》

·· 黄芪二术汤 ··

【组成】黄芪9克，苍术4.5克，白术4.5克，生地黄9克，焦栀子9克，黄芩9克，青蒿6克，汉防己9克，陈皮9克，茯苓9克，地骨皮9克，炒枳壳4.5克。

【用法】水煎服。

【功效】健脾利湿，安胎清热。

【主治】妊娠肿胀属脾虚湿热，兼有内热者。

【来源】《朱小南妇科经验选》

·· 子气退肿方 ··

【组成】当归12克，鸡血藤6克，香附6克，天仙藤15克，木瓜12克，泽泻12克，甘草4.5克。

【用法】水煎服。

【功效】理气和血，利水消肿。

【主治】气血瘀阻，水湿停聚所致妊娠肿胀。

【来源】《读经典学名方系列·妇科病名方》

· 吕仁和经验方 ·

【组成】生黄芪30克，当归10克，芡实10克，金樱子10克，栀子10克，川芎15克，牡丹皮15克，丹参15克，倒扣草30克，猪苓30克，五灵脂10克，炒蒲黄（包）10克。

【用法】水煎服。

【功效】益气养血，健脾补肾。

【主治】脾肾亏虚，气血虚弱所致妊娠肿胀。

【来源】《当代名老中医典型医案集·妇科分册》

· 白术散加减 ·

【组成】白术10克，茯苓15克，猪苓15克，大腹皮30克，生姜皮10克，陈皮10克，桑白皮10克，太子参15克，山药30克，夏枯草30克，菊花10克，钩藤（后下）20克，石决明30克，生甘草5克，冬瓜皮60克。

【用法】水煎服。

【功效】健脾利水。

【主治】妊娠肿胀属脾虚者。

【来源】《褚玉霞妇科脉案良方》

· 当归芍药散加味 ·

【组成】当归12克，白芍15克，茯苓20克，川芎5克，白术10克，泽泻10克，川木瓜10克，补骨脂10克，北黄芪20克。

【用法】水煎服。

【功效】调理肝脾，温运水湿。

【主治】脾气虚弱所致妊娠肿胀。

【来源】《国医大师专科专病用方经验·妇科病分册》

·裘笑梅经验方·

【组成】肉桂末0.5克，紫苏梗3克，菟丝子10克，车前子（包煎）9克，泽泻9克，茯苓10克。

【用法】水煎服。

【功效】化气行水，补肾温阳。

【主治】妊娠肿胀属肾虚者。

【来源】《大国医经典医案诠解（病症篇）·妊娠产后病》

·六君子汤加减·

【组成】人参15克，白术15克，茯苓15克，陈皮15克，甘草10克。

【用法】水煎服。

【功效】健脾渗湿，行水消肿。

【主治】妊娠肿胀属脾虚者。

【来源】《当代中医妇科大家亲笔真传系列·百灵妇科》

·渗湿汤加减·

【组成】山药15克，白术15克，茯苓15克，泽泻15克，枸杞子15克，菟丝子15克，巴戟天15克，鹿角胶15克，补骨脂15克，陈皮15克，甘草10克，黄芪20克，桂枝15克。

【用法】水煎服。

【功效】温肾助阳行水。

【主治】妊娠肿胀属肾阳亏虚者。

【来源】《当代中医妇科大家亲笔真传系列·百灵妇科》

·高慧经验方·

【组成】生地黄12克，白芍9克，当归9克，桑寄生12克，丹参4.5克，明天麻9克，生石决明（先煎）15克，僵蚕9克，制何首乌9克，钩藤（后下）9克，夏枯草9克，泽泻9克。

【用法】水煎服。

【功效】滋水养血，平肝泻火。

【主治】妊娠肿胀属血不养肝，肝火偏旺者。

【来源】《全国名老中医高慧妇科疑难症诊治经验实录》

·羊水多退肿汤·

【组成】桑白皮、大腹皮、水葱、天仙藤、石莲子、川续断、茵陈各10克，茯苓皮、冬瓜皮、葫芦、白扁豆、山药各15克。

【用法】水煎服。

【功效】健脾利湿，理气行滞，行水消肿。

【主治】妊娠肿胀。

【来源】《中国当代名医验方选编·妇科分册》

·降压消肿方·

【组成】炒白术9克，怀山药9克，茯苓皮15克，炒当归9克，钩藤（后下）9克，生石决明（先煎）15克，黑豆衣9克，桑寄生12克，丹参4.5克，车前子（包煎）15克，山羊角（先煎）12克，陈皮4.5克。

【用法】水煎服。

【功效】健脾利水，平肝降压。

【主治】妊娠肿胀。症见遍身浮肿或下肢肿胀，纳少腹胀，头晕倦怠，大便不实，血压偏高。

【来源】《蔡氏女科经验选集》

❧·妊娠水肿方·❧

【组成】黄芩6克，白术12克，天仙藤9克，桑寄生9克，杜仲9克，冬瓜皮15克，陈葫芦壳12克，乌药6克，木瓜6克，带皮生姜2片。

【用法】水煎服。

【功效】安胎顺气，利尿消肿降压。

【主治】妊娠肿胀。症见肢足浮肿，喘闷。

【来源】《中国当代名医验方选编·妇科分册》

❧·五皮饮合二妙散加减·❧

【组成】陈皮9克，大腹皮9克，桑白皮9克，茯苓皮9克，甘草3克，荆芥9克，金银花15克，白鲜皮9克，豨莶草15克，连翘12克，苍术9克，地肤子9克，黄柏9克，苦参9克。

【用法】水煎服。

【功效】清热利湿，解毒祛风。

【主治】风湿邪阻久化热，湿热化毒生风所致妊娠肿胀。

【来源】《妇科治验》

第十二节　妊娠眩晕

妊娠中晚期出现头晕目眩，状若眩冒者，称为"妊娠眩晕"，亦称"子晕"或"子眩"。

本病的发生与孕妇的体质因素关系密切，若素有痰涎瘀血，孕后血聚养胎，气血愈感不足，故易出现肝肾阴虚，肝阳偏亢；肝郁脾虚，气郁痰阻；阴血不足，髓海失养；血瘀气逆，上扰清窍而致子晕之证。

本病类似于西医学妊娠高血压综合征（轻者似妊娠高血压，重者似先兆子痫）或妊娠合并原发性高血压引起的眩晕。妊娠眩晕较为常见，属产科重症之一，及时、正确地治疗，预后大多良好，否则病情加重，可发展为子痫。

❧ · 杞菊地黄丸 · ❧

【组成】熟地黄八钱，干山药、山茱萸各四钱，牡丹皮、泽泻、茯苓（去皮）各三钱，菊花、枸杞子各三钱。

【用法】上为细末，炼蜜为丸，如梧桐子大，每服三钱，空腹服。

【功效】滋肾养肝。

【主治】肝肾阴亏所致妊娠眩晕。

【来源】《医级》

❧ · 八珍汤 · ❧

【组成】人参、白术、白茯苓、当归、川芎、白芍、熟地黄各一钱，甘草（炙）五分。

【用法】加生姜三片，大枣五枚，水煎服。

【功效】益气养血。

【主治】气血虚弱所致妊娠眩晕。

【来源】《正体类要》

❧ · 半夏白术天麻汤 · ❧

【组成】半夏一钱五分，天麻、茯苓、橘红各一钱，白术三钱，甘草五分。

【用法】加生姜一片，大枣二枚，水煎服。

【功效】健脾理气化痰。

【主治】气郁痰滞所致妊娠眩晕。

【来源】《医学心悟》

❧ · 参苓白术散 · ❧

【组成】莲子肉（去皮）一斤，薏苡仁一斤，缩砂仁一斤，桔梗（炒令深黄色）一斤，白扁豆（姜汁浸，去皮，微炒）一斤半，白茯苓二斤，人参（去芦）二斤，甘草（炒）二斤，白术二斤，山药二斤。

【用法】上为细末，每服二钱，枣汤调下。

【功效】补益气血。

【主治】气血亏虚所致妊娠眩晕。

【来源】《太平惠民和剂局方》

❧ · 补阳还五汤 · ❧

【组成】黄芪（生）四两，当归尾二钱，赤芍一钱半，地龙（去土）一钱，川芎一钱，桃仁一钱，红花一钱。

【用法】水煎服。

【功效】补气活血通络。

【主治】气虚血瘀所致妊娠眩晕。

【来源】《医林改错》

❧ · 天麻钩藤饮 · ❧

【组成】天麻、钩藤、生石决明、栀子、黄芩、川牛膝、杜仲、益母草、桑寄生、首乌藤、朱茯神（原著本方无用量）。

【用法】水煎服。

【功效】清心泻火，平肝潜阳。

【主治】肝阳上亢所致妊娠眩晕。

【来源】《中医内科杂病证治新义》

❧ · 滋阴地黄汤 · ❧

【组成】柴胡二钱，黄芩三钱，茯苓三钱，干地黄四钱，白芍三钱，山茱萸三钱，钩藤二钱，龟甲四钱，石决明三钱，桑寄生三钱，菊花三钱，夏枯草三钱。

【用法】每日1剂，水煎2次，分2次温服。

【功效】滋阴潜阳，柔肝息风。

【主治】妊娠眩晕属阴虚阳亢者。

【来源】《周子骢妇科》

❧ · 归脾汤加减 · ❧

【组成】黄芪15克，台党参、白术、云茯苓、陈皮、当归、白芍、龙眼肉各10克，远志9克，炒酸枣仁12克，炙甘草6克。

【用法】水煎服。

【功效】益气养血，安胎平眩。

【主治】妊娠眩晕属气血虚弱者。

【来源】《弭氏妇科传薪录》

❧ · 一贯煎加味 · ❧

【组成】辽沙参15克，生地黄、麦冬、枸杞子、川楝子、钩藤、菊花各10克，石决明15克，甘草6克。

【用法】水煎服。

【功效】清肝滋肾，平肝潜阳。

【主治】妊娠眩晕属肝肾阴虚者。

【来源】《弇氏妇科传薪录》

❧· 丁泽周经验方 ·❧

【组成】冬桑叶二钱，滁菊花三钱，薄荷炭八分，佩兰梗钱半，清水豆卷三钱，仙半夏二钱，水炙远志一钱，川雅连三分，枳实炭一钱，炒竹茹二钱，钩藤（后入）三钱，首乌藤三钱，荷叶边一圈。

【用法】水煎服。

【功效】清泄风阳，和胃化湿。

【主治】湿热内阻，阳明通降失司所致妊娠眩晕。

【来源】《丁甘仁医案续编》

❧· 施今墨经验方 ·❧

【组成】炙黄芪10克，当归身5克，酒生地黄10克，黑芝麻18克，鹿角胶6克，阿胶珠6克，白薇5克，炒远志5克，桑叶6克，桑寄生15克，黄菊花10克。

【用法】水煎服。

【功效】气血双补。

【主治】阴血虚，肝阳偏亢，气血化源不足所致妊娠眩晕。

【来源】《施今墨临床经验集》

❧· 柔肝息风方 ·❧

【组成】生地黄12克，当归身12克，白芍12克，丹参4.5克，天麻9克，生石决明（先煎）15克，僵蚕9克，制何首乌9克，钩藤（后下）9克，桑寄生12克，夏枯草12克，泽泻9克。

【用法】水煎服。

【功效】滋肾养血，平肝息风。

【主治】妊娠眩晕。

【来源】《中国当代名医验方选编·妇科分册》

· 庞泮池经验方 ·

【组成】龙胆5克，牡丹皮9克，炒栀子9克，当归9克，生地黄12克，白芍9克，钩藤12克，白蒺藜12克，生石决明（先煎）15克，茯苓9克，天仙藤30克。

【用法】水煎服。

【功效】泻肝清火，养血柔肝。

【主治】妊娠眩晕。

【来源】《中国当代名医验方选编·妇科分册》

· 子晕方 ·

【组成】夏枯草25克，菊花15克，钩藤15克，枸杞子25克，杜仲15克，大腹皮30克，菟丝子30克，茯苓皮25克，黄芩15克，何首乌30克，天麻15克，酸枣仁30克。

【用法】水煎服。

【功效】育阴潜阳。

【主治】妊娠眩晕属肝阳上亢者。

【来源】《门成福妇科经验精选》

· 何嘉琳经验方 ·

【组成】生黄芪15克，焦白术10克，当归身10克，炒白芍12克，桑叶12克，黄芩10克，川续断15克，菟丝子30克，炒杜仲15克，桑寄生15克，巴戟天10克，枸杞子12克，苎麻根15克。

【用法】水煎服。

【功效】益气补肾安胎。

【主治】妊娠眩晕属脾肾不足，痰湿壅盛者。

【来源】《何嘉琳妇科临证实录》

羚角钩藤汤合天麻钩藤饮加减

【组成】桑叶15克，钩藤（后下）15克，麦冬10克，百合12克，石决明（先煎）18克，绿萼梅6克，赤芍15克，白芍15克，桑寄生15克，杜仲15克，沙苑子12克，白蒺藜12克，菊花5克，枸杞子10克，苎麻根15克，紫苏梗5克，陈皮5克，煅龙骨（先煎）15克，煅牡蛎18克。

【用法】水煎服。另：羚羊角粉每日1次，每次0.9克，吞服。

【功效】平肝降逆，清热祛风，安胎。

【主治】妊娠眩晕。

【来源】《何嘉琳妇科临证实录》

经验方1

【组成】羚羊角粉（吞服）0.3～0.6克，生地黄15克，白芍9克，竹叶9克，黄连3克，生石决明（先煎）30克，生龙齿（先煎）18克，天麻6克，钩藤（后下）12克，僵蚕9克，川贝母12克。

【用法】水煎服。

【功效】平肝潜阳。

【主治】心肝火旺所致妊娠眩晕。

【来源】《中医妇科临床手册》

经验方2

【组成】苍术、白术、木瓜、防己、冬葵子、白扁豆、白蒺藜、钩藤各9克，赤小豆（打）30克，天仙藤30克，珍珠母（先煎）15克。

【用法】水煎服。

【功效】健脾祛湿，豁痰降逆。

【主治】痰湿停聚所致妊娠眩晕。

【来源】《中医妇科临床手册》

第十三节 妊娠痫证

妊娠晚期，或临产时及新产后，眩晕头痛，突然昏不知人，两目上视，牙关紧闭，四肢抽搐，腰背反张，少顷可醒，醒后复发，甚或昏迷不醒者，称为"妊娠痫证"，亦称"子痫"。

本病多在重症妊娠眩晕的基础上发作，也可不经此阶段而突发痫证。最常发生在妊娠晚期及临产前，称为产前子痫；部分发生在分娩中，即产时子痫。产后一般发生在24小时内，较少见。

本病病机主要是肝阳上亢，肝风内动；或痰火上扰，蒙蔽清窍。常由肝风内动和痰火上扰所致。

西医学妊娠高血压疾病中的子痫可参照本病辨证论治。

子痫为产科危急重症，中医治疗原则以平肝息风，安神定痉，豁痰开窍为主。西医主要是控制抽搐，纠正缺氧和酸中毒，控制血压，防治并发症，密切监测母胎状况，适时终止妊娠。

羚角钩藤汤

【组成】羚羊角（先煎）一钱半，钩藤（后下）三钱，霜桑叶二钱，滁菊花三钱，鲜生地黄五钱，生白芍三钱，川贝母（去心）

四钱，淡竹茹（鲜刮，与羚羊角先煎代水）五钱，茯神木三钱，
生甘草八分。

【用法】水煎服。

【功效】养阴清热，平肝息风。

【主治】肝风内动所致妊娠痫证。

【来源】《重订通俗伤寒论》

牛黄清心丸

【组成】黄连五钱，黄芩、栀子各三钱，郁金二钱，朱砂一钱
半，牛黄二分半。

【用法】上为细末，腊雪调面糊为丸，如黍米大，每服七八
丸，灯心汤送下。

【功效】清热豁痰，开窍止痉。

【主治】妊娠痫证属痰火上扰者。

【来源】《痘疹世医心法》

加味钩藤汤

【组成】钩藤三钱，当归首三钱，茯神四钱，南沙参五钱，桑
寄生一两，桔梗二钱。

如已发现抽搐，加阿胶珠三钱，牡蛎四钱。

【用法】水煎服。

【功效】养血息风。

【主治】妊娠痫证属血虚者。

【来源】《证治准绳》

羚羊角散

【组成】羚羊角（镑）、独活、当归各一钱，川芎、茯神、防

风、甘草（炙）各七分，钩藤三钱，人参八分，桑寄生二钱。

【用法】上加生姜五分，大枣二枚，水煎服。

【功效】止痫安胎。

【主治】妊娠痫证。

【来源】《医学心悟》

·葛根汤·

【组成】葛根、防风、当归、川芎、甘草、独活、茯神、杏仁、白术、人参、陈皮、黄芩、竹沥、防己、麻黄、天虫、升麻、白芍（原著本方无用量）。

【用法】水煎服。

【功效】祛风导痰，养血安胎。

【主治】妊娠痫证。原书用治"妊娠风痉，因体虚受邪，已伤太阳经络，复遇风寒，新旧相搏，其发则口噤背僵，昏闷忽不识人，须臾复醒，良久又作，甚则有口吐涎沫，角弓反张，其症尤重，多致损胎"。

【来源】《陈素庵妇科补解》

·钩藤汤·

【组成】钩藤、当归、茯苓、桑寄生、人参各一钱，苦桔梗一钱半。

【用法】水煎服。

【功效】平肝定心。

【主治】妊娠痫证。

【来源】《妇人大全良方》

⁕·　清痰四物汤　·⁕

【组成】熟地黄三钱，白芍（酒炒）、黄芩（酒炒）各二钱半，当归二钱，半夏（制，炒黄）、陈皮、白术（蜜炙）各一钱，姜三片。

【用法】水煎，温服。

【功效】滋阴理气化痰。

【主治】妊娠痫证。

【来源】《叶氏女科》

⁕·　荆防安胎散　·⁕

【组成】人参、当归（酒洗）、白术（土炒）各三钱，生地黄、天麻各二钱，麦冬（去心）一钱，条黄芩八分，荆芥、防风各三分，陈皮、甘草各四分。

【用法】水煎服。

【功效】祛风安胎。

【主治】妊娠痫证。

【来源】《胎产心法》

⁕·　清神汤　·⁕

【组成】党参、白术、茯苓、黄芪（炙）、甘草（炙）、麦冬、当归身各等份。

【用法】加生姜、大枣，清水煎，食远服，兼服琥珀寿星丸。

【功效】健脾胃，和气血。

【主治】妊娠痫证。

【来源】《万氏妇人科》

半夏白术天麻汤

【组成】半夏一钱五分，天麻、茯苓、橘红各一钱，白术三钱，甘草五分。

【用法】加生姜一片，大枣二枚，水煎服，兼服安宫牛黄丸。

【功效】清热开窍，豁痰息风。

【主治】妊娠痫证属痰火上扰者。

【来源】《中医妇科学》

天麻钩藤饮

【组成】天麻、钩藤、生石决明、栀子、黄芩、川牛膝、杜仲、益母草、桑寄生、首乌藤、朱茯神（原著本方无用量）。

【用法】水煎服。

【功效】清热安神，平肝息风。

【主治】妊娠痫证属肝风内动者。

【来源】《中医内科杂病证治新义》

加味五苓散

【组成】白术三钱，茯苓皮三钱，猪苓二钱，泽泻一钱半，肉桂一钱，生姜皮一钱，五加皮二钱，炒远志一钱半。

【用法】水煎，温服。

【功效】温化行水。

【主治】妊娠痫证。症见怀孕数月，因阳虚湿泛，致面浮肢肿，气促尿短，心累神倦，发病时骤然昏昧，不知人事，牙关紧闭，有时抽搐，舌淡苔白，或微有紫色，脉滑重按无力。

【来源】《中医妇科治疗学》

❧· 陈筱宝经验方 ·❧

【组成】羚羊角（先煎）一钱半，生女贞子三钱，川贝母三钱，滁菊花一钱半，新会橘络一钱半，沙苑子三钱，竹茹一钱半，瓜蒌皮三钱，生地黄三钱，莲子心一钱。

【用法】水煎服。

【功效】和胃清肝，化痰顺气。

【主治】肝火挟痰，上扰清窍所致妊娠痫证。

【来源】《近代中医流派经验选集》

❧· 清宫汤合牛黄清心丸 ·❧

【组成】连翘心6克，玄参心6克，莲子心3克，羚羊角粉（吞）3克，水牛角15克，牡丹皮10克，广郁金（明矾拌）9克，炙橘红6克，石菖蒲5克，陈胆南星10克，天竺黄10克，竹沥水1匙，牛黄粉（吞）0.3克。

【用法】水煎分服，每日2剂。不能服者改鼻饲。

【功效】清热豁痰，开窍安神。

【主治】妊娠痫证属痰火者。

【来源】《夏桂成实用中医妇科学》

❧· 三甲复脉汤加减 ·❧

【组成】炙龟甲、炙鳖甲、牡蛎（均先煎）各20克，白芍10克，钩藤（后下）15克，炙甘草6克，太子参15克，制何首乌、熟地黄、怀山药、女贞子各10克，陈皮6克，山楂10克。

【用法】水煎分服，每日1剂。

【功效】滋阴养血，平肝息风。

【主治】妊娠痫证。

【来源】《夏桂成实用中医妇科学》

·钩藤汤合三甲复脉汤·

【组成】钩藤15克，当归15克，茯神15克，桑寄生15克，桔梗15克，生龟甲20克，生牡蛎20克，生鳖甲20克，龙齿15克，生地黄15克，沙参15克，麦冬15克，阿胶（烊化）15克，白芍15克，羚羊角5克。

【用法】水煎服。

【功效】育阴潜阳，镇肝息风涤痰。

【主治】妊娠痫证属肝风内动者。

【来源】《当代中医妇科大家亲笔真传系列·百灵妇科》

·养血潜阳息风汤·

【组成】桑寄生20克，夏枯草10克，当归10克，大生地黄5克，小川芎4.5克，生白芍12克，钩藤10克，北沙参10克，大麦冬10克，生甘草3克，七爪橘红10克，朱茯神12克，生龙骨20克，生牡蛎20克，犀角末（冲服）1克（用水牛角末代）。

【用法】水煎服。

【功效】养血息风，潜阳镇痉。

【主治】妊娠痫证属血虚风热者。

【来源】《读经典学名方系列·妇科病名方》

·高慧经验方·

【组成】犀角尖（研末冲服）0.9克（用水牛角末代），生地黄24克，熟酸枣仁24克，墨旱莲24克，女贞子24克，阿胶珠9克，钩藤9克，菊花9克，天冬9克，沙参12克，仙鹤草60克。

【用法】水煎服。

【功效】养阴濡液，平肝息风。

【主治】妊娠痫证属阴虚火炽，肝风内动者。

【来源】《全国名老中医高慧经带胎产杂病论》

❦·　邢锡波经验方　·❧

【组成】生地黄24克，石决明24克，钩藤15克，白蒺藜15克，白薇12克，杜仲12克，白芍12克，天麻10克，牡丹皮10克，龙胆10克，磁石10克，僵蚕10克，全蝎4.5克，羚羊角粉（冲）1.8克。

【用法】水煎服。

【功效】养阴清热，镇痉息风。

【主治】妊娠痫证属肝肾阴虚，肝风内动者。

【来源】《邢锡波医案集》

❦·　哈荔田经验方　·❧

【组成】嫩钩藤15克，白蒺藜9克，明天麻4.5克，赤芍9克，牡丹皮9克，女贞子9克，东白薇15克，龙胆6克，川黄连6克，首乌藤2克，云茯苓2克，炒酸枣仁9克，天竺黄6克。

【用法】水煎服。

【功效】息风清热，安神除烦。

【主治】肝郁化火，扰乱心神，阴虚火炽，风阳上旋所致妊娠痫证。

【来源】《哈荔田妇科医案医论选》

❦·　羚角钩藤汤加减　·❧

【组成】羚羊角3克（单煎，频饮），龟甲20克，钩藤20克，牡蛎20克，生地黄20克，当归15克，白芍20克，黄芩15克，茯苓20克，大腹皮10克，黄芪30克，生甘草5克。

【用法】水煎服。

【功效】清热凉血，平肝潜阳，固冲安胎。

【主治】肝经郁火，肝阳上亢所致妊娠痫证。

【来源】《百灵妇科传真》

·韩百灵经验方·

【组成】羚羊角（单煎，频饮）5克，生地黄20克，牛膝20克，石决明20克，牡蛎25克，龟甲20克，白芍20克，甘菊花15克，钩藤15克，黄芩15克，木贼20克，杜仲20克，山茱萸20克，麦冬15克。

【用法】水煎服。

【功效】滋阴清热，平肝潜阳。

【主治】素体阴虚，肝阳偏亢，肝风内动所致妊娠痫证。

【来源】《当代中医妇科大家亲笔真传系列·百灵妇科》

·清热除烦汤加减·

【组成】竹茹15克，陈皮15克，枳实10克，茯苓15克，麦冬15克，竹沥15克，黄芩15克，知母15克，石菖蒲15克，石决明20克。

【用法】水煎服。

【功效】清热涤痰，镇静安神。

【主治】妊娠痫证属痰火者。

【来源】《当代中医妇科大家亲笔真传系列·百灵妇科》

·羚羊镇痉饮·

【组成】羚羊角粉（另包，分2次冲服）1.5克，生地黄10克，菊花10克，钩藤（后下）12克，当归12克，白芍10克，桑寄生

12克，天麻8克，阿胶珠10克，茯神12克，龙齿12克，珍珠母12克，泽泻10克，甘草5克。

【用法】水煎服。

【功效】滋阴益肾，平肝潜阳。

【主治】妊娠痫证属阴虚者。

【来源】《现代中医名家妇科经验集》

牡蛎龙齿汤

【组成】牡蛎15~30克，龙齿12~18克，杜仲15~30克，石决明15~30克，制女贞子9~12克，白芍9~12克，夏枯草9~15克，桑寄生9~15克，茯苓9~12克，泽泻9~12克。

【用法】水煎服。

【功效】滋阴养血，平肝息风。

【主治】妊娠痫证。

【来源】《读经典学名方系列·妇科病名方》

加味扁鹊三豆饮

【组成】绿豆12克，赤小豆12克，黑豆12克，生甘草9克，金银花9克，钩藤15克。

【用法】水煎服。

【功效】清热平肝降逆，健脾利湿消肿。

【主治】先兆子痫。

【来源】《全国中医妇科流派名方精粹》

平肝散

【组成】黄芩、夏枯草、炒牛膝、白薇、当归、菊花各9克。

【用法】共为细末，每服6~9克，每日服3次。

【功效】清肝降火。

【主治】子痫前期、轻型子痫，症重者可作汤剂，加服羚角琥珀散。

【来源】《全国中医妇科流派名方精粹》

～· 羚角琥珀散 ·～

【组成】羚羊角、琥珀、天竺黄、天麻、蝉蜕、地龙各等份。

【用法】共研细末，每次服1.5~3克，日服1~4次，或发作时急用。

【功效】平肝息风，清热宁心。

【主治】心肝风热所致子痫危证。

【来源】《全国中医妇科流派名方精粹》

～· 加减羚角钩藤汤 ·～

【组成】羚羊角0.3~0.6克，钩藤15~30克，桑叶6克，川贝母6克，鲜生地黄10克，白芍10克，竹茹10克，白蒺藜10克，丹参10克，甘菊花5克，珍珠母（先煎）15~30克，青龙齿（先煎）15~20克，牡蛎15克。

【用法】水煎分服，每日2次，或日服2~3剂。

【功效】息风潜阳，清热平肝。

【主治】妊娠痫证。

【来源】《妇科方药临证心得十五讲》

～· 钩藤汤合羚角琥珀散加减 ·～

【组成】桑叶6克，菊花6克，钩藤6克，白芍9克，石决明15克，黄芩6克，夏枯草6克，当归9克。

【用法】上药水煎，冲服羚角琥珀散3克，分2次，早、晚各服1次。

【功效】平肝息风。

【主治】肝阳亢越，内风蠢动所致妊娠痫证。

【来源】《钱伯煊妇科医案》

∽◦· 吴兆祥经验方 ·◦∽

【组成】白芍15克，生白术10克，云茯苓15克，钩藤（后下）10克，白茅根12克，当归10克，炒黄芩6克，冬瓜皮12克，白蒺藜12克，生龙骨（布包）15克，生牡蛎（布包）15克，石决明20克，紫苏6克，扁豆衣10克，决明子10克，生地黄12克。

【用法】水煎服。

【功效】柔肝降压，安胎理脾。

【主治】肝旺血亏，虚阳上越，脾气不足，胎元受制所致妊娠痫证。

【来源】《吴兆祥医案》

∽◦· 王渭川经验方 ·◦∽

【组成】羚羊角（锉末，吞服）2克，生地黄30克，麦冬10克，牛膝10克，生白芍12克，紫石英10克，沙参10克，川贝母10克，菊花10克，僵蚕10克，玉竹10克，女贞子20克，蜈蚣2条，乌梢蛇10克，槟榔10克。

【用法】每4小时服头煎药。

【功效】育阴潜阳，镇肝息风。

【主治】妊娠痫证属阴虚阳亢者。

【来源】《王渭川妇科治疗经验》

·大定风珠加减·

【组成】牡蛎30克，鳖甲12克，龟甲12克，白芍9克，阿胶12克，干地黄15克，麦冬9克，玄参9克，五味子6克，鸡子黄1枚，黄连3克。

【用法】水煎服。

【功效】育阴潜阳，镇肝息风。

【主治】阴虚阳亢之妊娠痫证。

【来源】《女科证治》

第十四节　胎气上逆

妊娠期，胸腹胀满，甚或喘急，烦躁不安者，称为"胎气上逆"，亦名"胎上逼心""子悬"。

临床特点是妊娠中晚期，胸腹胀满，伴心悸或喘息气急。多见于妊娠合并心血管或呼吸系统疾病。

产生本病的原因，主要是素体脾胃虚弱，或肝郁犯脾，孕后胎体渐长，胎碍脏腑，气机壅塞，升降失常，而致胎气上逆。素性抑郁或忿怒伤肝，气机不利，孕后血聚于下，气逆于上，肝气伤脾，湿浊上泛，遂致胸腹胀满而为子悬。或平素阳盛，肺胃积热，孕后胎气不和，邪热逆上心胸，以致胸腹胀满而病子悬。

西医学妊娠合并心脏病，或妊娠合并呼吸系统感染等可参照本病辨证治疗。

·紫苏饮·

【组成】大腹皮、人参（去芦）、川芎（洗）、陈橘皮（去白）、白芍各半两，当归（洗，去芦，薄切）三钱，紫苏茎叶一两，甘草（炙）一钱。

【用法】上各锉细，分作三服，每服用水一盏半，加生姜四片，葱白七寸，煎至七分，去滓，空心服。

【功效】疏肝健脾，理气行滞。

【主治】胎气上逆。原书用治"妊娠胎气不和，怀胎近上，胀满疼痛，谓之子悬。兼治临产惊恐，气结连日不产"。

【来源】《普济本事方》

解郁汤

【组成】人参一钱，白术（土炒）五钱，白茯苓三钱，当归（酒洗）一两，白芍（酒炒）一两，枳壳（炒）五分，砂仁（炒，研）三粒，栀子（炒）三钱，薄荷二钱。

【用法】水煎服。

【功效】解郁健脾，养血柔肝。

【主治】胎气上逆。

【来源】《傅青主女科》

香砂六君子汤

【组成】人参一钱，半夏一钱，甘草七分，白术二钱，茯苓二钱，陈皮八分，砂仁八分，木香七分。

【用法】上加生姜二钱，水煎服。

【功效】健脾益气，理气行滞。

【主治】胎气上逆属脾虚者。

【来源】《名医方论》

四君芎归汤

【组成】人参、白术（蜜炙）、茯苓、当归、川芎、砂仁、炙甘草各一钱。

【用法】加生姜三片，葱白三茎，水煎服。

【功效】益气健脾，理气行滞。

【主治】胎气上逆。原书用治"妊娠四五月，胎气不和，逆上心胸，胀满疼痛，名子悬，脾虚而不安者"。

【来源】《叶氏女科证治》

加味归脾汤

【组成】人参、黄芪、白术（蜜炙）、茯苓、酸枣仁各二钱，远志（制）、当归各一钱，柴胡、栀子、枳壳（麸炒）各八分，木香（不见火）、炙甘草各五分。

【用法】加龙眼肉七枚，水二盅，煎七分，空腹服。

【功效】健脾疏肝，理气安胎。

【主治】胎气上逆。原书用治"妊娠四五月，因脾郁而致胎气不和，逆上心胸，胀满疼痛不安者"。

【来源】《叶氏女科证治》

加味四君汤

【组成】人参、白术（蜜炙）、茯苓、枳壳（麸炒）、柴胡、黄芩、栀子（炒）各一钱，甘草五分。

【用法】加生姜三片，葱白三茎，水煎服。

【功效】健脾清热。

【主治】胎气上逆。原书用治"妊娠四五月，胃热而致胎气不和，逆上心胸，胀满疼痛不安者"。

【来源】《叶氏女科证治》

～・ 芩术汤 ・～

【组成】子芩三钱，白术（蜜炙）一钱五分，阿胶（炒珠）一钱。

【用法】水煎服。

【功效】清肺胃热，降逆化痰。

【主治】胎气上逆。

【来源】《叶氏女科证治》

～・ 丹栀逍遥散 ・～

【组成】当归、芍药、白术（炒）、茯苓、柴胡各一钱，牡丹皮、栀子（炒）、甘草（炙）各五分。

【用法】水煎服。

【功效】滋阴清热，理气行滞。

【主治】胎气上逆属阴虚肝旺者。

【来源】《女科撮要》

～・ 桑寄生散 ・～

【组成】桑寄生、当归（铣，微炒），川芎、人参（去芦头）、甘草（炙微赤，铣）各一两。

【用法】上为散，每服四钱，以水一中盏，入葱白七寸，煎至六分，去滓温服，不拘时候。

【功效】安胎止痛。

【主治】胎气上逆。

【来源】《太平圣惠方》

❧ · 全生止逆汤 · ❧

【组成】麦冬、焦栀子、茯神、酸枣仁、黄芩、百合、茯苓、石菖蒲、香附、广陈皮、白芍、生地黄、天冬、朱砂、竹叶（原著本方无用量）。

【用法】水煎服。

【功效】安神养血。

【主治】胎气上逆。

【来源】《陈素庵妇科补解》

❧ · 通肝散 · ❧

【组成】白芍一两，当归身、川芎、茯苓各三钱，郁金、薄荷各一钱，香附、神曲各二钱，陈皮三分，紫苏叶五分，白术五钱。

【用法】水煎服。

【功效】疏肝泻火，理气安胎。

【主治】肝气不通，子无血荫所致胎气上逆。原书用治"妇人有怀抱忧郁，以致胎动不安，两胁闷痛，如子上悬"。

【来源】《辨证录》

❧ · 下气汤 · ❧

【组成】紫苏叶、陈皮、桑叶、茯苓、青皮、白芍、大腹皮、甘草（原著本方无用量）。

【用法】水煎服。

【功效】下气安胎。

【主治】胎气上逆。

【来源】《女科指掌》

·子悬汤·

【组成】人参一钱，当归身、白芍各二钱，黄芩、丹参、紫苏叶、陈皮、砂仁、香附（制）各八分。

【用法】加生姜三片，葱白三茎，水煎服。

【功效】顺气养血安胎。

【主治】胎气上逆。原书用治"妊娠四五月，君相二火以养胎，平素火盛，以致胎气不和，逆上心胸，胀满疼痛，名曰子悬"。

【来源】《叶氏女科证治》

·朱小南经验方·

【组成】紫苏梗6克，白术6克，陈皮6克，白芍6克，合欢皮9克，带壳砂仁（后下）2.4克，淡子芩9克，钩藤（后下）12克，杜仲9克，续断9克，姜竹茹9克。

【用法】水煎服。

【功效】清热解郁，疏肝降逆。

【主治】胎气上逆。

【来源】《朱小南妇科经验选》

·苏梗下气饮·

【组成】紫苏梗10克，黄芩9克，竹茹9克，香附9克，柴胡10克，炒栀子9克，芦根15克，蒴藋9克，炒鸡内金9克，炒莱菔子9克。

【用法】水煎服。

【功效】化郁理气，清热降逆。

【主治】肝郁化热，气机升降失司所致胎气上逆。

【来源】《丛春雨中医妇科经验》

第十五节　胎水肿满

妊娠5~6个月后出现胎水过多，腹大异常，胸膈胀满，甚或遍身浮肿，喘不得卧，称为"胎水肿满"，亦称"子满"。

本病常与胎儿畸形、多胎妊娠、巨大胎儿、孕妇合并症（如妊娠合并高血压、糖尿病、贫血）等因素有关。

主要机制是水湿无制，水渍胞中。妊妇素体脾虚，孕后贪食生冷、肥甘等物，血气下聚冲任养胎，脾气益虚，水湿莫制，湿渗胞中，发为肿满；或素多抑郁，孕后胎儿渐大，阻塞气机，气机不畅，气郁湿滞，蓄积于胞，以致胎水肿满。

西医学羊水过多可参照本病辨证治疗。如有胎儿畸形，应终止妊娠，本节不予讨论。

∽·鲤鱼汤·∾

【组成】白术五两，白芍、当归各三两，茯苓四两。

【用法】上咬咀，每四钱，用鲤鱼一尾，不拘大小，破洗鳞肠，白水煮熟，去鱼，每服用鱼汁盏半，姜七片，陈皮少许，煎一盏，空心服。如胎水未尽，再和服。

【功效】健脾渗湿，养血安胎。

【主治】脾气虚弱所致胎水肿满。

【来源】《备急千金要方》

∽·茯苓导水汤·∾

【组成】木香、木瓜、槟榔、大腹皮、白术、茯苓、猪苓、泽泻、桑白皮、砂仁、紫苏叶、陈皮各等份。

【用法】加生姜，水煎服。

【功效】理气行滞，利水除湿。

【主治】气滞湿郁所致胎水肿满。

【来源】《医宗金鉴》

·当归芍药散·

【组成】当归三两，芍药一斤，茯苓四两，白术四两，泽泻半斤，川芎半斤。

【用法】上六味，杵为散，取方寸匕，酒和，日三服。

【功效】健脾渗湿，养血安胎。

【主治】胎水肿满属脾气虚弱者。

【来源】《金匮要略》

·白术散·

【组成】白术一两，白茯苓、大腹皮、陈皮、生姜皮各半两。

【用法】上为细末，每服二钱，米饮下。

【功效】健脾化湿，消肿益胎。

【主治】胎水肿满属脾虚湿聚者。

【来源】《全生指迷方》

·真武汤·

【组成】茯苓三两，芍药三两，白术二两，生姜三两（切），附子一枚（炮，去皮，破八片）。

【用法】上五味，以水八升，煮取三升，去滓，温服七合，日三服。

【功效】温肾健脾，利水保胎。

【主治】胎水肿满属脾肾阳虚者。

【来源】《伤寒论》

✤· 实脾饮 ·✤

【组成】厚朴（去皮，姜制，炒）、白术、木瓜（去瓤）、木香（不见火）、草果、大腹子、附子（炮，去皮脐）、白茯苓（去皮）、干姜（炮）各一两，甘草（炙）半两。

【用法】上咬咀，每服四钱，水一盏半，生姜五片，大枣一枚，煎至七分，去滓，温服，不拘时候。

【功效】温肾健脾，利水保胎。

【主治】胎水肿满属脾肾阳虚者。

【来源】《济生方》

✤· 五皮散 ·✤

【组成】大腹皮、桑白皮（炒）、生姜皮、茯苓皮、橘皮各一钱，木香二分。

【用法】水煎服。

【功效】利水消肿。

【主治】胎水肿满。

【来源】《妇人大全良方》

✤· 肾着汤 ·✤

【组成】香附、陈皮、甘草、川芎、木香、茯苓、白术、黄芩、紫苏叶、当归、白芍、大腹皮、羌活、苍术各等份。

【用法】水煎服。

【功效】利水消肿。

【主治】胎水肿满。

【来源】《陈素庵妇科补解》

·真武汤合苓桂术甘汤·

【组成】制附片（先煎1小时）15克，白术15克，白芍15克，茯苓30克，桂枝10克，生姜12克，甘草6克。

【用法】水煎服。

【功效】温肾助阳，化气行水。

【主治】胎水肿满属肾虚水停者。

【来源】《中西医结合妇科手册》

·《千金》鲤鱼汤合防己黄芪汤加减·

【组成】当归10克，白芍10克，枸杞子10克，白术10克，茯苓15克，黄芪10克，防己10克，鲤鱼1条。

【用法】鲤鱼去骨洗净，煎汤煮上药，每日1剂，分2次服。

【功效】健脾养血，利水消肿。

【主治】胎水肿满属血虚脾弱者。

【来源】《夏桂成实用中医妇科学》

·真武汤加减·

【组成】制附片（先煎）6~9克，炒白术10克，炮干姜6克，白芍10克，茯苓15克，党参15克，泽泻10克，天台乌药6克，生姜3片，鹿角霜10克。

【用法】水煎服。

【功效】温肾健脾，利水消肿。

【主治】胎水肿满属脾肾阳虚者。

【来源】《夏桂成实用中医妇科学》

·哈荔田经验方1·

【组成】云茯苓15克，茯苓皮15克，炒白术9克，福泽泻18克，淡猪苓18克，五加皮18克，赤小豆18克，清半夏9克，大刀豆（打）9克，广陈皮6克，全紫苏4.5克，天仙藤12克。

【用法】水煎服。

【功效】健脾利湿，降逆和中。

【主治】脾胃湿盛，胞中蓄水所致胎水肿满。

【来源】《当代中医妇科临床家·哈荔田》

·哈荔田经验方2·

【组成】天仙藤、云茯苓各18克，炒白术、白扁豆、淡猪苓、冬瓜皮、黄芪皮各12克，大腹皮、清半夏、枇杷叶各9克，香附4.5克，生姜皮2克，紫苏梗4.5克，香佩兰6克。

【用法】水煎服。

【功效】理气化湿，健脾和中。

【主治】脾不运湿，肺失宣降，胎气壅郁，湿与气结所致胎水肿满。

【来源】《当代中医妇科临床家·哈荔田》

·刘奉五经验方·

【组成】山药15克，莲子9克，桑寄生30克，白术9克，远志9克，茯苓皮12克，川续断9克，陈皮6克，冬瓜皮15克。

【用法】水煎服。

【功效】健脾补肾，除湿行水。

【主治】脾肾不足，水湿停聚所致胎水肿满。

【来源】《古今妇科医案经方集萃》

∾· 消肿安胎饮 ·∾

【组成】当归9克，川芎9克，茯苓15克，陈皮9克，木香3克，紫苏梗12克，白术15克，大腹皮15克，生姜3克，西瓜翠衣15克。

【用法】水煎服。

【功效】健脾利水，消肿安胎。

【主治】胎水肿满。

【来源】《中华传世医方》

∾· 四君子汤合四苓散加味 ·∾

【组成】黄芪15克，炒白术12克，茯苓15克，党参15克，甘草6克，泽泻10克，猪苓10克，赤小豆40克，冬瓜皮15克。

【用法】水煎服。

【功效】健脾利水。

【主治】脾虚所致胎水肿满。

【来源】《田淑霄中医妇科五十六年求索录》

∾· 七味白术散 ·∾

【组成】炒白术20克，大腹皮12克，炒枳壳6克，猪苓10克，茯苓10克，蒲种壳10克，冬瓜皮30克。

【用法】水煎内服，每剂2煎。

【功效】健脾行气，利水消肿。

【主治】胎水肿满。

【来源】《当代名医亲献秘验方》

～•· 加味白术散 ·•～

【组成】白术25克，苍术6克，白茯苓30克，茯苓皮30克，陈皮6克，姜皮9克，大腹皮15克，泽泻15克，北杏仁12克，生牡蛎25克。

【用法】水煎服。

【功效】健脾燥湿，行气利水。

【主治】胎水肿满。

【来源】《罗元恺医著选》

～•· 健脾除湿汤 ·•～

【组成】桑寄生30克，山药、冬瓜皮各15克，茯苓皮12克，莲子、白术、远志、川续断各9克，防风5克，羌活3克。

【用法】水煎服。

【功效】健脾补肾，除湿利水。

【主治】胎水肿满。

【来源】《妇产科疾病中医诊治精要》

～•· 蔡香荪经验方 ·•～

【组成】炒白术9克，茯苓皮12克，福泽泻9克，大腹皮9克，老紫苏梗9克，广陈皮6克，青防风3克，天仙藤12克，生姜片3克。

【用法】水煎服。

【功效】扶土泻水，消肿安胎。

【主治】胎水肿满。

【来源】《海派中医蔡氏妇科流派医案集》

❧· 蔡柏春经验方 ·❧

【组成】炒白术15克，怀山药12克，桑寄生9克，炒川续断9克，茯苓皮15克，天仙藤9克，紫苏梗6克，陈皮4.5克，生黄芪12克，大腹皮9克，生姜3片。

【用法】水煎服。

【功效】健脾补肾，理气行水。

【主治】胎水肿满属脾肾不足，水湿内停者。

【来源】《海派中医蔡氏妇科流派医案集》

❧· 四君子汤合白术散加减 ·❧

【组成】党参12克，白术9克，茯苓皮15克，陈皮6克，大腹皮9克，生姜皮3克，山药12克。

【用法】水煎服。

【功效】健脾化湿，佐以利水。

【主治】胎水肿满。

【来源】《名医名家方剂心得汇讲·妇科卷》

❧· 补中益气汤加减 ·❧

【组成】党参15克，炒白术15克，茯苓15克，猪苓10克，生姜9克，陈皮10克，川续断10克，桑寄生10克，车前子（包）15克，淫羊藿15克，肉苁蓉10克，阿胶（烊化）20克，生黄芪15克，山药15克。

【用法】水煎服。

【功效】健脾利湿，补肾安胎。

【主治】脾肾阳虚，脾湿不化之胎水肿满。

【来源】《魏雅君妇科临床证治》

·《全生》白术散加减·

【组成】炒白术15克，茯苓12克，炒白扁豆9克，炒白芍10克，炙鸡内金9克，陈皮3克，桑白皮9克，太子参20克，炒谷芽12克，姜皮1.5克，炒槐米20克，怀山药15克，炒杜仲10克。

【用法】水煎服。

【功效】健脾渗湿，利水消肿。

【主治】脾虚所致胎水肿满。

【来源】《大国医经典医案诠解（病症篇）·妊娠产后病》

第十六节　妊娠咳嗽

妊娠期间，咳嗽或久咳不已者，称为"妊娠咳嗽"，亦称"子嗽"。

妊娠久嗽不已，易损胎气，可出现腰酸、腹痛、小腹坠胀等症状，甚则致堕胎、小产。

受孕以后，月事停闭，脏腑经络之血，皆注于冲任以养胎，故此时全身气血处于阴血偏虚，阳气偏盛的状态。一般在妊娠之际，由于血聚于下，冲脉之气较盛，如素体胃气虚，则易挟肝胃之气上逆犯肺，造成肝木侮金之势，肺失宣降，肺气上逆，咳嗽即作。若素体阴亏，肺阴不足，孕后阴血下聚以濡养胎元，阴血愈亏，阴虚火旺，虚火上炎，灼伤肺津，肺失濡润，咳嗽遂作。

西医学妊娠合并上呼吸道感染、急慢性支气管炎或肺结核等引起的咳嗽可参照本病辨证论治。

·百合固金汤·

【组成】百合一钱半，生地黄二钱，熟地黄三钱，当归身三钱，芍药（炒）一钱，甘草一钱，贝母一钱半，麦冬一钱半，桔梗八分，玄参八分。

【用法】水煎服。

【功效】养阴润肺，化痰止咳。

【主治】阴虚肺燥所致妊娠咳嗽。

【来源】《医方集解》

·六君子汤·

【组成】人参（去芦）、白术、茯苓（去皮）各三钱，甘草（炙）二钱，陈皮一钱，半夏一钱五分。

【用法】上为细末，作一服，加大枣二枚，生姜三片，新汲水煎服。

【功效】益气健脾，燥湿化痰。

【主治】脾胃气虚兼痰湿之妊娠咳嗽。

【来源】《太平惠民和剂局方》

·紫菀汤·

【组成】紫菀一两，天冬一两，桔梗一分，炙甘草一分，桑白皮一分，杏仁一分，竹茹一分。

【用法】上㕮咀，每服三钱，水一盏，竹茹一块，煎至七分，去滓，入蜜半匙，再煎二沸，温服。

【功效】清火润肺，下气止嗽。

【主治】妊娠咳嗽。症见咳逆上气，久而不已，口渴心烦。

【来源】《妇人大全良方》

·清金化痰汤·

【组成】瓜蒌仁、橘红、黄芩、茯苓、栀子各一钱半，桔梗二钱，桑白皮、麦冬、知母、贝母各一钱半，甘草四分。

【用法】水煎服。

【功效】清金化痰，止嗽安胎。

【主治】妊娠咳嗽属痰火犯肺者。

【来源】《医学统旨》

清金降火汤

【组成】陈皮一钱五分，半夏（泡）一钱，茯苓一钱，桔梗一钱，枳壳（麸炒）一钱，贝母（去心）一钱，前胡一钱，杏仁（去皮尖）一钱五分，黄芩（炒）一钱，石膏一钱，瓜蒌仁一钱，甘草（炙）三分。

【用法】上锉一剂，加生姜三片，水煎，食远临卧服。

【功效】清肺泻火，止咳化痰。

【主治】妊娠咳嗽属痰热壅肺者。

【来源】《古今医鉴》

加减参苏饮

【组成】人参、紫苏、陈皮、白茯苓、甘草、枳壳、桔梗、前胡、黄芩各一钱。

【用法】生姜为引，加薄荷叶少许，水煎服。

【功效】止咳，安胎。

【主治】妊娠咳嗽属风寒者。

【来源】《万氏妇人科》

人参阿胶散

【组成】人参、白术、茯苓、甘草（炙）、紫苏叶、阿胶、桔梗各等份。

【用法】水煎，食后服。

【功效】止咳，安胎。

【主治】妊娠咳嗽。

【来源】《万氏妇人科》

～‧ 杏苏散 ‧～

【组成】紫苏叶、半夏、茯苓、甘草、前胡、苦桔梗、枳壳、生姜、橘皮、大枣（去核）、杏仁（原著本方无用量）。

【用法】水煎服。

【功效】祛风散寒，宣肺止咳。

【主治】妊娠咳嗽属外感风寒者。

【来源】《温病条辨》

～‧ 宁肺止嗽散 ‧～

【组成】麦冬（去心）二钱，知母一钱，桔梗五分，紫苏五分，杏仁（去皮尖）十粒，桑白皮六分，甘草四分。

【用法】水煎服。

【功效】宁肺止嗽。

【主治】妊娠咳嗽。

【来源】《胎产心法》

～‧ 百合散 ‧～

【组成】百合二钱，桑白皮七分，前胡八分，枯梗七分，芍药一钱，贝母一钱，赤茯苓八分，橘红一钱，甘草五分（或加紫菀、款冬花）。

【用法】生姜为引，水煎服。

【功效】健脾祛痰，安胎止嗽。

【主治】妊娠咳嗽。

【来源】《胎产秘书》

❧· 桔梗汤 ·❧

【组成】紫苏叶、桔梗、麻黄、桑白皮、杏仁、赤茯苓、天冬、百合、川贝母、前胡。

【用法】水煎服。

【功效】解表理肺，止嗽化痰。

【主治】风寒所致妊娠咳嗽。

【来源】《医宗金鉴》

❧· 人参清肺汤 ·❧

【组成】白芍、赤芍、知母、桔梗、白术、人参、当归、柴胡、川芎、黄芪、连翘、薄荷、滑石、地骨皮、栀子。

【用法】水煎服。

【功效】肃肺清热，化痰止嗽。

【主治】妊娠咳嗽。

【来源】《女科万金方》

❧· 人参散 ·❧

【组成】人参、陈橘皮（汤浸，去白，焙）、甘草（炙）各三两，生姜五两（洗，切作片子，焙）。

【用法】上四味，捣罗为散，每服二钱匕，沸汤调下。

【功效】理气化痰。

【主治】妊娠咳嗽。

【来源】《圣济总录》

·参苏饮加减·

【组成】党参三钱，紫苏梗三钱，前胡三钱，葛根三钱，橘红二钱，贝母三钱，瓜蒌三钱，桔梗三钱，杏仁三钱，甘草一钱，生姜三钱。

【用法】水煎，分2次服。

【功效】散风寒。

【主治】妊娠咳嗽属风寒者。

【来源】《周子骢妇科》

·二陈汤加味·

【组成】橘红二钱，半夏二钱，茯苓三钱，瓜蒌四钱，炙紫菀三钱，炙款冬花三钱，紫苏梗三钱，甘草钱半，生姜三钱。

【用法】水煎，分2次服。

【功效】燥湿祛痰。

【主治】妊娠咳嗽属痰饮者。

【来源】《周子骢妇科》

·金水六君煎加味·

【组成】生地黄四钱，当归一钱，橘红二钱，半夏二钱，茯苓三钱，甘草钱半，紫苏梗三钱，知母三钱，桔梗三钱，金银花三钱，生姜三钱。

【用法】水煎，分2次服。

【功效】滋阴润肺。

【主治】妊娠咳嗽属阴虚者。

【来源】《周子骢妇科》

～· 丁甘仁经验方1 ·～

【组成】桑叶（水炙）钱半，桑白皮（水炙）钱半，川贝母二钱，瓜蒌皮三钱，光杏仁三钱，抱茯神三钱，肥知母钱半，炙远志一钱，黑豆衣三钱，薄荷炭八分，冬瓜子三钱，福橘络一钱。

【用法】水煎服。

【功效】清泄风阳，清肺化痰。

【主治】肝阳上亢，风邪袭肺所致妊娠咳嗽。

【来源】《丁甘仁医案续编》

～· 丁甘仁经验方2 ·～

【组成】炒荆芥一钱，嫩前胡钱半，光杏仁三钱，浙贝母三钱，抱茯苓三钱，炒黄芩一钱，轻马勃八分，瓜蒌皮三钱，马兜铃一钱，冬瓜子三钱，水炙桑叶一钱半，水炙桑白皮一钱半，鲜竹茹二钱，活芦根（去节）一尺。

【用法】水煎服。

【功效】辛凉清解，宣肺化痰。

【主治】风温袭肺所致妊娠咳嗽。

【来源】《丁甘仁医案续编》

～· 羌苏解肌汤 ·～

【组成】桂枝4.5克，杭白芍9克，紫苏叶9克，防风4.5克，白芷4.5克，橘红12克，杏仁9克，桔梗9克，羌活9克，贝母9克，生姜3片，大枣3枚。

【用法】水煎服。

【功效】祛风散寒，宣肺止咳。

【主治】风寒犯肺，郁遏气道所致妊娠咳嗽。

【来源】《丛春雨中医妇科经验》

施今墨经验方

【组成】云茯苓6克，桑白皮3克，橘红5克，云茯神6克，桑叶5克，橘络5克，北细辛1克，炙紫菀5克，车前子（包）6克，五味子3克，炙白前5克，车前草6克，生银杏（连皮打）12枚，炒远志6克，白杏仁5克，苦桔梗5克，炒枳壳5克，甘草梢2克。

【用法】水煎服。

【功效】通调气息，行其水气。

【主治】肺气虚弱所致妊娠咳嗽。

【来源】《施今墨临床经验集》

百合固金汤合二至丸加减

【组成】百合15克，沙参15克，麦冬15克，干地黄15克，玄参9克，川贝母末（冲服）3克，女贞子15克，墨旱莲15克，桑寄生15克，炙百部10克。

【用法】水煎服。

【功效】养阴润肺，止咳安胎。

【主治】妊娠咳嗽属阴虚肺燥者。

【来源】《中西医结合治疗妇科常见病》

陈夏六君子汤加减

【组成】党参、白术、茯苓各15克，炙甘草6克，法半夏12克，陈皮6克，紫菀12克，百部12克，菟丝子15克。

【用法】水煎服。

【功效】健脾燥湿，止咳安胎。

【主治】妊娠咳嗽属脾虚痰湿者。

【来源】《中西医结合治疗妇科常见病》

·宣肺利咽汤·

【组成】炙麻黄10克，黄芩10克，金银花10克，紫苏10克，麦冬10克，白前10克，紫菀10克，知母15克，川贝母10克，桔梗10克，射干6克，甘草6克，苎麻根10克。

【用法】水煎服。

【功效】清疏宣降，宁嗽利咽，佐以安胎。

【主治】热郁肺胃之妊娠咳嗽。

【来源】《全国中医妇科流派名方精粹》

·安胎定喘汤·

【组成】当归10克，白芍10克，黄芩8克，桔梗10克，炙百合12克，炒杏仁10克，枳壳6克，麦冬12克，生地黄10克，天冬10克，川贝母10克，生甘草5克。

【用法】水煎服。

【功效】养阴润肺。

【主治】妊娠咳嗽。

【来源】《中国百年百名中医临床家丛书·许玉山》

·许润三经验方·

【组成】白沙参15克，麦冬10克，浙贝母10克，清半夏10克，百合10克，款冬花10克，白果10克，乌梅10克，枇杷叶10克，黄芩10克。

【用法】水煎服。

【功效】养阴润肺，止咳化痰。

【主治】妊娠咳嗽属阴虚者。

【来源】《当代中医妇科临床家丛书·许润三》

苏杏蒌贝二陈汤加减

【组成】紫苏子10克，炒杏仁10克，瓜蒌皮6克，川贝母6克，制半夏10克，化橘红6克，云茯苓10克，桔梗10克，前胡6克，紫菀10克，款冬花10克，甘草6克。

【用法】水煎服。

【功效】益肺降气，止咳化痰。

【主治】妊娠咳嗽。

【来源】《徐志华妇科临证精华》

百合清肺汤

【组成】百合10~15克，生地黄15~20克，麦冬10~15克，玄参10~15克，白芍15~20克，川贝母5~10克，桔梗10~15克，青果5~10克，胖大海10~15克。

【用法】水煎服。

【功效】养阴润肺生津。

【主治】肺阴亏虚所致妊娠咳嗽。

【来源】《韩氏女科》

新加马兜铃汤

【组成】炙马兜铃10克，桔梗6~9克，贝母6~9克，紫苏5克，陈皮6克，炙桑白皮10克，炙百部9克，杏仁10克，青蛤壳（先煎）10克，炙枇杷叶9克。

【用法】每日1剂，水煎，分2次服。

【功效】化痰止咳，清热理气。

【主治】妊娠咳嗽属胎气壅滞，痰热阻肺者。症见咳嗽喘急，胸腹胀满，有时甚至不得平卧。

【来源】《读经典学名方系列·妇科病名方》

·丛春雨经验方·

【组成】紫苏叶9克，桔梗9克，僵蚕4.5克，沙参10克，麦冬10克，芦根30克，生地黄10克，玄参10克，百合10克，石斛10克，生姜3片为引。

【用法】水煎服。

【功效】疏解表邪，养阴清肺止嗽。

【主治】风寒束表，肺热阴虚所致妊娠咳嗽。

【来源】《丛春雨中医妇科经验》

·朱小南经验方·

【组成】紫苏叶6克，紫苏梗6克，前胡4.5克，藿香、佩兰梗各4.5克，新会陈皮6克，制半夏6克，姜竹茹9克，玉桔梗4.5克，白术6克，炙款冬花9克，炙甘草3克，浙贝母粉（吞服）3克。

【用法】水煎服。

【功效】宣肺疏散。

【主治】妊娠咳嗽属风寒袭肺，痰湿内蕴者。

【来源】《朱小南妇科经验选》

❧·　王慎轩经验方1　·❧

【组成】广藿香9克，嫩紫苏梗9克，陈皮6克，旋覆花6克，苦杏仁泥9克，炒莱菔子15克，炒枳壳1.5克。

【用法】水煎服。

【功效】疏邪化痰，理气消滞。

【主治】风寒外袭，痰湿内阻，肝气郁滞，宿食不化所致妊娠咳嗽。

【来源】《近代江南四家医案医话选》

❧·　王慎轩经验方2　·❧

【组成】冬桑叶9克，白菊花9克，炒牛蒡子9克，连翘壳9克，苦杏仁泥9克，瓜蒌皮6克，苦桔梗1.5克，生甘草3克，薄荷叶3克，干芦根30克。

【用法】水煎服。

【功效】散风清热，润燥安神。

【主治】风热外袭，心火内盛所致妊娠咳嗽。

【来源】《近代江南四家医案医话选》

❧·　王慎轩经验方3　·❧

【组成】北柴胡1.5克，荆芥穗1.5克，紫苏9克，茯苓皮15克，陈皮1.5克，炒香附1.5克，焦栀子6克，清炙甘草3克。

【用法】水煎服。

【功效】解郁疏邪，清热利湿。

【主治】风寒外束，湿热内阻，肝气郁滞，肺胃失和所致妊娠咳嗽。

【来源】《近代江南四家医案医话选》

⌘ · 门成福经验方1 · ⌘

【组成】生地黄、熟地黄各25克，麦冬25克，炙百合20克，炙款冬花15克，川贝母15克，阿胶珠15克，白芍15克，黄芩15克，桑寄生25克，玉竹15克。

【用法】水煎服。

【功效】滋阴清热，佐以止嗽安胎。

【主治】阴虚津伤，虚火内生，损及肺津所致妊娠咳嗽。

【来源】《门成福妇科经验精选》

⌘ · 门成福经验方2 · ⌘

【组成】金银花30克，黄芩15克，连翘15克，川贝母15克，麦冬25克，炙款冬花15克，桑寄生25克，川续断25克，胖大海12克。

【用法】水煎服。

【功效】清热化痰，佐以止嗽安胎。

【主治】妊娠咳嗽属痰火犯肺者。

【来源】《门成福妇科经验精选》

⌘ · 沙参麦冬汤加减 · ⌘

【组成】辽沙参24克，炙黄芪24克，枸杞子15克，麦冬24克，橘红15克，炙杏仁15克，阿胶（烊化）12克，贝母12克，五味子6克，益智仁15克，黄芩15克，炙甘草6克。

【用法】水煎服。

【功效】补肺纳肾，益气化痰，佐以安胎。

【主治】肺脾不调，胎气上逆所致妊娠咳嗽。

【来源】《门成福妇科经验精选》

∽·　郑长松经验方1　·∾

【组成】生地黄30克，青蒿15克，地骨皮15克，知母15克，枇杷叶15克，麦冬12克，桑白皮12克，白前12克，川贝母10克，紫菀10克，炒杏仁（捣）10克，桔梗6克。

【用法】水煎2次，共取500毫升，分早、中、晚3次温服。

【功效】滋阴清热，肃肺止咳。

【主治】热邪内炽，肺失清肃所致妊娠咳嗽。

【来源】《郑长松妇科》

∽·　郑长松经验方2　·∾

【组成】枇杷叶15克，百部15克，炒杏仁（捣）12克，白前12克，马兜铃12克，黄芩12克，姜半夏12克，桔梗9克，款冬花9克，紫菀9克，川贝母6克，陈皮6克。

【用法】水煎2次，共取500毫升，分早、中、晚3次温服。

【功效】清热化痰，宣肺降气。

【主治】痰热壅盛，肺失宣降所致妊娠咳嗽。

【来源】《郑长松妇科》

∽·　清肺化痰汤　·∾

【组成】桑白皮15克，龙脷叶15克，黄芩15克，鱼腥草20克，甘草6克，枇杷叶12克，川贝母末（冲服）3克，前胡12克，桑寄生15克。

【用法】水煎服。

【功效】清肺化痰，止咳安胎。

【主治】妊娠咳嗽属痰火扰肺者。

【来源】《中西医结合治疗妇科常见病》

·盛国荣经验方·

【组成】百合10克，荆芥穗6克，桑白皮、黄芩、苦杏仁、瓜蒌、紫菀、款冬花、生地黄、麦冬、天花粉、川芎、白术各10克，炙甘草3克。

【用法】水煎服。

【功效】疏风祛邪，滋养肺肾之阴。

【主治】肺肾阴虚，风寒之邪外侵所致妊娠咳嗽。

【来源】《盛国荣临证经验集》

·桔梗汤加减·

【组成】紫苏叶10克，桔梗10克，茯苓15克，川贝母10克，沙参15克，桑叶10克，板蓝根15克，蝉衣6克，麦冬12克。

【用法】水煎服。

【功效】祛风除湿，宣肺止咳。

【主治】风邪挟湿犯肺，肺气失宣所致妊娠咳嗽。

【来源】《赵昌基临床经验与学术研究》

·香苏饮加减·

【组成】紫苏叶6克，前胡6克，桔梗6克，炙甘草6克，橘皮6克，葱白3克，生姜3克，茯苓12克，枳壳6克，木香6克。

【用法】水煎服。

【功效】祛风散寒。

【主治】妊娠咳嗽属风寒者。

【来源】《中医妇科疑难杂症诊疗备要》

·银翘散加减·

【组成】金银花9克，连翘9克，薄荷6克，桔梗6克，生甘草

6克，桑叶9克，枳壳6克，竹茹9克，牛蒡子9克，芦根15克。

【用法】水煎服。

【功效】祛风清热。

【主治】妊娠咳嗽属风热者。

【来源】《中医妇科疑难杂症诊疗备要》

清热养阴汤

【组成】生地黄15克，黄芩15克，地骨皮15克，知母15克，麦冬15克，白芍15克，杜仲15克，阿胶（烊化）15克，续断15克，桑寄生15克。

【用法】水煎服。

【功效】养阴润肺，安胎止嗽。

【主治】妊娠咳嗽属阴虚肺燥者。

【来源】《当代中医妇科大家亲笔真传系列·百灵妇科》

杏苏解表汤

【组成】杏仁15克，紫苏叶10克，前胡15克，桔梗15克，枳壳15克，麦冬15克，桑白皮15克，茯苓15克，甘草10克，鲜姜2片为引。

【用法】水煎服。

【功效】清热解表，安胎止嗽。

【主治】妊娠咳嗽属外感风寒者。

【来源】《当代中医妇科大家亲笔真传系列·百灵妇科》

加味桔梗汤

【组成】紫苏叶50克，桔梗15克，炙麻黄10克，炙桑白皮15克，杏仁15克，赤茯苓15克，天冬15克，百合15克，川贝母15克，前胡15克，党参15克，麦冬10克。

【用法】水煎服。

【功效】散寒解表，祛痰止咳，兼以安胎。

【主治】妊娠咳嗽属外感风寒者。

【来源】《当代中医妇科大家亲笔真传系列·百灵妇科》

韩百灵经验方

【组成】沙参9克，贝母9克，百合9克，生地黄9克，玄参9克，知母9克，麦冬9克，地骨皮6克，山茱萸9克，白芍9克。

【用法】水煎服。

【功效】滋阴生津润肺。

【主治】妊娠咳嗽属阴虚火旺者。

【来源】《中医当代妇科八大家》

黄连温胆汤加减

【组成】枳实、竹茹、生姜、半夏、陈皮、茯苓、甘草、黄连各2克，芦根15克，吴茱萸1克，石决明15克。

【用法】水煎服。吴茱萸泡7次，入煎。

【功效】清热燥湿，理气化痰。

【主治】妊娠咳嗽属痰凝湿滞者。

【来源】《全国名老中医高慧经带胎产杂病论》

经验方1

【组成】沙参15克，川贝母12克，枸杞子12克，百合12克，炙枇杷叶12克，炙紫菀10克，苎麻根10克，生梨皮1具。

【用法】水煎服。

【功效】滋阴润肺，止嗽安胎。

【主治】妊娠咳嗽属阴虚肺燥者。

【来源】《全国中医妇科验方集锦》

·经验方2·

【组成】沙参9克，麦冬9克，紫菀9克，款冬花9克，杏仁6克，枇杷叶9克，五味子4.5克，菟丝子12克，覆盆子12克，苎麻根9克。

【用法】水煎服。

【功效】滋阴润肺，止嗽安胎。

【主治】肺肾阴虚之妊娠咳嗽。

【来源】《中医妇产科学》

第十七节　妊娠小便不通

妊娠期间，小便不通，甚至小腹胀急疼痛，心烦不得卧，称为"妊娠小便不通"，又称"转胞"或"胞转"。常见于妊娠中晚期。

本病的主要病机为肾虚或气虚无力举胎，压迫膀胱，致膀胱不利，水道不通，溺不得出，属本虚标实证。

西医学妊娠合并尿潴留可参照本病辨证治疗。

·肾气丸·

【组成】干地黄八两，薯蓣、山茱萸各四两，茯苓、泽泻、牡丹皮各三两，桂枝、附子（炮）各一两。

【用法】上八味，为末，炼蜜为丸，如梧桐子大，酒下十五丸，加至二十五丸，日再服。

【功效】温补肾气。

【主治】妊娠小便不通属肾气不足者。

【来源】《金匮要略》

·五苓散·

【组成】猪苓（去皮）十八铢，泽泻一两六铢，白术十八铢，茯苓十八铢，桂枝（去皮）半两。

【用法】上药捣为散，以白饮和服方寸匕，日三服，多饮暖水，汗出愈。

【功效】利水渗湿，温阳化气。

【主治】脾虚湿阻之妊娠小便不通。

【来源】《伤寒论》

·当归贝母苦参丸·

【组成】当归、贝母、苦参各四两。

【用法】上三味，末之，炼蜜丸如小豆大，饮服三丸，加至十丸。

【功效】养血清热。

【主治】血虚热郁所致妊娠小便不通。

【来源】《金匮要略》

·举胎四物汤·

【组成】当归、白芍、熟地黄、川芎、人参、白术各二钱，陈皮、升麻各一钱。

【用法】上锉，水煎服。

【功效】补气养血，升提举胎。

【主治】妊娠小便不通。

【来源】《医宗金鉴》

补中益气汤

【组成】黄芪五分（病甚、劳役、热甚者一钱），甘草（炙）五分，人参（去芦）三分，当归（酒焙干或晒干）二分，橘皮（不去白）二分或三分，升麻二分或三分，柴胡二分或三分，白术三分。

【用法】上㕮咀，都作一服，水二盏，煎至一盏，去滓，食远，稍热服。

【功效】补中益气升陷。

【主治】妊娠小便不通属气虚者。

【来源】《内外伤辨惑论》

参术饮

【组成】人参、白术（土炒）、甘草、当归、熟地黄、川芎、陈皮、姜半夏、白芍、生姜（原著本方无用量）。

【用法】水煎服。

【功效】调养荣卫，化痰理气，升清降浊。

【主治】气血不足，痰饮阻塞所致妊娠小便不通。

【来源】《丹溪心法》

车前八珍汤

【组成】白术、茯苓、甘草、当归、熟地黄各二钱，人参、川芎、白芍、车前子各一钱。

【用法】水煎，空心服。

【功效】益气举胎。

【主治】妊娠小便不通属气虚者。

【来源】《妇科秘方》

ᘒ・ 滋肾生肝饮 ・ᘒ

【组成】山药、山茱萸各一两，熟地黄二钱，泽泻、茯苓、牡丹皮各七分，五味子（杵，炒）五分，柴胡、白术、当归、甘草各三分。

【用法】水煎服。

【功效】滋补肝肾，解郁健脾。

【主治】肝肾阴虚，肝郁脾虚所致妊娠小便不通。

【来源】《妇人大全良方》

ᘒ・ 人参升麻汤 ・ᘒ

【组成】人参、升麻各二钱。

【用法】水煎服。

【功效】益气升提。

【主治】气弱不能举胎，胎壅膀胱，水不能出所致妊娠小便不通。

【来源】《妇科玉尺》

ᘒ・ 益气导溺汤 ・ᘒ

【组成】南沙参五钱，白术二钱，白扁豆三钱，云茯苓三钱，桂枝一钱，炙升麻一钱，甜桔梗一钱半，通草二钱，天台乌药一钱半。

【用法】水煎，温服。

【功效】补气升提。

【主治】气虚下陷所致妊娠小便不通。伴见脐腹胀痛，面色苍白带青，心悸气短，神倦食少，舌淡苔白，脉沉滑无力。

【来源】《中医妇科治疗学》

～・ 减味肾气汤 ・～

【组成】砂仁拌熟地黄二钱（作丸八两），山茱萸二钱（作丸四两），泽泻三钱（作丸三两），茯苓三钱（作丸三两），怀山药三钱（作丸四两），肉桂五分（作丸一两），附片（先煎半小时）三钱（作丸一两）。

【用法】水煎，温服。或作丸，以七味为细末，炼蜜为丸，如梧桐子大，以酒送下五丸，可加至二十五丸，每日二次。

【功效】温补肾阳，行气利湿。

【主治】妊娠小便不通。症见小便短数，续则不通，小腹胀满而痛，不得卧，面色白，四肢面目浮肿，身体疲乏，头眩怕冷，腰腿酸软，舌质淡，苔薄白，脉沉滑。

【来源】《中医妇科治疗学》

～・ 加味五苓散 ・～

【组成】赤茯苓二钱，猪苓二钱，泽泻二钱，茅苍术一钱半，桂枝木（黄连水炒）一钱，青木香一钱半，滑石三钱，甘草一钱，车前子二钱。

【用法】水煎，温服。

【功效】燥湿行水。

【主治】妊娠小便不通属湿热而偏湿盛者。症见小便不通，胸中痞闷，头重而痛，舌苔白腻，脉濡，两尺微滑。

【来源】《中医妇科治疗学》

❧·分清饮·❧

【组成】茯苓、泽泻、木通、猪苓、栀子各二钱，枳壳一钱，茵陈三钱。

【用法】水煎服。

【功效】清热利湿。

【主治】妊娠小便不通属热盛者。症见妊娠数月，小便短黄，继则不通，小腹胀痛，面色微黄，心烦不安，舌质微红，苔腻而黄，脉滑数。

【来源】《中医妇科治疗学》

❧·阿胶五苓散·❧

【组成】白术二钱，茯苓三钱，猪苓二钱，泽泻二钱，肉桂六分，阿胶二钱。

【用法】水煎，温服。

【功效】扶气养血，温肾利尿。

【主治】妊娠小便不通。症见妊娠后期，小便不通，神疲懒言，头目昏晕，舌淡苔薄，脉滑无力。

【来源】《中医妇科治疗学》

❧·补中益气汤合滋肾丸加减·❧

【组成】黄芪15克，党参15克，白术15克，茯苓10克，升麻6克，广陈皮6克，炒黄柏6克，泽泻10克，乌药6克，六一散（包煎）10克，桔梗6克。

【用法】水煎服。

【功效】补气健脾，和胃降浊，佐以清理膀胱。

【主治】妊娠小便不通属脾胃气虚，夹有湿热者。

【来源】《坤壶撷英——夏桂成妇科临证心悟》

∞·　曾广树经验方　·∞

【组成】党参30克，黄芪90克，白扁豆15克，生白术12克，升麻10克，桔梗10克，肉桂5克，通草9克。

【用法】水煎服。

【功效】益气升陷，少佐气化。

【主治】妊娠小便不通属气虚下陷，胎气下坠者。

【来源】《杏林践验录——曾广树中医临证精华》

∞·　《金匮》肾气丸合寿胎丸加减　·∞

【组成】桑寄生20克，菟丝子、续断、阿胶、白术、熟地黄、山药各15克，山茱萸、泽泻、茯苓、牡丹皮各12克，肉桂、牛膝各6克，车前子（包煎）9克。

【用法】水煎服。

【功效】温肾补阳，化气行水，安胎。

【主治】妊娠小便不通属肾虚者。

【来源】《全国名老中医高慧经带胎产杂病论》

∞·　逍遥散加减　·∞

【组成】柴胡10克，白术15克，当归12克，茯苓15克，乌药10克，枳壳10克，车前子（包）20克，通草8克。

【用法】水煎服。

【功效】疏肝理气，通利小便。

【主治】妊娠小便不通属气郁者。

【来源】《朱名宸妇科经验集》

ᘇ⋅ 韩百灵经验方 ⋅ᘇ

【组成】熟地黄20克，山茱萸20克，山药20克，茯苓20克，通草15克，车前子（包）15克，桂枝15克，猪苓20克。

【用法】急煎频服。

【功效】温补肾阳，化气行水。

【主治】肾阳不足，命门火衰，膀胱气化不利所致妊娠小便不通。

【来源】《当代中医妇科大家亲笔真传系列·百灵妇科》

ᘇ⋅ 渗湿汤加减 ⋅ᘇ

【组成】山药15克，白术15克，茯苓15克，泽泻15克，枸杞子15克，菟丝子15克，巴戟天15克，鹿角胶15克，补骨脂15克，桂枝15克，陈皮15克，甘草10克。

【用法】水煎服。

【功效】温阳化气，利水通溺。

【主治】妊娠小便不通属肾阳亏虚者。

【来源】《当代中医妇科大家亲笔真传系列·百灵妇科》

ᘇ⋅ 益气举胎汤 ⋅ᘇ

【组成】黄芪12克，党参12克，白术10克，茯苓10克，升麻5克，桔梗10克，陈皮8克，猪苓8克，泽泻8克，炙甘草5克，大枣3枚。

【用法】水煎服。

【功效】益气举胎行水。

【主治】妊娠小便不通属气虚者。

【来源】《中国百年百名中医临床家丛书·许玉山》

许玉山经验方

【组成】熟地黄（砂仁水炒）12克，山茱萸10克，生山药10克，白茯苓12克，泽泻8克，紫油桂（研细末，分2次冲服）3克，淫羊藿10克，巴戟肉10克，车前子（布包）8克。

【用法】水煎服。

【功效】补肾温阳，化气行水。

【主治】妊娠小便不通属肾虚者。

【来源】《中国百年百名中医临床家丛书·许玉山》

补中益气汤加味

【组成】黄芪30克，党参30克，白术10克，炙甘草6克，陈皮6克，炙升麻5克，柴胡6克，当归10克，桔梗9克，通草5克，天台乌药6克，茯苓15克。

【用法】水煎分服。

【功效】补气升陷，举胎化气。

【主治】妊娠小便不通属气虚者。

【来源】《夏桂成实用中医妇科学》

肾气丸加减

【组成】肉桂（后下）、制附片（先煎）各5克，熟地黄、山药、山茱萸、茯苓、泽泻、黄芪、白术、钩藤（后下）各10克，桔梗6克，甘草3克。

【用法】水煎服。

【功效】温肾助阳，化气行水。

【主治】妊娠小便不通属肾阳虚者。

【来源】《夏桂成实用中医妇科学》

⌘ · 朱小南经验方 · ⌘

【组成】升麻2.4克，五味子4.5克，杜仲9克，续断9克，菟丝子9克，怀山药9克，白术6克，带皮茯苓9克，陈皮6克。

【用法】水煎服。

【功效】固肾托胎。

【主治】肾气不足，胎位下垂所致妊娠小便不通。

【来源】《朱小南妇科经验选》

⌘ · 台乌通草肾气丸 · ⌘

【组成】生地黄10克，山药15克，山茱萸10克，泽泻10克，茯苓10克，桂枝6克，炮附子（先煎）4.5克，天台乌药9克，白通草4.5克。

【用法】水煎服。附子一般列为妊娠禁用药，用时宜久煎，并用量要少，恐有伤胎之弊。

【功效】温肾扶阳，化气行水。

【主治】妊娠小便不通属肾虚者。

【来源】《丛春雨中医妇科经验》

⌘ · 知柏地黄丸合通关丸加味 · ⌘

【组成】大熟地黄20克，怀山药15克，陈山茱萸15克，泽泻9克，茯苓9克，炒知母9克，炒黄柏9克，肉桂末（吞）1.5克，紫苏梗9克。

【用法】水煎服。

【功效】养阴补肾。

【主治】妊娠小便不利属肾虚者。

【来源】《裘笑梅妇科临床经验选》

·丹溪三补丸加味·

【组成】炒川连3克，黄芩6克，炒黄柏6克，飞滑石（包煎）6克，炒车前子（包煎）9克，淡竹叶4克，忍冬藤10克。

【用法】水煎服。

【功效】清热化湿。

【主治】妊娠小便不通属湿热者。

【来源】《裘笑梅妇科临床经验选》

·分气饮加减·

【组成】炒枳壳9克，紫苏梗5克，桔梗5克，茯苓10克，陈皮4克，大腹皮9克，焦栀子9克，柴胡5克，炒白芍10克。

【用法】水煎服。

【功效】宽中理气。

【主治】妊娠小便不通属气滞者。

【来源】《裘笑梅妇科临床经验选》

·王渭川经验方·

【组成】红参20克，升麻20克，生黄芪60克，蜈蚣2条，乌梢蛇10克，土鳖虫10克，生香附24克，广木香10克，佛手10克，炒川楝子10克，九香虫10克，怀牛膝10克，车前子（包）10克。

【用法】水煎服。另外，在服药之前，采用丹溪法：用灯芯刺鼻孔，令妊妇打嚏，嚏使肺气开，则上窍通而胞压可减，小便淋沥自流，黄稠而臭。

【功效】升提理气，活络。

【主治】胞系下坠，压迫膀胱所致妊娠小便不通。

【来源】《王渭川妇科治疗经验》

❧ 转胞安胎饮 ❧

【组成】人参须3~9克，阿胶9~15克，焦艾叶6~12克，沉香3~4.5克，升麻4.5~6克。

【用法】水煎，趁热分服，若服药后身有微汗则疗效更佳。

【功效】益气举胎，升清降浊，化气行水。

【主治】妊娠小便不通。

【来源】《陈伯祥中医妇科经验集要》

第十八节　妊娠小便淋痛

妊娠期间，尿频、尿急，小便淋沥涩痛者，称为"妊娠小便淋痛"，亦称"子淋"。

妊娠小便淋痛是临床常见的妊娠合并症。中医学认为本病主要的发病机制是膀胱郁热，气化失司。如素体阴虚，孕后阴血愈亏，阴虚火旺，下移膀胱，灼伤津液，则小便淋漓涩痛；或素体阳盛，孕后嗜食辛辣，热蕴于内，引动心火，心火偏亢，移热小肠，传入膀胱，灼伤津液，则小便淋漓涩痛；或孕期摄生不慎，感受湿热之邪，湿热蕴结，灼伤膀胱津液，发为小便淋漓涩痛。

西医学妊娠合并尿道炎、膀胱炎、肾盂肾炎等泌尿系统感染的疾病可参照本病辨证治疗。

❧ 知柏地黄丸 ❧

【组成】熟地黄八钱，山茱萸、干山药各四钱，泽泻、牡丹皮、茯苓（去皮）各三钱，知母（盐炒）、黄柏（盐炒）各二钱。

【用法】上为细末，炼蜜为丸，如梧桐子大，每服二钱，温开水送下。

【功效】滋阴清热，润燥通淋。

【主治】妊娠小便淋痛属阴虚津亏者。

【来源】《医宗金鉴》

～· 导赤散 ·～

【组成】生地黄、木通、生甘草梢各等份。

【用法】上药为末，每服三钱，水一盏，入竹叶同煎至五分，食后温服。

【功效】清心利水养阴。

【主治】心经火热所致妊娠小便淋痛。

【来源】《小儿药证直诀》

～· 加味五淋散 ·～

【组成】黑栀子、赤茯苓、当归、白芍、黄芩、甘草梢、生地黄、泽泻、车前子、木通、滑石（原著本方无用量）。

【用法】水煎服。

【功效】清热利湿通淋。

【主治】膀胱湿热所致妊娠小便淋痛。

【来源】《医宗金鉴》

～· 子淋汤 ·～

【组成】生地黄、阿胶、黄芩、栀子、木通、甘草梢（原著本方无用量）。

【用法】水煎服。

【功效】滋阴清热，泻火通淋。

【主治】阴虚有热所致妊娠小便淋痛。

【来源】《沈氏女科辑要笺正》

❦· 导赤清心汤 ·❧

【组成】鲜生地黄六钱，朱茯神二钱，细木通五分，原麦冬（朱砂染）一钱，牡丹皮二钱，益元散（包煎）三钱，淡竹叶一钱半，莲子心（冲）三十支，朱砂染灯心草二十支，莹白童便（冲）一杯。

【用法】水煎服。

【功效】清心泻火，润燥通淋。

【主治】妊娠小便淋痛属心火偏亢者。

【来源】《通俗伤寒论》

❦· 安荣散1 ·❧

【组成】麦冬、滑石、当归、灯心草、人参、赤苓、白芍、甘草梢、黄芩、知母、香附、木通、黄柏、川芎（原著本方无用量）。

【用法】水煎服。

【功效】凉血滋阴，利水清热。

【主治】妊娠小便淋痛。

【来源】《陈素庵妇科补解》

❦· 安荣散2 ·❧

【组成】麦冬（去心）、通草、滑石、人参、细辛各二钱，当归（酒浸）、灯心草、甘草各半两。

【用法】上为细末，每服二钱，煎麦冬汤调下。

【功效】益气止淋。

【主治】妊娠小便淋痛。

【来源】《济阴纲目》

加味火府汤

【组成】木通、生地黄、条黄芩、甘草梢、麦冬、人参、赤芍各一钱，淡竹叶十五片。

【用法】加灯心草，水煎，空心服。

【功效】泻火通淋，益气养阴。

【主治】妊娠小便淋痛。

【来源】《万氏妇人科》

益气止淋汤

【组成】南沙参、杜仲、续断各三钱，制益智仁、茯苓各二钱，炒车前子、甘草梢各一钱半，升麻八分。

【用法】水煎服。

【功效】补气升提。

【主治】妊娠小便淋痛。症见妊娠数月，小便频数而痛，尿量不减，色白，有时呈淡黄色，欲解不能，腰部作胀，舌质淡，脉缓无力。

【来源】《中医妇科治疗学》

知柏地黄饮

【组成】黄柏二两，黄芩二两，知母三钱，生地黄五钱，玄参三钱，甘草梢二钱，栀子二钱。

【用法】水煎，温服。

【功效】泻热养阴。

【主治】妊娠小便淋痛。症见怀孕数月，小便频数涩少，有时尿道作痛，尿黄，体瘦面红，头重眩晕，有时两颧发红，或午后潮热，咽燥口渴，心烦，夜寐不安，舌质红，苔黄燥或光剥无苔，脉虚数。

【来源】《中医妇科治疗学》

～·· 加减《局方》五苓散 ··～

【组成】赤茯苓三钱，赤芍二钱，子芩一钱，甘草梢一钱半，琥珀（刮末冲）五分，灯心草三十茎。

【用法】水煎，温服。

【功效】泻热行滞通淋。

【主治】热郁血滞所致妊娠小便淋痛。症见小便黄赤，艰涩不利，解时疼痛，频数而短，面色微红，口苦而干，烦躁不安，大便燥结，带下色黄，舌红，苔厚黄而燥，脉滑数有力。

【来源】《中医妇科治疗学》

～·· 清热通淋汤 ··～

【组成】黄连二钱，黄柏三钱，龙胆二钱，焦栀子三钱，甘草梢二钱，车前草三钱。

【用法】水煎，温服。

【功效】清热泻肝。

【主治】肝经郁热所致妊娠小便淋痛。症见小便黄赤，艰涩不利，解时疼痛，频数而短，头昏耳鸣，咽燥口苦，烦躁。

【来源】《中医妇科治疗学》

～·· 五苓散加味 ··～

【组成】栀子12克，赤茯苓15克，当归6克，黄芩15克，白芍15克，甘草梢10克，生地黄15克，泽泻12克，车前子（包）

15克，木通6克。

【用法】水煎服。

【功效】清热利湿，润燥通淋。

【主治】妊娠小便淋痛属湿热下注者。

【来源】《朱名宸妇科经验集》

⚭· 滋水煎 ·⚭

【组成】生地黄8克，熟地黄8克，枸杞子12克，玄参8克，麦冬12克，泽泻8克，猪苓8克，车前子（包）10克，生山药10克。

【用法】水煎服。

【功效】滋水通淋。

【主治】妊娠小便淋痛属阴虚者。

【来源】《中国百年百名中医临床家丛书·许玉山》

⚭· 清淋散 ·⚭

【组成】生地黄10克，滑石10克，木通10克，麦冬12克，竹叶8克，黄柏5克，甘草梢6克。

【用法】水煎服。

【功效】清热通淋。

【主治】妊娠小便淋痛属实热者。

【来源】《中国百年百名中医临床家丛书·许玉山》

⚭· 益气举胎汤 ·⚭

【组成】黄芪12克，太子参12克，白术12克，茯苓12克，升麻5克，麦冬10克，川续断12克，炙甘草5克。

【用法】水煎服。

【功效】益气通淋。

【主治】妊娠小便淋痛属气虚者。

【来源】《中国百年百名中医临床家丛书·许玉山》

❦ · 加味子淋汤 · ❦

【组成】生地黄15~20克，阿胶（烊化）10~15克，黄芩10~15克，焦栀子5~10克，木通3~6克，甘草5~10克，知母10~15克，玄参10~15克，地骨皮10~15克，麦冬10~15克。

【用法】水煎服。

【功效】滋阴清热，利水通淋。

【主治】阴虚火旺所致妊娠小便淋痛。

【来源】《韩氏女科》

❦ · 莲心通淋汤 · ❦

【组成】莲子心6克，龙胆6克，萹蓄6克，车前子（包）6克，瞿麦9克，牛膝9克，竹叶卷心9克，知母9克，黄柏9克，焦栀子9克，生牡蛎9克，滑石12克，甘草3克，生石决明24克，西黄丸（分吞）1.5克。

【用法】水煎服。

【功效】清热利湿，利水通淋。

【主治】妊娠小便淋痛。

【来源】《当代妇科名医名方》

❦ · 导赤散加味 · ❦

【组成】生地黄10克，甘草梢6克，木通5克，淡竹叶9克，麦冬5克，莲子心5克，炒黄柏10克，泽泻10克，黛灯心草1克，黄连3克，蒲公英15克。

【用法】水煎服。

【功效】泻火通淋。

【主治】妊娠小便淋痛属心火偏亢者。

【来源】《夏桂成实用中医妇科学》

·知柏地黄丸加味·

【组成】炙知母6克，炒黄柏9克，熟地黄10克，怀山药10克，山茱萸10克，炒牡丹皮10克，茯苓10克，泽泻10克，龟甲（先煎）15克，玄参10克，地骨皮10克。

【用法】水煎服。

【功效】滋阴润燥通淋。

【主治】妊娠小便淋痛属阴虚火旺者。

【来源】《夏桂成实用中医妇科学》

·五淋散加味·

【组成】焦栀子10克，赤茯苓10克，当归10克，白芍10克，黄芩9克，甘草梢6克，泽泻9克，木通5克，滑石10克，蒲公英9克。

【用法】水煎服。

【功效】清热通淋利湿。

【主治】妊娠小便淋痛属湿热下注者。

【来源】《夏桂成实用中医妇科学》

·姚寓晨经验方·

【组成】桑白皮10克，炒黄芩10克，焦栀子10克，麦冬10克，云茯苓12克，苎麻根20克，车前子（包）12克，紫苏梗10克，功劳叶15克，碧玉散（包）15克。

【用法】水煎服。

【功效】通调肺气，清热安胎。

【主治】肺气壅闭，通调失利所致妊娠小便淋痛。

【来源】《姚寓晨女科证治选粹》

❦ 孙朗川经验方 ❧

【组成】生地黄15克，淡竹叶9克，木通4.5克，生栀子9克，麦冬9克，玄参15克，白芍9克，黄芩9克，苎麻根15克，川续断15克，车前子（布包）9克。

【用法】水煎服。

【功效】清火通淋，佐以安胎。

【主治】胎火亢盛，传入膀胱所致妊娠小便淋痛。

【来源】《孙朗川妇科经验》

❦ 柏苍苡米化湿汤 ❧

【组成】黄柏15克，苍术15克，薏苡仁30克，滑石（包）9克，生地黄12克，茯苓9克，泽泻9克，金银花15克，连翘10克，木通4.5克，车前子9（包）克，白通草4.5克。

【用法】水煎服。

【功效】清热利湿通淋。

【主治】妊娠小便淋痛属湿热下注者。

【来源】《丛春雨中医妇科经验》

❦ 苏梗琥珀知柏地黄汤 ❧

【组成】生地黄12克，山药15克，山茱萸10克，茯苓9克，牡丹皮9克，知母9克，黄柏10克，地骨皮12克，紫苏梗9克，生甘草4.5克，琥珀粉（冲服）3克，泽泻9克。

【用法】水煎服。

【功效】滋阴润肠通淋。

【主治】妊娠小便淋痛属阴虚者。

【来源】《丛春雨中医妇科经验》

八正散加减

【组成】木通6克，车前草30克，萹蓄25克，瞿麦15克，滑石25克，栀子15克，黄芩15克，茯苓30克，川续断25克，生地黄25克，桑寄生25克，甘草6克。

【用法】水煎服。

【功效】清热利湿通淋。

【主治】湿热蕴结下焦，膀胱气化失司所致妊娠小便淋痛。

【来源】《门成福妇科经验精选》

施今墨经验方

【组成】川萆薢6克，天冬6克，麦冬6克，生地黄10克，酒黄芩（条芩）6克，南花粉10克，甘草梢3克，炒枳壳6克，火麻仁12克，栀子5克，天台乌药6克，益智仁5克，茯苓10克，川石韦6克。

【用法】水煎服。

【功效】清热通淋，调气润燥。

【主治】热郁膀胱，津液亏少，气化不行所致妊娠小便淋痛。

【来源】《施今墨临床经验集》

❧·高慧经验方·❧

【组成】土茯苓30克，白茅根30克，白芍20克，柴胡6克，连翘10克，淡竹叶15克，猪苓10克。

【用法】水煎服。

【功效】养血疏肝，通利膀胱。

【主治】妊娠小便淋痛。

【来源】《全国名老中医高慧经带胎产杂病论》

❧·韩百灵经验方·❧

【组成】生地黄20克，竹叶10克，黄芩15克，栀子15克，通草15克，白茅根15克，莲子心15克，麦冬15克，五味子15克。

【用法】水煎服。

【功效】清热利湿，佐以养阴安胎。

【主治】妊娠小便淋痛。

【来源】《当代中医妇科大家亲笔真传系列·百灵妇科》

❧·知柏地黄丸合二至丸加减·❧

【组成】知母10克，黄柏10克，山茱萸12克，泽泻15克，茯苓30克，干地黄20克，怀山药15克，女贞子15克，墨旱莲15克，车前草20克。

【用法】水煎服。

【功效】滋阴润燥，清热通淋。

【主治】妊娠小便淋痛属阴虚血热者。

【来源】《中西医结合治疗妇科常见病》

❧·何嘉琳经验方·❧

【组成】忍冬藤30克，连翘10克，焦栀子15克，黄芩10克，知母10克，生地黄10克，怀山药15克，木香6克，生白芍15克，桑寄生15克，苎麻根15克，牡丹皮10克，赤芍10克，甘草3克，车前草15克，砂仁5克。

【用法】水煎服。

【功效】清热利湿安胎。

【主治】妊娠小便淋痛。

【来源】《何嘉琳妇科临证实录》

第十九节　难　产

难产是指妊娠足月临产时，胎儿不能顺利娩出。古称"产难"。

中医学所论述的难产与西医学产力异常、产道异常、胎儿异常，以及产妇精神心理因素异常导致的难产是一致的。如横产、逆产相当于现在的胎位异常；胎肥难产相当于现在的巨大儿所致难产；交骨不开相当于产道异常。以上任何一种或多种因素发生异常，均可使分娩进程受到阻碍而发生难产。难产将直接威胁产妇和胎儿的安全。

西医学中因产道因素和胎儿因素所导致的难产非药物所能及，因产力因素、精神心理因素导致的难产可参照本病辨证治疗。

～· 催生饮 ·～

【组成】当归、川芎、大腹皮（洗）、枳壳（麸炒）、白芷各等份。

【用法】上锉一剂，水煎，温服。

【功效】理气活血，催生下胎。

【主治】难产属气滞血瘀者。

【来源】《万病回春》

⚛· 达生饮 ·⚛

【组成】人参、白术、当归、白芍、陈皮、紫苏各一钱，炙甘草二钱，大腹皮（酒洗，晒干）三钱。

【用法】水煎服。

【功效】补气养血，顺气助产。

【主治】气血虚弱，营卫滞涩所致难产。

【来源】《丹溪心法》

⚛· 送子丹 ·⚛

【组成】生黄芪一两，当归（酒洗）一两，麦冬（去心）一两，熟地黄（九蒸）五钱，川芎三钱。

【用法】水煎服。

【功效】补气养血，润胎催产。

【主治】难产属气血虚弱者。

【来源】《傅青主女科》

⚛· 催生立应散 ·⚛

【组成】车前子、当归各一两，白芷、冬葵子各三钱，牛膝、大腹皮、枳壳、川芎各二钱，白芍一钱。

【用法】上锉，水煎热，入酒少许服，立产。

【功效】行气化瘀，滑胎催产。

【主治】难产属气滞血瘀者。

【来源】《济阴纲目》

⚛· 神效达生散 ·⚛

【组成】紫苏梗、当归、白芍、甘草、川芎、枳壳、白术、陈皮、贝母、大腹皮、冬葵子、葱白。

【用法】水煎服。

【功效】理气化湿，滑胎催产。

【主治】难产属气滞湿郁者。

【来源】《达生篇》

降子汤

【组成】当归、柞木枝各一两，人参、川芎各五钱，红花一钱，川牛膝三钱。

【用法】水煎服。

【功效】行血滑胎。

【主治】难产。

【来源】《傅青主女科》

转天汤

【组成】人参一两，当归（酒洗）二两，川芎五钱，川牛膝三钱，升麻四分，附子（制）一分。

【用法】水煎服。

【功效】大补气血，转胎催生。

【主治】脚手先下之难产。

【来源】《傅青主女科》

舒气散

【组成】人参一两，当归（酒洗）一两，川芎五钱，白芍（酒炒）五钱，紫苏梗三钱，牛膝三钱，陈皮一钱，柴胡八分，葱白七寸。

【用法】水煎服。

【功效】安胎元，补气血。

【主治】气逆所致难产。

【来源】《傅青主女科》

· 救母丹 ·

【组成】人参一两，当归（酒洗）二两，川芎一两，益母草一两，赤石脂一钱，荆芥穗（炒黑）三钱。

【用法】水煎服。

【功效】益气养血，化瘀下胎。

【主治】难产。

【来源】《傅青主女科》

· 疗儿散 ·

【组成】人参一两，当归（酒洗）二两，川牛膝五钱，鬼臼（研，水飞）三钱，乳香（去油）二钱。

【用法】水煎服。

【功效】大补气血。

【主治】难产。

【来源】《傅青主女科》

· 脱花煎 ·

【组成】川芎二钱，当归七八钱或一两，肉桂一二钱或三钱，牛膝二钱，红花一钱（催生不用亦可），车前子一钱五分。

【用法】清水二盏，煎至八分，热服，或服后饮酒数杯亦妙。若胎死坚滞不下者，加朴硝三五钱。

【功效】活血行滞，催生。

【主治】难产。

【来源】《景岳全书》

❧ · 归芪汤 · ❧

【组成】当归一两，黄芪五钱，川芎三钱，益母草二钱，枳壳（麸炒）一钱。

【用法】水一盅半，煎七分服。

【功效】益气养血，行气催产。

【主治】难产。

【来源】《竹林女科证治》

❧ · 保产无忧散 · ❧

【组成】当归（酒洗）钱半，白芍（酒炒）钱二分，炒黑荆芥穗八分，面炒枳壳六分，川贝母（去心）一钱，艾叶（炒）七分，厚朴（姜炒）七分，羌活五分，甘草五分，生姜三片，川芎钱半，炙黄芪八分，菟丝子（酒炒）钱四分。

【用法】上十三味，加水适量，煎汤去渣，取汁温服。

【功效】补气养血，安胎保产，顺气催生。

【主治】气血虚弱之难产。

【来源】《傅青主女科》

❧ · 丁氏难产神效汤 · ❧

【组成】熟地黄五钱，炙黄芪一两，当归一两，川芎五钱，白茯神三钱，西党参一两，净龟甲（醋炙）五钱，白芍（酒炒）一钱，枸杞子四钱。

【用法】水煎服。

【功效】大补气血。

【主治】难产属气血虚弱者。

【来源】《妇科经验良方》

·葛氏难产保命丹·

【组成】真乳香。

【用法】研细末，酒泛为丸，每服一钱五分，温开水送下。

【功效】行气活血。

【主治】难产属气血凝滞者。

【来源】《妇科经验良方》

·蔡松汀难产方·

【组成】黄芪（蜜炙）、当归、茯神、党参、龟甲（醋炙）、川芎、白芍（酒炒）、枸杞子。

【用法】水煎，只取头煎，顿服。

【功效】大补气血。

【主治】气血虚弱所致难产。

【来源】《读经典学名方系列·妇科病名方》

·蔚天恩经验方·

【组成】黄芪30克，党参15克，白术15克，茯苓15克，桃仁12克，赤芍15克，当归15克，川芎15克，生白芍15克，生地黄15克，何首乌15克，炙甘草10克，黄芩15克，大枣5枚。

【用法】水煎服。

【功效】益气养血，活血通瘀。

【主治】难产属气血虚弱，气滞血瘀者。

【来源】《蔚天恩老中医50年经方验案》

·施今墨经验方·

【组成】菟丝子15克，火麻仁18克，赤芍6克，白芍（打碎）6克，冬葵子12克，油当归12克，香附6克，紫河车10克，炒桃仁10克，炒枳壳6克，炙甘草6克。

【用法】水煎服。

【功效】养阴润燥，调理气血。

【主治】阴液不足，气滞不降所致难产。

【来源】《施今墨医学全集》

·许玉山经验方1·

【组成】炙黄芪12克，党参12克，当归12克，川芎8克，白芍10克，茯苓12克，白术（土炒）12克，炙龟甲12克，陈皮10克，大枣（去核）3枚。

【用法】水煎服。

【功效】益气养血。

【主治】难产属气血虚弱者。

【来源】《中国百年百名中医临床家丛书·许玉山》

·许玉山经验方2·

【组成】当归12克，川芎9克，泽兰叶12克，川牛膝12克，红花10克，车前子（包）10克，紫油桂（研细末，分冲）5克。

【用法】水煎服。

【功效】温经行瘀。

【主治】难产属气滞血瘀者。

【来源】《中国百年百名中医临床家丛书·许玉山》

❦·养血催生汤·❧

【组成】黄芪24克，当归12克，茯苓18克，白术9克，苎麻根9克，白芍4.5克，潞党参15克，菟丝子9克，续断9克，炒杜仲9克，升麻9克，阿胶珠12克。

【用法】水煎服。

【功效】养血益气，固冲催生。

【主治】难产属血虚者。

【来源】《中医妇科临床精华》

❦·妇科回生丹·❧

【组成】人参30克，白术12克，茯苓30克，炙甘草15克，熟地黄30克，当归30克，川芎30克，白芍15克，山茱萸15克，木瓜15克，苏木90克，香附30克，延胡索30克，木香12克，陈皮15克，苍术30克，五灵脂15克，益母草90克，制没药6克，地榆15克，黄蜀葵子9克，牛膝15克，红花90克，桃仁30克，乌药75克，羌活15克，高良姜12克，青皮9克，蒲黄30克，三棱15克，制乳香6克，大黄300克，黑豆900克，马鞭草15克。

【用法】上药为末，炼蜜为丸，每丸重6克，每服1丸，开水化服。

【功效】行气导滞，化瘀消癥。

【主治】难产属气虚血亏，瘀血凝滞者。

【来源】《女科方萃》

第四章　产后病

　　产妇在产褥期内发生与分娩或产褥有关的疾病，称为"产后病"。从胎盘娩出至产妇全身各器官（除乳腺外）恢复至孕前状态的一段时期，称为"产褥期"，一般需6~8周；产后7日内，称为"新产后"。

　　产后所发生的疾病很多，就前人所载而言，有三急、三冲、三病等。呕吐、盗汗、泄泻为三急。冲心、冲肺、冲胃为三冲。冲心者十难救一，冲肺者十全一二，冲胃者五死五生，这是古人对孕产所致瘀血演变的一种预后判断，值得重视。痉、大便难、郁冒为新产三病。

　　产后病的病因病机，可以概括为四个方面。一是亡血伤津：由于分娩用力、出汗、产创出血，导致阴血暴亡，虚阳浮散，易致产后血晕、产后痉证、产后发热、产后大便难、产后小便淋痛等。二是元气受损：由于产时用力耗气，或产程过长，耗气更甚，或失血过多，气随血耗，或产后操劳过早，导致气虚失摄，冲任不固，易致产后发热、产后恶露不绝、产后自汗、产后小便不通、产后乳汁自出等。三是瘀血内阻：分娩创伤，脉络受损，血溢脉外，离经成瘀，产后百脉空虚，起居不慎，寒热入侵，寒凝血瘀或热灼成瘀，元气亏虚，运血无力，血滞成瘀，情志所伤，气机不畅，气滞成瘀，胞衣残留，瘀血内阻，败血为病，易致产后血晕、产后发热、产后腹痛、产后恶露不绝、产后身痛、产后情志异常等。四是外感六淫或饮食房劳所伤：产后元气受损，气血俱伤，腠理疏松，卫表不固，所谓"产后百节空虚"，稍有不慎或调摄失当，便可发生产后痉证、产后发热、产后腹痛、产后恶露不绝、产后身痛等。总之，产后病以"虚""瘀"居多，故形成了产后"多虚多瘀"的病机特点。

产后病的治疗原则：应根据亡血伤津、元气受损、瘀血内阻、多虚多瘀的特点，本着"勿拘于产后，亦勿忘于产后"的原则，结合病情进行辨证论治。

第一节　产后血晕

产妇分娩后突然头晕眼花，不能起坐，或心胸满闷，恶心呕吐，痰涌气急，心烦不安，甚则神昏口噤，不省人事，称为"产后血晕"，亦称"产后血运"。产后血晕多发生在产后数小时内，属急危重症之一，若救治不及时，往往危及产妇生命。

中医学认为本病主要病机分为虚、实两端，虚者为阴血暴亡，心神失守，多由产后血崩发展而来；实者为瘀血上攻，扰乱心神。产妇素体气血虚弱，复因产时失血过多，以致营阴下夺，气失依附，阳气虚脱。或因产后胞脉空虚，感受寒邪，血为寒凝，瘀滞不行，加因产后元气亏虚，气血运行失度，以致血瘀气逆，并走于上，扰乱心神，而致血晕。

西医学产后出血，妊娠合并心脏病之产后心力衰竭，或产后羊水栓塞导致的虚脱、休克等病症，可参照本病辨证施治。

·清魂散·

【组成】泽兰叶、人参各二钱半，荆芥一两，川芎半两，甘草二钱。

【用法】上为末，用温酒、热汤各半盏，调一钱，急灌之，下咽即开眼。

【功效】益气固脱。

【主治】产后血晕属血瘀气脱者。

【来源】《丹溪心法》

·补气解晕汤·

【组成】人参一两，生黄芪一两，当归（不酒洗）一两，黑荆芥穗三钱，姜炭一钱。

【用法】水煎服，一剂而晕止，二剂而心定，三剂而血生，四剂而血旺，再不晕矣。

【功效】补气以生血。

【主治】产后血晕属气虚者。

【来源】《傅青主女科》

·夺命散·

【组成】血竭、没药各等份。

【用法】上细研为末。才产下，便用童子小便与细酒各半盏，煎一二沸，调下二钱，良久再服。

【功效】活血逐瘀。

【主治】产后血晕属血瘀气逆者。

【来源】《妇人大全良方》

·参附汤·

【组成】人参四钱，附子三钱（炮，去皮脐）。

【用法】水煎服。

【功效】回阳救逆，益气固脱。

【主治】产后血晕属阳气暴脱者。

【来源】《正体类要》

独参汤

【组成】人参二两。

【用法】上药研为粗末，加大枣五枚，水煎服。

【功效】益气固脱。

【主治】产后血晕属血虚气脱者。

【来源】《十药神书》

桃姜煎

【组成】桃仁（去皮尖，研）二十粒，干姜（缓则用炮姜）一钱，当归五钱，川芎一钱，黑荆芥五钱，红花二钱，泽兰一钱二分，炒黑豆百粒，童便一杯。

【用法】水煎服。

【功效】逐瘀血，生新血。

【主治】产后血晕。原书用治"产后不慎，风冷袭于胞门，恶露不下而上逆冲心，则发晕，额出冷汗，口噤牙紧"。

【来源】《陈素庵妇科补解》

琥珀保生锭子

【组成】琥珀（研极细）三两，肉桂二两，五灵脂（醋炒）三两，生蒲黄三两，丁香一两，延胡索四两，红花二两，香附（醋炒）四两，大黄（酒蒸五次，须黑色为度，再入饭甑上蒸三次）四两。

【用法】血晕，虚，用佛手散，热，用荆芥一味散煎汤磨服。

【功效】逐瘀血，生新血。

【主治】产后血晕。原书用治"产后风冷袭于胞门，恶露不下，上逆冲心，发晕，额出冷汗，口噤牙紧，甚至不测"。

【来源】《陈素庵妇科补解》

·延胡索散·

【组成】延胡索一两，刘寄奴一两，当归（锉，微炒）一两，红兰花子三分。

【用法】上为细散，每服二钱，以童便半盏、酒半盏相和，暖过调下，不拘时候。

【功效】行气活血，除烦闷。

【主治】产后血晕，闷绝不识人。

【来源】《太平圣惠方》

·牛膝散·

【组成】牛膝（去苗）一两，当归（锉，微炒）三分，延胡索半两，川芎三分，鬼箭羽半两，益母草半两。

【用法】上六味，捣粗罗为散，每服三钱，以酒一中盏，入生地黄一分，煎至六分，去滓，温服，不拘时。

【功效】行气逐瘀。

【主治】产后血晕，烦闷，腹胁痛。

【来源】《太平圣惠方》

·加参生化汤·

【组成】人参三钱（有倍加至五钱者），川芎二钱，当归五钱，炙甘草四分，桃仁十粒，炮姜四分。

【用法】加大枣，水煎服。频频灌之。

【功效】活血化瘀，益气固脱。

【主治】产后血晕。原书用治"产后一二日，血块痛虽未止，产妇气血虚脱，或晕或厥，或汗多，或形脱，口气渐凉，烦渴不止，或气喘急"。

【来源】《傅青主女科》

❧ · 开郁逐瘀汤 · ❧

【组成】香附、郁金、延胡索各三钱，当归尾、川芎、青皮、枳壳各二钱。

【用法】水煎服。

【功效】开郁散结。

【主治】产后血晕偏于气郁者。症见面色苍黯，胸脘及两肋满闷，腹膨胀而痛，时有昏迷，恶露不下或下甚少，舌淡苔薄，脉沉弦。

【来源】《中医妇科治疗学》

❧ · 加味红花散 · ❧

【组成】生地黄五钱，秦当归二钱，赤芍三钱，干荷叶二钱，牡丹皮二钱，红花一钱，蒲黄（生炒各半，包煎）三钱。

【用法】水煎，温服。

【功效】清热活血。

【主治】产后血晕属血瘀兼热者。症见面带红色，神昏口噤，甚至不省人事，胸满心烦，少腹硬痛拒按，恶露不下，大便秘结，舌质红，苔薄黄，脉数。

【来源】《中医妇科治疗学》

❧ · 加味荆芥散 · ❧

【组成】炒荆芥、桃仁、五灵脂、荠菜各三钱。

【用法】水煎，温服，不拘时。

【功效】化瘀祛风。

【主治】产后血晕属血瘀又感风邪者。症见头晕且痛，时或昏闷，微有寒热，无汗，腹痛拒按，少腹硬痛，心下满急，神昏口噤，舌略带青，苔薄白，脉浮缓而涩。

【来源】《中医妇科治疗学》

镇肝熄风汤合当归补血汤加减

【组成】当归25克，熟地黄30克，炒白芍12克，赤芍12克，黄芪30克，钩藤（后下）15克，生龙骨30克，生牡蛎30克，生代赭石30克，白蒺藜12克，酸枣仁15克，柏子仁15克，丹参20克，甘草3克。

【用法】水煎服。

【功效】镇肝息风，养血和络。

【主治】产后血晕属阴虚阳亢者。

【来源】《朱名宸妇科经验集》

参附汤合生脉散加减

【组成】红参（另炖）15克，制附子（先煎）12克，五味子15克，麦冬15克，山药15克，浮小麦30克，炙甘草8克，阿胶（烊化）15克。

【用法】水煎，多次频服。

【功效】益气养阴，生津止汗。

【主治】失血伤津，气随血脱之产后血晕。

【来源】《朱名宸妇科经验集》

加味补血汤

【组成】黄芪20克，当归12克，川芎6克，石菖蒲12克，黑姜3克，炙甘草5克，黄毛鹿茸（研细末，分2次冲服）2克。

【用法】水煎服。

【功效】补气益血。

【主治】产后血晕属血虚阳脱者。

【来源】《中国百年百名中医临床家丛书·许玉山》

❦·化瘀理血汤·❧

【组成】当归尾12克，川芎8克，泽兰叶12克，血竭（研细末，分2次冲服）8克，红花6克，没药（去油）10克，干漆（炒烟尽）6克，童便（分2次兑服）半茶杯。

【用法】水煎服。

【功效】活血化瘀。

【主治】产后血晕之血瘀闭证。

【来源】《中国百年百名中医临床家丛书·许玉山》

❦·夺命散合佛手散加减·❧

【组成】血竭、制没药、当归、川芎、琥珀各10克。

【用法】水煎服。

【功效】行血逐瘀。

【主治】产后血晕属血瘀者。

【来源】《弹氏妇科传薪录》

❦·参附汤加味·❧

【组成】人参10克，炮附子（先煎）10克，姜炭10克，黑地榆15克。

【用法】水煎服。

【功效】回阳救逆，兼以止血。

【主治】失血过多，心神失养，神不内守，虚阳外溢所致产后血晕。

【来源】《门福成妇科经验精选》

❦ · 远志汤 · ❧

【组成】当归、酒杭白芍、远志各9克，何首乌、龟甲、生龙骨、艾叶炭各12克，荆芥穗炭、姜竹茹各5克，童便（冲服）1盅（约15毫升）。

【用法】水煎服。

【功效】滋阴潜阳，宁心安神。

【主治】产后血晕属阴虚阳浮者。

【来源】《姚树锦中医世家经验辑要》

❦ · 麒麟桂红饮 · ❧

【组成】血竭（又名麒麟竭）2克，肉桂9克，红花9克，益母草60克，人参30克。

【用法】水煎服，每日2次，每日1剂。若患者不省人事，可予以鼻饲给药。

【功效】益气固脱，活血化瘀止血。

【主治】产后血晕。

【来源】《产前产后病效验秘方》

第二节 产后痉证

产褥期内，产妇突然发生四肢抽搐，项背强直，甚则口噤不开，角弓反张，称为"产后痉证"，又称"产后病痉""产后痉风""褥风"。

产后痉证为"新产三病"之一，可因阴血虚而发病，亦可因产创、感染邪毒而发病。感染邪毒而致痉者，为产后"破伤风"，是产后危急重症之一。

本病的发生，主要是亡血伤津，筋脉失养，或感染邪毒，直窜筋脉所致。

西医学产后手足搐搦症、产后破伤风，可参照本病辨证治疗。

❧ · 三甲复脉汤 · ❧

【组成】炙甘草六钱，干地黄六钱，生白芍六钱，麦冬（不去心）五钱，阿胶三钱，麻仁三钱，生牡蛎五钱，生鳖甲八钱，生龟甲一两。

【用法】水八杯，煮取三杯，分三次服。

【功效】养阴滋血，柔肝息风。

【主治】产后痉证属阴血亏虚者。

【来源】《温病条辨》

❧ · 撮风散 · ❧

【组成】赤脚蜈蚣（炙）半条，钩藤二钱半，朱砂、直僵蚕（焙）、全蝎梢各一钱，麝香一字。

【用法】上为末，每服一字，竹沥汁调下。

【功效】解毒镇痉祛风。

【主治】感染毒邪所致产后痉证。

【来源】《仁斋小儿方论》

❧ · 玉真散 · ❧

【组成】白芷、天南星、天麻、羌活、防风、白附子各等份。

【用法】上为细末，每服二钱，热酒一盅调服。

【功效】解毒镇痉，理血祛风。

【主治】邪毒感染所致产后痉证。

【来源】《外科正宗》

五虎追风散

【组成】蝉蜕一两，天南星二钱，明天麻二钱，全蝎（带尾）七个，僵蚕（炒）七条。

【用法】水煎服，用黄酒二两为引，服前先将朱砂面五分冲下，每服后五心出汗即有效。

【功效】祛风痰，止痉抽。

【主治】感染毒邪所致产后痉证。

【来源】《晋男史传恩家传方》

钩藤汤

【组成】钩藤三钱，茯神三钱，当归三钱，人参二钱，桔梗三钱，桑寄生三钱。

【用法】水煎服。

【功效】解毒镇静，稍佐通络疏表。

【主治】感染邪毒所致产后痉证。

【来源】《妇人大全良方》

救产止痉汤

【组成】人参五钱，当归一两，川芎三钱，荆芥（炒黑）一钱。

【用法】水煎服。

【功效】益气养血祛风。

【主治】产后痉证。原书用治"妇人新产之后，忽然手足牵搐，口眼㖞斜，头摇项强，甚则角弓反张"。

【来源】《辨证录》

·滋荣活络汤·

【组成】川芎一钱五分，当归、熟地黄、人参各二钱，黄芪、茯神、天麻各一钱，炙甘草、陈皮、荆芥穗、防风、羌活各四分，黄连（姜汁炒）八分。

【用法】用水二盏，煎至七分，稍热服。

【功效】养血活络祛风。

【主治】产后痉证。

【来源】《傅青主女科》

·愈风散·

【组成】荆芥（略焙为末）。

【用法】每服三钱，豆淋酒调下，用童子小便亦可，口噤者灌，齿龈噤者吹鼻中皆效。

【功效】祛风止痉。

【主治】产后痉证。原书用治"产后中风，口噤，牙关紧急，手足瘈疭如角弓状……血晕，四肢强直，不省人事"。

【来源】《妇人大全良方》

·大定风珠·

【组成】生白芍六钱，阿胶三钱，生龟甲四钱，干地黄六钱，麻仁二钱，五味子二钱，生牡蛎四钱，麦冬（连心）六钱，炙甘草四钱，鸡子黄（生）二枚，鳖甲（生）四钱。

【用法】水八杯，煮取三杯，去滓，入阿胶烊化，再入鸡子黄，搅令相得，分三次服。

【功效】滋阴养血，柔肝息风。

【主治】产后痉证属阴血亏虚者。

【来源】《温病条辨》

·葛根汤·

【组成】葛根一两，麻黄（去根节，炮）、僵蚕各三分，桂枝、甘草、芍药各半两，大枣三分。

【用法】上锉，每用三钱，水一盏，煎至七分，去滓温服。取汗为度。

【功效】养血和营，祛风止痉。

【主治】产后痉证。原书用治"妇人产后五七日，强力下床，或一月内，伤于房室，或怀忧发怒，扰荡冲和，或因着灸伤动脏腑，发为刚痉。得病之初，无汗恶风，眼涩口噤，肌肉瞤搐，以渐腰脊筋急强直，似弓反张"。

【来源】《普济方》

·清魂散加减·

【组成】吉林参须五分，炙甘草五分，琥珀屑（冲）六分，嫩钩藤（后入）三钱，紫丹参二钱，朱茯神三钱，鲜石菖蒲八分，泽兰叶一钱五分，炒黑荆芥炭八分，炙远志一钱，童便（炖，冲服）一酒盅。

【用法】水煎服。

【功效】和营祛风，安神化痰。

【主治】产后痉证。

【来源】《孟河四家医案医话集》

❧ · 止痉散 · ❧

【组成】蜈蚣、全蝎各等份。

【用法】研细末，每服1.5~3克，温开水灌服，每日2~3次。

【功效】祛风止痉。

【主治】感染邪毒所致产后痉证。

【来源】《中医妇科学》

❧ · 圣愈汤加减 · ❧

【组成】红参（另炖）10克，炙黄芪24克，当归15克，熟地黄20克，生地黄12克，炒白芍18克，制何首乌15克，茯苓12克，贝齿20克，钩藤20克，天麻30克，石菖蒲12克，远志15克。

【用法】水煎服。

【功效】大补气血，平肝息风。

【主治】产后痉证属气血大亏，风阳上越者。

【来源】《朱名宸妇科经验集》

❧ · 加减复脉汤化裁 · ❧

【组成】炒白芍25克，阿胶（烊化）12克，熟地黄20克，黄芪25克，天麻20克，炙甘草8克。

【用法】急煎频服。

【功效】养阴息风。

【主治】产后痉证属虚风内动者。

【来源】《朱名宸妇科经验集》

栝楼桂枝汤加减

【组成】栝楼根15克，桂枝10克，白芍15克，炙甘草8克，桃仁10克，当归10克，熟地黄20克，葛根20克，秦艽12克，地龙10克，僵蚕10克，天麻20克，钩藤15克，生姜10克，大枣12克。

【用法】水煎服。

【功效】养血生津，柔肝息风。

【主治】虚风内动之产后痉证。

【来源】《朱名宸妇科经验集》

滋荣活络汤加减

【组成】川芎5克，当归10克，熟地黄10克，党参10克，黄芪10克，茯神10克，天麻10克，炙甘草6克，陈皮4克，荆芥6克，防风10克，羌活4克。

【用法】水煎服。

【功效】补血祛风镇痉。

【主治】产后痉证属虚风内动者。

【来源】《古今名医妇科医案赏析》

加味活络饮

【组成】当归9克，茯苓9克，橘络3克，丝瓜络9克，鸡血藤18克，钩藤9克，赤芍9克，制旋覆花9克，生僵蚕9克，玳瑁（代）9克，蜈蚣2条，竹沥（冲服）15克，乌梢蛇9克，生姜汁（冲服）2滴，生铁落（布包煎）9克。

【用法】水煎，温服。

【功效】祛风镇痉。

【主治】产后痉证。

【来源】《川派中医药名家系列丛书·王渭川》

·加味当归散·

【组成】当归三钱,炒荆芥穗三钱,全蝎二钱,桑寄生五钱,钩藤三钱,僵蚕三钱。

【用法】水煎,温服,不拘时候。

【功效】疏风解表,养血。

【主治】产后痉证。

【来源】《中医妇科治疗学》

·加味蠲饮六神汤·

【组成】胆南星三钱,天竺黄一钱半,半夏曲三钱,茯神三钱,旋覆花二钱,竹沥十滴,钩藤三钱。

【用法】水煎,去滓温服。

【功效】豁痰开窍。

【主治】产后痉证。症见神昏,角弓反张,或口噤不语。

【来源】《中医妇科治疗学》

·止痉愈风散·

【组成】全蝎、蜈蚣各三钱,炒荆芥穗五钱,独活一钱。

【用法】上为末,用黄酒兑开水冲一钱,如无效,两小时后再服。若无黄酒,可用醪糟汁冲开水服。

【功效】祛风止痉。

【主治】产后痉证。症见产后突然发痉,昏昧不识人,颈项强直,牙关紧闭,手握不开,身体发热,面色时红时青,呈苦笑状,脉浮弦而劲。

【来源】《中医妇科治疗学》

·· 加味天麻散 ··

【组成】天麻四钱，白附子（炮）三钱，天南星（炒）三钱，半夏（烫洗七遍，姜制）三钱，干蝎（炒）二钱，钩藤三钱，广陈皮二钱。

【用法】水煎，温服。如为散，可酌加分量，研为细末，每服一钱，用生姜、薄荷酒调下，不拘时服。

【功效】燥湿祛风。

【主治】产后痉证。

【来源】《中医妇科治疗学》

·· 镇肝熄风汤 ··

【组成】生赭石、龙骨、牡蛎各五钱，白芍、玄参、天冬、宣木瓜、钩藤各三钱，川楝子一钱。

【用法】水煎，温服。

【功效】镇肝息风。

【主治】肝风内动所致产后痉证。症见时有发热，头目眩晕而筋惕，忽然四肢抽动，牙关紧闭，口眼歪斜，不省人事，面色时红时白，舌淡红，苔黄，脉数。

【来源】《中医妇科治疗学》

第三节　产后发热

产褥期内，出现发热持续不退，或低热持续，或突然高热寒战，并伴有其他症状者，称为"产后发热"。产后一二日内，由于产妇阴血骤虚，营卫暂时失于调和，常有轻微的发热，不兼有其他症状者，属生理性发热，一般能在短时间内自退。亦有在产后三四日泌乳期间有低热，俗称为"蒸乳"，也非病态，在短期内会自然消失。

引起产妇发热的原因很多，而与本病关系密切的主要病因病机有感染邪毒，入里化热；外邪袭表，营卫不和；阴血骤虚，阳气外散；败血停滞，营卫不通等。

症状以产后发热持续不退，且伴有小腹疼痛或恶露异常为特点。严重者常可危及产妇生命，应当引起高度重视。

西医学产褥感染、产褥中暑、产褥期上呼吸道感染等可参照本病辨证治疗。

·银翘散·

【组成】连翘一两，金银花一两，苦桔梗六钱，薄荷六钱，竹叶四钱，生甘草五钱，荆芥穗四钱，淡豆豉五钱，牛蒡子六钱。

【用法】上为散，每服六钱，鲜苇根汤煎，香气大出，即取服，勿过煮。

【功效】辛凉解表，疏风清热。

【主治】产后发热属外感风热者。

【来源】《温病条辨》

·解毒活血汤·

【组成】连翘二钱，葛根二钱，柴胡三钱，当归二钱，生地黄五钱，赤芍三钱，桃仁（研）八钱，红花五钱，枳壳一钱，甘草二钱。

【用法】水煎服。

【功效】清热解毒，凉血化瘀。

【主治】感染毒邪所致产后发热。

【来源】《医林改错》

·生化汤·

【组成】全当归八钱，川芎三钱，桃仁（去皮尖，研）十四枚，干姜（炮黑）五分，甘草（炙）五分。

【用法】黄酒、童便各半煎服。

【功效】活血祛瘀，和营除热。

【主治】产后发热属血瘀者。

【来源】《傅青主女科》

·八珍汤·

【组成】人参、白术、白茯苓、当归、川芎、白芍、熟地黄各一钱，甘草（炙）五分。

【用法】加生姜三片，大枣五枚，水煎服。

【功效】养血益气，和营退热。

【主治】产后发热属血虚者。

【来源】《正体类要》

·加味四物汤·

【组成】荆芥、防风、川芎、当归、白芍、地黄（原著本方无用量）。

【用法】水煎服。

【功效】养血祛风，疏解表邪。

【主治】产后发热属血虚受寒者。

【来源】《医宗金鉴》

济阴汤

【组成】连翘、栀子（炒）、黄芩（炒）、黄连（炒）、甘草各一钱，芍药一钱五分，金银花三钱，牡丹皮一钱二分。

【用法】水煎服。

【功效】泻火解毒，凉血散瘀。

【主治】产后发热属热毒炽盛者。

【来源】《外科枢要》

安心汤

【组成】当归二两，川芎一两，生地黄（炒）五钱，牡丹皮五钱，生蒲黄二钱，干荷叶（引）一片。

【用法】水煎服。

【功效】养血祛瘀清热。

【主治】产后发热。原书用治"妇人有产后二三日，发热，恶露不行，败血攻心，狂言呼叫，甚欲奔走，拿提不定"。

【来源】《傅青主女科》

人参当归汤

【组成】人参、当归身（去芦）、生干地黄（一作熟地黄）、肉桂（去粗皮）、麦冬（去心）各一两，白芍二两（一作一两二钱五分）。

【用法】每服五钱，加竹叶、生姜，水煎服。

【功效】补虚养血清热。

【主治】产后发热属血虚者。

【来源】《明医指掌》

〜⊱· 当归羊肉汤 ·⊰〜

【组成】当归（去芦，酒浸）、人参各七钱，黄芪（去芦）一两，生姜半两。

【用法】上四味，咬咀，用羊肉一斤，煮清汁五大盏，去肉，入前药，煎四盏，去滓，作六服，早、晚频进。

【功效】养血益气。

【主治】产后发热。

【来源】《医方集成》

〜⊱· 清化饮 ·⊰〜

【组成】芍药、麦冬各二钱，牡丹皮、茯苓、黄芩、生地黄各二三钱，石斛一钱。

【用法】水一盅半，煎七分，食远温服。

【功效】养阴清热，凉血泻火。

【主治】产后发热。原书用治"妇人产后因火发热，及血热妄行，阴亏诸火不清等证"。

【来源】《景岳全书》

〜⊱· 补中益气汤 ·⊰〜

【组成】黄芪五分（病甚、劳役、热甚者一钱），甘草（炙）五分，人参（去芦）三分，当归（酒焙干或晒干）二分，橘皮（不去白）二分或三分，升麻二分或三分，柴胡二分或三分，白术三分。

【用法】上咬咀，都作一服，水二盏，煎至一盏，去滓，食远，稍热服。

【功效】补血益气，和营退热。

【主治】阴血骤虚所致产后发热。

【来源】《内外伤辨惑论》

❧· 加减一阴煎 ·❧

【组成】生地黄、芍药、麦冬各二钱，熟地黄三五钱，炙甘草五七分，知母、地骨皮各一钱。

【用法】水二盅，煎服。

【功效】滋阴清热。

【主治】阴虚所致产后发热。症见潮热颧红、口渴，尿赤便秘。

【来源】《景岳全书》

❧· 新加大黄牡丹汤 ·❧

【组成】大黄6~15克，牡丹皮10克，桃仁12克，冬瓜子30克，金银花12~30克，炒枳实10克，山楂10克，炙乳没各6~9克，皂角刺6~9克。

【用法】每日1剂，水煎，分2次服，亦可日服2剂。

【功效】泄热破瘀，排脓止痛。

【主治】产后发热属瘀热互结胞中者。症见产后突然发热，少腹疼痛剧烈，经血或恶露排泄不畅，大便秘结。

【来源】《妇科方药临证心得十五讲》

❧· 桃红消瘀汤 ·❧

【组成】丹参三钱，土牛膝二钱，当归尾二钱，桃仁一钱，红花一钱，乳香二钱，鱼腥草三钱。

【用法】水煎服。

【功效】活血去瘀。

【主治】产后发热。伴见恶露断续而下，并有浊带样分泌物，忽然少腹作痛，痛时不能重压，尿频便结，舌淡，苔薄，脉弦实。

【来源】《中医妇科治疗学》

～ 冬地百部饮 ～

【组成】干地黄四钱，天冬三钱，麦冬三钱，广百部三钱，生枇杷叶五钱，浙贝母三钱，女贞子三钱，墨旱莲三钱，芦根三钱。

【用法】水煎，微温服。

【功效】养阴润肺。

【主治】产后发热。症见产前身体素弱，宿有潮热咳嗽，间有咯血，产后潮热加剧，面红颧赤，手足心热，头晕耳鸣，咳嗽少痰，唇燥舌红，苔黄口干，脉虚数。

【来源】《中医妇科治疗学》

～ 加减青蒿鳖甲汤 ～

【组成】青蒿梗三钱，鳖甲三钱，生地黄三钱，牡丹皮二钱，地骨皮三钱，芍药三钱，麦冬三钱，茯神四钱。

【用法】水煎服。

【功效】养阴清热。

【主治】产后发热阴虚血燥者。症见发热数日，午后更甚，肤热颧红，手心发烧，心烦不安，舌质淡，苔薄微黄而干，脉细数。

【来源】《中医妇科治疗学》

～ 清热地黄饮 ～

【组成】生地黄四钱，地骨皮三钱，牡丹皮三钱，天花粉三钱，连翘三钱，芦根四钱，淡竹叶三钱。

【**用法**】水煎，微温服。

【**功效**】清热凉血，佐以生津。

【**主治**】产后发热。症见头晕而痛，面红唇燥，手足心热，心烦口渴，喜当风凉，便燥溺短，甚则谵妄，舌红苔黄，脉数。

【**来源**】《中医妇科治疗学》

ᏍᎪ· 银花蕺菜饮 ·ᎯᏆ

【**组成**】炒荆芥、金银花、赤芍、土茯苓、鱼腥草各三钱，甘草一钱。

【**用法**】水煎，温服。

【**功效**】清热解毒。

【**主治**】外感风邪所致产后发热。症见头痛发热，微恶寒，口干作渴，脉浮数。

【**来源**】《中医妇科治疗学》

ᏍᎪ· 荆防双解散 ·ᎯᏆ

【**组成**】炒荆芥三钱，防风一钱半，桑枝五钱，嫩紫苏梗三钱，淡竹叶三钱，荠菜三钱。

【**用法**】水煎，温服。

【**功效**】疏风解表。

【**主治**】产后发热。症见恶风有汗，腰酸背痛，头身俱疼，口干不渴，舌苔薄白，脉浮而缓。

【**来源**】《中医妇科治疗学》

ᏍᎪ· 五味消毒饮合失笑散加减 ·ᎯᏆ

【**组成**】金银花20克，野菊花15克，紫花地丁30克，鱼腥草30克，蒲公英30克，桃仁10克，赤芍10克，牡丹皮10克，玄参10克，麦冬10克，黄柏6克，甘草6克，失笑散（包煎）12克。

【用法】水煎服，每日1剂。

【功效】清热解毒，活血化瘀。

【主治】感染邪毒所致产后发热。

【来源】《中医妇科学教学病案精选》

·柴佛和解方·

【组成】川芎12克，当归10克，柴胡12克，黄芩10克，南沙参18克，法半夏10克，陈皮10克，艾叶6克，炙甘草6克，大枣10克，生姜10克。

【用法】水煎服。

【功效】和解表里，固正除邪。

【主治】产后发热属外感风寒者。

【来源】《读经典学名方系列·妇科病名方》

·愈风方·

【组成】荆芥4.5克，牡丹皮6克，茯苓9克，半夏6克，山楂9克，益母草9克。

【用法】水煎服。

【功效】疏风清热，和胃祛瘀。

【主治】产后发热属外感风热者。

【来源】《读经典学名方系列·妇科病名方》

·杨宗孟经验方·

【组成】生地黄25克，熟地黄25克，金银花15克，野菊花6克，蒲公英15克，当归15克，赤芍15克，白芍15克，牡丹皮15克，北沙参15克，黄精25克，益母草15克，淡竹叶15克，川牛膝15克，延胡索10克，鸡血藤50克，甘草10克。

【用法】水煎服。

【功效】清热解毒，养血和营。

【主治】产后发热属热毒壅盛者。

【来源】《妇科圣手杨宗孟临床56年经验集》

❧ · 小柴胡汤加味 · ❧

【组成】柴胡9克，半夏9克，党参15克，甘草6克，黄芩9克，大枣12克，生姜9克，薄荷9克，金银花15克，蒲公英15克。

【用法】水煎服，每日1剂，分2次服，连服3剂。

【功效】扶正祛邪，和解少阳。

【主治】产后发热属邪入少阳者。

【来源】《现代中医名家妇科经验集》

❧ · 黄芩滑石汤化裁 · ❧

【组成】淡竹叶9克，黄芩9克，滑石30克，白豆蔻6克，大腹皮9克，竹茹9克，黄连6克，茯苓皮15克，川厚朴9克，藿香9克，半夏9克，通草6克，姜炭3克。

【用法】水煎服。

【功效】清热利湿，表里分消。

【主治】湿热内阻，外滞经络所致产后发热。

【来源】《现代中医名家妇科经验集》

❧ · 芩连半夏枳实汤 · ❧

【组成】半夏9克，黄芩9克，黄连6克，枳实9克，杏仁9克，陈皮9克，郁金9克，厚朴9克，当归24克，川芎9克，桃仁9克，蒲黄（包）9克，益母草15克。

【用法】水煎服。

【功效】清热利湿，活血化瘀。

【主治】湿热中阻，邪瘀胞中所致产后发热。

【来源】《现代中医名家妇科经验集》

人参当归汤加减

【组成】人参10克，当归9克，桂枝6克，生地黄9克，白芍10克，麦冬12克，沙参10克，石膏15克，玄参15克，淡竹叶3克，大枣3枚为引。

【用法】水煎服。

【功效】益气养阴，凉血降温。

【主治】产后发热属气阴两虚者。

【来源】《弭氏妇科传薪录》

蒿芩地丹四物汤

【组成】青蒿10克，黄芩10克，地骨皮10克，牡丹皮10克，当归10克，白芍10克，川芎5克，生地黄15克，白薇10克，银柴胡10克。

【用法】水煎服。

【功效】清虚热，滋阴血。

【主治】阴虚所致产后发热。

【来源】《现代中医名家妇科经验集》

荆防苏羌四物汤

【组成】荆芥10克，防风10克，紫苏叶10克，羌活10克，当归10克，白芍10克，川芎5克，生地黄10克。

【用法】水煎服。

【功效】养血疏风解表。

【主治】外感风寒之产后发热。

【来源】《现代中医名家妇科经验集》

红败三黄解毒汤加味

【组成】大血藤（红藤）15克，败酱草15克，黄连5克，黄芩10克，黄柏10克，连翘10克，金银花10克，紫花地丁10克，赤芍10克，牡丹皮10克，薏苡仁20克，生大黄（后下）8克，生蒲黄（包）10克，五灵脂10克，生甘草5克。

【用法】水煎服。

【功效】清热解毒，利湿化痰。

【主治】感染邪毒所致产后发热。

【来源】《现代中医名家妇科经验集》

清暑生脉饮

【组成】西瓜翠衣60克，党参15克，麦冬10克，五味子5克，北沙参10克，黄连5克，黄芩10克，当归10克，白芍10克，生地黄15克，茯苓10克，炙甘草3克。

【用法】水煎服。

【功效】清暑益气，养阴和血。

【主治】伤暑兼气阴两虚所致产后发热。

【来源】《现代中医名家妇科经验集》

第四节　产后腹痛

产后腹痛是指产妇在产褥期，发生与分娩或产褥有关的小腹疼痛，又称"儿枕痛""儿枕腹痛""产后腹中痛"等。孕妇分娩后，由于子宫的缩复作用，小腹呈阵阵作痛，于产后1~2日出现，持续2~3日自然消失，属生理现象，一般不需治疗，若腹痛阵阵加剧，难以忍受，或腹痛绵绵，疼痛不已，影响产妇的康复，则为病态，应予以治疗。

本病主要病机是气血运行不畅，"不荣则痛"，或"不通则痛"。产后腹痛有因素体气血不足，产时又伤气血，胞脉空虚而致腹痛者；有因产后起居不慎，护理不当，风寒侵入胞中，气不通畅而致腹痛者；有因素体多火，产后恶露不下，荣卫失调，胞中痈肿而致腹痛者；有因脾胃虚弱，运化失常，清浊失升降而致腹痛者。

西医学的产后宫缩痛及产褥感染引起的腹痛可参照本病辨证治疗。

❧· 肠宁汤 ·❧

【组成】当归（酒洗）一两，熟地黄（九蒸）一两，人参三钱，麦冬（去心）三钱，阿胶（蛤粉炒）三钱，山药（炒）三钱，续断二钱，甘草一钱，肉桂（去粗，研）二分。

【用法】水煎服。

【功效】补血益气。

【主治】血虚所致产后腹痛。

【来源】《傅青主女科》

❧ · 生化汤 · ❧

【组成】全当归八钱，川芎三钱，桃仁（去皮尖，研）十四枚，干姜（炮黑）五分，甘草（炙）五分。

【用法】黄酒、童便各半煎服。

【功效】养血祛瘀，温经止痛。

【主治】血瘀所致产后腹痛。

【来源】《傅青主女科》

❧ · 少腹逐瘀汤 · ❧

【组成】小茴香（炒）七粒，干姜（炒）二分，延胡索一钱，没药（研）二钱，当归三钱，川芎二钱，官桂一钱，赤芍二钱，蒲黄（生）三钱，五灵脂（炒）二钱。

【用法】水煎服。

【功效】温经散寒，化瘀止痛。

【主治】产后腹痛属寒凝血瘀者。

【来源】《医林改错》

❧ · 枳实芍药散 · ❧

【组成】枳实（烧黑，勿太过）、芍药各等份。

【用法】上二味，杵为散，服方寸匕，日三服，以麦粥下之。

【功效】行气散结，和血止痛。

【主治】产后腹痛。

【来源】《金匮要略》

❧ · 下瘀血汤 · ❧

【组成】大黄二两，桃仁二十枚，䗪虫（熬，去足）二十枚。

【用法】上三味，末之，炼蜜和为四丸，以酒一升，煎一丸，取八合，顿服之，新血下如豚肝。

【功效】逐瘀血。

【主治】产后腹痛属瘀血者。

【来源】《金匮要略》

·❦· 大黄牡丹汤 ·❦·

【组成】大黄四两，牡丹皮一两，桃仁五十个，冬瓜仁半升，芒硝三合。

【用法】上五味，以水六升，煮取一升，去滓，纳芒硝，再煎沸，顿服之。

【功效】泄热逐瘀，活血止痛。

【主治】产后腹痛属热结血瘀者。

【来源】《金匮要略》

·❦· 散结定疼汤 ·❦·

【组成】当归（酒洗）一两，川芎（酒洗）五钱，牡丹皮、荆芥穗（炒黑）各二钱，乳香（去油净）一钱，益母草三钱，山楂（炒炭）十粒，桃仁（泡，去皮尖，炒研）七粒。

【用法】水煎服。

【功效】祛瘀活血。

【主治】产后腹痛属瘀血内结者。

【来源】《傅青主女科》

·❦· 补血定痛汤 ·❦·

【组成】当归、川芎、熟地黄、白芍（酒炒）各一钱，延胡索七分，桃仁（去皮，研细）、红花各三分，香附、青皮（炒）、泽兰、牡丹皮各五分。

【用法】上锉一剂，用水一盏半，加酒、童便各一盏半，煎至一盏，温服。

【功效】疏肝养血，化瘀止痛。

【主治】产后腹痛属血瘀肝郁，瘀滞胞宫者。

【来源】《万病回春》

当归生姜羊肉汤

【组成】当归三两，生姜五两，羊肉一斤。

【用法】上三味，以水八升，煮取三升，温服七合，日三服。

【功效】温中补虚，祛寒止痛。

【主治】产后腹痛。

【来源】《金匮要略》

当归建中汤

【组成】当归四两，桂心三两，芍药六两，生姜三两，甘草（炙）二两，大枣十二枚。

【用法】上六味，㕮咀，以水一斗，煮取三升，分为三服，一日令尽。若大虚，加饴糖六两作汤成，纳之于火上暖，令饴糖消。

【功效】温中补虚，缓急止痛。

【主治】产后腹痛。原书用治"产后虚羸不足，腹中疞痛不已，吸吸少气，或少腹拘急挛痛引腰背，不能饮食"。

【来源】《千金翼方》

失笑散

【组成】五灵脂（酒研，淘去沙土）、蒲黄（炒香）各等份。

【用法】上先用酽醋调二钱，熬成膏，入水一盏，煎七分，食前热服。

【功效】活血祛瘀，散结止痛。

【主治】瘀血停滞之产后腹痛。

【来源】《太平惠民和剂局方》

ᖰ · 香桂丸 · ᖱ

【组成】当归三两，川芎一两半，桂心一两半，木香一两半。

【用法】上为末，炒砂糖糊为丸，每服三钱，炒荷叶煎汤送服。

【功效】温经散寒，理气行滞。

【主治】产后腹痛。

【来源】《医略六书》

ᖰ · 加味异功散 · ᖱ

【组成】人参、白术、茯苓各二钱，炙甘草五分，陈皮二两，神曲二钱，山楂一钱半。

【用法】加生姜，水煎服。

【功效】健脾消积。

【主治】产后腹痛属食滞者。

【来源】《医宗金鉴》

ᖰ · 殿胞煎 · ᖱ

【组成】当归五七钱或一两，川芎一钱，炙甘草一钱，茯苓一钱，肉桂一二钱或五七分。

【用法】水一盅，煎八分，热服。

【功效】活血散瘀止痛。

【主治】产后腹痛。

【来源】《景岳全书》

·当归四逆汤加减·

【组成】当归15克，炙北黄芪20克，桂枝9克，白芍5克，北细辛（后下）5克，炙甘草5克，通草5克，大枣10克。

【用法】水煎服。

【功效】养血通阳。

【主治】气血两虚，筋脉失养所致产后腹痛。

【来源】《国医大师经方临证实录》

·温经汤加减·

【组成】当归12克，炒白芍12克，制香附10克，川芎6克，乌药10克，小茴香10克，制乳香10克，制没药10克，桃仁10克，红花10克，延胡索12克，肉桂8克，炒枳壳10克，木香5克，甘草8克。

【用法】水煎服，每日1剂，早、晚分2次温服。

【功效】温经散寒，行气化瘀。

【主治】产后腹痛属寒凝血瘀者。

【来源】《王立忠临证方药心悟》

·桃核承气汤加减·

【组成】桃仁10克，熟大黄（后下）5克，桂枝5克，玄明粉5克，益母草10克，延胡索10克，炙甘草5克。

【用法】水煎服。

【功效】活血祛瘀，通便泻热。

【主治】产后腹痛属瘀血内停，邪热积滞者。

【来源】《国医大师班秀文学术经验集成》

～·　郑长松经验方1　·～

【组成】熟地黄15克，当归15克，赤芍15克，川芎15克，山羊肉150克，生姜（切）30克，大葱白（连须）2根。

【用法】上药合一处，加水煮沸（至肉烂为度），取液800毫升，分早、中、晚3次温服。

【功效】温经散寒，养血和血。

【主治】寒客冲任，阴血不足所致产后腹痛。

【来源】《郑长松妇科》

～·　郑长松经验方2　·～

【组成】生黄芪30克，当归15克，炒白术15克，阿胶（烊化）12克，川续断12克，延胡索（捣）9克，白芍9克，川芎9克，蕲艾叶3克，肉桂（后下）3克，姜炭3克。

【用法】每剂两煎，取液500毫升，分早、晚2次温服。

【功效】益气养血，调补冲任。

【主治】产后腹痛属气血亏虚者。

【来源】《郑长松妇科》

～·　郑长松经验方3　·～

【组成】益母草30克，槟榔15克，酒香附（捣）15克，延胡索（捣）12克，炒桃仁（捣）12克，川芎9克，五灵脂（包）9克，乌药9克，川牛膝9克，炮姜6克，炒枳实6克，肉桂（后下）6克，广木香3克。

【用法】水煎两遍，共取500毫升，分早、晚2次温服。

【功效】行气化瘀，疏肝和胃。

【主治】产后腹痛气滞血瘀，肝胃不和者。

【来源】《郑长松妇科》

·吕绍光经验方·

【组成】当归20克，川芎10克，炮姜5克，益母草30克，黄芪30克，鬼针草30克，野菊花15克，炒白芍15克，炙甘草5克，延胡索15克，川楝子15克。

【用法】水煎服。

【功效】活血止痛。

【主治】产后腹痛属瘀血阻滞者。

【来源】《吕绍光临证经验撷萃》

·王氏生化汤·

【组成】当归24克，川芎9克，益母草15克，红花8克，桃仁8克，姜炭6克，炙甘草3克，黄酒半盅。

【用法】水煎服。

【功效】养血祛瘀，温经止痛。

【主治】气血瘀滞所致产后腹痛。

【来源】《全国中医妇科流派名方精粹》

·艾草汤·

【组成】艾叶6~9克，益母草30克，红糖30克。

【用法】水煎服。

【功效】散寒止痛，活血祛瘀。

【主治】产后腹痛。

【来源】《中国当代名医验方选编·妇科分册》

第五节 产后身痛

产妇在产褥期内，出现肢体、关节酸痛、麻木、重着者，称为"产后身痛"，亦称"产后关节痛""产后遍身疼痛""产后痹症""产后痛风"，俗称"产后风"。

产后身痛多发于冬春严寒季节，与产后多虚、多瘀有关。产后百脉空虚，气血不足为其发病的重要内在因素，风、寒、湿之邪乘虚而入，为其外在因素。主要病机为产后气血虚弱，风、寒、湿之邪外侵，使气血凝滞，经脉痹阻，"不通则痛"，或经脉失养，"不荣则痛"，从而导致产后身痛。

西医学产褥期因风湿、类风湿引起的关节痛，产后坐骨神经痛及多发性肌炎等可参照本病辨证论治。

黄芪桂枝五物汤

【组成】黄芪三两，芍药三两，桂枝三两，生姜六两，大枣十二枚。

【用法】上五味，以水六升，煮取二升，温服七合，日三服。

【功效】益气养血，温经通络。

【主治】血虚所致产后身痛。

【来源】《金匮要略》

身痛逐瘀汤

【组成】秦艽一钱，川芎二钱，桃仁三钱，红花三钱，甘草二钱，羌活一钱，没药二钱，当归三钱，五灵脂（炒）二钱，香附一钱，牛膝三钱，地龙（去土）二钱。

【用法】水煎服。

【功效】养血活络，行瘀止痛。

【主治】产后身痛属血瘀者。

【来源】《医林改错》

独活寄生汤

【组成】独活三两，桑寄生、杜仲、牛膝、细辛、秦艽、茯苓、肉桂心、防风、川芎、人参、甘草、当归、芍药、干地黄各二两。

【用法】上十五味咬咀，以水一斗，煮取三升，分三服，温身勿冷。

【功效】养血祛风，散寒除湿。

【主治】产后身痛。

【来源】《备急千金要方》

趁痛散

【组成】牛膝（酒炒）、甘草（炒）、薤白各一两，当归、白术（炒）、黄芪（炒）、桂心、独活、生姜各半两。

【用法】上为散，每服半两，水煎，去滓温服。

【功效】疏经通络止痛。

【主治】产后身痛。

【来源】《景岳全书》

养荣壮肾汤

【组成】当归15克，川芎10克，独活12克，肉桂10克，防风

10克，川续断15克，桑寄生15克，生姜3片。

【用法】水煎服。

【功效】补肾填精，强腰壮骨。

【主治】产后身痛属肾虚者。

【来源】《中医妇科学》

ᘒ · 养血通络方 · ᘒ

【组成】当归9克，川芎6克，熟地黄30克，白芍15克，鸡血藤30克，黑豆衣20克，黑枣6枚，威灵仙12克，桑寄生20克。

【用法】水煎服。

【功效】养血益气，祛风通络。

【主治】产后身痛属血虚者。

【来源】《中医妇科临证证治》

ᘒ · 益气养血宣痹汤增损方 · ᘒ

【组成】黄芪30克，当归15克，白芍15克，桂枝10克，生姜10克，威灵仙30克，鸡血藤30克，细辛6克，川芎6克，大枣7枚，炙甘草3克。

【用法】水煎服。

【功效】益气养血，宣痹止痛。

【主治】产后身痛属气血虚弱者。

【来源】《妇科临证医案》

ᘒ · 产后身痛方 · ᘒ

【组成】黄芪20克，生熟地黄各30克，当归15克，丹参15克，鸡血藤30克，桂枝10克，忍冬藤30克，杜仲15克，桑寄生20克，党参10克，络石藤12克，煅龙牡各30克，狗脊15克，阿胶珠15克，白芍15克，甘草6克。

【用法】水煎服。

【功效】益气补肾，通络止痛。

【主治】产后身痛。

【来源】《中国当代名医验方选编·妇科分册》

❧·清热除痹汤·❧

【组成】忍冬藤一两，威灵仙三钱，青风藤五钱，海风藤五钱，络石藤五钱，防己三钱，桑枝一两，地枫皮三钱。

【用法】水煎服。

【功效】清热散湿，疏风通络。

【主治】产后身痛属热痹者。症见产后身疼，关节红、肿、灼痛，活动不利。

【来源】《读经典学名方系列·妇科病名方》

❧·哈荔田经验方1·❧

【组成】海桐皮、寻骨风、汉防己、威灵仙、络石藤各9克，川羌活6克，北细辛3克，片姜黄、怀牛膝、桑寄生、香附各9克，焦三仙27克，番泻叶（另包后下，得泻后停用此药）6克。

【用法】水煎服。

【功效】蠲除风湿，行气活血，舒筋活络。

【主治】风湿瘀血，痹阻脉络所致产后身痛。

【来源】《哈荔田妇科医案医论选》

❧·哈荔田经验方2·❧

【组成】绵黄芪15克，秦当归12克，炒白芍12克，鸡血藤12克，川独活12克，怀牛膝12克，川桂枝6克，金毛狗脊（去毛）12克，炒杜仲12克，桑寄生12克，威灵仙9克，北防风4.5克，炙甘草4.5克。

【用法】水煎服。

【功效】益气养血，温经散寒。

【主治】产后血虚，筋脉失养，肝肾不足，复感外邪所致产后身痛。

【来源】《哈荔田妇科医案医论选》

～ᴗ·舒筋散·ᴗ～

【组成】丝瓜藤10克，首乌藤10克，海风藤10克，大血藤10克，络石藤10克，当归10克，赤白芍各10克，狗脊10克，桑寄生10克，寻骨风10克，伸筋草10克，鹿衔草10克，威灵仙10克。

【用法】水煎服。

【功效】祛风散湿，活络舒筋止痛。

【主治】产后"百节空虚"，卫阳不固，风寒湿乘虚侵袭所致产后身痛。

【来源】《徐志华妇科临证精华》

～ᴗ·独活寄生汤加减·ᴗ～

【组成】独活、桑寄生、桂枝、防风各15克，川芎、人参、当归、生地黄、杜仲、牛膝、秦艽各12克，云茯苓9克，甘草6克，炒桃仁、红花各9克。

【用法】水煎服。

【功效】养血祛风，除湿通络。

【主治】产后身痛属风寒侵袭者。

【来源】《弭氏妇科传薪录》

·黄芪桂枝五物汤加减·

【组成】黄芪20克，桂枝、赤芍、当归各10克，秦艽、鸡血藤、桑寄生、独活各15克，川芎、杜仲、炒桃仁各9克，甘草6克，生姜3克、大枣6克为引。

【用法】水煎服。

【功效】益气养血，温经通络。

【主治】产后身痛属气虚者。

【来源】《弭氏妇科传薪录》

·当归四逆汤加减·

【组成】桂枝15克，生白芍15克，生黄芪30克，当归10克，通草6克，知母15克，生姜3片、大枣（切开）6枚为引。

【用法】水煎服。

【功效】养血温经，散寒止痛。

【主治】风寒入侵，寒凝筋脉所致产后身痛。

【来源】《国医大师张磊疑难病治验辑录》

·黄芪建中汤合胶艾汤·

【组成】黄芪50克，白芍35克，肉桂10克，炮姜10克，生甘草15克，艾叶15克，阿胶15克，当归15克，川芎10克，熟地黄15克。

【用法】水煎服。

【功效】补血益气。

【主治】产后身痛属血虚者。

【来源】《中医妇科临床新编》

❧· 桂枝新加汤加味 ·❧

【组成】桂枝10克，白芍15克，炙甘草6克，生姜12克，大枣6枚，党参30克，桑寄生12克，杜仲12克。

【用法】水煎服。

【功效】养血益气，温通经络。

【主治】产后身痛属气血两虚，营卫失和者。

【来源】《刘瑞芬妇科经验集》

❧· 变通三痹汤 ·❧

【组成】黄芪30克，当归15克，桂枝6克，白芍20克，川芎10克，生地黄12克，防风10克，细辛3克，鸡血藤30克，片姜黄15克，威灵仙15克，川续断20克，杜仲30克，炙甘草6克，生姜3片、大枣5枚、黄酒50毫升为引。

【用法】水煎服。

【功效】益气养血，散寒通络。

【主治】产后身痛。

【来源】《褚玉霞妇科脉案良方》

❧· 桂枝汤合当归补血汤加味 ·❧

【组成】炙黄芪30克，当归10克，党参15克，桂枝15克，白芍15克，补骨脂15克，桑寄生15克，鸡血藤15克，羌活12克，独活12克，川芎12克，枸杞子15克，大枣10枚，砂仁（后下）12克，生姜3片，炙甘草6克。

【用法】水煎服，每日1剂，日服3次，每次200毫升。

【功效】补益气血，调和营卫，壮腰止痛。

【主治】产后身痛属气血虚弱，营卫不调者。

【来源】《丁启后妇科经验》

·一贯煎加减·

【组成】沙参25克，麦冬25克，枸杞子25克，生地黄25克，当归15克，白芍25克，桑枝50克，丝瓜络15克，川楝子20克，鸡血藤50克，蜈蚣2条，土鳖虫10克，地龙10克，甘草10克。

【用法】水煎服。

【功效】滋养肝肾，活络止痛。

【主治】产后身痛属肝肾阴虚者。

【来源】《妇科圣手杨宗孟临床56年经验集》

·加减黄芪桂枝五物汤·

【组成】黄芪30克，桂枝15克，白芍15克，白术15克，党参30克，防风10克，羌活10克，独活10克，当归15克，川芎15克，甘草10克，生姜3片，大枣5枚。

【用法】水煎服。

【功效】益气温经，和血通痹。

【主治】产后身痛属血虚者。

【来源】《妇科圣手杨宗孟临床56年经验集》

·王云铭经验方1·

【组成】当归9克，川芎6克，白芍9克，熟地黄15克，党参15克，白术9克，鸡血藤20克，炮姜6克，茯苓9克，甘草6克。

【用法】水煎服。

【功效】补气养血，温经通络。

【主治】产后身痛属血虚者。

【来源】《现代中医名家妇科经验集》

·ᴗ· 王云铭经验方2 ·ᴗ·

【组成】秦艽9克，川芎6克，桃仁15克，红花9克，羌活9克，没药6克，当归12克，炒五灵脂9克，制香附9克，川牛膝15克，地龙9克，甘草6克。

【用法】水煎服。

【功效】活血化瘀，疏通经络。

【主治】产后身痛属血瘀者。

【来源】《现代中医名家妇科经验集》

·ᴗ· 滋补汤加减 ·ᴗ·

【组成】党参9克，白术9克，茯苓9克，甘草6克，熟地黄10克，白芍12克，当归12克，肉桂6克，陈皮12克，木香9克，大枣4枚，桑寄生12克，枸杞子10克，黄芪10克，山药12克。

【用法】水煎服。

【功效】滋补肝肾，调和气血。

【主治】产后身痛属肝肾两虚者。

【来源】《国医大师专科专病用方经验·妇科病分册》

·ᴗ· 夏桂成经验方 ·ᴗ·

【组成】鸡血藤15克，赤芍10克，白芍10克，怀山药10克，川续断10克，杜仲12克，骨碎补10克，桑寄生10克，独活10克，石楠叶10克，怀牛膝10克，威灵仙10克，黄芪15克。

【用法】水煎服。

【功效】补肾养血，和络祛风。

【主治】产后身痛属肾虚血亏，脉络失和者。

【来源】《坤壶撷英——夏桂成妇科临证心悟》

八珍祛痛方

【组成】熟地黄15克，当归12克，白芍12克，川芎12克，党参30克，炙黄芪30克，茯苓12克，白术12克，羌活12克，独活12克，秦艽12克，红花12克，鸡血藤30克，延胡索18克，川续断18克，炙甘草6克。

【用法】水煎服。

【功效】补气养血，祛风止痛。

【主治】气血两虚兼有风邪之产后身痛。

【来源】《刘瑞芬妇科经验集》

王氏变化逍遥散

【组成】当归15克，炒白芍15克，醋柴胡6克，茯苓10克，苍术8克，陈皮6克，栀子（捣）8克，炒薏苡仁15克，甘草3克，生姜3片。

【用法】水煎服。

【功效】养血柔肝，疏肝解郁。

【主治】产后身痛属肝血不足，外感风湿者。

【来源】《全国中医妇科流派名方精粹》

当归拈痛汤加减

【组成】当归10克，茵陈20克，羌活10克，防风10克，升麻

6克，葛根10克，炒苍术10克，生白术12克，生甘草6克，黄芩6克，苦参6克，知母10克，猪苓15克，泽泻12克，党参15克，川牛膝15克，桑寄生12克，狗脊15克，炒杜仲12克。

【用法】水煎服。嘱患者药渣足浴。

【功效】益气补肾，清热利湿，祛风通络。

【主治】产后身痛属肾气不足，下焦湿热者。

【来源】《杨善栋临床医案医论集》

海派朱氏妇科膏方

【组成】潞党参150克，炙黄芪150克，当归150克，熟地黄150克，白芍120克，何首乌150克，天麻120克，女贞子120克，枸杞子150克，桑椹120克，川芎90克，川杜仲120克，金狗脊150克，桑螵蛸120克，菟丝子150克，覆盆子150克，金樱子120克，怀山药150克，山茱萸120克，巴戟天120克，淫羊藿120克，桑寄生120克，鸡血藤150克，怀牛膝120克，白术90克，陈皮60克，南山楂120克，佛手干60克，川续断150克，莲子肉150克，小红枣150克，黑芝麻120克；另加：吉林人参（另煎）50克，陈阿胶250克，龟甲胶200克，核桃仁150克，龙眼肉120克，冰糖500克，黄酒500毫升。

【用法】制成膏方，每日服用2~3次，每次1~2调羹，空腹服用。

【功效】补气养血，调补肝肾。

【主治】体虚邪恋，肝肾不足所致产后身痛。

【来源】《江南中医妇科流派膏方精选》

进退身痛逐瘀汤

【组成】秦艽10克，川芎6克，桃仁9克，红花9克，羌活6克，怀牛膝10克，干地龙10克，当归10克，五灵脂10克，炙没药5克，荆芥6克，桑寄生10克。

【用法】水煎服。

【功效】活血祛瘀，通痹止痛。

【主治】产后身痛属血瘀闭阻者。

【来源】《国医大师专科专病用方经验·妇科病分册》

·养血荣筋汤加减·

【组成】太子参12克，麦冬9克，生黄芪15克，炒白芍9克，炒白术6克，丹参12克，墨旱莲6克，地龙3克，首乌藤9克，防风3克。

【用法】水煎服。

【功效】益气养血，柔肝祛风。

【主治】产后身痛属气血亏虚者。

【来源】《国医大师专科专病用方经验·妇科病分册》

·补肾壮腰汤·

【组成】川续断15克，桑寄生15克，杜仲30克，狗脊15克，熟地黄20克，当归12克，独活15克，海风藤30克，川木瓜15克。

【用法】水煎服。

【功效】补肾强腰壮筋骨。

【主治】肾虚所致产后身痛。

【来源】《中医妇科临证证治》

·养荣壮肾汤加减·

【组成】杜仲、续断、桑寄生、巴戟天、当归各15克，川芎、独活、熟附子（先煎）各10克，肉桂（焗服）1.5克，熟地黄20克。

【用法】水煎服。7日为1个疗程。

【功效】补肾养血，强腰壮筋骨。

【主治】肾虚所致产后身痛。

【来源】《国家级名老中医验案·妇科病》

·身痛逐瘀汤加减·

【组成】牛膝、当归各15克，川芎、五灵脂、地龙、羌活各10克，红花、没药各6克，大血藤30克，桃仁、秦艽各12克。

【用法】水煎服。7日为1个疗程。

【功效】养血活血，通络止痛。

【主治】血瘀所致产后身痛。

【来源】《国家级名老中医验案·妇科病》

·通络止痛汤·

【组成】黄芪、大血藤各30克，当归、大枣各15克，桂枝、川芎各10克，熟地黄20克，白芍、乌药各12克，生姜3片。

【用法】水煎服。7日为1个疗程。

【功效】养血益气，温经通络。

【主治】血虚所致产后身痛。

【来源】《国家级名老中医验案·妇科病》

第六节　产后恶露不绝

产后血性恶露持续10天以上，仍淋漓不尽者，称为"产后恶露不绝"，又称"产后恶露不尽""产后恶露不止"。

恶露出于胞中，乃血所化，而血源于脏腑，注于冲任。本病主要发病机制为胞宫藏泻失度，冲任不固，气血运行失常，以产后血性恶露过期不止为特点，或伴有其他全身症状。

西医学因产后子宫复旧不全、胎盘胎膜残留、子宫内膜炎所致晚期产后出血及中期妊娠引产、人工流产、药物流产后表现为恶露不尽者，均可参照本病辨证治疗。

～·· 补中益气汤 ··～

【组成】黄芪五分（病甚、劳役、热甚者一钱），甘草（炙）五分，人参（去芦）三分，当归（酒焙干或晒干）二分，橘皮（不去白）二分或三分，升麻二分或三分，柴胡二分或三分，白术三分。

【用法】上㕮咀，都作一服，水二盏，煎至一盏，去滓，食远，稍热服。

【功效】益气摄血固冲。

【主治】产后恶露不绝属气虚者。

【来源】《内外伤辨惑论》

～·· 保阴煎 ··～

【组成】生地黄二钱，熟地黄二钱，芍药二钱，山药一钱半，川续断一钱半，黄芩一钱半，黄柏一钱半，生甘草一钱。

【用法】水二盅，煎七分，食远温服。

【功效】养阴清热，凉血止血。

【主治】产后恶露不绝属阴虚血热者。

【来源】《景岳全书》

❧ · 生化汤 · ❧

【组成】全当归八钱，川芎三钱，桃仁（去皮尖，研）十四枚，干姜（炮黑）五分，甘草（炙）五分。

【用法】黄酒、童便各半煎服。

【功效】活血化瘀，理血归经。

【主治】产后恶露不绝属血瘀者。

【来源】《傅青主女科》

❧ · 十全大补汤 · ❧

【组成】人参、肉桂（去粗皮，不见火）、川芎、地黄（洗，酒蒸，焙）、茯苓（焙）、白术（焙）、甘草（炙）、黄芪（去芦）、川当归（洗，去芦）、白芍各等份。

【用法】上十一味，锉为粗末，每服二大钱，水一盏，生姜三片，大枣二个，同煎至七分，不拘时候，温服。

【功效】温补气血。

【主治】产后恶露不绝属气血两虚者。

【来源】《太平惠民和剂局方》

❧ · 芎归胶艾汤 · ❧

【组成】川芎、阿胶、甘草各二两，艾叶、当归各三两，芍药四两，干地黄六两。

【用法】上七味，以水五升，清酒三升，合煮取三升，去滓，纳胶令消尽，温服一升，日三服。

【功效】调气理血。

【主治】产后恶露不绝属气虚者。

【来源】《金匮要略》

·黑神散·

【组成】黑豆（去皮，炒）半升，熟干地黄（酒浸）、当归（去芦，酒制）、肉桂（去粗皮）、干姜（炮）、甘草（炙）、芍药、蒲黄各四两。

【用法】上为细末，每服二钱，酒半盏，童子小便半盏，同煎调下，急患不拘时候，连进二服。

【功效】暖血散瘀，固脱止血。

【主治】产后恶露不绝属寒凝血瘀者。

【来源】《太平惠民和剂局方》

·胶红饮·

【组成】阿胶（烊冲）四钱，红花二钱，当归三钱，白芍三钱，延胡索三钱，川楝子三钱，制香附四钱，乌药四钱。

【用法】水煎服。

【功效】补形气，生新血，去瘀血。

【主治】产后恶露不绝。

【来源】《中国百年百名中医临床家丛书·陈苏生》

·生地四物汤加减·

【组成】生地黄五钱，当归五钱，川芎一钱，通草五钱，丝瓜络一钱，连翘三钱，生甘草一钱，金银花三钱。

【用法】水煎服，每日1剂，日服2次。

【功效】清热凉血通乳。

【主治】产后恶露不绝属瘀热者。

【来源】《近代浙西浙南名医学术经验集》

·产后生化汤·

【组成】川芎一钱，当归三钱，桃仁五分，红花一钱，益母草一钱，泽兰一钱，炙甘草五分，炮姜五分，南山楂二钱，老酒五钱。

【用法】水煎服。

【功效】养血活血化瘀。

【主治】瘀血内停所致产后恶露不绝。

【来源】《刘奉五妇科经验》

·缩宫逐瘀汤·

【组成】当归10克，川芎10克，生蒲黄（包）10克，生五灵脂10克，党参20克，枳壳10克，益母草15克。

【用法】冷水浸泡后文火煎煮2次，取汁300毫升，分2次服用。

【功效】缩宫逐瘀。

【主治】产后恶露不绝。

【来源】《首批国家级名老中医效验秘方》

·王渭川经验方·

【组成】生地黄12克，熟地黄12克，白芍12克，麦冬15克，山药20克，连翘12克，制香附10克，天台乌药10克，木香6克，女贞子20克，墨旱莲24克，海螵蛸15克，茜草根15克，冬瓜仁20克，砂仁（后下）3克。

【用法】水煎服。

【功效】养阴清热，理气调冲止血。

【主治】产后恶露不绝属血热气滞，冲任空虚者。

【来源】《王渭川妇科治疗经验》

❧ · 褚氏生化汤加减 · ❧

【组成】红参（另炖）10克，黄芪30克，当归15克，川芎10克，桃仁6克，红花15克，炮姜6克，泽兰15克，益母草30克，荆芥炭10克，延胡索12克，佩兰15克，砂仁（后下）6克，川续断30克，炙甘草6克。

【用法】水煎服。红糖为引。

【功效】益气养血，化瘀固冲。

【主治】产后恶露不绝属气虚血瘀者。

【来源】《褚玉霞妇科脉案良方》

❧ · 蔡小荪经验方 · ❧

【组成】炒潞党参15克，炙黄芪9克，炒白术15克，当归炭9克，生地黄炭30克，姜炭4.5克，焦白芍9克，川续断12克，金毛狗脊12克，仙鹤草30克，益母草9克，黑芝麻（炒）15克。

【用法】水煎服。

【功效】和养固摄。

【主治】气虚不足，冲任失固所致产后恶露不绝。

【来源】《海派中医蔡氏妇科》

❧ · 沈桂祥经验方 · ❧

【组成】西洋参（另煎兑服）10克，白术15克，当归10克，熟地黄15克，赤白芍各15克，川芎6克，益母草30克，桃仁泥12克，失笑散（包）20克，续断15克，山茱萸12克，天花粉20克，大麦冬15克，五味子10克，炙甘草6克。

【用法】水煎服。

【功效】益气摄血固冲，缩宫化瘀止血。

【主治】产后恶露不绝。

【来源】《沈桂祥临证经验实录》

～•. 宣瘀固胞方 .•～

【组成】滇三七（研末冲服）3克，贯众24克，益母草15克，海螵蛸15克，荆芥炭3克，川续断15克，延胡索9克，甘草3克。

【用法】水煎服。

【功效】宣瘀固胞，和血止血。

【主治】产后恶露不绝。

【来源】《孙朗川妇科经验》

～•. 加味桃红四物汤 .•～

【组成】当归10~15克，川芎10~15克，生地黄15~20克，赤芍10~15克，桃仁10~15克，红花10~15克，牛膝10~15克，丹参15~20克。

【用法】水煎服。

【功效】补血养血，活血化瘀。

【主治】血瘀所致产后恶露不绝。

【来源】《韩氏女科》

～•. 蒲索四物汤加味 .•～

【组成】炒蒲黄（包）、炒延胡索、当归、川芎、熟地黄、白芍、姜炭各10克，五灵脂、荆芥炭各12克，甘草6克。

【用法】水煎服。

【功效】活血行瘀，固摄冲任。

【主治】产后恶露不绝属血瘀者。

【来源】《弭氏妇科传薪录》

ᴥ · 固气摄血汤 · ᴥ

【组成】炙黄芪15克，人参10克，当归12克，白术12克，陈皮8克，阿胶珠12克，地榆炭10克，三七（研细末，分2次冲服）5克，升麻3克，炙甘草5克，生姜4片，大枣（去核）3枚。

【用法】水煎服。

【功效】益气固摄止血。

【主治】气虚所致产后恶露不绝。

【来源】《现代中医名家妇科经验集》

ᴥ · 清营止血汤 · ᴥ

【组成】生地黄10克，熟地黄10克（砂仁水炒），牡丹皮6克，阿胶12克，当归12克，白芍10克，海螵蛸10克。

【用法】水煎服。

【功效】养阴清热，养血止血。

【主治】血热所致产后恶露不绝。

【来源】《现代中医名家妇科经验集》

ᴥ · 祛瘀镇痛汤 · ᴥ

【组成】当归尾10克，川芎8克，生蒲黄（包）6克，益母草12克，丹参8克，延胡索6克，姜炭5克，五灵脂（炒烟尽）8克。

【用法】水煎服。

【功效】活血化瘀，温经止血。

【主治】血瘀所致产后恶露不绝。

【来源】《现代中医名家妇科经验集》

杨宗孟经验方

【组成】女贞子50克，墨旱莲25克，生地黄25克，黄芩15克，黄柏10克，荆芥穗10克，侧柏叶20克，地榆50克，茜草10克，甘草10克，乌梅25克，当归15克，白芍25克。

【用法】水煎服。

【功效】滋阴清热，养血止血。

【主治】产后恶露不绝属阴虚血热者。

【来源】《妇科圣手杨宗孟临床56年经验集》

恶露不绝方

【组成】炙黄芪15~30克，党参15克，山药15克，炒白术15克，鹿角霜15克，鹿角胶（烊化）15克，川续断15克，枸杞子15克，杜仲15克，仙鹤草15克，海螵蛸15克，炮姜10克，山楂炭15克，益母草15~30克。

【用法】水煎服。

【功效】益气养血，补肾温阳，固冲止血。

【主治】产后恶露不绝属气血亏虚，阳气不足者。

【来源】《全国中医妇科流派名方精粹》

扶正止露汤

【组成】炒潞党参、生黄芪、蒲黄炭各12克，炒当归身、熟地黄、赤芍、白芍、牡丹皮炭、益母草、炒杜仲、川续断各10克，败酱草20克。

【用法】水煎服，每日1剂。

【功效】扶正调摄。

【主治】产后恶露不绝。

【来源】《国家级名老中医验案集·妇科病》

❧ · 王氏生化汤 · ❧

【组成】当归24克，川芎9克，益母草15克，红花8克，桃仁8克，姜炭6克，炙甘草3克，黄酒半盅。

【用法】水煎服。

【功效】养血祛瘀，温经止痛。

【主治】产后恶露不绝属血虚寒凝，瘀血阻滞者。

【来源】《全国中医妇科流派名方精粹》

❧ · 陈氏生化汤 · ❧

【组成】当归9克，香附9克，川芎3.5克，桃仁6克，炮姜1.2克，益母草12克，怀牛膝9克，焦山楂9克，焦神曲9克，炙甘草3.5克。

【用法】水煎服。

【功效】养血补虚，行气活血。

【主治】气滞血瘀，寒凝血脉之产后恶露不绝。

【来源】《全国中医妇科流派名方精粹》

❧ · 黄芪四物止血汤 · ❧

【组成】黄芪10克，炒当归10克，炒白芍15克，炒川芎6克，生地黄炭10克，炒川续断15克，蒲黄炭10克，地榆炭10克，荆芥炭10克，海螵蛸10克，牡蛎30克，姜炭6克。

【用法】水煎服。

【功效】调补气血，祛瘀生新。

【主治】产后恶露不绝。

【来源】《全国中医妇科流派名方精粹》

·宫复安汤·

【组成】川牛膝30克，生蒲黄（包）30克，五灵脂15克，川芎5克，当归5克，枳壳12克，白芍20克，熟地黄12克。

【用法】水煎服。

【功效】行气逐瘀，补固冲任。

【主治】产后恶露不绝。

【来源】《全国中医妇科流派名方精粹》

·逐瘀清宫汤·

【组成】黄芪30克，当归15克，川芎10克，红花15克，莪术30克，水蛭6克，枳壳12克，益母草15克，车前子（包）15克，肉桂6克，川牛膝15克。

【用法】水煎服。

【功效】益气温阳，活血逐瘀。

【主治】血瘀所致产后恶露不绝。

【来源】《全国中医妇科流派名方精粹》

·举元煎加减·

【组成】党参、黄芪、何首乌、益母草各30克，土炒白术20克，炙甘草9克，艾叶12克，升麻、姜炭各6克。

【用法】水煎服。

【功效】补气摄血。

【主治】产后恶露不绝属气虚者。

【来源】《罗元恺妇科经验集》

·生化汤加减·

【组成】全当归10克，川芎、煨姜、炙甘草各9克，桃仁15克，益母草40克，三七末（分2次冲服）6克。

【用法】水煎服。

【功效】养血祛瘀，温经止痛。

【主治】产后恶露不绝属血瘀者。

【来源】《罗元恺妇科经验集》

·约营煎加减·

【组成】生地黄、白芍、川续断、茜草根、地榆各15克，黄芩、槐花各12克，焦荆芥、甘草各6克，乌梅2枚，益母草40克。

【用法】水煎服。

【功效】凉血清热止血。

【主治】产后恶露不绝属感染邪热者。

【来源】《罗元恺妇科经验集》

·八珍汤加减·

【组成】甘草3克，白术9克，茯苓9克，益母草12克，当归9克，白芍9克，地黄炭9克，党参12克，枸杞子12克，续断9克，牛膝9克，棕榈炭18克。

【用法】水煎服。

【功效】健脾益气，补血止血。

【主治】产后恶露不绝属气不摄血者。

【来源】《中国百年百名中医临床家丛书·刘云鹏》

郑长松经验方1

【组成】生龙牡（捣）各30克，黄芪30克，桑寄生30克，党参30克，何首乌30克，阿胶（烊化）15克，川续断15克，白术15克，血余炭9克，炮姜6克，艾叶炭6克。

【用法】水煎服，每剂两煎，共取500毫升，分早、晚2次温服。

【功效】益肾补气，摄固冲任。

【主治】肾亏气虚，冲任不固所致产后恶露不绝。

【来源】《郑长松妇科》

郑长松经验方2

【组成】益母草30克，当归20克，熟地黄20克，川芎20克，炒桃仁（捣）15克，延胡索（捣）10克，五灵脂（包）10克，蒲黄（包）10克，广木香5克，炮姜5克。

【用法】水煎服，每剂两煎，共取500毫升，分早、晚2次温服。

【功效】活血化瘀，补肾益精。

【主治】肾虚精亏所致产后恶露不绝。

【来源】《郑长松妇科》

郑长松经验方3

【组成】生龙牡（捣）各30克，生地黄30克，仙鹤草30克，白芍18克，海螵蛸15克，阿胶（烊化）12克，茜草根12克，泽兰9克，黄芩6克，黄柏6克。

【用法】水煎服，每剂两煎，共取500毫升，分早、晚2次温服。

【功效】清热凉血，养阴固下。

【主治】阴虚热扰所致产后恶露不绝。

【来源】《郑长松妇科》

·郑长松经验方4·

【组成】生黄芪30克，熟地黄21克，炒山药15克，党参15克，炒白术12克，茯苓12克，川续断12克，当归12克，艾叶炭9克，炮姜6克，荆芥穗炭3克，陈皮3克。

【用法】水煎服，每剂两煎，共取500毫升，分早、晚2次温服。

【功效】补气养血，摄固冲任。

【主治】气虚血亏，冲任不固所致产后恶露不绝。

【来源】《郑长松妇科》

·郑长松经验方5·

【组成】益母草30克，川芎24克，赤白芍各15克，当归15克，海风藤15克，桂枝12克，炒桃仁（搗）12克，泽兰12克，五灵脂（包）12克，炮姜9克，广木香6克。

【用法】水煎服，每剂两煎，共取500毫升，分早、晚2次温服。

【功效】温经散寒，活血逐瘀。

【主治】寒邪凝滞，瘀血内阻所致产后恶露不绝。

【来源】《郑长松妇科》

海派朱氏妇科膏方

【组成】炙黄芪300克，全当归300克，潞党参300克，丹参

300克，巴戟天150克，淫羊藿150克，女贞子120克，墨旱莲120克，菟丝子120克，覆盆子120克，川续断120克，川牛膝120克，川楝子120克，制香附120克，金樱子120克，桑螵蛸150克，海螵蛸150克，茜草120克，益母草120克，泽兰叶120克，桑寄生120克，金狗脊120克，防风120克，刘寄奴120克，徐长卿120克，椿根皮120克，熟地黄120克，大生地黄120克，枸杞子120克，桑椹120克，钩藤120克，天麻120克，威灵仙120克，新会陈皮60克，小青皮60克，炙甘草60克，淮小麦300克，广郁金90克，八月札150克；另加：西洋参100克，生晒参100克，鹿角胶150克，陈阿胶300克，龙眼肉100克，核桃仁150克，文冰300克，黄酒500克。

【用法】制成膏方，每日服用2~3次，每次1~2调羹，空腹服用。

【功效】清养肝肾，疏利冲任。

【主治】瘀血内停，肝旺肾虚所致产后恶露不绝。

【来源】《江南中医妇科流派膏方精选》

❧ 复方生化汤 ❧

【组成】当归10克，炒川芎6克，熟大黄9克，桃仁6克，姜炭5克，益母草10克，牡丹皮9克，炙甘草5克。

【用法】水煎服。

【功效】活血祛瘀生新。

【主治】产后恶露不绝。

【来源】《中国当代名医验方选编·妇科分册》

❧ 双花汤 ❧

【组成】鸡冠花15克，金银花15克，全当归10克，泽兰10克。

【用法】水煎服。

【功效】清热解毒，活血行水。

【主治】产后恶露不绝。

【来源】《中国当代名医验方选编·妇科分册》

❧ · 益母饮 · ❧

【组成】当归8克，川芎6克，益母草9克，泽兰9克，北山楂9克，百草霜（系杂草经燃烧后附于烟囱的烟灰，布包）9克。

【用法】水煎服。

【功效】补血活血，引血归经。

【主治】产后恶露不绝属瘀血阻滞者。

【来源】《国家级名医秘验方》

❧ · 血竭化癥汤 · ❧

【组成】血竭、制大黄、炮姜、艾叶炭各4.5克，炒当归、藕节炭各15克，炒川芎6克，赤芍、白芍、失笑散（包）、小蓟炭、血余炭、延胡索各9克，益母草15克。

【用法】水煎服。

【功效】活血化癥。

【主治】产后恶露不绝属血瘀者。症见恶露不止，有时夹血块而带紫色，腥秽臭浊，小腹隐痛，脉象弦涩，舌质紫黯等。

【来源】《中国当代名医验方选编·妇科分册》

❧ · 酱军散 · ❧

【组成】败酱草18克，制大黄10克，炒当归12克，生蒲黄（包）15克，炒赤芍15克，炒川芎9克，忍冬藤30克，马齿苋15克，贯众15克，生山楂15克，青皮15克。

【用法】水煎服。

【功效】清热解毒，祛瘀生新。

【主治】产后恶露不绝属热毒挟瘀内滞胞宫者。

【来源】《国家级名医秘验方》

～・ 益母生化汤 ・～

【组成】益母草15克，当归24克，川芎9克，桃仁9克，炮姜6~9克，甘草6克。

【用法】水煎服。

【功效】活血行瘀，通经止痛。

【主治】产后恶露不绝属瘀浊败物留阻胞中者。

【来源】《国家级名医秘验方》

～・ 加减生化汤 ・～

【组成】炒当归12克，川芎5克，桃仁9克，炮姜、炙甘草各3克，山楂10克，炒荆芥6克，益母草15克。

【用法】水煎服。

【功效】活血化瘀，温经止痛。

【主治】产后恶露不绝。症见产后恶露不行，或行而不畅，淋漓不尽，夹有血块，腹中疼痛。

【来源】《妇科方药临证心得十五讲》

第七节　产后自汗、盗汗

产妇于产后涔涔汗出，持续不止，动则益甚者，称为"产后自汗"，若寐中汗出湿衣，醒来自止者，为"产后盗汗"，统称为产后汗证，属产后"三急"之一。

新产后气血俱虚，阴阳失调，腠理疏松，卫外不固，故汗出较平时偏多。数日后气血渐增，营卫自调而缓解，属正常生理现象。

气虚、阴虚为本病主因。多由素体虚弱，产后耗气伤血，气虚腠理不密；或阴血骤虚，阳气外越，迫津外泄而致。

气虚：素体虚弱，复因产时伤气耗血，气虚益甚，卫阳不固，腠理不实，阳不敛阴，阴津外泄，乃致自汗不止。

阴虚：营阴素亏，加之因产失血伤津，阴血益虚，阴虚内热，寐时阳乘阴分，迫津外泄，致令盗汗。醒后阳气卫外，充腠理，实皮毛而汗自止。亦有因气随血伤，醒后卫阳仍不固而自汗不止者。

一、内服方

❧ · 黄芪汤 · ❧

【组成】黄芪二钱，白术、防风、熟地黄、牡蛎（煅为粉）、白茯苓、麦冬（去心）、甘草（炙）各五分。

【用法】上切作二服，加大枣一枚，水煎服。

【功效】补气固表，和营止汗。

【主治】气虚所致产后汗证。

【来源】《济阴纲目》

❧ · 麻黄根汤 · ❧

【组成】人参二钱，当归二钱，黄芪（炙）一钱半，白术（炒）一钱，桂枝五分，麻黄根一钱，甘草（炙）五分，牡蛎

（研）少许，浮小麦一大撮。

【用法】水煎服。

【功效】益气养阴，生津敛汗。

【主治】产后汗证。

【来源】《傅青主女科》

～・浮麦散・～

【组成】人参二钱，当归一钱五分，熟地黄一钱五分，麻黄根五分，黄连（酒炒）五分，浮小麦一小撮。

【用法】水一盏半，煎七分服。

【功效】益气温阳，生津敛汗。

【主治】产后汗证。

【来源】《竹林女科证治》

～・归姜汤・～

【组成】当归三钱，黑姜七分，酸枣仁（炒）一钱五分，大枣（去核）五枚。

【用法】水煎服。

【功效】生津敛汗。

【主治】产后汗证。

【来源】《医学心悟》

～・母鸡汤・～

【组成】人参、黄芪、白术、白茯苓、麻黄、牡蛎（煅）各三钱。

【用法】上用母鸡一只，去毛杂净，水六七碗，同药煮至三碗，任意服之。

【功效】益气生津敛汗。

【主治】产后汗证。

【来源】《景岳全书》

当归二黄汤

【组成】当归、黄芪各一两，麻黄根二两。

【用法】上咬咀，每服三钱，水一盏，煎至七分，去滓温服。

【功效】益气养血，固表止汗。

【主治】产后汗证。

【来源】《妇人大全良方》

止汗散

【组成】人参二钱，当归二钱，熟地黄一钱半，麻黄根五分，黄连（酒炒）五分，浮小麦一大撮，大枣一枚。

【用法】水煎服。

【功效】养血止汗。

【主治】产后盗汗。

【来源】《傅青主女科》

调卫止汗汤

【组成】炙黄芪、麻黄根、当归各一钱，人参（随症加减），防风三分，桂枝、炙甘草各五分，大枣二个。

【用法】水煎服。

【功效】益气养血，和营敛汗。

【主治】产后汗证。

【来源】《胎产秘书》

❧·生脉散·❧

【组成】人参、麦冬、五味子（原著本方无用量）。

【用法】水煎服。

【功效】益气养阴，生津敛汗。

【主治】阴虚所致产后汗证。

【来源】《医学启源》

❧·玉屏风散·❧

【组成】防风一两，黄芪（蜜炙）二两，白术二两。

【用法】上咬咀，每服三钱，水一盏半，加大枣一枚，煎至七分，去滓，食后热服。

【功效】益气实卫，固表止汗。

【主治】产后汗证。

【来源】《医方类聚》

❧·八味地黄丸·❧

【组成】山茱萸、山药、牡丹皮、茯苓、熟地黄各八钱，泽泻、五味子各五钱，炙黄芪一两。

【用法】炼蜜为丸。

【功效】滋补肝肾，固表敛汗。

【主治】产后汗证。

【来源】《傅青主女科》

❧·固表汤·❧

【组成】生炙黄芪各15克，软防风9克，煅牡蛎30克，漂白术9克，当归身9克，浮小麦30克。

【用法】水煎服。

【功效】固表敛汗。

【主治】产后汗证。

【来源】《中国当代名医验方选编·妇科分册》

· 产后多汗方 ·

【组成】炙黄芪30克，白术15克，防风15克，白芍15克，五味子15克，桂枝10克，芡实15克，大枣15克，生牡蛎15克，生龙骨15克，炙甘草15克，生姜3片。

【用法】水煎服。

【功效】益气固表，调和营卫，收敛止汗。

【主治】气血亏虚，营卫不和所致产后汗证。

【来源】《丁启后妇科经验》

· 清利止汗汤 ·

【组成】大生地黄10克，怀山药9克，山茱萸6~9克，炒牡丹皮、茯苓、泽泻各10克，碧玉散（包煎）10克，通草5克，薏苡仁15~30克，浮小麦（包煎）30克，糯稻根9克，钩藤12克。

【用法】每日1剂，水煎分2次服，最好是入夜与夜半服。

【功效】滋阴清热，利湿止汗。

【主治】阴虚所致产后汗证。

【来源】《读经典学名方系列·妇科病名方》

· 朱小南经验方 ·

【组成】炒当归身15克，黄芪25克，五味子6克，阿胶10克，白术15克，白芍15克，枸杞子15克，陈皮6克，通草6克，浮小麦30克，糯稻根12克。

【用法】水煎服。

【功效】养血固表。

【主治】产后自汗。

【来源】《朱小南妇科经验选》

⌒· 实表汤 ·⌒

【组成】生黄芪20克，太子参20克，炒白术10克，怀山药10克，防风10克，浮小麦30克，麻黄根10克，煅龙牡（先煎）各12克，山茱萸10克，熟地黄10克，黑豆衣10克，炙甘草3克。

【用法】水煎服。

【功效】益气固表，收敛止汗。

【主治】气虚所致产后自汗。

【来源】《现代中医名家妇科经验集》

⌒· 滋阴敛汗汤 ·⌒

【组成】炙黄芪12克，生熟地黄各10克，炒黄柏6克，白芍10克，北沙参10克，炒白术6克，五味子10克，糯稻根30克，煅龙牡（先煎）各12克，碧桃干10克，黑豆衣10克，炙甘草6克。

【用法】水煎服。

【功效】滋阴益气，固表止汗。

【主治】阴虚所致产后汗证。

【来源】《现代中医名家妇科经验集》

⌒· 固表护卫汤 ·⌒

【组成】黄芪30克，炒白术15克，炒防风3克，炒白芍30克，炙桂枝8克，炒当归10克，炒川芎6克，龙骨15克，煅牡蛎15克，糯稻根15克，黑豆衣10克，甘草6克。

【用法】水煎服。

【功效】益气养血，护表固卫。

【主治】产后汗证。

【来源】《全国中医妇科流派名方精粹》

·扶阳止汗汤·

【组成】黄芪12克，党参10克，炮附子（先煎)6克，白术12克，茯苓10克，当归10克，白芍12克，麻黄根10克，炙甘草5克。

【用法】水煎服。

【功效】扶阳止汗。

【主治】阳虚所致产后汗证。

【来源】《中国百年百名中医临床家丛书·许玉山》

·敛汗煎·

【组成】当归12克，白芍12克，炒浮小麦15克，生牡蛎12克，生龙骨10克，生地黄8克，麻黄根10克，五味子8克，人参6克，炙甘草5克，大枣3个。

【用法】水煎服。

【功效】益阴敛汗。

【主治】阴虚所致产后汗证。

【来源】《中国百年百名中医临床家丛书·许玉山》

·张杰经验方·

【组成】炙黄芪30克，熟地黄20克，山茱萸20克，桂枝20克，炒白芍20克，党参15克，当归15克，炒白术15克，红参10克，麦冬30克，五味子10克，煅龙骨（先煎）30克，煅牡蛎（先煎）30克。

【用法】水煎服，日服2次。

【功效】益气固表，和营止汗。

【主治】肌表空虚，卫阳不固所致产后自汗。

【来源】《杏林跬步——张杰临证医案经验集》

❧· 黄芪桂枝五物汤加减 ·❧

【组成】炙黄芪30克，炒白芍30克，桂枝30克，生姜15克，当归20克，鸡血藤30克，红参10克，大枣10克，炒白术15克，防风10克，熟地黄20克，山茱萸20克。

【用法】水煎服，日服2次。

【功效】益气行血，调和营卫。

【主治】气血亏虚，营卫不和所致产后自汗。

【来源】《杏林跬步——张杰临证医案经验集》

❧· 六味地黄丸合玉屏风散加味 ·❧

【组成】生地黄10克，山茱萸9克，怀山药15克，茯苓15克，泽泻10克，牡丹皮9克，黄芪20克，防风9克，炒白术15克，淫羊藿10克，仙茅9克，巴戟天12克，糯稻根30克，藿香6克，佩兰6克，厚朴9克，砂仁6克，苍术12克。

【用法】水煎服，日服2次。

【功效】温补脾肾，敛阴止汗。

【主治】脾肾阳虚，阳不敛阴所致产后汗证。

【来源】《妇科病临证医案300例》

四君子汤合六味地黄丸加味

【组成】生地黄18克，山茱萸9克，怀山药15克，茯苓15克，泽泻12克，牡丹皮9克，太子参18克，炒白术12克，生甘草9克，炙黄芪18克，糯稻根30克，大枣15克。

【用法】水煎服，日服2次。

【功效】健脾益肺，固表止汗。

【主治】脾肺气虚所致产后自汗。

【来源】《妇科病临证医案300例》

何任经验方

【组成】当归9克，淮小麦60克，黄芪皮12克，大枣30克，炒白芍12克，黑豆衣15克，炮姜1.5克，炙甘草6克，糯稻根12克，碧桃干6克，煅龙牡各12克。

【用法】水煎服。

【功效】益气固表，和营敛汗。

【主治】产后自汗。

【来源】《何任医案实录》

六味地黄丸加减

【组成】山茱萸15克，山药30克，生地黄25克，熟地黄25克，地骨皮25克，当归15克，麦冬25克，酸枣仁25克，太子参15克，浮小麦30克。

【用法】水煎服。

【功效】养阴生津，益气敛汗。

【主治】阴虚所致产后汗证。

【来源】《门成福妇科经验精选》

◈·黄芪建中汤加减·◈

【组成】黄芪30克，党参30克，桂枝6克，白芍12克，附子炭6克，麦冬10克，五味子6克，酸枣仁12克，远志6克，当归12克，川芎6克，益母草30克，龙骨15克，甘草5克。

【用法】水煎服。

【功效】益气温阳，调和营卫。

【主治】产后气虚阳弱，复感寒邪，营卫失和所致产后汗证。

【来源】《何少山医论医案经验集》

◈·生脉散加味·◈

【组成】人参3克，麦冬10克，太子参10克，山茱萸10克，地骨皮10克，五味子10克，煅牡蛎（先煎）20克。

【用法】水煎服。

【功效】滋阴益气，生津敛汗。

【主治】产后汗证属阴虚迫津者。

【来源】《夏桂成实用中医妇科学》

◈·孙朗川经验方·◈

【组成】牡丹皮9克，焦栀子9克，杭白芍9克，新竹茹9克，苏白薇9克，浮小麦30克，麻黄根9克，煅牡蛎（先煎）24克，寸麦冬9克，煮半夏4.5克。

【用法】水煎服。

【功效】平肝泻热，敛阴止汗。

【主治】肝阳偏盛之产后汗证。

【来源】《孙氏世家妇科临证经验》

·❦· 黄芪生化汤 ·❦·

【组成】黄芪15克，白术10克，桂枝4.5克，杭白芍9克，当归9克，川芎4.5克，桃仁9克，炮姜4.5克，浮小麦30克，炙甘草9克，大枣3枚，益母草9克。

【用法】水煎服。

【功效】补气固表。

【主治】气虚所致产后汗证。

【来源】《丛春雨中医妇科经验》

·❦· 加味玉屏风汤 ·❦·

【组成】人参、防风、五味子、麦冬、炙甘草各6克，黄芪、浮小麦各30克，白术、麻黄根、山茱萸各12克。

【用法】水煎服。

【功效】敛阴益气，生津涩汗。

【主治】阴虚所致产后汗证。

【来源】《妇科菁萃》

·❦· 青蒿鳖甲知母汤加减 ·❦·

【组成】青蒿9克，炙知母5克，鳖甲（先煎）10克，赤白芍各10克，碧玉散（包煎）10克，茯苓10克，泽泻10克，太子参15克，浮小麦（包煎）30克，碧桃干10克，山楂10克，炒牡丹皮9克。

【用法】水煎服。

【功效】滋阴清热，健脾利湿。

【主治】产后盗汗。

【来源】《夏桂成实用中医妇科学》

二、外用方

·外敷方·

【组成】五倍子10克。

【用法】将五倍子研末，加水少许，搅拌成糊状，睡前敷于脐部，用纱布固定。

【功效】滋阴敛汗。

【主治】阴虚所致产后汗证。

【来源】《夏桂成实用中医妇科学》

·敷脐方·

【组成】何首乌20克。

【用法】上药研末，水调成糊状，贴于脐中。

【功效】养血补虚。

【主治】产后汗证。

【来源】《中医外治疗法集萃》

·扑粉方·

【组成】麻黄根60克，牡蛎粉200克。

【用法】上药捣细末，用时敷擦身上。

【功效】收敛止汗。

【主治】产后汗证。

【来源】《中医外治疗法集萃》

第八节 产后大便难

产后饮食如常，大便数日不解，或艰涩难以排出者，称为"产后大便难"，又称"产后大便不通""产后便秘"。本病主要病机为血虚津亏，肠燥失润；或脾肺气虚，传导无力；或阳明腑实，肠道阻滞。

通常产妇在产后几日内都是卧床休息，而产后大便困难其实是由很多原因造成的。由于妊娠晚期子宫增大，腹直肌和盆底肌被膨胀的子宫胀松，甚至部分肌纤维断裂，产后腹部和盆底肌肉松弛，收缩无力，腹压减小，加之产妇体质虚弱，不能依靠腹压来协助排便，解大便自然发生困难。且产妇由于卧床休息，活动减少，影响肠蠕动，亦导致不易排便。产妇在产后几日内的饮食单调，往往缺乏富含纤维素的食物，尤其缺少粗纤维，这就减少了对消化道的刺激作用，也使肠蠕动减弱，影响排便。

西医学产后便秘可参照本病辨证治疗。

润燥汤

【组成】人参、甘草、槟榔（磨汁）各五分，当归尾、生地黄、枳壳、火麻仁（去壳，研碎）各一钱，桃仁泥二钱。

【用法】先将上六味清水煎，后入桃仁泥，入槟榔汁服。

【功效】补气养血润肠。

【主治】产后大便难。

【来源】《万氏妇人科》

玉烛散

【组成】当归、川芎、熟地黄、白芍、大黄、芒硝、甘草各

602

等份。

【用法】上为粗末，每服八钱，水煎，食前服。

【功效】通腑泄热，养血通便。

【主治】产后大便难属阳明腑实者。

【来源】《儒门事亲》

～• 五仁丸 •～

【组成】桃仁一两，杏仁（麸炒，去皮尖）一两，柏子仁半两，郁李仁一钱，松子仁一钱二分半，陈皮（另研末）四两。

【用法】将五仁别研为膏，入陈皮末同研匀，炼蜜为丸，如梧桐子大，每服五十丸，食前米饮下。

【功效】清热散湿，疏风活络。

【主治】产后大便难属津枯肠燥者。

【来源】《世医得效方》

～• 黄芪汤 •～

【组成】绵黄芪、陈皮（去白）各半两。

【用法】上为细末，每服三钱，用大麻仁一合烂研，以水投取浆一盏，滤去滓，于银、石器内煎，候有乳起，即入白蜜一大匙，再煎令沸，调药末，空心食前服。

【功效】益气导便，佐以养血润燥。

【主治】产后大便难属气虚失运者。

【来源】《太平惠民和剂局方》

～• 养生化滞汤 •～

【组成】当归四钱，川芎二钱，人参一钱半（胀甚者减半），白芍一钱，茯苓一钱，白术二钱（胀甚倍用），桃仁十粒，大腹皮四分，肉苁蓉（酒洗）一钱半。

【用法】水煎服。

【功效】健脾通便。

【主治】产后大便难伴腹胀。

【来源】《胎产秘书》

调导散

【组成】当归、川芎、防风、枳壳各四钱，甘草（炙）二钱。

【用法】上锉细，每服三钱，加生姜、大枣，水煎服。

【功效】润肠通便。

【主治】产后大便难。

【来源】《万氏家抄方》

养正通幽汤

【组成】川芎二钱半，当归六钱，炙甘草五分，桃仁十五粒，火麻仁（炒）二钱，肉苁蓉（酒洗，去甲）一钱。

【用法】水煎服。

【功效】润肠通便。

【主治】产后大便难。

【来源】《傅青主女科》

济川煎

【组成】当归三五钱，牛膝二钱，肉苁蓉（酒洗去咸）二三钱，泽泻一钱半，升麻五七分或一钱，枳壳一钱。

【用法】水一盅半，煎七分，食前服。

【功效】补肾养血，润肠通便。

【主治】气血两虚所致产后大便难

【来源】《景岳全书》

·加味济川煎·

【组成】熟地黄、油当归各五钱，川芎、肉苁蓉各三钱，牛膝二钱，泽泻一钱半，枳壳一钱，升麻七分。

【用法】水煎服。

【功效】润肠通便。

【主治】产后大便难。

【来源】《医学集成》

·四物汤·

【组成】白芍、川当归、熟地黄、川芎各等份。

【用法】每服三钱，水盏半，煎至七分，空心热服。

【功效】滋阴养血，润肠通便。

【主治】产后大便难属血虚津亏者。

【来源】《仙授理伤续断秘方》

·麻子仁丸·

【组成】麻子仁二升，芍药半斤，枳实（炙）半斤，大黄（去皮）一斤，厚朴（炙，去皮）一尺，杏仁（去皮尖，熬，别作脂）。

【用法】上六味，蜜和丸如梧桐子大，饮服十丸，日三服，渐加，以知为度。

【功效】养血润燥，佐以泻热。

【主治】胃热肠燥所致产后大便难。

【来源】《伤寒论》

❧ · 厚朴七物汤 · ❧

【组成】厚朴半斤,甘草三两,大黄三两,大枣十枚,枳实五枚,桂枝二两,生姜五两。

【用法】上七味,以水一斗,煮取四升,温服八合,日三服。

【功效】通腑行气,温阳补中。

【主治】产后大便难属阳明腑实,中气不足者。

【来源】《金匮要略》

❧ · 哈荔田经验方 · ❧

【组成】油当归9克,天冬9克,火麻仁15克,肉苁蓉12克,黑芝麻15克,黑桑椹15克,厚朴6克,香佩兰9克,炒枳壳9克,炒神曲9克,鸡内金9克,番泻叶(另包后下,便泻后去此味)4.5克,野党参12克。

【用法】水煎服。

【功效】滋阴生津,泻热通幽。

【主治】产后津伤,阴虚火旺,肠道滞涩,腑气不行所致产后大便难。

【来源】《哈荔田妇科医案医话选》

❧ · 王渭川经验方 · ❧

【组成】潞党参60克,鸡血藤18克,生黄芪60克,炒升麻24克,当归身10克,制香附10克,广木香10克,槟榔10克,九香虫10克,土鳖虫9克,益母草24克,鹿角胶24克,鱼鳔胶24克。

【用法】水煎服。

【功效】补养气血，佐以理气通结。

【主治】产后大便难属气血亏损，气滞便结者。

【来源】《王渭川60年妇科治疗经验》

育阴补血汤加减

【组成】当归20克，熟地黄15克，山药15克，山茱萸15克，枸杞子15克，白芍20克，龟甲20克，鳖甲20克，炙甘草5克，肉苁蓉15克，火麻仁15克。

【用法】水煎服。

【功效】滋补经血，润肠通便。

【主治】产后大便难属阴血不足者。

【来源】《当代中医妇科大家亲笔真传系列·百灵妇科》

八珍汤加减

【组成】人参15克，白术15克，茯苓15克，甘草10克，熟地黄15克，当归15克，白芍15克，川芎10克，郁李仁15克，火麻仁15克。

【用法】水煎服。

【功效】健脾补气，养血润燥。

【主治】产后大便难属脾胃虚弱，气血两亏者。

【来源】《当代中医妇科大家亲笔真传系列·百灵妇科》

益气养血汤加减

【组成】人参15克，熟地黄15克，黄芪15克，白芍15克，茯苓15克，陈皮15克，香附15克，当归15克，桔梗15克，川芎15克，生甘草10克，火麻仁15克，郁李仁15克。

【用法】水煎服。

【功效】健脾补气，养血润燥。

【主治】产后大便难属脾胃虚弱，气血两亏者。

【来源】《当代中医妇科大家亲笔真传系列·百灵妇科》

弭氏四物五仁汤加减

【组成】当归、熟地黄、白芍、炒火麻仁各15克，川芎、制杏仁、炒柏子仁、郁李仁、炒松子各10克，肉苁蓉12克，甘草6克。

【用法】水煎服。

【功效】养血润燥，润肠通便。

【主治】产后大便难属血虚者。

【来源】《弭氏妇科传薪录》

弭氏加味黄芪汤

【组成】黄芪30克，陈皮、台党参、白术、云茯苓、炒火麻仁、柏子仁各15克，炒桃仁10克，川楝子9克，甘草6克，白蜜20克为引。

【用法】水煎服。

【功效】益气润肠通便。

【主治】产后大便难属气虚者。

【来源】《弭氏妇科传薪录》

承气养营汤加减

【组成】生地黄三钱，当归二钱，白芍二钱，知母三钱，大黄二钱，枳实二钱，厚朴二钱，火麻仁二钱。

【用法】水煎，分2次服。

【功效】滋阴润燥，泄热通便。

【主治】产后大便难。

【来源】《周子飘妇科》

༺· 卢国治经验方 ·༻

【组成】川玄参、火麻仁、焦杜仲各16克，细生地黄、生白芍、全当归、生玉竹、北沙参、肉苁蓉各13克，干麦冬、阿胶（烊化冲服）各10克，生甘草4克。

【用法】水煎服。

【功效】养血增液，润肠通便。

【主治】产后大便难。

【来源】《当代妇科名医名方》

༺· 益气润燥通便汤 ·༻

【组成】黄芪15克，党参15克，白术15克，生地黄15克，玄参15克，麦冬15克，当归12克，郁李仁15克，火麻仁30克，芍药15克，枳实15克，生大黄（后下）12克，厚朴12克，杏仁15克。

【用法】水煎服。

【功效】益气养阴，润肠通便。

【主治】产后大便难属气阴两虚者。

【来源】《丁启后妇科经验》

༺· 玄参通便汤 ·༻

【组成】生地黄15克，桑椹、何首乌各12克，绿豆衣、知母、女贞子、玄参、麦冬各9克。

【用法】水煎服。

【功效】育阴润肠。

【主治】产后大便难。伴见口唇燥裂，舌红。

【来源】《当代妇科名医名方》

❧· 当归麦门冬汤 ·❧

【组成】白蜜（分冲）30克，当归、肉苁蓉、火麻仁、地骨皮各10克，川芎、炙甘草、人参各3克，茯苓、麦冬各6克，桃仁泥、陈皮各5克，五味子2克。

【用法】水煎服。

【功效】养阴增液，益血润肠。

【主治】产后大便难。

【来源】《当代妇科名医名方》

❧· 何子淮经验方 ·❧

【组成】生玉竹、蜂蜜（冲）、太子参各30克，当归15克，肉苁蓉、麦冬、熟地黄、瓜蒌仁各12克，火麻仁、生白芍各9克，桃仁3克。

【用法】水煎服。

【功效】养血润肠通便。

【主治】产后大便难。

【来源】《当代妇科名医名方》

❧· 加味逍遥散 ·❧

【组成】当归10克，炒白芍15克，茯苓10克，炒白术9克，柴胡6克，炙甘草4.5克，牡丹皮9克，炒栀子9克。

【用法】水煎服。

【功效】疏肝健脾，清热养血。

【主治】血虚肝郁，化火生热所致产后大便难。

【来源】《困学斋中医续笔》

·调导汤·

【组成】当归（蜜炙）30克，菟丝子、肉苁蓉各20克，川芎15克，防风6克，炒枳壳、炙甘草各9克，生姜6片，大枣2个。

【用法】水煎服。

【功效】养血润燥。

【主治】血虚所致产后大便难。

【来源】《武当道医妇科临证灵方妙法》

·崔氏产后大便不下方·

【组成】当归30克，肉苁蓉10克，麦冬10克，川芎15克，炒桃仁5克，川厚朴5克，白芍炭10克，炒枳壳10克，砂仁6克。

【用法】水煎服。

【功效】养血滋肾润肠。

【主治】产后大便难属，血虚气滞者。

【来源】《三世家传医方实录》

·养血通幽方·

【组成】炒当归10克，生黄芪10克，川芎5克，赤芍10克，益母草10克，桃仁10克，肉苁蓉10克，黑芝麻（炒）15克。

【用法】水煎服。

【功效】养血祛瘀，润肠通便。

【主治】产后大便难。症见产后大便不畅，或数日不解，或便时干燥疼痛，排出困难，或秘结不通，或同时伴有面色萎黄，头晕口干，或口气秽臭，唇干热疮，心烦易怒，脘腹胀闷。

【来源】《中国当代名医验方选编·妇科分册》

❦ · 虚人通腑汤 · ❧

【组成】当归12克，肉苁蓉12克，柏子仁12克，生地黄15克，地骷髅12克，生大黄6克，枳壳6克。

【用法】水煎服。

【功效】养阴润燥，行气通腑。

【主治】产后大便难。

【来源】《全国中医妇科流派名方精粹》

❦ · 润肠通便汤 · ❧

【组成】玄参15克，生地黄15克，麦冬15克，郁李仁15克，阿胶珠15克，望江南15克，火麻仁15克，当归12克，肉苁蓉15克，桃仁12克，连翘10克。

【用法】水煎服。

【功效】养阴清热，润肠通便。

【主治】气血不足，精血亏虚所致产后大便难。

【来源】《丁启后妇科经验》

❦ · 润燥通便汤 · ❧

【组成】炒黑芝麻12克，油当归、柏子仁、肉苁蓉、全瓜蒌、茯苓皮各9克，制香附、焦白术、陈皮各6克，炒枳壳5克。

【用法】水煎服。

【功效】养血润燥。

【主治】产后大便难属血枯肠燥者。

【来源】《当代妇科名医名方》

第九节　产后小便不通

新产妇发生排尿困难，小便点滴而下，甚则闭塞不通，小腹胀急疼痛者，称为"产后小便不通"，又称"产后癃闭"。本病多发生于产后3日内，亦可发生在产褥期中，以初产妇、滞产及手术助产后多见，为产后常见病。

中医学认为，产后小便不通的主要病机是膀胱气化失司。《素问·灵兰秘典论》云："膀胱者，州都之官，津液藏焉，气化则能出矣。"尿液的正常排出，有赖于膀胱的气化调节。而膀胱的气化功能，又与肺、脾、肾三脏密切相关。肺气的通调、脾气的转输和肾气的开阖失调，影响膀胱气化功能，而致小便不通为其主要病机。

西医学产后尿潴留可参照本病辨证治疗。

·补气通脬饮·

【组成】黄芪一两，麦冬五钱，通草二钱。

【用法】水煎服。

【功效】益气生津，健脾利水。

【主治】产后小便不通属气虚津亏者。

【来源】《沈氏女科辑要》

·生化汤加减·

【组成】全当归八钱，川芎四钱，山楂炭五钱，炮姜五分，桃仁三钱，车前子五钱。

【用法】益母草汤、陈酒各一碗，代水煎药。另研桂心五分，血珀五分，甘遂三分，为末，药汁调服。

【功效】温通下焦，化瘀利水。

【主治】产后小便不通。

【来源】《王旭高医案》

❦ · 益卫运化汤 · ❧

【组成】人参（少者，或用沙参）、蜜黄芪各二钱，桂心七分，麦冬、车前子各一钱，小茴香（盐炒）五分，升麻（盐炒）四分，茯苓一钱半，怀牛膝八分。

【用法】水煎，顿服。

【功效】补脾温肾，升清利水。

【主治】气虚所致产后小便不通。

【来源】《罗氏会约医镜》

❦ · 益气生脉汤 · ❧

【组成】人参、黄芪（生）、麦冬各二钱，五味子九粒，当归三钱，茯苓、葛根各一钱，升麻、甘草（炙）各四分。

【用法】上药用水一盏半，煎七分，热服。

【功效】益气生脉养阴。

【主治】产后小便不通。

【来源】《经效产宝》

❦ · 加味肾气丸 · ❧

【组成】炮附子二枚，茯苓、泽泻、山茱萸、炒山药、车前子

（酒蒸）、牡丹皮各一两，官桂、川牛膝（酒浸）、熟地黄各半两。

【用法】上为细末，炼蜜为丸，如梧桐子大，每服七十丸，空心米饮下。

【功效】温肾助阳利水。

【主治】产后小便不通。

【来源】《济生方》

☙ · 加味四君子汤 · ❧

【组成】人参、白术、白茯苓、炙甘草、麦冬、车前子各一钱，桂心五分。

【用法】加生姜三片，水煎，食前服。

【功效】补气利尿。

【主治】产后气虚，不能运化流通津液所致产后小便不通，或虽通而亦短少。

【来源】《万氏妇人科》

☙ · 黄芪当归升柴方 · ❧

【组成】生黄芪五钱，当归四钱，升麻、柴胡各二钱。

【用法】水煎服。

【功效】通利小便。

【主治】产后小便不通。

【来源】《医学衷中参西录》

☙ · 木通散 · ❧

【组成】木通、火麻仁、冬葵子、滑石、槟榔、枳实、甘草各半两。

【用法】上七味，为粗末，每服三大钱，水盏半，去滓，温服。

【功效】疏肝理气，利尿行滞。

【主治】产后小便不通。

【来源】《妇人大全良方》

·春泽汤·

【组成】桂枝9克，白术9克，茯苓9克，猪苓9克，泽泻10克，人参6克。

【用法】水煎服。

【功效】益气健脾，化气利水。

【主治】产后小便不通属脾气亏虚，水湿内停者。

【来源】《中医妇科方剂选讲》

·柴胡疏肝散加减·

【组成】陈皮12克，柴胡12克，川芎10克，香附10克，枳壳10克，芍药12克，通草12克，车前子（包）15克，甘草6克。

【用法】水煎服。

【功效】疏肝理气，利尿通淋。

【主治】肝气郁结，膀胱气化不利所致产后小便不通。

【来源】《朱名宸妇科经验集》

·加减《金匮》肾气丸·

【组成】干地黄12克，怀山药10克，山茱萸（先煎）9克，茯苓6克，泽泻6克，炒牡丹皮10克，桂枝6~10克，制附片（先煎）6~10克，乌药5克，炒续断10克。

【用法】水煎服。

【功效】温阳补肾，化气利水。

【主治】产后小便不通。

【来源】《国医大师专科专病用方经验·妇科病分册》

固气通脬煎

【组成】黄芪10克，党参10克，茯苓10克，麦冬8克，白术10克，通草10克，车前子（布包）8克，炙甘草5克。

【用法】水煎服。

【功效】固气通脬。

【主治】产后小便不通属气虚者。

【来源】《中国百年百名中医临床家丛书·许玉山》

《金匮》肾气丸加减

【组成】熟地黄（砂仁水炒）10克，山茱萸10克，茯苓10克，生山药8克，牡丹皮8克，泽泻10克，炮附子（先煎）6克，紫油桂（研细末，分2次冲服）6克，车前子（另包）6克。

【用法】水煎服。

【功效】补肾助阳，化气利水。

【主治】产后小便不通属肾阳虚者。

【来源】《中国百年百名中医临床家丛书·许玉山》

补中益气汤加减

【组成】黄芪30克，白术10克，陈皮10克，柴胡10克，党参15克，甘草6克，当归10克，桔梗10克，茯苓10克，通草10克。

【用法】水煎服。

【功效】补气升清，化气行水。

【主治】产后小便不通属气虚者。

【来源】《现代中西医结合实用妇产科手册》

·济生肾气丸加减·

【组成】熟地黄15克，山药15克，山茱萸10克，牡丹皮10克，茯苓10克，桂枝10克，泽泻10克，附子（先煎）10克，牛膝10克，车前子（包煎）10克，甘草6克。

【用法】水煎服。

【功效】补肾温阳，化气行水。

【主治】产后小便不通（肾虚者）。

【来源】《现代中西医结合实用妇产科手册》

·益阳渗湿汤加减·

【组成】熟地黄15克，山药15克，白术15克，茯苓15克，泽泻10克，枸杞子15克，巴戟天15克，菟丝子15克，肉桂10克，附子10克，鹿角胶15克，补骨脂15克，陈皮10克，甘草10克，桂枝15克，怀牛膝15克，车前子（包煎）15克。

【用法】水煎服。

【功效】温肾益火行水。

【主治】产后小便不通属肾阳亏虚者。

【来源】《当代中医妇科大家亲笔真传系列·百灵妇科》

·通脬饮加减·

【组成】黄芪15克，麦冬15克，通草15克，五味子15克，怀牛膝15克，茯苓15克，山药15克。

【用法】水煎服。

【功效】益气生津。

【主治】产后小便不通属肺脾亏虚者。

【来源】《当代中医妇科大家亲笔真传系列·百灵妇科》

❧· 逍遥散加减 ·❧

【组成】当归15克，白芍15克，柴胡10克，茯苓15克，牡丹皮15克，栀子15克，白术10克，甘草10克，薄荷10克，滑石15克，竹叶15克，牛膝15克，车前子（包）15克。

【用法】水煎服。

【功效】调肝理气利尿。

【主治】产后小便不通属气滞者。

【来源】《当代中医妇科大家亲笔真传系列·百灵妇科》

❧· 崔氏家传产后小便不通方 ·❧

【组成】当归25克，海金沙10克，茯苓10克，川芎15克，益智仁6克，泽泻8克，白芍炭10克，车前子（布包）10克，广陈皮10克，熟地黄15克，灯心草、竹叶为引。

【用法】水煎服。

【功效】养血滋肾利尿。

【主治】产后小便不通属脾虚气滞者。

【来源】《三世家传医方实录》

❧· 曾广树经验方 ·❧

【组成】黄芪120克，党参30克，肉桂5克，山药30克，巴戟天20克，杏仁10克，桔梗10克。

【用法】水煎服。

【功效】补肾益气。

【主治】脾肾气虚，膀胱气化失司所致产后小便不通。

【来源】《杏林践验录——曾广树中医临证精华》

·加味当归四逆汤·

【组成】当归9克，细辛1.5克，桂枝4.5克，白芍9克，炙甘草6克，大枣3枚，木通4.5克，吴茱萸4.5克，生姜4.5克，猫毛草15克。

【用法】水煎服。

【功效】散寒行滞利尿。

【主治】产后小便不通。

【来源】《粤东蔡氏女科世家》

·钱伯煊经验方·

【组成】当归9克，柴胡4.5克，川芎4.5克，白术9克，茯苓9克，炙甘草3克，制香附6克，小茴香3克，陈皮3克。

【用法】水煎服。

【功效】疏利三焦，温通膀胱。

【主治】产后小便不通。

【来源】《钱伯煊妇科医案》

·加味补气通脬饮·

【组成】黄芪、麦冬各15克，台党参、白术、当归、柴胡、陈皮、云茯苓、升麻各10克，通草、甘草各6克。

【用法】水煎服。

【功效】益气养血，生津行水。

【主治】产后小便不通属气虚者。

【来源】《弭氏妇科传薪录》

第十节　产后小便淋痛

产后出现尿频、尿急、淋沥涩痛等症状，称为"产后小便淋痛"。又称"产后淋""产后溺淋"。

本病主要病机是膀胱气化失司，水道不利。肾与膀胱相表里，肾阴亏虚，阴虚火旺，热灼膀胱，或湿热客于胞中，热迫膀胱，或肝郁化热，热移膀胱，膀胱气化不利致小便淋沥涩痛。

西医学的产褥期泌尿系感染可参照本病辨证治疗。

·知柏地黄丸·

【组成】熟地黄（炒）八钱，山茱萸、干山药各四钱，泽泻、牡丹皮、茯苓（去皮）各三钱，知母（盐炒）、黄柏（盐炒）各二两。

【用法】水煎服。

【功效】滋肾养阴通淋。

【主治】产后小便淋痛属肾阴亏虚者。

【来源】《医方金鉴》

·沉香散·

【组成】沉香、石韦、滑石、当归、王不留行、瞿麦各半两，赤芍、白术、冬葵子各七钱半，炙甘草二钱半。

【用法】上为末，每服二钱，空腹，大麦煎汤调服。

【功效】疏肝清热通淋。

【主治】产后小便淋痛属肝经郁热者。

【来源】《医宗必读》

❧ · 八正散 · ❧

【组成】车前子、瞿麦、萹蓄、滑石、栀子、甘草（炙）、木通、大黄（面裹煨，去面，切，焙）各一斤。

【用法】上为散，每服二钱，水一盏，入灯心草，煎至七分，去滓，温服，食后、临卧。

【功效】清热除湿，利尿通淋。

【主治】产后小便淋痛属湿热蕴结者。

【来源】《太平惠民和剂局方》

❧ · 化阴煎 · ❧

【组成】生地黄、熟地黄、牛膝、猪苓、泽泻、生黄柏、生知母各二钱，绿豆三钱，龙胆一钱半，车前子一钱。

【用法】加食盐少许，水煎，食前服。

【功效】滋阴补肾，利尿通淋。

【主治】产后小便淋痛属肾阴亏虚者。

【来源】《景岳全书》

❧ · 祐元汤 · ❧

【组成】甘草、滑石、瞿麦、车前子、木通、川芎、当归、白芍、生地黄各一钱。

【用法】水煎服。

【功效】利尿通淋。

【主治】产后小便淋痛。

【来源】《竹林女科证治》

·牡蛎散·

【组成】牡蛎、龙骨各二钱，川芎、生地黄、茯苓、当归、人参、艾叶、地榆各一钱，炙甘草五分。

【用法】水煎服。

【功效】补虚通淋。

【主治】产后小便淋痛。

【来源】《妇科玉尺》

·茅根散·

【组成】白茅根（生）八两，瞿麦穗、白茯苓各四两，蒲黄、桃胶、滑石、甘草（炙）各一两，紫贝（烧）十个，冬葵子、人参各二两，石首鱼脑骨（烧）二十个。

【用法】上锉散，每服四大钱，水一盏半，加生姜三片，灯心草二十茎，煎至七分，去滓，温服。亦可为末，煎木通汤调下二钱，如气壅闭，木通、橘皮煎汤调下。

【功效】清热利湿，活血通淋。

【主治】产后小便淋痛。

【来源】《三因极一病证方论》

·调荣散·

【组成】当归、川芎、赤芍、生地黄、牡丹皮、滑石、甘草、栀子、瞿麦、红花、香附、阿胶、竹叶、陈皮。

【用法】水煎服。

【功效】清热行血，祛瘀行水。

【主治】产后小便淋痛。

【来源】《陈素庵妇科补解》

· 石韦散 ·

【组成】石韦（去毛）一两，榆白皮（锉）一两，赤芍半两，黄芩三分，木通（锉）一两，冬葵子半两。

【用法】上六味，捣筛为散，每服三钱，以水一中盏，入生地黄一分，煎至六分，去滓，温服，日三四服。

【功效】清热通淋。

【主治】产后小便淋痛。

【来源】《太平圣惠方》

· 八正散加减 ·

【组成】生地黄15克，当归10克，车前子（包）20克，栀子15克，滑石12克，瞿麦18克，萹蓄15克，泽泻15克，通草10克，灯心草10克，蒲公英30克，败酱草30克，酒大黄6克，甘草8克。

【用法】水煎服。

【功效】清热利湿通淋。

【主治】湿热阻滞之产后小便淋痛。

【来源】《朱名宸妇科经验集》

· 加味五淋散 ·

【组成】当归10克，生地黄15克，白芍15克，茯苓15克，黄芩15克，栀子15克，滑石15克，车前子（包）15克，益母草30克，通草10克，甘草8克。

【用法】水煎服。

【功效】清热利湿通淋。

【主治】湿热蕴结之产后小便淋痛。

【来源】《朱名宸妇科经验集》

第十一节　缺　乳

哺乳期内，产妇乳汁甚少，或无乳可下，称为"缺乳"，又称"乳汁不足""乳汁不行"。本病的特点是产妇哺乳期完全无乳或乳汁甚少，不足以喂养婴儿。多发生在产后2~3日至半个月内，也可发生在整个哺乳期。

缺乳的主要病机为乳汁化源不足，无乳可下；或乳汁运行受阻，乳不得下。此外，精神紧张、劳逸失常、营养不良或哺乳方法不当等，均可造成乳汁分泌不足。

西医学产后泌乳不足、无乳等可参照本病辨证治疗。

·通乳丹·

【组成】人参一两，生黄芪一两，当归（酒洗）二两，麦冬（去心）五钱，木通三分，桔梗三分，七孔猪蹄（去爪壳）两个。

【用法】水煎服。

【功效】补气血，生乳汁。

【主治】产后气血两虚所致缺乳。

【来源】《傅青主女科》

·猪蹄汤·

【组成】猪蹄一付，通草二两，川芎一两，甘草一钱，炒穿山甲（代）十四片。

【用法】将猪蹄洗切，入水六碗，同药煎煮约至三碗，加葱、姜、盐料，取汁饮之。

【功效】调补冲任，通络下乳。

【主治】产后气血不足所致缺乳。

【来源】《景岳全书》

·通乳汤·

【组成】当归五钱，白芍四钱，川芎三钱，王不留行三钱，熟地黄四钱，炙穿山甲（代）二钱。

【用法】水煎，温服。

【功效】补血活血通乳。

【主治】缺乳。

【来源】《医学探骊集》

·通肝生乳汤·

【组成】白芍（醋炒）、当归（酒洗）、白术（土炒）、麦冬（去心）各五钱，熟地黄三钱，甘草三分，通草、柴胡、远志各一钱。

【用法】水煎服。

【功效】调气通乳。

【主治】产后郁结所致缺乳。

【来源】《傅青主女科》

·加味四物汤·

【组成】当归身、人参、川芎、赤芍、生地黄、桔梗、甘草、麦冬、白芷各一钱。

【用法】水煎，食后服，更煮猪蹄汤食之，则乳汁自通。猪蹄一对，洗净煮烂，入葱调和，并汁食之。

【功效】补气养血，通脉增乳。

【主治】缺乳。原书用治"初产之妇，乳方长，乳脉未行；或产多之妇，气血虚弱，乳汁短少"。

【来源】《万氏妇人科》

～・ 催乳散 ・～

【组成】漏芦一钱，通草一钱，贝母二钱，白芷一钱。

【用法】上为末，用猪蹄一个，酒、水各半，煎汤送下。

【功效】催乳。

【主治】缺乳。

【来源】《惠直堂经验方》

～・ 黄芪八物汤 ・～

【组成】熟地黄、黄芪（炙）三钱，白术（炒）一钱五分，茯苓一钱五分，当归三钱，川芎一钱，白芍（酒炒）一钱五分，炙甘草六分。

【用法】水、酒各半煎，去渣，温服。

【功效】健脾益血，充养乳汁。

【主治】产后气血两虚所致缺乳。

【来源】《医略六书》

～・ 通乳四物汤 ・～

【组成】生地黄五钱，当归三钱，白芍（酒炒）一钱五分，川芎一钱，木通一钱五分，王不留行三钱，天花粉三钱，猪蹄二只，知母（酒炒）一钱五分。

【用法】水、酒各半浓煎，去渣，温服。

【功效】清营养血。

【主治】缺乳。

【来源】《医略六书》

·通乳饮·

【组成】当归三钱，天花粉三钱，王不留行一钱半，穿山甲（代）一钱，甘草八分。

【用法】水煎，去滓，温服。

【功效】活血通乳。

【主治】缺乳。

【来源】《医略六书》

·漏芦汤·

【组成】漏芦三钱，赤芍一钱半，当归三钱，川芎一钱，枳壳（炒）一钱半，木香一钱半，桔梗一钱，皂角刺三枚，白芷一钱半，甘草五分。

【用法】水煎服。

【功效】行气活血，通络下乳。

【主治】缺乳属血气壅结，乳窍不通者。

【来源】《医略六书》

·生乳汤·

【组成】黄芪15克，党参15克，白术15克，大枣4枚，川芎9克，黄精20克，熟地黄15克，当归12克，陈皮6克，王不留行12克。

【用法】水煎服。

【功效】益气养血，佐以通乳。

【主治】气血虚弱之缺乳。

【来源】《中医妇科临证证治》

·补虚下乳汤·

【组成】炙黄芪30克，王不留行10克，钟乳石15克，党参12克，当归12克，天花粉12克，麦冬9克，漏芦9克，炒白术9克，瞿麦9克，通草6克，生麦芽30克。

【用法】水煎服。

【功效】双补气血，疏瘀通乳。

【主治】气血虚弱之缺乳。

【来源】《全国中医妇科流派名方精粹》

·产后缺乳方·

【组成】炙黄芪30克，党参15~30克，炒白术12克，山药15克，熟地黄15克，枸杞子15克，当归15克，川芎12克，阿胶珠15克，黄精15克，大枣10克，通草10克，桔梗10克，炙甘草6克。

【用法】水煎服。

【功效】益气养血，通络催乳。

【主治】产时、产后流血较多，或产后失于调摄，气血亏虚，或本为气血不足之体所致缺乳。症见产后乳汁量少，乳汁清稀，或有乳汁即漏。

【来源】《丁启后妇科经验》

·通经活络汤·

【组成】瓜蒌四钱，橘络二钱，青皮二钱，丝瓜络四钱，生香附二钱，通草三钱，白扁豆五钱，当归身一钱半。

【用法】水煎，温服。

【功效】疏肝活络。

【主治】缺乳属气郁者。症见产后乳汁不行，乳房胀痛，胸胁饱满，面色青黯，精神抑郁，食量减少，有时两胁作痛，腹部胀痛，大便不畅，舌淡苔白腻，脉沉迟而涩。

【来源】《中医妇科治疗学》

᠁· 通经散结汤 ·᠁

【组成】全瓜蒌四钱，青皮三钱，丝瓜络五钱，橘络三钱，通草三钱，橘叶十片，郁金二钱，刺蒺藜三钱，蒲公英五钱。

【用法】水煎，温服。

【功效】疏肝解郁，通络散结。

【主治】缺乳属肝郁气滞者。症见乳汁停滞不畅，以致乳房硬满胀痛，甚或肿痛，时有恶寒发热，舌淡苔白，脉弦数。

【来源】《中医妇科治疗学》

᠁· 下乳涌泉散 ·᠁

【组成】当归、白芍、川芎、生地黄、柴胡、天花粉各一两，青皮、漏芦、木通、通草、桔梗、白芷各五钱，穿山甲（代）一两五钱，王不留行三两，甘草二钱五分。

【用法】上药研为细末，每服二至三钱，临卧时用黄酒调下。

【功效】养血活血，疏肝解郁，通络下乳。

【主治】产后肝郁气滞所致缺乳。

【来源】《清太医院配方》

᠁· 通乳丹加减 ·᠁

【组成】黄芪15克，人参10克，当归15克，麦冬12克，桔梗、通草、王不留行、路路通、漏芦各10克，天花粉30克，甘草6克。

【用法】水煎服。

【功效】益气养血，通络下乳。

【主治】产后气血虚弱所致缺乳。

【来源】《弻氏妇科传薪录》

·✖· 崔氏家传产后乳汁不通方 ·✖·

【组成】当归30克，通草6克，王不留行15克，川芎15克，黄芪6克，炙鳖甲6克，川贝母8克，天花粉15克，炙香附8克，黄酒（分二三次冲药服为引）30克。

【用法】水煎服。

【功效】养血通经下乳。

【主治】缺乳。

【来源】《三世家传医方实录》

·✖· 益气通乳汤 ·✖·

【组成】黄芪30克，党参15克，当归12克，川芎9克，熟地黄15克，青皮9克，香附9克，桔梗9克，通草9克，王不留行15克，紫河车粉（分2次开水冲服）3克，甘草6克。

【用法】水煎服，每日1剂。

【功效】益气养血，疏肝通乳。

【主治】缺乳属气血两虚者。

【来源】《国医大师专科专病用方经验·妇科病分册》

·✖· 班秀文经验方 ·✖·

【组成】当归12克，白芍10克，何首乌15克，合欢花5克，玫瑰花5克，柴胡5克，薄荷（后下）3克，瓜蒌壳10克，炙甘草5克。

【用法】水煎服。

【功效】养血柔肝，疏畅气机。

【主治】缺乳属暴怒伤肝者。

【来源】《国医大师专科专病用方经验·妇科病分册》

·逍遥散加味·

【组成】柴胡10克，当归15克，赤芍15克，白芍15克，丹参15克，红花10克，泽兰15克，白术10克，茯苓15克，茺蔚子30克，通草10克，王不留行15克，路路通10克。

【用法】水煎服。

【功效】疏肝解郁，调经通乳。

【主治】肝气郁结，乳络不通之缺乳。

【来源】《印会河抓主症验案汇解》

·益气生津通乳汤·

【组成】当归9克，黄芪12克，天花粉19克，王不留行（酒炒）9克，漏芦12克，陈皮9克，通草9克，加猪蹄2只，煮汤同服。

【用法】水煎服，每日1剂，早、晚分服。

【功效】补气血，生津液，通络下乳。

【主治】缺乳属气血两虚者。

【来源】《中华名医名方薪传·妇科病》

·柴嵩岩经验方·

【组成】生麦芽20克，黄芪10克，白术10克，茯苓10克，白芍10克，当归6克，北沙参12克，杜仲10克，益母草6克，通草6克。

【用法】水煎服。

【功效】补气养血，通乳活血。

【主治】缺乳属气血虚弱者。

【来源】《国医大师柴嵩岩妇科临证经验及验案选》

·养血滋乳汤·

【组成】党参30克，黄芪60克，当归身15克，熟地黄30克，山茱萸20克，前猪蹄2个。

【用法】猪蹄熬汤煎药，或用老母鸡一只熬汤煎药。

【功效】补气养血，以畅化源。

【主治】产后气血虚，乳汁化源不足所致缺乳。

【来源】《杏林践验录——曾广树中医临证精华》

·理气通乳汤·

【组成】黄芪30克，王不留行12克，路路通10克，丹参30克，当归尾15克，通草10克，丝瓜络10克。

【用法】水煎服。

【功效】理气活血通乳。

【主治】气滞血瘀所致缺乳。

【来源】《杏林践验录——曾广树中医临证精华》

·周鸣岐经验方·

【组成】党参15克，黄芪20克，当归15克，王不留行15克，通草7克，丝瓜络10克，路路通7克，知母10克。

【用法】用猪蹄汤代水浸泡10分钟，再煎煮30分钟，每剂煮2次，每日1剂，将2次煎出的药液混合均分，早、晚各温服1次。

【功效】健脾益气，养血通乳。

【主治】缺乳属气血亏虚，脾胃衰弱者。

【来源】《国家级名医秘验方》

·爱婴益母汤·

【组成】黄芪20克，人参10克，麦冬10克，益母草10克，当归10克，通草10克，路路通10克，郁金5克。

【用法】水煎服，每日1剂，早、晚各服1次。

【功效】补气益血，行气通乳。

【主治】缺乳属气血虚弱者。

【来源】《国家级名医秘验方》

·当归补血汤加味·

【组成】黄芪五钱，当归三钱，党参四钱，王不留行四钱，黑芝麻（炒）五钱，白芷钱半，通草一钱。

【用法】水煎，早、晚分服。

【功效】补气血，通络。

【主治】缺乳属气血虚弱者。

【来源】《周子骕妇科》

·解郁通乳汤·

【组成】当归三钱，王不留行五钱，陈皮三钱，香附三钱，瓜蒌六钱，白芷二钱，桃仁钱半，乳香二钱，通草一钱，葱白五根。

【用法】水煎，早、晚分服。

【功效】解郁通络。

【主治】肝气郁滞所致缺乳。

【来源】《周子骊妇科》

～·　益气下乳汤　·～

【组成】当归15克，箭黄芪15克，炒王不留行12克，通草9克，木通6克，漏芦9克，陈皮6克，升麻6克，甘草6克。

【用法】水煎黄酒30克，炖开兑药，临卧温服。

【功效】益气下乳。

【主治】产后气血虚弱所致缺乳。

【来源】《中国百年百名中医临床家丛书·许玉山》

～·　下乳方　·～

【组成】沙参12克，细生地黄12克，生三七3克，鸡内金10克，紫河车粉10克，炒川楝子10克，生白芍10克，阿胶10克，川贝母10克，夏枯草10克，水蛭6克，䗪虫10克，首乌藤60克，王不留行24克，生蒲黄（包）10克，茜草10克。

【用法】水煎服。

【功效】补益肝肾，通络下乳。

【主治】产后肝肾不足，气血郁滞所致缺乳。症见乳汁涩少，伴见乳房胀痛，腰酸腿软，头晕耳鸣，神倦懒言，口干心烦，心悸失眠等。

【来源】《中国当代名医验方选编·妇科分册》

～·　催乳方　·～

【组成】生熟地黄、阿胶珠、黄芪、党参（或太子参）、天花粉、当归、柴胡、王不留行、路路通、漏芦、鹿角霜、通草、桔梗、甘草。

【用法】水煎服。

【功效】养血益气，疏肝通乳。

【主治】缺乳。

【来源】《中国当代名医验方选编·妇科分册》

❦·通乳方·❧

【组成】当归9克，黄芪30克，通草6克，炒王不留行15克，全瓜蒌30克，漏芦9克，老鹳草9克，炙甘草5克，葱白3寸。

【用法】水煎服。

【功效】补气生血，通乳生乳。

【主治】缺乳。

【来源】《中国当代名医验方选编·妇科分册》

❦·陈雨苍经验方·❧

【组成】炙黄芪30克，全当归10克，白通草10克，王不留行（布包）15克，七孔猪蹄1个。

【用法】水煎服。

【功效】益气通乳。

【主治】缺乳。

【来源】《中国当代名医验方选编·妇科分册》

❦·益源涌泉汤·❧

【组成】党参、黄芪、当归、羊乳各30克，熟地黄15克，焦白术12克，通草5克，天花粉、王不留各9克。

【用法】水煎服。

【功效】补益气血，宣通乳络。

【主治】缺乳属气血虚损者。

【来源】《中国当代名医验方选编·妇科分册》

·• 通乳饮 •·

【组成】防风4.5克，海桐皮12克，豨莶草9克，威灵仙9克，川续断12克，秦当归12克，杭白芍9克，白薇9克，刘寄奴12克，王不留行12克，漏芦12克，炒青皮4.5克，北细辛1.5克。

【用法】水煎服。

【功效】疏风通络，滋液通乳。

【主治】感受风寒所致实证之缺乳。

【来源】《中国当代名医验方选编·妇科分册》

·• 资生散 •·

【组成】人参100克，鹿茸50克，熟地黄100克，黄精200克，山茱萸75克，当归100克，淡菜100克，巴戟天100克，鲍鱼75克，附子50克，菟丝子100克，五味子75克，淫羊藿100克，石菖蒲100克，甘草50克，紫河车1具。

【用法】共为细末，每次5克，日服3次。

【功效】补肾助阳，温润填精，祛劳益损。

【主治】肾亏阳虚，精血不足之缺乳。

【来源】《中国当代名中医秘验方临证备要》

·• 加减黄芪八物汤 •·

【组成】当归6克，黄芪9克，川芎4.5克，焦白术6克，白芍6克，陈皮6克，郁金6克，路路通6克，炒枳壳4.5克，通草6克，茯苓9克。

【用法】水煎服。

【功效】健脾益血，充养乳汁。

【主治】缺乳。

【来源】《上海历代名医方技集成》

·· 发乳方 ··

【组成】党参30克，黄芪30克，当归15克，通草6克，王不留行9克，七孔猪蹄1只。

【用法】水煎服。

【功效】补气养血，通络下乳。

【主治】产后气血虚弱所致缺乳。症见乳少，质稀，色淡，乳房柔软无胀感。

【来源】《古今名医临证实录丛书·妇科杂病》

第十二节　乳汁自出

哺乳期内，产妇乳汁不经婴儿吸吮而自然流出者，称为"乳汁自出"，亦称"漏乳"。

若乳母身体健壮，气血旺盛，乳汁充沛，乳房饱满，由满而溢，或断乳之时乳汁难断而自出者，均不属病态。乳汁自出常伴有其他症状者，则属本病诊治范畴。

本病主要病机为胃气不固，气虚失摄；或肝经郁热，迫乳外溢。

西医学产后溢乳可参照本病辨证治疗。

·· 补中益气汤 ··

【组成】黄芪五分（病甚、劳役、热甚者一钱），甘草（炙）五分，人参（去芦）三分，当归（酒焙干或晒干）二分，橘皮（不去白）二分或三分，升麻二分或三分，柴胡二分或三分，白术三分。

【用法】上㕮咀，都作一服，水二盏，煎至一盏，去滓，食远，稍热服。

【功效】补气养血，佐以固摄。

【主治】乳汁自出属气虚失摄者。

【来源】《内外伤辨惑论》

～．丹栀逍遥散．～

【组成】柴胡、当归、芍药、白术（炒）、茯苓各一钱，牡丹皮、栀子（炒）、甘草（炙）各五分。

【用法】水煎服。

【功效】疏肝解郁，清热敛乳。

【主治】乳汁自出属肝经郁热者。

【来源】《内科摘要》

～．八珍汤．～

【组成】人参、白术、白茯苓、当归、川芎、白芍、熟地黄、甘草（炙）各一两。

【用法】清水二盅，加生姜三片，大枣二枚，煎至八分，食前服。

【功效】益气补血。

【主治】气血虚弱所致乳汁自出。

【来源】《瑞竹堂经验方》

～．保阴煎．～

【组成】生地黄二钱，熟地黄二钱，芍药二钱，山药一钱半，川续断一钱半，黄芩一钱半，黄柏一钱半，生甘草一钱。

【用法】水二盅，煎七分，食远温服。

【功效】清胃泻热，凉血养阴。

【主治】产后乳汁自出属阳明蕴热者。

【来源】《景岳全书》

❧ · 十全大补汤加减 · ❧

【组成】人参15克，白术15克，黄芪20克，茯苓15克，甘草10克，当归15克，白芍15克，川芎10克，熟地黄15克，肉桂10克，五味子10克，牡蛎20克。

【用法】水煎服。

【功效】益气收敛固摄。

【主治】气虚不固之乳汁自出。

【来源】《当代中医妇科大家亲笔真传系列·百灵妇科》

❧ · 钱伯暄经验方 · ❧

【组成】党参12克，茯苓12克，柴胡3克，升麻3克，桂枝6克，白芍9克，生甘草6克，秦艽9克，木瓜9克，桑枝30克，橘皮6克，旋覆花（包）6克。

【用法】水煎服，每日2次，每日1剂。

【功效】调补肝脾。

【主治】气血两虚所致乳汁自出。

【来源】《妇科名家医案精选导读》

❧ · 孙朗川经验方 · ❧

【组成】党参15克，白术9克，黄芪9克，白芍9克，生熟地黄

（各半）18克，金樱子15克，芡实24克，何首乌15克，炙甘草3克。

【用法】水煎服。

【功效】补气养血，佐以固摄。

【主治】气血虚弱之乳汁自出。

【来源】《大国医经典医案诠解（病症篇）·妊娠产后病》

～· 归芍甘麦汤 ·～

【组成】当归二钱，杭白芍四钱，白术三钱，柴胡二钱，茯神三钱，甘草一钱，小麦一两（或麦芽六钱），大枣三枚。

【用法】水煎，不拘时温服。

【功效】疏肝解郁。

【主治】乳汁自出。

【来源】《中医妇科治疗学》

～· 益气固摄汤 ·～

【组成】生黄芪30克，党参15克，炒山药15克，当归15克，五味子10克，炒芡实15克，炙甘草5克，白芍10克，海螵蛸15克，炙远志6克。

【用法】水煎服。

【功效】益气养血，健脾固摄。

【主治】气血不足，胃气不固之乳汁自出。

【来源】《施慧文集·医学卷》

～· 乳溢汤 ·～

【组成】黄芪15克，党参、当归、龙骨、牡蛎粉各12克，白术、柴胡各10克，陈皮、五味子、甘草各6克。

【用法】水煎服。

【功效】补中益气，收敛消炎。

【主治】乳汁自出。

【来源】《中华医方·妇科篇》

·益气收乳汤·

【组成】党参、黄芪、当归、白芍、麦冬、山茱萸、甘草。

【用法】水煎服。

【功效】补气养血，佐以固摄。

【主治】气虚所致乳汁自出。

【来源】《中医症状鉴别诊断学》

·通肝收乳汤·

【组成】柴胡、当归、白芍、熟地黄、白术、甘草、麦冬、远志、麦芽、通草。

【用法】水煎服。

【功效】疏肝养血。

【主治】肝郁所致乳汁自出。

【来源】《中医症状鉴别诊断学》

·班秀文经验方·

【组成】南牡丹皮12克，栀子9克，北柴胡6克，当归身9克，杭白芍12克，白茯苓9克，怀山药15克，夏枯草12克，合欢花6克，糯稻根20克，生甘草6克。

【用法】水煎服。

【功效】疏肝清热，佐以清敛之品。

【主治】肝胆郁热所致乳汁自出。

【来源】《班秀文妇科奇难病论治》

·回乳方加减·

【组成】麦芽60克，瓜蒌15克，枳壳30克，紫苏梗6克，桔梗6克，黄芪30克，当归10克，炒白术15克，牡丹皮10克，益母草15克，夏枯草20克，醋柴胡10克，党参20克，陈皮10克。

【用法】水煎服。

【功效】补益气血，清肝解郁，固摄敛乳。

【主治】气血虚弱，肝郁化热所致乳汁自出。

【来源】《魏雅君妇科临床证治》

·人参养营汤加减·

【组成】当归10克，白芍15克，熟地黄15克，人参10克，黄芪15克，白术10克，茯苓10克，陈皮10克，肉桂6克，甘草6克，五味子6克，远志5克。

【用法】水煎服。

【功效】补气养血，固摄敛乳。

【主治】气血虚弱所致乳汁自出。

【来源】《现代中西医结合实用妇产科手册》

·当归补血汤合四君子汤加减·

【组成】黄芪20克，党参15克，白术10克，茯苓15克，当归10克，五味子10克，大枣15克，甘草6克。

【用法】水煎服。

【功效】补气养血，固摄止溢。

【主治】气血亏虚，久不能摄所致乳汁自出。

【来源】《赵昌基临床经验与学术研究》

·﹏· 福孩汤 ·﹏·

【组成】当归、白术、茯苓、桔梗各10克，熟地黄、白芍、党参、芡实、麦芽各15克，炙甘草、五味子各5克。

【用法】水煎服。

【功效】补气益血，固摄敛乳。

【主治】脾胃虚弱，中气不足所致乳汁自出。

【来源】《梁剑波教授疑难病验案方临床应用》

·﹏· 溢乳饮 ·﹏·

【组成】黄芪20克，白莲须9克，白果9克，白术12克。

【用法】水煎服。

【功效】养心健脾补肾，益气敛乳。

【主治】产后虚弱所致乳汁自出。

【来源】《中国当代名医验方选编·妇科分册》

第十三节 回 乳

回乳，又名断乳、消乳，并非疾病，而是指采用人为方法和药物中止产妇乳汁分泌。

若产妇不欲哺乳，或产妇体质虚弱，或因病不宜授乳，或已到断乳之时，可予回乳。

一、内服方

·﹏· 麦芽煎 ·﹏·

【组成】麦芽（炒熟）二三两。

【用法】水煎服。

【功效】回乳。

【主治】无儿食乳，欲断乳者。

【来源】《医宗金鉴》

·ᘛ· 回乳四物汤 ·ᘚ·

【组成】川芎、当归、白芍、熟地黄各二钱，麦芽（炒，为粗末）二两。

【用法】水二盅，煎八分，食远服。用脚布束紧两乳，以手按揉其肿，自然消散。甚者再用一服。

【功效】回乳。

【主治】产妇无儿吃乳，致乳汁肿胀，坚硬疼痛难忍。

【来源】《外科正宗》

·ᘛ· 免怀汤 ·ᘚ·

【组成】当归尾、赤芍、红花（酒浸）、牛膝（酒浸）各五钱。

【用法】水煎服。

【功效】活血通经回乳。

【主治】幼儿断乳，妇人乳房作胀，乳汁涌出，月经不行。

【来源】《医方考》

·ᘛ· 回乳方 ·ᘚ·

【组成】麦芽一两，瓜蒌五钱，枳壳三钱，青皮二钱，紫苏梗二钱，桔梗二钱，当归三钱，益母草四钱，蒲公英五钱，金银花三钱，连翘三钱，牡丹皮二钱。

【用法】水煎，去滓，温服。

【功效】回乳理气，活血清热。

【**主治**】产后因故不欲授乳或婴儿一岁后欲断乳者。

【**来源**】《临证医案医方》

～·﹏ 通经回乳方 ﹏·～

【**组成**】当归尾15克，赤芍15克，红花15克，炙枇杷叶10克，炒麦芽120克，川牛膝15克。

【**用法**】每日1剂，先加水浸泡30分钟，武火煎至沸腾，改文火再煎30分钟后滤出药汁，再加水煎，混合2次药汁约400毫升，分早、晚2次温服。

【**功效**】活血化瘀，通经回乳。

【**主治**】不宜哺乳、至断乳期回乳者。

【**来源**】《褚玉霞妇科脉案良方》

二、外用方

～·﹏ 中药外敷方 ﹏·～

【**组成**】芒硝120克。

【**用法**】布包上述药物，排空乳房后湿热敷，每次半小时，每2~3小时1次。

【**功效**】回乳。

【**主治**】不宜哺乳者。

【**来源**】《中医妇科外治法》

第十四节 产后情志异常

产妇在产褥期出现精神抑郁，沉默寡言，情绪低落，或心烦不安，失眠多梦，或神志错乱，狂言妄语等症者，称为"产后情志异常"。

本病主要发病机制为产后多虚，心血不足，心神失养；或情志所伤，肝气郁结，肝血不足，魂失潜藏；或产后多瘀，瘀血停滞，上攻于心。

西医学产后抑郁可参考本病辨证论治。

～ · 天王补心丹 · ～

【组成】人参（去芦）、茯苓、玄参、丹参、桔梗、远志各五钱，当归（酒浸）、五味、麦冬（去心）、天冬、柏子仁、酸枣仁（炒）各一两，生地黄四两。

【用法】上为末，炼蜜为丸，如梧桐子大，用朱砂为衣，每服二三十丸，临卧竹叶煎汤送下。

【功效】养血滋阴，补心安神。

【主治】产后情志异常属心血不足者。

【来源】《妇人大全良方》

～ · 逍遥散 · ～

【组成】甘草（微炙赤）半两，当归（去苗，锉，微炒）、茯苓（去皮，白者）、芍药（白者）、白术、柴胡（去苗）各一两。

【用法】上为粗末，每服二钱，水一大盏，烧生姜一块切破，薄荷少许，同煎至七分，去渣热服，不拘时候。

【功效】疏肝解郁，镇静安神。

【主治】产后情志异常属肝气郁结者。

【来源】《太平惠民和剂局方》

～ · 癫狂梦醒汤 · ～

【组成】桃仁八钱，柴胡三钱，香附二钱，木通三钱，赤芍三钱，半夏二钱，大腹皮三钱，青皮二钱，陈皮三钱，桑白皮三钱，紫苏子（研）四钱，甘草五钱。

【用法】水煎服。

【功效】活血化瘀，镇静安神。

【主治】产后情志异常属血瘀者。

【来源】《医林改错》

❧ · 甘麦大枣汤 · ❧

【组成】甘草三两，小麦一升，大枣十枚。

【用法】上三味，以水六升，煮取三升，温分三服。

【功效】养心益脾安神。

【主治】产后情志异常。

【来源】《金匮要略》

❧ · 茯神散 · ❧

【组成】茯神（去木）一两，人参、黄芪（炙）、赤芍、牛膝、琥珀、龙齿（研）各一钱五分，生地黄一两五钱，桂心五钱，当归二两。

【用法】水煎服。

【功效】补血安神，健脾养心。

【主治】产后情志异常属心脾两虚，神志不安者。

【来源】《医宗金鉴》

❧ · 四物补心汤 · ❧

【组成】当归五钱，川芎、白芍、生地黄、白术、半夏、桔梗、茯神各四钱，陈皮三钱，甘草一钱。

有热，加黄连（酒炒）二钱。

【用法】上锉为散，分作六服，每服用水一盏，姜三片，煎至七分，空心温服，滓再煎服。

【功效】调和气血，补虚安神。

【主治】产后情志异常。

【来源】《证治准绳》

·安神生化汤·

【组成】川芎一钱，柏子仁一钱，人参一二钱，当归二三钱，茯神二钱，桃仁十二粒，黑姜四分，炙甘草四分，益智仁（炒）八分，陈皮三分。

【用法】水煎服。

【功效】活血逐瘀，解郁安神。

【主治】产后情志异常属痰阻气逆者。

【来源】《傅青主女科》

·调经散·

【组成】当归（去芦）、肉桂（去粗皮）、没药（别研）、琥珀（别研）、赤芍各一两，细辛（去苗）、麝香（别研）各半两。

【用法】上捣为细末，入研药匀，每服一钱，温酒入生姜汁少许调匀服。

【功效】活血逐瘀，镇静安神。

【主治】产后情志异常属瘀血内阻者。

【来源】《太平惠民和剂局方》

甘麦大枣汤合归脾汤

【组成】小麦10克，甘草6克，大枣5枚，黄芪20克，太子参

30克，广木香6~9克，白术10克，茯苓10克，茯神10克，炙远志6克，炒酸枣仁10克，合欢皮9克。

【用法】水煎分服，每日1剂。

【功效】益脾养心，滋液安神。

【主治】产后情志异常属心脾两虚者。

【来源】《夏桂成实用中医妇科学》

逍遥散加味

【组成】炒当归10克，赤白芍各10克，白术10克，茯苓10克，炒柴胡5克，广郁金9克，石菖蒲6克，合欢皮12克，广陈皮5克，炙甘草5克。

【用法】水煎分服，每日1剂。

【功效】疏肝解郁，健脾安神。

【主治】产后情志异常属肝郁脾虚者。

【来源】《夏桂成实用中医妇科学》

归脾汤合柏子养心丸

【组成】人参15克，白术15克，茯苓10克，甘草6克，黄芪15克，当归10克，龙眼肉12克，酸枣仁9克，远志6克，木香6克，大枣6克，生姜6克，柏子仁6克，枸杞子9克，麦冬6克，石菖蒲6克，茯神6克，熟地黄6克，玄参6克。

【用法】水煎服。

【功效】健脾益气，养心安神。

【主治】产后情志异常属心脾两虚者。

【来源】《中医神志病学》

朱南孙经验方

【组成】陈胆南星9克，石菖蒲9克，远志6克，陈皮6克，制川厚朴4.5克，川黄连3克，生地黄12克，牡丹皮9克，茯苓皮9克，生薏苡仁12克，杏仁9克，六一散（包煎）9克，车前子（包煎）12克。

【用法】水煎服。

【功效】健脾和胃，化痰开窍。

【主治】气血虚弱，脾胃失和，痰湿阻滞，清阳不升所致产后情志异常。

【来源】《朱小南论妇科》

归脾汤合甘麦大枣汤加减

【组成】人参12克，制黄芪30克，淮小麦20克，炒白术15克，茯苓12克，牡蛎15克，龙骨15克，炒酸枣仁30克，龙眼肉12克，炒山楂12克，熟地黄15克，当归10克，川芎8克，远志10克，首乌藤20克，山药15克，甘草6克，木香5克，大枣10枚。

【用法】水煎服。

【功效】调理心脾，益气养血。

【主治】产后情志异常属心脾气血两虚者。

【来源】《朱名宸妇科经验集》

逍遥散加减

【组成】柴胡10克，茯苓15克，当归12克，瓜蒌30克，白芍15克，赤芍15克，炒白术15克，香附10克，香橼15克，川芎10克，郁金12克，生甘草6克，桃仁10克，红花12克，薄荷（后下）3克。

【用法】水煎服。

【功效】疏肝解郁，活血化瘀，镇静安神。

【主治】肝气郁结，瘀血内阻所致产后情志异常。

【来源】《魏雅君妇科临床证治》

柴芍六君汤合归脾汤加减

【组成】黄芪30克，党参20克，炒白术15克，炒酸枣仁30克，醋柴胡10克，杭白芍15克，茯苓15克，陈皮10克，炙甘草10克，当归15克，合欢皮15克，郁金15克，香附10克，砂仁6克，法半夏10克，路路通15克。

【用法】水煎服。

【功效】疏肝健脾，补血养心安神。

【主治】肝郁脾虚，心血不足所致产后情志异常。

【来源】《魏雅君妇科临床证治》

越鞠丸合四逆散加减

【组成】炒苍术15克，川芎15克，制香附15克，炒栀子15克，神曲15克，清半夏15克，柴胡10克，炒枳实10克，炒白芍15克，当归15克，郁金10克，茯神20克。

【用法】水煎服。

【功效】行气解郁，和解泻热。

【主治】气郁痰火瘀滞所致产后情志异常。

【来源】《杏林跬步——张杰临证医案经验集》

产后抑郁经验方

【组成】桃仁24克，当归9克，生大黄9克，玄明粉9克，制香附9克，朱茯神9克，五灵脂6克，枳壳6克，柴胡6克，郁金6克，川芎3克，川厚朴2.5克。

【用法】水煎服。

【功效】活血祛瘀，清涤腑气，佐以理气解郁。

【主治】气滞血瘀之产后情志异常。

【来源】《全国名老中医高慧经带胎产杂病论》

· 王德润经验方 ·

【组成】淮小麦20克，柴胡10克，黄芩10克，半夏10克，生麦芽20克，白芍15克，茯苓15克，远志10克，菟丝子10克，藿香10克，大枣10克，甘草10克。

【用法】水煎服。

【功效】益气养血，疏肝清热，安神醒脑。

【主治】气阴两虚，肝胆郁热，热扰清阳之产后情志异常。

【来源】《世医临证笔录秘验集》

· 归脾丸合逍遥散加减 ·

【组成】黄芪30克，当归15克，太子参15克，炒白术10克，茯神15克，陈皮12克，柴胡12克，白芍20克，乌梅10克，天花粉30克，砂仁（后下）6克，藿香10克，木香6克，附子（先煎）9克，郁金12克，炙甘草6克。

【用法】水煎服，每日2次，每日1剂，早、晚温服。

【功效】补益心脾，疏肝解郁。

【主治】肝郁脾虚，心神失养之产后情志异常。

【来源】《褚玉霞妇科脉案良方》

· 曹玲仙经验方 ·

【组成】珍珠母（先煎）30克，青龙齿（先煎）20克，麦冬12克，生地黄15克，丹参15克，石决明（先煎）30克，广郁金12克，炙远志6克，陈胆星10克。

【用法】水煎服。

【功效】养阴疏肝，重镇潜阳。

【主治】阴血亏虚，肝阳上亢所致产后情志异常。

【来源】《上海名老中医医案精选》

❧ 王大增经验方 ❧

【组成】当归9克，黄芪9克，党参9克，白术9克，茯苓9克，石菖蒲9克，桔梗4.5克，甘草6克，远志9克，酸枣仁9克，木香9克，生地黄15克，熟地黄15克，黄连3克，首乌藤30克，杜仲9克，川续断15克。

【用法】水煎服。

【功效】补脾益肾，养心安神，佐以清热。

【主治】心脾不足，气血两虚，郁久化热之产后情志异常。

【来源】《王大增学术经验撷英》

第五章　妇科杂病

凡不属经、带、胎、产和前阴疾病范畴，而又与女性解剖、生理特点有密切关系的疾病，称为"妇科杂病"。

妇科杂病，临床证候不同，病因病机各异。就病因而论，总结有三：其一，起居不慎，感受外邪；其二，脏腑气血阴阳失调；其三，禀赋不足，或情志因素、心理因素、环境刺激等导致疾病的产生。

第一节　不孕症

女子未避孕，性生活正常，与配偶同居1年而未孕者，称为不孕症。从未妊娠者为原发性不孕，《备急千金要方》称为"全不产"；曾经有过妊娠，继而未避孕1年以上未孕者为继发性不孕，《备急千金要方》称为"断绪"。

夫妻一方因先天或后天解剖生理方面的缺陷，无法纠正而不能妊娠者称绝对不孕；夫妻一方因某种因素阻碍受孕，导致暂时不孕，一旦治疗仍能受孕者称相对不孕。绝对不孕和古人所谓的"五不女"，即"螺、纹、鼓、角、脉"五种，大多属于女子先天性解剖生理缺陷，非药物所能取效。

西医学不孕症女方因素多包括排卵障碍及输卵管、子宫、阴道、外阴等因素，其他如免疫因素、男方因素、不明原因等也可参照本病辨证治疗。

男女双方在肾气盛，天癸至，任通冲盛的条件下，女子月事以时下，男子精气溢泻，两精相合，便可媾成胎孕。不孕常因肾虚、肝郁、痰湿和血瘀导致。其主要机制与肾气亏虚，冲任气血失调有关。

一、内服方

·毓麟珠·

【组成】人参、白术（土炒）、茯苓、芍药（酒炒）各二两，川芎、炙甘草各一两，当归、熟地黄（蒸，捣）、菟丝子（制）各四两，杜仲（酒炒）、鹿角霜、川椒各二两。

【用法】上药为末，炼蜜丸，弹子大，每空心嚼服一二丸，用酒或白汤送下，或为小丸吞服亦可。

【功效】补益肾气，调补冲任。

【主治】不孕症属气血俱虚者。

【来源】《景岳全书》

·温胞饮·

【组成】白术（土炒）一两，巴戟天（盐水浸）一两，人参三钱，杜仲（炒黑）三钱，菟丝子（酒浸炒）三钱，山药（炒）三钱，芡实（炒）三钱，肉桂（去粗，研）二钱，补骨脂（盐水炒）二钱，附子（制）三分。

【用法】水煎服。

【功效】补心温肾。

【主治】不孕症属胞胎寒凉，心肾二火衰微者。

【来源】《傅青主女科》

·温肾丸·

【组成】熟地黄、山茱萸各三两，巴戟天二两，当归、菟丝子、鹿茸、益智仁、生地黄、杜仲、茯神、山药、远志、续断、蛇床子各一两。

【用法】蜜丸，酒下。

【功效】温肾养血。

【主治】不孕症。

【来源】《妇科玉尺》

·调生丸·

【组成】泽兰叶、当归（洗，焙）、熟地黄（洗，焙）、川芎、白芍、牡丹皮、延胡索、石斛（酒浸，炒）各一两，白术一两半，干姜（炮）、肉桂（去皮）各五钱。

【用法】上为末，醋糊丸，如桐子大，每服五十丸，空心酒下。

【功效】固冲补虚，散寒温胞。

【主治】不孕症。原书用治"妇人冲任虚寒，胎孕不成，成多损坠"。

【来源】《济阴纲目》

·调气暖宫丸·

【组成】当归（酒洗）、川芎、肉桂各二钱，白芍（煨）、香附、艾叶（醋炒）、阿胶（蛤粉炒成珠）各四两。

【用法】上为末，醋糊丸，如桐子大，每服五十丸，食前米汤下。

【功效】行气暖宫，调经种子。

【主治】宫冷所致不孕症。

【来源】《济阴纲目》

·艾附暖宫丸·

【组成】艾叶（大叶者，去枝梗）三两，香附（去毛，俱要合时采者，用醋五升，以瓦罐煮一昼夜，捣烂为饼，慢火焙干）六两，吴茱萸（去枝梗）二两，大川芎（雀胎者）二两，白芍（用酒炒）二两，黄芪（取黄色、白色软者）二两，川椒（酒洗）三两，续断（去芦）一两五钱，生地黄（酒洗，焙干）一两，官桂五钱。

【用法】上为细末，上好米醋打糊为丸，如梧桐子大，每服五七十丸，淡醋汤食远送下。

【功效】温经暖宫，养血活血。

【主治】不孕症。原书用治"妇人子宫虚冷，带下白淫，面色萎黄，四肢酸痛，倦怠无力，饮食减少，经脉不调，肚腹时痛，久无子息"。

【来源】《仁斋直指方论》

～ 胜金丸 ～

【组成】当归（酒洗）、芍药、川芎、人参、白术（炒）、白茯苓、炙甘草、白薇（酒洗）、白芷、赤石脂、牡丹皮、延胡索、桂心、藁本、没药各一两（除赤石脂、没药二味另研外，余皆一处磨罗），香附（醋浸三日，炒香晒干为末）一十五两。

【用法】上十六味为末，炼蜜和丸如弹子大，银器或瓷器封固收贮，每取七丸，空心温酒化下一丸，食干物压之。服至四十九丸为一剂，以癸水调平，受妊为度。妊中三五日服一丸，产后二三日服一丸，醋汤下尤妙。

【功效】益气养血，理气调经。

【主治】不孕症。原书用治"妇人久虚无子，及产前、产后一切病患，兼治男子下虚无力"。

【来源】《古今医统大全》

∽ · 白薇丸1 · ∾

【组成】白薇一两，人参两半，附子（炒）一两，熟地黄三两，桂心一两，白芍（酒炒）两半，吴茱萸（醋炮）一两，当归二两，紫石英（醋煅）二两，槟榔一两。

【用法】上为末，炼蜜为丸，每服二钱，温酒送下。

【功效】益气养血，暖宫调经。

【主治】不孕症。原书用治"寒热气逆，经迟无子，脉沉紧涩"。

【来源】《医略六书》

∽ · 白薇丸2 · ∾

【组成】白薇一两，车前子半两，当归（锉碎，微炒）半两，川芎半两，蛇床子半两，藁本三分，卷柏三分，白芷三分，覆盆子三分，桃仁（汤浸，去皮尖双仁，麸炒微黄）三分，麦冬（去心，焙）二两半，人参（去芦头）三分，桂心三分，菖蒲三分，细辛半两，干姜（炮裂，锉）半两，熟干地黄一两，川椒（去目及闭眼者，微炒出汗）一两，白茯苓三分，远志（去心）二分，白龙骨一两。

【用法】上为末，炼蜜为丸，如梧桐子大，每服三十丸，空心及晚食前以温酒送下。

【功效】清热凉血，活血化瘀，补血固精，止血止痛。

【主治】不孕症。原书用治"妇人无子或断续，上热下冷"。

【来源】《太平圣惠方》

∽ · 白薇丸3 · ∾

【组成】白薇、柏子仁、白芍、当归、桂心、附子、萆薢、白术、吴茱萸、木香、细辛、川芎、槟榔各半两，熟地黄二两，牡丹皮一两，紫石英一两，人参三分，石斛、白茯苓、泽兰叶、川牛膝各三分。

【用法】上为细末，炼蜜为丸，如梧桐子大，每服三十丸，空心，晚食前温酒吞下。

【功效】温经暖宫，益气养血。

【主治】不孕症。原书用治"妇人月水不利，四肢羸瘦，吃食减少，渐觉虚乏，故令无子"。

【来源】《妇人大全良方》

秦桂丸1

【组成】秦艽、桂心、杜仲（炒）、防风、牡丹皮、厚朴（姜炒）各三分，附子、阳起石（煅）、白茯苓各一两半，白薇、当归、干姜、牛膝、沙参、半夏各半两，人参、卷柏、鹿茸各一两，细辛二两一分。

【用法】上药各为末，炼蜜为丸，如梧桐子大，每服三四十丸，食前温酒送下。

【功效】补肾壮阳，调经种子。

【主治】不孕症。

【来源】《普济方》

秦桂丸2

【组成】肉桂（去皮）一两，秦艽一两，附子（炮）一两，当归二两，厚朴（制）一两，人参一两，干姜（炒）一两，白薇一两，半夏（制）一两。

【用法】上为末，炼蜜为丸，每服二三钱，温酒送下。

【功效】温阳暖宫，益气调经。

【主治】血海久冷所致不孕症。

【来源】《医略六书》

·艾附丸·

【组成】当归、芍药、熟地黄、生地黄、香附、蕲艾叶各一两，陈皮、藿香、白芷、牡丹皮、藁本各五钱，丁香皮、木香各三钱。

【用法】上为细末，酒糊丸，每服三钱，热酒下。

【功效】暖子宫。

【主治】宫冷所致不孕症。

【来源】《济阴纲目》

·壬子丸·

【组成】吴茱萸（炒）、白茯苓、白蔹（炒）、白及（去皮）、当归（酒洗）、牛膝（酒洗）各一两，桂心、秦艽、没药、乳香、细辛（去叶）、石菖蒲、附子（盐水浸，炒）、厚朴（姜制）各四钱，人参四两，戒羊肉（用量原缺）。

【用法】壬日修合，要服，待子时起酒送下。有胎即止。

【功效】温肾散寒。

【主治】不孕症。

【来源】《女科万金方》

·井提汤·

【组成】大熟地黄（九蒸）一两，山茱萸（蒸）三钱，枸杞子二钱，白术（土炒）一两，人参五钱，柴胡五分，黄芪（生用）

五钱，巴戟天（盐水浸）一两。

【用法】水煎服。

【功效】补肾气，兼补脾胃。

【主治】肾气不足所致不孕症。症见"饮食少思，胸膈满闷，终日倦怠思睡，一经房事，呻吟不已"。

【来源】《傅青主女科》

·开郁种玉汤·

【组成】白芍（酒炒）一两，香附（酒炒）三钱，当归（酒洗）五钱，白术（土炒）五钱，牡丹皮（酒洗）三钱，茯苓（去皮）三钱，天花粉二钱。

【用法】水煎服。

【功效】疏肝解郁，调经种子。

【主治】肝气郁结所致不孕症。

【来源】《傅青主女科》

·温土毓麟汤·

【组成】巴戟天（去心，酒浸）一两，覆盆子（酒浸，蒸）一两，白术（土炒）五钱，人参三钱，怀山药（炒）五钱，神曲（炒）一钱。

【用法】水煎服。

【功效】补心肾之火而温脾胃。

【主治】心肾火衰，脾胃虚寒所致不孕症。原书用治"妇人有素性恬淡，饮食少则平和，多则难受，或作呕泄，胸膈胀满，久不受孕"。

【来源】《傅青主女科》

·　宽带汤　·

【组成】白术（土炒）一两，巴戟天（酒浸）五钱，补骨脂（盐水炒）一钱，人参三钱，麦冬（去心）三钱，杜仲（炒黑）三钱，大熟地黄（九蒸）五钱，肉苁蓉（洗净）三钱，白芍（酒炒）三钱，当归（酒洗）二钱，五味子（炒）三分，莲子（不去心）二十粒。

【用法】水煎服。

【功效】大补脾胃气血而利腰脐。

【主治】少腹急迫之不孕症。

【来源】《大国医经典医案诠解（病症篇）·不孕症》

·　加味补中益气汤　·

【组成】人参三钱，黄芪（生用）三钱，半夏（制）三钱，当归（酒洗）三钱，白术（土炒）一两，茯苓五钱，柴胡一钱，升麻四分，陈皮五分。

【用法】水煎服。

【功效】补中益气，升阳化湿。

【主治】湿盛所致不孕症。原书用治"妇人有身体肥胖，痰涎甚多，不能受孕者"。

【来源】《傅青主女科》

·　升带汤　·

【组成】白术（土炒）一两，人参三钱，沙参五钱，肉桂（去粗，研）一钱，莶荠粉三钱，鳖甲（炒）三钱，茯苓三钱，半夏（制）一钱，神曲（炒）一钱。

【用法】水煎服。

【功效】消疝除瘕，升补任督之气。

【主治】不孕症。原书用治"妇人有腰酸背楚，胸满腹胀，倦怠欲卧，百计求嗣，不能如愿"。

【来源】《傅青主女科》

ᨪ· 清骨滋肾汤 ·ᨪ

【组成】地骨皮（酒洗）一两，牡丹皮五钱，沙参五钱，麦冬（去心）五钱，玄参（酒洗）五钱，五味子（炒，研）五分，白术（土炒）三钱，石斛二钱。

【用法】水煎服。

【功效】清骨热，补肾精。

【主治】不孕症。原书用治"妇人有骨蒸夜热，遍体火焦，口干舌燥，咳嗽吐沫，难于生子者"。

【来源】《傅青主女科》

ᨪ· 化水种子汤 ·ᨪ

【组成】巴戟天（盐水浸）一两，白术（土炒）一两，茯苓五钱，人参三钱，菟丝子（酒炒）五钱，芡实（炒）五钱，车前（酒炒）二钱，肉桂（去粗，研）一钱。

【用法】水煎服。

【功效】温肾暖胞，健脾利水。

【主治】不孕症。原书用治"妇人有小水艰涩，腹胀脚肿，不能受孕者"。

【来源】《傅青主女科》

ᨪ· 养精种玉汤 ·ᨪ

【组成】大熟地黄（九蒸）一两，当归（酒洗）五钱，白芍

（酒洗）五钱，山茱萸（蒸熟）五钱。

【用法】水煎服。

【功效】滋肾养血，调补冲任。

【主治】肾亏血虚所致不孕症。

【来源】《傅青主女科》

～· 温冲汤 ·～

【组成】生山药八钱，当归身四钱，乌附子二钱，肉桂（去粗皮，后入）二钱，补骨脂（炒，捣）三钱，小茴香（炒）二钱，核桃仁（炒）二钱，紫石英（煅，研）八钱，真鹿角胶（另炖，同服）二钱。

【用法】水煎服。

【功效】补肾暖宫，养血温冲。

【主治】血海虚寒所致不孕症。

【来源】《医学衷中参西录》

～· 启宫丸 ·～

【组成】川芎一两，白术一两，半夏曲一两，香附一两，茯苓五钱，神曲五钱，橘红一钱。

【用法】共研细末，面糊为丸，每服二至三钱，每日二次。

【功效】燥湿化痰，调经种子。

【主治】痰湿阻滞冲任、胞宫，不能摄精所致不孕症。

【来源】《医方集解》

～· 少腹逐瘀汤 ·～

【组成】小茴香（炒）七粒，干姜（炒）二钱，延胡索一钱，没药（研）二钱，当归三两，川芎二钱，官桂一钱，赤芍二钱，蒲黄（生）三钱，五灵脂（炒）二钱。

【用法】水煎服。

【功效】活血祛瘀，温经止痛。

【主治】瘀血阻于胞脉所致不孕症。

【来源】《医林改错》

加味四物汤1

【组成】当归（酒洗）、白芍（炒）、肉苁蓉各二钱，熟地黄（酒洗）、白术、白茯苓各一钱，人参五分，川芎一钱。

【用法】上锉，水煎服。每月经前三服，经正行三服，经行后三服。

【功效】补血益气，调经种子。

【主治】气血两虚所致不孕症。

【来源】《济阴纲目》

加味四物汤2

【组成】当归、川芎各二钱，白术（微炒）、熟地黄（酒洗）各一钱半，白茯苓、芍药（微炒）、续断、阿胶各一钱，香附（醋煮）八分，橘红七分，甘草（炙）三分。

【用法】上锉，水二盅，煎八分，食远服。

【功效】活血养血，调经种子。

【主治】不孕症。

【来源】《济阴纲目》

加味地黄丸

【组成】熟地黄四两，山茱萸肉、山药各二两，白茯苓、牡丹皮各一两五钱，泽泻、香附（童便炒）各一两，蕲艾叶（醋煮）五钱。

【用法】上为末，炼蜜丸，如桐子大，每服七八十丸，滚汤下。

【功效】滋肾养血，调补冲任。

【主治】不孕症。

【来源】《济阴纲目》

坤厚资生丸

【组成】熟地黄（九制）四两，当归（酒蒸）四两，白芍（酒炒）三两，川芎（酒蒸）一两五钱，白术（陈土炒）四两，茺蔚子（酒蒸）四两，香附四两（醋、酒、生姜汁、盐水各炒一两），丹参（酒蒸）三两。

【用法】上研为末，以益母草八两，酒、水各半，熬膏，炼蜜为丸，如梧桐子大，每早服四钱，温开水送下。

【功效】补益气血，调经种子。

【主治】不孕症。

【来源】《大生要旨》

人参养血丸

【组成】人参、白茯苓、白术、川芎、白薇、藁本、甘草、厚朴、川白芷、牡丹皮、炮姜、延胡索、没药（别研）、北石脂（醋淬七次）、木香（不见火）、南芍药各一两，当归（酒浸）一两半，大艾叶（烧灰）四钱。

【用法】上为末，炼蜜为丸，一两作四丸，如弹子大，每服四丸，温酒嚼下。妇人不受孕，浓煎北枣汤送下。

【功效】养血安胎顺气。

【主治】不孕症。

【来源】《普济方》

❧ · 增损三才丸 · ❧

【组成】天冬（酒浸，去心）、熟地黄（酒蒸）、人参、远志（去心）、五味子、茯苓（酒洗）、鹿角（酥炙）。（一方加白马茎，酥炙。一方加附子，补相火不足。一方加麦冬，令人有力。一方加续断，以续筋骨。一方加沉香，暖下焦虚冷。）

【用法】上为细末，炼蜜杵千下为丸，如桐子大，每服五十丸，空心好酒下。

【功效】滋阴养血，调经养子。

【主治】不孕症。

【来源】《济阴纲目》

❧ · 千金保生丸 · ❧

【组成】防风、石膏（煅）、糯米、川椒（去目，炒出汗）、北黄芩、秦艽（去土）、厚朴（去皮）、贝母、北细辛、石斛（酒浸，蒸三次）、大豆黄卷（净，如无，以小黑豆代）各二两，白姜（炮）、火麻仁（炒，去壳）、甘草（炙）各一两，熟地黄（洗，酒蒸三次，焙）、当归各二两，没药（真者）一两半。

【用法】上为末，炼蜜为丸，如弹子大，每服空心用北枣四枚煎汤嚼下，一日二服，不可用酒下。

【功效】祛风散寒，滋阴活血，调经促孕。

【主治】不孕症。

【来源】《普济方》

❧ · 女宝丹 · ❧

【组成】当归（酒洗）六两，生地黄（酒蒸）六两，白芍（酒炒）三两，川芎（酒洗）三两，白术（漂净，土炒）六两，条黄芩（酒炒）四两，陈皮（炒）二两，阿胶（酒浸，熔蜜内）三两，香附（童便、盐、酒、醋四制）六两，砂仁（炒）二两。

【用法】上为末，另将益母草二斤半煎膏，和炼蜜及阿胶为丸，如梧桐子大，每服五钱，空心白汤送下。安胎用白蜜丸，不用益母膏。

【功效】调经种子，安胎保孕。

【主治】不孕症。

【来源】《医宗说约》

· 合欢丸 ·

【组成】当归、熟地黄各三两，茯苓、白芍各一两五钱，酸枣仁（炒）、远志肉（制）各一两，香附（酒炒）、炙甘草各八分。

【用法】上为末，炼蜜为丸，白汤送下。

【功效】养血调经，解郁安神。

【主治】气郁所致不孕症。

【来源】《叶氏女科证治》

· 郁金舒和散 ·

【组成】白芍一两，当归五钱，郁金、香附、神曲各一钱，枳壳三分，白术三钱，川芎二钱。

【用法】水煎服。

【功效】疏肝解郁。

【主治】肝气郁结所致不孕症。

【来源】《辨证录》

· 调经种玉汤 ·

【组成】当归身八钱，川芎四钱，熟地黄一两，香附（炒）六钱，白芍（酒炒）六钱，茯苓（去皮）四钱，陈皮三钱，吴茱萸（炒）三钱，牡丹皮三钱，延胡索三钱。

【用法】上锉，作四剂，每剂加生姜三片，水一碗半，煎至一碗，空心温服，滓再煎，临卧时服。经至之日服起，一日一服，药完经止，则当入房，必成孕矣，纵未成孕，经当对期，俟经来再服。

【功效】养血活血，行气调经。

【主治】不孕症。

【来源】《万氏妇人科》

苍附导痰丸1

【组成】苍术（制）二两，香附（童便浸）二两，陈皮（去白）一两半，天南星（炮，另制），枳壳（麸炒），半夏一两，川芎一两，滑石（飞）四两，白茯苓一两半，神曲（炒）一两。

【用法】上为末，姜汁浸蒸饼为丸，如梧桐子大，淡姜汤送下。

【功效】燥湿化痰，理气调经。

【主治】不孕症。原书用治"肥盛女人无子者"。

【来源】《广嗣纪要》

苍附导痰丸2

【组成】苍术、香附（童便制）、枳壳（麸炒）各二两，陈皮、茯苓各一两五钱，胆南星、甘草各一两。

【用法】共为末，姜汁和神曲为丸，淡姜汤下。

【功效】理气导痰。

【主治】妇人形肥，痰滞经闭所致不孕症。

【来源】《叶氏女科证治》

白芷暖宫丸

【组成】禹余粮（制）一两，干姜（炮）、芍药、白芷、川椒（制）、阿胶（蛤粉炒）、艾叶（制）、川芎各三分。

【用法】研为细末，炼蜜和丸，如梧桐子大，每服四十丸，米饮送下，或温酒、醋汤亦得。

【功效】暖血海，实冲任。

【主治】不孕症。原书用治"子宫虚弱，风寒客滞，因而断绪不成孕育"。

【来源】《妇人大全良方》

消脂膜导痰汤

【组成】半夏（姜制）、天南星（火炮）、橘红、枳壳（去瓤，麸炒）、茯苓、滑石（研细）各一钱，川芎、防风、羌活各五分，车前子七分。

【用法】上细切作一服，加生姜五片，水煎，空心服，以干物压之。

【功效】燥湿化痰，理气调经。

【主治】脂溢痰塞所致不孕症。

【来源】《济阴纲目》

植芝汤

【组成】当归（酒洗）一两，川芎七钱半，白芍一两，白术、半夏（汤泡）、香附、陈皮各一两，茯苓二两，甘草半两。

【用法】上锉，作十帖，每帖用生姜三片，水煎。

【功效】燥湿化痰，理气调经。

【主治】不孕症。原书用治"妇人肥盛无子，以身中有脂膜，

671

闭塞子宫也"。

【来源】《济阴纲目》

~·· 敦厚散 ·~

【组成】白术一两，半夏、人参各二钱，益智仁一钱，茯苓五钱，砂仁二粒。

【用法】水煎服。

【功效】燥湿化痰，理气调经。

【主治】脾虚湿盛所致不孕症。原书用治"妇人身体肥胖，痰多，不能受孕"。

【来源】《辨证录》

~·· 涤痰汤 ·~

【组成】当归一两，茯苓四两，川芎七钱五分，白芍、白术（土炒）、半夏（制）、香附、陈皮、甘草各一两。

【用法】上作十帖，每帖加生姜三片，水煎，吞涤痰丸。

【功效】豁痰清热，利气补虚。

【主治】形盛痰壅气虚，胞脉闭塞所致不孕症。

【来源】《医宗金鉴》

~·· 涤痰丸 ·~

【组成】白术（土炒）二两，半夏曲、川芎、香附各一两，神曲（炒）、茯苓各五钱，橘红四钱，甘草二钱。

【用法】上为末，粥为丸，每服八十丸。（涤痰汤送下）

【功效】燥湿化痰，理气调经。

【主治】形盛痰壅气虚，胞脉闭塞所致不孕症。

【来源】《医宗金鉴》

·加味地黄丸·

【组成】熟地黄四两，山茱萸、山药各二两，牡丹皮、白茯苓各一两五钱，泽泻、香附（童便浸三次）各一两。

【用法】上为末，炼蜜丸如梧子大，每服七十丸，白沸汤送下。

【功效】滋肾养血，调补冲任。

【主治】不孕症。原书用治"妇人经水不调，必不能受孕，即使受之，亦不全美"。

【来源】《医宗金鉴》

·大补丸·

【组成】天冬（去心）、麦冬（去心）、石菖蒲、茯苓、人参、益智仁、枸杞子、地骨皮、远志肉各等份。

【用法】上为细末，炼蜜为丸，如梧桐子大，空心酒下三十丸。

【功效】调经种子。

【主治】不孕症。原书用治"妇人瘦弱，多由血少不能受孕"。

【来源】《医宗金鉴》

·苁蓉菟丝子丸·

【组成】肉苁蓉一两三钱，覆盆子、蛇床子、川芎、当归、菟丝子各一两二钱，白芍一两，牡蛎（盐泥固煅）、海螵蛸各八钱，五味子、防风各六钱，条黄芩五钱，艾叶三钱。

【用法】上药为末，炼蜜为丸如桐子大，每服三四十丸，盐汤下，早、晚皆可服。

【功效】补肾益气，填精益髓。

【主治】不孕症属肾气虚者。

【来源】《医宗金鉴》

·调经丸·

【组成】香附（童便、酒、醋各浸一份，生一份，俱酒炒）半斤，川杜仲（姜汁炒）半斤，大川芎、白芍、当归（去尾）、怀生地黄、广陈皮、小茴香（酒炒）、延胡索（略炒）、肉苁蓉（酒浸）、旧青皮（麸炒）、天台乌药（炒）、枯黄芩（酒炒）、海螵蛸（酥炙）各四两。

【用法】上十四味足秤，真正好醋和面打糊为丸，如梧桐子大，每服百丸，空心好酒送下。

【功效】调经种子。

【主治】不孕症。

【来源】《证治准绳》

·加味香附丸·

【组成】香附（分四份，一份酒浸二宿捣碎炒，一份米醋浸同上，一份童便浸同上，一份用栀子四两煎浓汁浸同上）一斤，泽兰（净叶，酒洗）六两，海螵蛸（捣稍碎，炒）六两，当归（酒洗）四两，川芎三两，白芍（酒炒）四两，熟地黄（捣膏焙干）八两。

【用法】上为末，用浮小麦面、酒、醋、水打糊为丸，如绿豆大，每日早、晚两服，白汤、酒任下。忌食莱菔及牛肉、生冷。

【功效】理气解郁，调经养血。

【主治】不孕症。

【来源】《济阴纲目》

·大五补丸·

【组成】天冬（去心）、麦冬（去心）、菖蒲、茯苓、人参、益智仁、枸杞子、地骨皮、远志肉、熟地黄各等份。

【用法】上为细末，炼蜜丸，如桐子大，每服三十丸，空心酒下。

【功效】养阴益气，摄精调血。

【主治】血虚阴亏所致不孕症。

【来源】《济阴纲目》

·新定加味交感丸·

【组成】香附（去毛，水浸一昼夜，炒老黄色）半斤，菟丝子（制）一斤，当归（童便浸，晒干）、茯神（生研）各四两。

【用法】上为末，炼蜜为丸，梧桐子大，每服三钱，米汤送下，早、晚各一次。

【功效】补肾养肝。

【主治】不孕症。

【来源】《女科要旨》

·百子建中汤·

【组成】当归（酒洗）、南川芎、白芍（酒炒）、熟地黄（姜汁浸，焙）、真阿胶（蛤粉炒成珠）、蕲艾叶（醋煮）各二两。

【用法】上为细末，炼蜜丸，如桐子大，每服八十丸，空心白沸汤点醋少许下，内寒者，温酒下。

【功效】补肝肾，温胞宫。

【主治】不孕症。

【来源】《济阴纲目》

·加味养荣丸·

【组成】当归（酒浸）二两，芍药（煨）一两五钱，熟地黄（酒浸）二两，白术二两，川芎一两五钱，茯苓一两，人参一两，甘草（炙）五钱，黄芩（炒）一两五钱，香附（炒）一两五钱，麦冬（去心）一两，阿胶（炒）七钱，贝母一两，陈皮（去白）一两，黑豆（大者，炒，去皮）四十九粒。

【用法】上为细末，炼蜜丸，如桐子大，每服七八十丸，食前空心白汤、酒任下。

【功效】滋阴养血清热。

【主治】不孕症。

【来源】《摄生众妙方》

·益母胜金丹·

【组成】大熟地黄（砂仁酒拌，九蒸九晒）四两，当归（酒蒸）四两，白芍（酒炒）三两，川芎（酒蒸）一两五钱，丹参（酒蒸）三两，茺蔚子（酒蒸）四两，香附（醋、酒、姜汁、盐水各炒一两）四两，白术（陈土炒）四两。

【用法】以益母草八两，酒、水各半熬膏，和炼蜜为丸，每早开水下四钱。

【功效】补血活血，调经种子。

【主治】血虚所致不孕症。

【来源】《医学心悟》

·补天五子种玉丹·

【组成】大原生地黄（清水洗刷净，入瓦罐中，水煮一昼夜，再蒸，晒九次，焙干）八两，山茱萸（酒拌炒）四两，怀山药

（乳拌，蒸，晒）四两，牡丹皮（酒炒）三两，云茯苓（乳拌，蒸，晒）三两，泽泻（盐水炒）三两，当归身（酒炒）四两，怀牛膝（炒）二两，枸杞子（酒拌，蒸，炒）四两，五味子（炒）二两，覆盆子（盐水洗，晒，炒）三两，紫河车（甘草煎水浸洗净，挑去血筋，煮烂，打，或焙干，炒，磨）一具。

【用法】以上共为末，炼蜜为丸，每晨淡盐汤服四五钱。

【功效】生精益肾，养血种子。

【主治】不孕症。

【来源】《产科心法》

艾附丸

【组成】熟地黄五两，当归三两，白芍（酒炒）一两半，艾叶（醋炒）一两半，丁香一两，香附（酒炒）二两，木香一两，藿香一两半。

【用法】上为末，醋为丸，每服三钱，温酒送下。

【功效】温经养血，调经助孕。

【主治】血虚宫冷所致不孕症。

【来源】《医略六书》

夏桂成经验方

【组成】当归10克，赤芍10克，白芍10克，山茱萸10克，紫石英（先煎）10克，鹿角（先煎）10克，炒白术10克，醋柴胡6克。

【用法】上药在排卵后基础体温升高时服，至月经来潮停服。按常规煎服法服用，每日早、晚分服，3个月为1个疗程，一般用药1~4个疗程。

【功效】益肾健脾疏肝。

【主治】不孕症。

【来源】《中国当代名医验方选编·妇科分册》

·助孕汤1·

【组成】熟地黄15克，当归15克，炒白芍15克，川芎10克，吴茱萸6克，官桂3克，淫羊藿15克，仙茅6克，沉香5克，醋香附20克，炙甘草6克。

【用法】水煎服。

【功效】气血双补，益肾固冲。

【主治】身体素弱，脾虚血亏之不孕症。

【来源】《中国当代名医验方选编·妇科分册》

·助孕汤2·

【组成】党参20克，黄芪20克，熟地黄15克，当归10克，枸杞子10克，菟丝子20克，覆盆子10克，鹿角胶（烊化）10克，龟甲胶（烊化）10克，杜仲10克，巴戟天10克，紫石英15克，炙甘草6克。

【用法】水煎服。

【功效】温肾养肝，益气补血。

【主治】肝肾亏虚，气血不足所致不孕症。

【来源】《李莉妇科医论医话选》

·滋养肝肾抑抗汤·

【组成】知母10克，黄柏10克，生地黄12克，枸杞子15克，怀山药12克，女贞子15克，制黄精15克，炒当归10克，玄参10克，僵蚕15克，徐长卿30克，生甘草6克。

【用法】水煎服。

【功效】滋养肝肾，抑抗助孕。

【主治】肝肾阴虚之免疫性不孕症。症见不孕，月经多先期，经量偏少或多，经色红或黯红黏稠，腰腿酸软，口干咽燥，或头晕心悸，五心烦热，舌质红，苔少，脉细数或带弦。

【来源】《中国当代名医验方选编·妇科分册》

ᴥ·利湿化瘀抑抗汤·ᴥ

【组成】知母10克，黄柏10克，土茯苓9克，马鞭草30克，红花30克，败酱草30克，白花蛇舌草15克，炒当归10克，牡丹皮10克，柴胡6克，黄芩9克，茵陈30克，徐长卿30克，僵蚕15克，生甘草6克。

【用法】水煎服。

【功效】利湿化瘀，抑抗助孕。

【主治】湿阻血瘀之免疫性不孕症。症见不孕，经期尚准或先后不定，经色红，时夹血块，带下增多，色黄或气秽，质黏稠，小腹隐痛，以排卵期或经期为甚，或腰骶酸痛，口腻，小便色黄而短，舌质红，苔黄腻，脉细滑数或濡数。

【来源】《中国当代名医验方选编·妇科分册》

ᴥ·健肾助孕方·ᴥ

【组成】党参12克，云茯苓12克，炒白术10克，炒黄芩10克，川续断10克，炒杜仲10克，桑寄生12克，苎麻根12克，白芍10克，甘草3克。

【用法】水煎服。

【功效】益气健肾，柔肝缓急。

【主治】不孕症。

【来源】《海派中医蔡氏妇科》

❦· 加味八珍汤 ·❧

【组成】党参12克，白术15克，茯苓10克，当归10克，川芎10克，熟地黄20克，枸杞子15克，菟丝子15克，鹿角霜15克，龟甲20克，淫羊藿10克，川椒4.5克，香附10克，白芍12克，甘草10克。

【用法】水煎服。

【功效】养精血，温阳气，疏肝健脾，补肾调经。

【主治】不孕症。

【来源】《国家级名老中医用药特辑·妇科病诊治》

❦· 加味养精种玉汤 ·❧

【组成】熟地黄20克，当归10克，山茱萸10克，山药10克，枸杞子10克，白芍12克，牡丹皮12克，沙参12克，龟甲30克。

【用法】水煎服。

【功效】滋补肝肾，养血调经。

【主治】精亏血少所致不孕症。

【来源】《国家级名老中医用药特辑·妇科病诊治》

❦· 菟蓉合剂 ·❧

【组成】菟丝子15克，肉苁蓉10克，山药15克，熟地黄15克，枸杞子15克，续断10克，当归10克，淫羊藿10克，香附6克。

【用法】水煎服，每日1剂，月经周期第11天始服，连服5~10剂。

【功效】滋肾助阳。

【主治】肾虚所致不孕症。

【来源】《国家级名老中医用药特辑·妇科病诊治》

✎✐·调经活血合剂·✑✎

【组成】当归、茺蔚子各12克，赤芍、泽兰、茯苓各10克，川芎、香附各6克。

【用法】水煎服。

【功效】活血化瘀调经。

【主治】不孕症。

【来源】《国家级名老中医用药特辑·妇科病诊治》

✎✐·温肾暖宫合剂·✑✎

【组成】熟地黄、当归各12克，白芍、桑寄生、续断、肉苁蓉各10克，川芎、杜仲、炒艾叶、桂枝、牛膝各6克，草豆蔻3克。

【用法】水煎服，每日1剂，月经周期第11天始服，连服5~10剂。

【功效】温肾暖宫。

【主治】肾虚宫寒所致不孕症。

【来源】《国家级名老中医用药特辑·妇科病诊治》

✎✐·滋肾种子汤·✑✎

【组成】山茱萸9克，生地黄20克，女贞子20克，墨旱莲15克，紫河车9克，当归9克，白芍9克，枸杞子12克。

【用法】水煎服，每日1剂，连服3~6个月。在经后至排卵期前使用。

【功效】滋养肾阴。

【主治】不孕症。

【来源】《国家级名老中医用药特辑·妇科病诊治》

· 抗免助孕汤 ·

【组成】生地黄12克，熟地黄12克，菟丝子12克，淫羊藿15克，黄芪12克，泽泻12克，牡丹皮12克，知母12克，黄柏12克，茯苓12克，大血藤30克，生甘草6克，忍冬藤30克。

【用法】水煎服，每日1剂。服至月经来潮。

【功效】滋阴补肾，清解湿热。

【主治】肾阴虚为本，湿热为标，本虚标实之免疫性不孕症。

【来源】《国家级名老中医用药特辑·妇科病诊治》

· 补肾泄浊汤 ·

【组成】菟丝子、枸杞子、淫羊藿、金银花、紫花地丁、车前子（包）、牡丹皮、泽泻、川牛膝、怀牛膝各10克，薏苡仁20克，黄柏5克，生甘草9克。

【用法】水煎服，每日1剂，早、晚分服，连服2个月。

【功效】益肾化瘀，清热利湿。

【主治】肾虚、瘀滞、湿热之免疫性不孕症。

【来源】《国家级名老中医用药特辑·妇科病诊治》

· 化瘀通络汤 ·

【组成】当归、赤芍、川芎、桃仁、三棱、莪术、制香附、白芥子各10克，威灵仙、透骨草、忍冬藤各20克，木通、炙甘草各6克。

【用法】水煎服，早、晚分服，月经第16天至经期，每日1剂。

【功效】活血化瘀，通络助孕。

【主治】不孕症。

【来源】《国家级名老中医用药特辑·妇科病诊治》

·朱南孙经验方·

【组成】大熟地黄30克，当归15克，白芍15克，山茱萸15克，覆盆子15克，怀山药15克，桑椹15克，制黄精10克，石楠叶15克，巴戟天15克，淫羊藿15克，紫石英10克。

【用法】水煎服，每日1剂。连服2~3个月。

【功效】滋养肝肾，温宫助孕。

【主治】肝肾不足，冲任失调之不孕症。

【来源】《国家级名老中医用药特辑·妇科病诊治》

·补肾助孕方·

【组成】熟附子（先煎）6克，熟地黄15克，当归9克，枸杞子5克，鹿角霜15克，补骨脂12克，山药15克，肉苁蓉15克，益智仁9克。

【用法】水煎服。

【功效】温肾暖宫，益冲种子。

【主治】肾虚所致不孕症。

【来源】《中医妇科临证证治》

·开郁种子汤·

【组成】当归9克，白芍9克，郁金9克，青皮5克，香附9克，紫河车9克，柴胡9克，素馨花5克，丹参20克。

【用法】水煎服。

【功效】疏肝解郁，调冲种子。

【主治】肝郁所致不孕症。

【来源】《中医妇科临证证治》

❧ · 行滞化瘀种子方 · ❧

【组成】当归9克，川芎6克，赤芍9克，桃仁6克，红花6克，丹参15克，牡丹皮9克，香附9克，枳壳12克，郁金9克。

【用法】水煎服。

【功效】理气活血，化瘀种子。

【主治】血瘀所致不孕症。

【来源】《中医妇科临证证治》

❧ · 化瘀种子方 · ❧

【组成】小茴香3克，干姜3克，延胡索6克，当归9克，川芎3克，肉桂（焗）1克，蒲黄（包）6克，五灵脂6克，吴茱萸3克，艾叶6克。

【用法】水煎服。

【功效】温通化瘀种子。

【主治】寒凝血瘀所致不孕症。

【来源】《中医妇科临证证治》

❧ · 益气化瘀种子汤 · ❧

【组成】党参15克，黄芪15克，白术9克，炙甘草6克，当归9克，川芎6克，鸡血藤30克，丹参20克，赤芍12克。

【用法】水煎服。

【功效】活血化瘀，益气种子。

【主治】气虚血瘀所致不孕症。

【来源】《中医妇科临证证治》

·清冲种子汤·

【组成】黄柏9克，败酱草20克，白花蛇舌草20克，板蓝根20克，忍冬藤20克，牡丹皮12克，车前子（包）12克，茵陈蒿15克，佩兰9克。

【用法】水煎服。

【功效】清热利湿，清冲种子。

【主治】湿热蕴结所致不孕症。

【来源】《中医妇科临证证治》

·疏育种子汤·

【组成】柴胡10克，赤芍10克，白芍12克，制香附12克，全当归15克，山茱萸12克，淫羊藿12克，菟丝子15克，巴戟天12克，大熟地黄10克，紫石英30克，紫河车10克，小茴香6克。

【用法】水煎服。

【功效】温肾疏肝，调冲暖宫。

【主治】肾虚肝郁所致不孕症。

【来源】《姚寓晨妇科证治选萃》

·调冲促孕汤·

【组成】当归10克，熟地黄10克，白芍10克，川芎10克，太子参10克，巴戟天10克，肉苁蓉10克，菟丝子10克，枸杞子

10克，淫羊藿10克，山茱萸10克，覆盆子10克，制何首乌10克，山药15克，紫河车粉3克，鹿角霜10克。

【用法】水煎服。

【功效】调冲促孕。

【主治】不孕症。伴见月经失调，月经先后不准，血量乍多乍少。

【来源】《中国当代名医验方选编·妇科分册》

·降脂助孕汤·

【组成】法半夏12克，茯苓15克，橘红10克，胆南星10克，炒白芥子6克，醋香附15克，泽泻30克，酒当归15克，川芎10克，小茴香15克，生蒲黄（包煎）10克，乌药15克，益母草30克，炮姜6克，紫油桂6克，炙甘草6克。

【用法】水煎服。月经来前服7剂，月经第一天服1剂，第二天服1剂。经后嘱外用大粒盐熨小腹，每晚40分钟，共10天。

【功效】降脂助孕。

【主治】不孕症伴超重。

【来源】《中国当代名医验方选编·妇科分册》

·宫冷助孕汤·

【组成】酒当归15~30克，川芎6~10克，赤芍10~15克，炒桃仁10克，生蒲黄（包煎）10克，炒五灵脂10克，醋香附10~15克，醋延胡索15~30克，紫油桂粉（冲服）3~5克，炒艾叶10克，小茴香10~20克，炮姜6~10克，辽细辛3~6克，香白芷10~15克，益母草15~30克，炙甘草6克。

【用法】水煎服。根据血瘀和宫冷的情况，月经色、量和多少，酌情加减活血和暖宫药。

【功效】温经散寒，活血化瘀，暖宫助孕。

【主治】不孕症属宫冷宫寒者。

【来源】《中国当代名医验方选编·妇科分册》

·麟珠丸·

【组成】鹿角10克，淫羊藿12克，菟丝子24克，覆盆子24克，细辛6克，炙蜂房10克，当归12克，川芎9克，枸杞子9克，巴戟天9克，石楠叶12克，紫石英24克，蛇床子12克，韭菜子12克，紫河车（吞服）3克。

【用法】上药研末，炼蜜为丸如弹子大，月经净后每日1粒，淡盐汤送下。或水煎服，每日1剂，均连服10天。

【功效】温肾填精，调经种子。

【主治】不孕症属肾阳不足者。

【来源】《中国当代名医验方选编·妇科分册》

·王氏调经种玉汤·

【组成】当归身15克，川芎6克，炒白芍12克，熟地黄18克，香附6克，延胡索9克，陈皮6克，牡丹皮8克，云茯苓10克，官桂5克，吴茱萸4克，益母草10克，川牛膝6克，甘草3克。

【用法】水煎服。

【功效】养血补血，温经散寒，行气化瘀。

【主治】血虚寒凝瘀滞之不孕症。

【来源】《全国中医妇科流派名方精粹》

·怡情解郁汤·

【组成】生地黄10克，白芍10克，玉竹10克，枸杞子10克，八月札9克，川楝子9克，合欢皮10克，绿萼梅9克，麦冬10克。

【用法】水煎服。

【功效】疏郁调肝，怡情和血。

【主治】肝郁所致不孕症。

【来源】《中国当代名医验方选编·妇科分册》

·温脾益肾汤·

【组成】酒炒当归、制香附、狗脊、炒川续断、菟丝子、淫羊藿、炒牛膝、炒莪术各9克，炒赤芍、焦白术各6克，煨木香3克，姜炭、小茴香各2.4克，炒延胡索、炙桂枝各1.5克。

【用法】水煎服。

【功效】温脾益肾，补肾助阳。

【主治】脾肾阳虚，冲任亏损所致不孕症。

【来源】《上海老中医经验选编》

·通卵受孕种育丹·

【组成】当归9克，炒蒲黄（包）9克，五灵脂9克，荔枝核6克，干姜3克，川芎6克，延胡索6克，赤芍6克，官桂3克，炒小茴香3克。

【用法】水煎服。

【功效】温脾固肾，疏气暖宫。

【主治】不孕症属肝气郁结，脾肾虚寒，或心气不舒，腰脐不利，胞宫经脉受阻者。

【来源】《中国当代名医验方选编·妇科分册》

·益阳渗湿汤·

【组成】熟地黄30克，山药30克，白术30克，茯苓30克，泽泻20克，枸杞子30克，巴戟天30克，菟丝子30克，肉桂20克，附子（先煎）20克，鹿角胶30克，补骨脂30克，陈皮10克，甘草20克。

【用法】水煎服。

【功效】益阳渗湿。

【主治】不孕症。伴见月经量少，色清稀，白带绵绵，腰酸腿软，四肢不温，大便溏薄，头眩健忘。

【来源】《中国当代名医验方选编·妇科分册》

∽ 逍遥助孕汤 ∾

【组成】香附、郁金、当归、茯苓、合欢皮、婆罗子、路路通各9克，白术、白芍、陈皮各6克，柴胡2.4克。

【用法】本方于经前乳胀时服用，至经来1~2天即停服，下次经前再服。

【功效】疏肝解郁，健脾养血。

【主治】不孕症属肝气郁滞者。

【来源】《上海老中医经验选编》

∽ 调节免疫方（汤剂）∾

【组成】制龟甲30克，制鳖甲30克，人参9克，黄芪18克，淫羊藿18克，枸杞子15克，女贞子15克，制何首乌15克，麦冬12克，白芍15克，黄芩9克，丹参30克，徐长卿9克，薏苡仁30克，制黄精15克。

【用法】每日1剂，水煎服，连服30剂为1个疗程，根据病情连服2~3个疗程，或更长时间。

【功效】调经助孕。

【主治】免疫性不孕症。

【来源】《中国当代名医验方选编·妇科分册》

·调节免疫方（丸药）·

【组成】制龟甲90克，制鳖甲90克，人参45克，黄芪60克，当归45克，白术30克，茯苓30克，紫河车粉45克，淫羊藿45克，枸杞子45克，女贞子45克，制何首乌30克，白芍45克，赤芍30克，丹参60克，麦冬30克，五味子20克，金银花45克，薏苡仁60克。

【用法】一料加等量蜜为丸，每丸9克，每次2丸，每日3次，或水泛为丸，每次10克，每日3次。一料可服1个月左右，根据病情连服2~3个疗程，或更长时间。

【功效】调经助孕。

【主治】免疫性不孕症。

【来源】《中国当代名医验方选编·妇科分册》

·周鸣岐经验方·

【组成】紫石英10克，醋柴胡10克，制香附15克，炒白芍20克，酒当归15克，合欢皮10克，生麦芽20克，制何首乌15克，丹参15克，山药30克，炙甘草5克。

【用法】水煎服。

【功效】调经种子。

【主治】不孕症。

【来源】《中国当代名医验方选编·妇科分册》

·调经种子汤·

【组成】淫羊藿30克，益母草30克，玫瑰花10克，丹参30克，川续断30克，当归15克，杭白芍30克，枸杞子30克，莳萝子10克，紫河车9克，炒白术30克，乌药10克，炙甘草10克。

【用法】水煎服。

【功效】补肾暖宫，调经种子。

【主治】肾虚宫寒，血虚血瘀之不孕症。

【来源】《常青内妇科临证精华》

❧ · 双补毓麟丹 · ❧

【组成】紫河车15克，鹿角胶（烊化）10克，淡菜25克，人参5~15克，蛇床子10克，熟地黄30克，山茱萸10克，菟丝子30克，全当归15克，酒白芍15克，枸杞子15克，丹参15克，砂仁10克。

【用法】水煎服。

【功效】温肾益气，填精养血，调补冲任。

【主治】先天亏损，肾中精气不足，冲任胞脉失养之不孕症。

【来源】《中国当代名医验方选编·妇科分册》

❧ · 驱痰种玉汤 · ❧

【组成】半夏20克，茯苓30克，淫羊藿10~20克，桂枝10克，砂仁10克，香附15克，苍术15克，川芎10克，干姜5克，益母草50克，薏苡仁20克，橘红10克。

【用法】水煎服。

【功效】利湿驱浊。

【主治】不孕症伴肥胖。

【来源】《中国当代名医验方选编·妇科分册》

·清带种子汤·

【组成】生地榆20~30克，金银花60~80克，鱼腥草15克，蒲公英25克，盐黄柏15克，当归15克，川芎10克，丹参15克，延胡索10克，薏苡仁20克，生甘草10克。

【用法】水煎服。

【功效】清带种子。

【主治】不孕症属痰湿久滞，蕴毒化热，或体内蕴湿化热，下趋胞脉，每使肾胞冲任损伤，致血气不畅，胞络闭阻者。伴见少腹隐胀坠痛，或经行不调，带下黄白浊秽量多，口苦胸闷，舌红，苔黄腻，脉弦滑数等。

【来源】《中国当代名医验方选编·妇科分册》

·通管汤·

【组成】当归9克，熟地黄9克，赤白芍各9克，川芎9克，桃仁12克，红花9克，生茜草9克，海螵蛸12克，制香附12克，路路通9克，石菖蒲9克，生薏苡仁12克，败酱草15克，大血藤15克。

【用法】水煎服。

【功效】活血化瘀，理气通络。

【主治】盆腔炎引起的输卵管阻塞性不孕症（经输卵管造影明确者）。

【来源】《中国当代名医验方选编·妇科分册》

·通脉大生丸·

【组成】杜仲30克，续断30克，菟丝子60克，桑寄生30克，艾叶24克，砂仁15克，茯苓24克，山药24克，何首乌24克，鹿

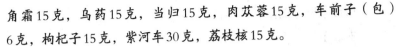

角霜15克，乌药15克，当归15克，肉苁蓉15克，车前子（包）6克，枸杞子15克，紫河车30克，荔枝核15克。

【用法】以上诸药，共研细末，炼蜜为丸，每丸重3克，每日早、晚各服1丸，开水送下。

【功效】补肾气，益精血，通脉络。

【主治】不孕症。伴见经期延后，量少色淡，或闭经，崩漏，白带清稀，腰酸痛，小腹冷，夜尿多，面色晦暗。

【来源】《中国当代名医验方选编·妇科分册》

温肾益精汤

【组成】炒党参12克，炙黄芪20克，当归10克，山茱萸10克，仙茅10克，淫羊藿15克，巴戟天10克，补骨脂10克，菟丝子10克，覆盆子10克，肉苁蓉10克，续断10克，锁阳15克，煅阳起石15克，熟地黄12克，大枣10克，炙甘草6克，金刚丸（吞）9克。

【用法】经净后每日1剂，连服4剂，月经周期第14天排卵再服4剂。

【功效】温肾填精，调理脾胃。

【主治】肾阳不足或脾肾两虚之不孕症。

【来源】《全国中医妇科流派名方精粹》

石英毓麟汤

【组成】紫石英15~30克，淫羊藿15~30克，川椒1.5克，菟丝子9克，肉桂6克，续断15克，当归12~15克，白芍9克，川芎6克，枸杞子9克，赤芍9克，川牛膝15克，香附9克，牡丹皮9克。

【用法】水煎服，每日1剂，分2次服，连服3天停药1天，至基础体温升高3天停药。

【功效】温肾助阳，调经助孕。

【主治】不孕症。

【来源】《中国当代名医验方选编·妇科分册》

·通任种子汤·

【组成】香附9克，丹参30克，赤芍9克，白芍9克，桃仁9克，连翘12克，小茴香6克，当归12克，川芎9克，延胡索15克，莪术9克，皂角刺9克，炙甘草6克。

【用法】水煎服，每日1剂，分2次服，连服3天停药1天，经期停药。

【功效】活血祛瘀，消肿止痛。

【主治】不孕症属气滞血瘀或寒凝血瘀者。

【来源】《中国当代名医验方选编·妇科分册》

·温润填精汤·

【组成】党参15克，白术12克，茯苓15克，甘草6克，当归10克，川芎9克，香附12克，熟地黄20克，白芍15克，枸杞子15克，菟丝子15克，鹿角胶15克，川椒6克，紫河车30克。

【用法】水煎服。

【功效】温肾填精，调补冲任，补气养血。

【主治】肾阳不足，冲任脉虚之不孕症。

【来源】《中国当代名医验方选编·妇科分册》

·嗣育丹·

【组成】当归30克，熟地黄30克，川芎15克，炒白芍15克，醋香附30克，沉香6克，云茯苓20克，苍术15克，紫河车15克，巴戟天30克，淫羊藿30克，菟丝子20克，砂仁6克。

【用法】上药可作汤剂，每隔1~2日1剂，间断口服。也可研为细末，炼蜜为丸，每丸重9克，每次2丸，每晚1次，连服3个月为1个疗程。一般于经净后3日用药，经前1周停药。

【功效】补肾精，养血，调经温宫，健脾行瘀。

【主治】冲任虚损之不孕症。

【来源】《中国当代名医验方选编·妇科分册》

·暖宫促孕汤·

【组成】艾叶15克，香附10克，吴茱萸10克，当归10克，川芎10克，熟地黄15克，赤芍15克，川续断15克，肉桂5克，黄芪15克，狗脊15克，桑寄生15克，小茴香5克，天台乌药10克。

【用法】水煎服。

【功效】暖宫促孕。

【主治】肾阳虚衰，胞宫寒冷所致不孕症。伴见经少后错，或兼有痛经。

【来源】《中国当代名医验方选编·妇科分册》

·姚氏新加五子汤·

【组成】女贞子15克，菟丝子15克，茺蔚子15克，覆盆子10克，车前子（包）10克。

【用法】水煎服。

【功效】滋水涵木，益阴填精，通络调经，活血清利。

【主治】不孕症。

【来源】《全国中医妇科流派名方精粹》

ᴥ·逐瘀助孕汤·ᴥ

【组成】牡丹皮15克，赤芍20克，柴胡15克，黄芩20克，香附20克，延胡索15克，金银花50克，连翘20克，海藻20克，牡丹花50克，皂角刺15克，牛膝20克。

【用法】经前10~14天开始服用，每日1剂，服至月经第2天。

【功效】逐瘀助孕。

【主治】血瘀气滞之不孕症，夹热者多，夹寒者少。

【来源】《中国当代名医验方选编·妇科分册》

ᴥ·补肾泻浊汤·ᴥ

【组成】菟丝子、枸杞子、淫羊藿、金银花、紫花地丁、车前子（包）、牡丹皮、泽泻、川牛膝、怀牛膝各10克，薏苡仁20克，黄柏5克，生甘草9克。

【用法】水煎服。

【功效】补肾泻浊。

【主治】免疫性不孕症。

【来源】《中国当代名医验方选编·妇科分册》

ᴥ·消瘤汤·ᴥ

【组成】桂枝15克，茯苓15克，赤芍15克，桃仁15克，牡丹皮12克，皂角刺30克，卷柏15克，三棱15克，莪术15克，丹参25克，水蛭15克。

【用法】水煎服。樟脑适量外敷。

【功效】清热活血化瘀，消癥散结止痛。

【主治】血瘀热结之不孕症（输卵管阻塞）。

【来源】《全国中医妇科流派名方精粹》

❦·双阻汤·❧

【组成】金银花10克，连翘9克，红花10克，大血藤10克，当归10克，白芍10克，莪术10克，三棱10克，紫花地丁10克，积雪草10克，牡丹皮10克，石见穿10克，蜀羊泉10克，甘草5克。

【用法】水煎服。

【功效】清利湿热，活血化瘀，行气通络。

【主治】经期或产褥期摄生不慎，湿热邪毒下侵入胞宫、胞脉，或创伤后胞宫、胞络瘀浊内阻，气血运行不畅，冲任失畅，胞宫失养所致不孕症。

【来源】《全国中医妇科流派名方精粹》

❦·疏肝消滞种玉汤·❧

【组成】北柴胡12克，炒白术12克，白芍18克，川楝子18克，当归15克，川芎15克，香附12克，党参15克，茯苓15克，苍术15克，陈皮12克，丹参15克，月季花10克，益母草15克，桂枝10克，甘草6克。

【用法】水煎服。

【功效】疏肝活血消滞，益气助孕。

【主治】肝郁气滞，气虚痰瘀所致不孕症。常表现为月经初潮延迟，月经稀发或闭经，量少色黯红，夹小血块，情绪忧郁，胸闷乳胀，经前加重，疲乏倦怠，或纳谷不香。

【来源】《丁启后妇科经验》

❦·六子斑龙汤·❧

【组成】枸杞子12克，菟丝子18克，五味子6克，覆盆子

9克，车前子（包）10克，女贞子15克，川牛膝12克，香附12克，龟甲胶12克，鹿角胶12克，阿胶12克，人参9克，黄芪30克，茯苓12克，砂仁5克。

【用法】水煎服。

【功效】温肾健脾，化痰祛瘀。

【主治】脾肾亏虚所致不孕症。

【来源】《全国中医妇科流派名方精粹》

·橘核通管汤·

【组成】党参12克，黄芪15克，金银花15克，连翘9克，川楝子6克，橘核6克，厚朴9克，枳实9克，延胡索9克，海藻6克，昆布6克，木香9克，泽泻9克，桃仁9克，肉桂6克，路路通9克，干地龙9克。

【用法】水煎服。

【功效】活血化瘀，清热利湿。

【主治】湿热郁结所致输卵管阻塞性不孕症。

【来源】《全国中医妇科流派名方精粹》

·益肾助孕汤·

【组成】当归9克，生地黄9克，熟地黄9克，黄精12克，玉竹9克，北沙参9克，制何首乌12克，杜仲12克，桑寄生12克，丹参9克，巴戟天9克，菟丝子（包）12克。

【用法】水煎服。

【功效】滋水涵木，益肾助孕。

【主治】不孕症属肝旺肾虚，水火不济者。

【来源】《国家级名医秘验方》

❧· 通络煎 ·❧

【组成】柴胡10克，赤芍10克，枳实10克，生甘草10克，丹参30克，路路通15克，生黄芪30克。

【用法】水煎服。

【功效】疏肝理气，活血通络。

【主治】肝郁血瘀所致输卵管阻塞性不孕症。

【来源】《国家级名医秘验方》

❧· 健脾祛湿疏肝汤 ·❧

【组成】当归10克，川芎6克，白芍10克，土茯苓20克，白术10克，泽泻10克，鸡血藤20克，丹参15克，槟榔10克，苍耳子10克，补骨脂10克。

【用法】水煎服。

【功效】健脾祛湿，养血疏肝。

【主治】不孕症属湿邪阻滞，脾虚肝郁者。

【来源】《国家级名医秘验方》

❧· 输卵管积水方 ·❧

【组成】黄芪15~30克，当归15克，川芎15克，路路通15克，桂枝12克，赤芍15克，延胡索15克，泽泻15克，木通12克，皂角刺12克。

【用法】水煎服。

【功效】益气活血通络，温通消水散积。

【主治】气滞、血瘀、水湿三者互为因果所致输卵管积水性不孕症。症见少腹胀坠疼痛，经行腹痛，色黯有块，继发不孕或婚久不孕，常神疲乏力，郁郁寡欢。

【来源】《丁启后妇科经验》

～· 促排卵助孕方 ·～

【组成】熟地黄15克，山茱萸12克，山药15克，菟丝子15克，当归15克，川芎15克，覆盆子15克，阿胶15克，香附15克，川楝子15克。

【用法】水煎服。

【功效】滋补肝肾，养血疏肝，调经助孕。

【主治】肝肾亏虚，精血不足，气机不畅所致不孕症。症见月经先期，经期延长，或月经先后无定期，或月经量少，婚久不孕或曾孕育过不孕，伴见腰膝酸软，头晕耳鸣，倦怠乏力，经来乳房胸胁胀痛。

【来源】《丁启后妇科经验》

～· 活血通络助孕汤 ·～

【组成】黄芪15克，生地黄15克，当归15克，川芎15克，桃仁15克，路路通15克，三棱15克，莪术15克，香附15克，枸杞子15克，菟丝子15克，覆盆子15克，红花10克，皂角刺15克，怀牛膝15克，川楝子15克。

【用法】水煎服。

【功效】活血行气，祛瘀通络，益气助孕。

【主治】不孕症。症见不孕，月经周期正常或推后，经量尚可，经色黯红，有血块，经来腰腹胀刺痛，常块下痛减，经前乳房胀痛。

【来源】《丁启后妇科经验》

～· 温阳化瘀助孕方 ·～

【组成】党参15克，炒白术15克，苍术15克，桂枝15克，当归15克，川芎12克，法半夏12克，香附12克，茯苓15克，薏苡仁15克，陈皮12克，淫羊藿15克，巴戟天15克，吴茱萸5克，甘草6克。

【用法】水煎服。

【功效】温补脾肾，化痰除湿，调经助孕。

【主治】脾肾阳虚，水湿不化，痰湿阻胞所致不孕症。症见婚久不孕或曾孕育过不孕，月经不调，经色淡黯有血块，经来小腹冷隐作痛，带下清稀量多，腰膝酸软，精神萎靡，面浮肢肿，畏寒肢冷，或体形肥胖，大便稀溏。

【来源】《丁启后妇科经验》

～•· 益气祛瘀通管汤 ·•～

【组成】黄芪30克，郁金10克，当归12克，茯苓12克，川芎10克，香附10克，丹参15克，泽泻15克，细辛3克，路路通15克，皂角刺10克，大血藤20克，甘草6克。

【用法】水煎服。

【功效】益气活血化湿，疏通脉络消瘀。

【主治】不孕症。

【来源】《黎志远妇科经验选编》

～•· 泻火达衡汤 ·•～

【组成】黄柏15克，栀子15克，茵陈12克，桃仁10克，石韦30克，甘草10克。

【用法】每日1剂，煎熬3次，每次煎沸30分钟，共300毫升，分3次服。连续服药3个月，若复查阳性抗体未转阴，可再服3个月。服药过程中受孕而相关抗体尚未转阴者，可去方中桃仁续服。

【功效】清热利湿，活血化瘀。

【主治】免疫性不孕症。

【来源】《王成荣妇科经验集》

·促排卵方·

【组成】桃仁12克，红花12克，赤芍12克，川芎15克，三棱12克，莪术12克，醋延胡索18克，柴胡12克，香附12克，路路通12克，生黄芪30克，当归12克。

【用法】水煎服。

【功效】行气活血，化瘀通络。

【主治】气滞血瘀所致不孕症。症见婚久不孕，基础体温呈典型或不典型双相（高温期上升缓慢，持续时间短），平素情绪不稳定，经前乳房胀痛，舌质暗，或边有瘀斑、瘀点，苔白，脉沉弦而细涩。

【来源】《刘瑞芬妇科经验集》

·健脾温肾汤·

【组成】党参10~20克，炒白术12克，茯苓10克，怀山药10克，川续断10克，菟丝子10克，紫石英（先煎）10克，煨木香6~9克，神曲10克，杜仲9克。

【用法】水煎服。

【功效】健脾益气，温阳补肾。

【主治】脾肾不足之不孕症。伴见月经后期，经量或多或少，色淡红，或有烂肉样血块，神疲纳呆，畏寒腰酸，小腹有冷感，腹胀，大便易溏等。

【来源】《妇科方药临证心得十五讲》

⁓·　刘瑞芬经验方　·⁓

【组成】 紫石英（先煎）60克，淫羊藿18克，枸杞子12克，熟地黄18克，当归12克，续断30克，菟丝子18克，山药18克，茯苓15克，柴胡12克，醋香附12克，川牛膝15克，红花12克，牡丹皮12克，黄芩12克，麦冬12克，木香12克，陈皮12克，炙甘草6克。

【用法】 水煎服。

【功效】 补肾益精，养血调经。

【主治】 肾气虚之不孕症。症见婚久不孕，经量少，色淡暗，头晕耳鸣，腰膝酸软，精神疲倦，或性欲淡漠，夜尿多，眼眶暗，面部暗斑，或环唇暗，舌质淡暗，苔白，脉沉细，两尺尤甚。

【来源】 《刘瑞芬妇科经验集》

⁓·　滋肾生肝饮加减　·⁓

【组成】 当归、白芍、山药、山茱萸、生地黄、牡丹皮、茯苓、泽泻各10克，柴胡、五味子各5克，白术10克。

【用法】 水煎服。

【功效】 滋阴养血，清肝宁心。

【主治】 不孕症属心肝郁火者。

【来源】 《夏桂成实用中医妇科学》

⁓·　温经汤加减　·⁓

【组成】 当归、川芎、芍药各10克，肉桂（后下）5克，莪术、川牛膝各10克，党参15克，甘草5克。

【用法】 水煎服。

【功效】 温经散寒，活血化瘀。

【主治】不孕症属血瘀兼寒湿者。

【来源】《夏桂成实用中医妇科学》

知柏地黄丸合左归饮

【组成】生熟地黄各12克，山茱萸12克，怀山药12克，泽泻10克，牡丹皮10克，知母10克，黄柏6克，枸杞子10克，菟丝子10克，当归10克，赤白芍各10克。

【用法】水煎服，每日1剂，分2次服。

【功效】补养肝肾，滋阴降火。

【主治】不孕症属肝肾阴虚者。

【来源】《夏桂成实用中医妇科学》

女科妇宝丹

【组成】当归三两，川芎二两，艾绒二两，白芍二两，香附（制）三两，阿胶二两，熟地黄四两。

【用法】共为末，阿胶化烊，炼蜜为丸，每服三四钱，开水送下。

【功效】补血调经。

【主治】气血不调所致不孕症。伴见经水愆期，带下淋浊。

【来源】《中华医学大辞典》

助孕汤

【组成】月季花6克，玫瑰花6克，丹参15克，当归9克，生地黄9克，白芍9克，柴胡6克，香附9克，紫苏梗6克，桔梗6克，淫羊藿9克，鹿衔草9克。

【用法】水煎服。或制成丸药服。

【功效】调经助孕。

【主治】不孕症。伴见月经不调。

【来源】《临证医案医方》

·益阳渗湿汤·

【组成】熟地黄10克，山药10克，白术10克，茯苓10克，泽泻8克，枸杞子10克，巴戟天10克，菟丝子10克，肉桂5克，制附子5克，鹿角胶10克，补骨脂10克，陈皮8克，甘草6克。

【用法】附子先煎45分钟，再入其余药物。水煎服，每日2次，每日1剂。

【功效】养血调经，益阳渗湿。

【主治】不孕症属肾阳虚者。

【来源】《百灵妇科》

·温肾种子汤·

【组成】艾叶12克，香附9克，当归9克，川芎9克，熟地黄15克，吴茱萸9克，赤芍15克，川续断12克，肉桂6克，黄芪15克，狗脊12克，桑寄生15克，乌药9克，小茴香4克。

【用法】水煎服。

【功效】益肾暖宫，温经散寒。

【主治】不孕症。伴见月经后期，量少色淡。

【来源】《首批国家级名老中医效验秘方精选》

·调经助孕汤·

【组成】熟地黄25克，当归15克，川芎15克，白芍15克，五味子15克，枸杞子15克，覆盆子12克，菟丝子25克，车前子

（包）25克，仙茅25克，淫羊藿25克，紫河车10克。

【用法】水煎服。

【功效】温肾助阳暖宫，填精助孕。

【主治】肾阳虚所致不孕症。

【来源】《全国中医妇科流派名方精粹》

·二紫赞育汤·

【组成】紫河车10克，紫石英30克，菟丝子30克，淫羊藿15克，枸杞子20克，熟地黄20克，丹参30克，香附15克，砂仁6克，川牛膝15克。

【用法】水煎服。

【功效】补肾滋肾，理气活血，调经助孕。

【主治】肾虚所致不孕症。

【来源】《全国中医妇科流派名方精粹》

·调肝种子汤·

【组成】广木香10克，当归10克，柴胡3克，香附3克，紫河车9克，羌活9克，益母草9克，白芍9克。

【用法】水煎服。月经后第10~15天服本方4~6剂。

【功效】疏肝解郁，养血调经。

【主治】不孕症属肝郁者。

【来源】《首批国家级名老中医效验秘方精选》

·排卵汤·

【组成】柴胡6克，赤芍10克，白芍10克，鸡血藤10克，益母草10克，泽兰10克，苏木10克，刘寄奴10克，怀牛膝10克，生蒲黄（包）10克，女贞子10克，覆盆子10克，菟丝子10克，枸杞子10克。

【用法】水煎服，凭基础体温，低相服3~6剂，至高相3天即可停药。

【功效】补肾调经，燮理阴阳。

【主治】不孕症。

【来源】《首批国家级名老中医效验秘方精选》

✦ 四妙丸加味 ✦

【组成】苍术、牛膝、黄柏、薏苡仁、泽泻、茯苓、艾叶各9克，大血藤、败酱草各15~30克，制香附、车前草各6克。

【用法】水煎服。

【功效】清热燥湿，活血调经。

【主治】不孕症属湿热者。

【来源】《夏桂成实用中医妇科学》

✦ 归芍地黄汤加减 ✦

【组成】炒当归、白芍、怀山药、牡丹皮、茯苓各10克，山茱萸8克，泽泻10克，女贞子12克，怀牛膝10克。

【用法】水煎服。

【功效】滋阴养血生精。

【主治】不孕症属阴虚者。

【来源】《夏桂成实用中医妇科学》

✦ 补天五子种玉丹加味 ✦

【组成】熟地黄、山茱萸、当归身、枸杞子、女贞子、牡丹皮、茯苓、泽泻、覆盆子、山药、怀牛膝、杜仲、五味子、紫河车、巴戟天各10克。

【用法】水煎服。

【功效】滋阴助阳养精。

【主治】不孕症属阴阳两虚偏阳虚者。

【来源】《中医临床妇科学》

❧ 补肾解郁汤 ❧

【组成】当归、赤白芍、山药、山茱萸、熟地黄、牡丹皮、茯苓、菟丝子各10克，紫石英15克，制香附9克，柴胡5克，钩藤（后下）12克，栀子9克。

【用法】基础体温呈高温相时服用，每日1剂，分2次服。

【功效】补肾助阳，温肝解郁。

【主治】不孕症属肾阴虚兼郁火者。

【来源】《夏桂成实用中医妇科学》

❧ 红藤败酱散 ❧

【组成】大血藤、败酱草、延胡索、木香、当归、赤芍、薏苡仁、山楂各10克，乳香、没药各6克。

【用法】水煎服。

【功效】清热利湿，活血化瘀。

【主治】不孕症属血瘀兼湿热者。

【来源】《中医临床妇科学》

❧ 蠲痛种子汤 ❧

【组成】丹参30克，当归30克，香附15克，白芍15克，补骨脂10克，桃仁10克，延胡索10克，川楝子10克，川芎10克，川牛膝10克，五灵脂10克，制没药6克，木香6克，炮姜6克。

【用法】水煎服，于经前服药3~5剂，痛经程度较重而又月经量偏少者，可于经前服药8剂。

【功效】理气活血，温肾暖宫。

【主治】气滞血寒血瘀之不孕症伴痛经。

【来源】《全国中医妇科流派名方精粹》

右归丸加减

【组成】熟地黄15克，山药20克，山茱萸15克，砂仁6克，炒白术15克，仙茅6克，川续断15克，何首乌20克，巴戟天6克，菟丝子15克，桑寄生20克，当归12克，党参15克，白芍12克，生甘草10克，香附10克，赤芍15克，无柄赤灵芝15克。

【用法】水煎服。

【功效】温补肾阳。

【主治】不孕症属肾阳不足者。

【来源】《魏雅君妇科临床证治》

四逆散合右归丸加减

【组成】柴胡6克，枸杞子15克，青皮6克，炒麦芽15克，川续断25克，桑寄生15克，熟地黄15克，党参15克，怀山药30克，山茱萸15克，当归15克，白芍20克，炒白术15克，枸杞子15克，赤灵芝15克，菟丝子15克，淫羊藿10克，肉桂5克，制何首乌15克，巴戟天10克，砂仁（后下）6克。

【用法】水煎服。

【功效】疏肝解郁，温补肾气。

【主治】肝气郁滞，肾气不足之不孕症。

【来源】《魏雅君妇科临床证治》

❧· 过敏煎合补中益气汤加减 ·❧

【组成】炒杜仲10克，川续断10克，银柴胡10克，白芍10克，乌梅10克，生地黄15克，紫草15克，当归10克，生黄芪15克，生白术10克，牡丹皮12克，太子参15克，生甘草6克。

【用法】水煎服。嘱患者治疗期间避孕。

【功效】补肾化瘀，清热利湿。

【主治】肾气不足，湿热瘀互阻之不孕症。

【来源】《魏雅君妇科临床证治》

❧· 魏雅君经验方1 ·❧

【组成】熟地黄15克，炒白术15克，砂仁（后下）6克，枸杞子15克，丹参15克，山药15克，女贞子15克，墨旱莲10克，党参12克，山茱萸15克，菟丝子15克，紫河车6克，当归12克，生薏仁20克，白扁豆10克，车前子（包）10克，生甘草6克，大青叶10克，板蓝根12克。

【用法】水煎服，每日2次。

【功效】益气养血，补肾祛邪。

【主治】瘀毒侵袭，冲任受损之不孕症。

【来源】《魏雅君妇科临床证治》

❧· 魏雅君经验方2 ·❧

【组成】丹参10克，当归10克，党参12克，车前子（包）12克，熟地黄15克，羌活10克，泽兰10克，路路通6克，桃仁6克，枸杞子15克，炒白术12克，生甘草6克，红花6克，大青叶12克，板蓝根15克。

【用法】水煎服，每日2次。

【功效】益气养血，补肾祛邪。

【主治】瘀毒侵袭，冲任受损之不孕症。

【来源】《魏雅君妇科临床证治》

·促排卵汤·

【组成】菟丝子、枸杞子各20克，覆盆子、刘寄奴、泽兰、牛膝各10克，柴胡、苏木、生蒲黄（包）各9克，赤白芍、女贞子、鸡血藤、益母草各15克，紫河车15克。

【用法】水煎服。

【功效】补肾填精，疏肝解郁，活血通滞。

【主治】不孕症。

【来源】《中国当代名医验方选编·妇科分册》

·罗元恺经验方·

【组成】菟丝子20克，巴戟天15克，淫羊藿12克，当归12克，党参15克，炙甘草6克，制附子（先煎）9克，熟地黄15克。

【用法】水煎服。

【功效】补肾助阳，养阴种玉。

【主治】肾阴阳两虚之不孕症。

【来源】《实用妇科方剂》

·促卵助孕汤·

【组成】潞党参15克，生黄芪12克，全当归12克，大熟地黄

12克，巴戟天12克，肉苁蓉12克，女贞子12克，桑椹12克，淫羊藿12克，石楠叶12克，石菖蒲12克，川芎6克。

【用法】水煎服。每于排卵前5天始服，连服12剂。嘱患者择期合房。

【功效】益气养血，补肾助孕。

【主治】不孕症。

【来源】《朱小南妇科经验选》

◦◦· 理气逐瘀消脂汤 ·◦◦

【组成】炒当归9克，赤芍9克，川芎3克，橘红6克，姜半夏6克，炙甘草3克，制香附9克，玄参9克，浙贝母9克，炒川续断9克，炒枳壳6克，失笑散（包）12克，生山楂、牡蛎（先煎）各20克，白花蛇舌草12克，莪术6克。

【用法】水煎服。

【功效】活血祛瘀，理气消脂。

【主治】不孕症。

【来源】《首批国家级名老中医效验秘方》

◦◦· 哈荔田经验方 ·◦◦

【组成】女贞子15克，墨旱莲10克，菟丝子20克，仙茅15克，石楠叶15克，龙胆7克，牡丹皮9克，瞿麦穗9克，天龙散（大蜈蚣1条，九香虫5克，研面冲服）。

【用法】上方前八味药水煎服，每日1剂，天龙散分2次冲服，于月经净后连服10日。

【功效】补肾壮阳，清肝燥湿。

【主治】痰湿所致不孕症。症见形体肥胖，神疲乏力，头晕心悸，月经量少，白带增多。

【来源】《中国当代名医验方选编·妇科分册》

· 何氏育麟方 ·

【组成】黄芪15克，太子参20克，白术10克，当归12克，川芎10克，熟地黄12克，香附10克，郁金10克，淫羊藿15克，菟丝子30克，覆盆子12克，枸杞子12克，肉苁蓉10克，蛇床子6克，鸡血藤15克，怀牛膝15克，甘草3克。

【用法】水煎服。

【功效】补肾填精，益气养血，调经助孕。

【主治】不孕症属肾虚精亏，气血虚弱，冲任不足者。

【来源】《何嘉琳妇科临证实录》

· 何氏振元暖宫丸 ·

【组成】鹿角10克，淫羊藿15克，菟丝子15克，覆盆子12克，细辛3克，炙露蜂房6克，当归12克，川芎10克，枸杞子12克，巴戟天10克，石楠叶15克，紫石英18克，蛇床子6克，韭菜子10克，紫河车3~6克。

【用法】水煎服。

【功效】温肾填精，振元暖宫，调经种子。

【主治】不孕症属肾阳不足者。

【来源】《何嘉琳妇科临证实录》

· 资生丸 ·

【组成】党参10克，白术10克，茯苓15克，当归12克，川芎10克，熟地黄12克，白芍10克，女贞子15克，菟丝子12克，桑寄生15克，炒续断15克，炒柴胡10克，炙香附10克，官桂10克，炒艾叶10克，苏木6克，甘草3克。

【用法】水煎服。

【功效】补益气血，柔肝健脾。

【主治】虚中夹实之不孕症。

【来源】《全国中医妇科流派名方精粹》

温养脾肾消抗汤

【组成】党参15克，生黄芪20克，炒白术10克，炒白芍10克，广木香6克，怀山药12克，菟丝子10克，淫羊藿10克，炒当归10克，制黄精15克，丹参15克，僵蚕15克，徐长卿30克，炙甘草6克。

【用法】水煎服。

【功效】温养脾肾，抑抗助孕。

【主治】脾肾阳虚之免疫性不孕症。

【来源】《全国中医妇科流派研究》

俞氏温补方

【组成】熟地黄12克，黄精12克，淫羊藿12克，补骨脂12克，皂角刺12克，山慈菇12克，贝母12克。

【用法】水煎服。

【功效】温补肾阳，化痰祛浊。

【主治】肾阳不足，痰浊内盛之不孕症。

【来源】《中国当代名医验方选编·妇科分册》

清经汤加减

【组成】炒青蒿9克，茯苓9克，黄柏9克，生地黄9克，山药

30克，地骨皮15克，牡丹皮9克，白芍12克，柴胡9克，墨旱莲30克，地榆炭12克，黄芩9克，枸杞子15克。

【用法】水煎服。

【功效】养阴清热，凉血疏肝。

【主治】肝郁血热，血海不宁，日久伤阴之不孕症。伴见经间期出血。

【来源】《中国百年百名中医临床家丛书·刘云鹏》

～·· 益五合方 ··～

【组成】当归、川芎、白芍、香附、覆盆子、车前子（包）各10克，熟地黄、茺蔚子各12克，白术、五味子各9克，菟丝子、枸杞子、丹参各20克，益母草15克。

【用法】水煎服。

【功效】养血填精，调经种子。

【主治】不孕症。

【来源】《中国当代名医验方选编·妇科分册》

～·· 种子金丹 ··～

【组成】广木香、当归、赤芍、白芍、羌活、菟丝子、五味子、枸杞子、覆盆子、车前子、女贞子、韭菜子、蛇床子各30克，紫河车、川续断、肉苁蓉、制何首乌、生地黄、熟地黄各60克，益母草90克。

【用法】共研细末，炼蜜为丸，每丸重10克，每日早、晚各服1丸，月经期停服。服完1料为1个疗程，有效者继续第2个疗程。

【功效】调补精血，滋肾养肝，疏通胞脉。

【主治】肾虚冲任亏虚，或兼夹瘀夹湿之不孕症。

【来源】《读经典学名方系列·妇科病名方》

· 百灵调肝汤 ·

【组成】当归15克，赤芍25克，牛膝20克，通草15克，川楝子5克，瓜蒌15克，皂角刺5克，枳实15克，青皮10克，王不留行20克，甘草5克。

【用法】水煎服，每日1剂。

【功效】疏肝理气，活血调经。

【主治】肝郁气滞所致不孕症。

【来源】《读经典学名方系列·妇科病名方》

· 养血通脉汤 ·

【组成】鸡血藤、穿破石各20克，当归、桃仁、赤芍、皂角刺、路路通各10克，红花、川芎、香附、甘草各6克，丹参15克。

【用法】每日1剂，水煎分服。

【功效】养血活血，通络破瘀。

【主治】不孕症属脉络瘀阻者。

【来源】《读经典学名方系列·妇科病名方》

· 百灵育阴汤 ·

【组成】熟地黄20克，白芍20克，山茱萸20克，山药20克，川续断20克，桑寄生20克，阿胶15克，杜仲20克，怀牛膝20克，海螵蛸20克，龟甲15克，牡蛎20克，生甘草5克。

【用法】水煎服。

【功效】滋阴补肾，养血育阴。

【主治】不孕症属肝肾阴虚者。

【来源】《国家级名医秘验方》

·百灵补血汤·

【组成】熟地黄9克，山药9克，当归9克，白芍9克，枸杞子9克，炙甘草6克，山茱萸9克，牡丹皮9克，龟甲12克，鳖甲12克。

【用法】水煎服。禁忌辛辣伤阴之品。

【功效】补血滋阴。

【主治】血虚所致不孕症。症见婚后3年以上不孕，月经量少，色浅淡。

【来源】《中医当代妇科八大家》

·育肾通络方·

【组成】云茯苓12克，大生地黄10克，怀牛膝10克，路路通10克，公丁香2.5克，制黄精12克，麦冬10克，淫羊藿12克，石楠叶10克，降香3克。

【用法】水煎服，每日1剂，每日2次。一般参考基础体温，如单相或双相不典型者在月经净后开始服用。

【功效】育肾填精，助阳通络。

【主治】不孕症属肾气不足，络道欠畅者。

【来源】《中国百年百名中医临床家丛书·蔡小荪》

·育肾培元方·

【组成】云茯苓12克，生地黄10克，熟地黄10克，仙茅10克，淫羊藿12克，鹿角霜10克，女贞子10克，紫石英12克，巴戟肉10克，麦冬12克，山茱萸10克。

【用法】水煎服，每日1剂，每日2次。一般用于月经中期，可根据各种伴随症状加减施治。

【功效】育肾培元，温煦助孕。

【主治】不孕症属肾气不足者。基础体温单相或双相不典型。

【来源】《中国百年百名中医临床家丛书·蔡小荪》

❧ · 补肾助孕汤 · ❧

【组成】丹参10克，赤芍10克，白芍10克，怀山药10克，炒牡丹皮10克，茯苓10克，紫石英（先煎）12~15克，紫河车6~9克，川续断10克，菟丝子12克，炒柴胡5克，绿萼梅5克。

【用法】水煎服，每日1剂，每日2次。经间排卵期后服，直至行经期停。

【功效】补肾助阳，暖宫促孕。

【主治】肾阳偏虚之不孕症。

【来源】《全国中医妇科流派名方精粹》

❧ · 补肾促排卵汤 · ❧

【组成】炒当归、赤白芍、山药、熟地黄、牡丹皮、茯苓、川续断、菟丝子、鹿角（先煎）各10克，山茱萸、红花各6克，五灵脂12克。或可加入川芎3~6克，山楂10克。

【用法】水煎服，每日1剂，每日2次。经间期服用。

【功效】补肾助阳，活血促排卵。

【主治】不孕症。

【来源】《妇科方剂临证心得十五讲》

健脾补肾促排卵汤 ·

【组成】党参15克，制苍白术各10克，山药10克，牡丹皮

10克，茯苓10克，川续断10克，菟丝子10克，紫石英（先煎）12克，佩兰10克，煨木香6~9克，五灵脂10克。

【用法】经间排卵期服用。水煎服。

【功效】健脾补肾，温阳化湿，以促排卵。

【主治】脾肾不足，湿浊内阻之不孕症。

【来源】《妇科方剂临证心得十五讲》

·温阳促排卵汤·

【组成】炒当归10克，赤白芍各10克，熟地黄10克，牡丹皮10克，茯苓10克，川桂枝9~12克，川续断10~15克，红花6~10克，五灵脂10克，鹿角（先煎）10克，制苍术9克，山楂10克。

【用法】经间排卵期服用。水煎服。

【功效】温阳化瘀，促发排卵。

【主治】不孕症属寒瘀内阻者。

【来源】《妇科方剂临证心得十五讲》

·化痰促排卵汤·

【组成】制苍术、制香附、牡丹皮、山楂、丹参、赤白芍、五灵脂、紫石英（先煎）各10克，陈皮、川芎各6克，制天南星、炒枳壳各9克。

【用法】经间排卵期服用。水煎服。

【功效】化痰燥湿，化瘀助阳，以促排卵。

【主治】不孕症属痰湿瘀阻者。

【来源】《妇科方剂临证心得十五讲》

·滋阴活血生精汤·

【组成】炒当归10克，赤白芍各10克，山药10克，山茱萸10克，熟地黄12克，炙鳖甲（先煎）12克，红花6克，川芎5克，山楂10克，川续断5克，牡丹皮10克，茯苓12克。

【用法】经后期、经间排卵期服用。水煎服。

【功效】滋阴养血，活血化瘀。

【主治】不孕症属阴虚血瘀者。

【来源】《妇科方剂临证心得十五讲》

·滋阴抑亢汤·

【组成】炒当归、赤芍、白芍、怀山药、牡丹皮、地黄各10克，山茱萸9克，甘草6克，钩藤15克。

【用法】月经干净后开始服药，每日1剂，水煎分2次服。至排卵后，上方加川续断、菟丝子、鹿角（先煎）各10克，续服7剂。

【功效】滋阴降火，调肝宁神。

【主治】阴虚火旺之不孕症。

【来源】《读经典学名方系列·妇科病名方》

·助阳抑亢汤·

【组成】黄芪、党参12~30克，鹿角（先煎）6~10克，炙甘草6克，怀山药、丹参、赤白芍、五灵脂、山楂各10克，茯苓12克。

【用法】一般于经前期服。水煎服。

【功效】益气助阳，化瘀抑亢。

【主治】免疫性不孕症属阳气虚弱者。

【来源】《妇科方剂临证心得十五讲》

∽·温经逐瘀汤·∾

【组成】附子（先煎）9克，肉桂6克，淫羊藿12克，三棱9克，莪术9克，紫石英（先煎）15克，路路通9克，小茴香4.5克。

【用法】水煎服。

【功效】温经散寒，祛瘀通络。

【主治】寒凝瘀滞所致不孕症。

【来源】《读经典学名方系列·妇科病名方》

∽·海派陈氏妇科通管系列方·∾

【组成】通管一号方：当归10克，丹参10克，泽兰10克，益母草10克，川芎5克，制香附10克，红花10克，桃仁10克，延胡索10克，广郁金5克，路路通10克，艾叶2克，川牛膝10克，全瓜蒌（打）12克，红月季花10克。另配红月季花60克。

通管二号方：当归10克，丹参10克，泽兰10克，益母草10克，川芎5克，制香附10克，赤芍10克，鸡血藤10克，乌药10克，川牛膝10克，三棱10克，莪术10克，红月季花10克。另配红月季花60克。

通管三号方：当归10克，丹参10克，泽兰10克，益母草10克，川芎6克，制香附10克，广郁金5克，三棱10克，莪术10克，水蛭9克，全瓜蒌（打）12克，广地龙10克，紫苏子10克，白芥子10克，生何首乌10克，桃仁10克，红花10克，红月季花10克。另配红月季花60克。

【用法】红月季花煎煮法：红月季花60克分3天煎服。每日煎20克，煎时以4碗水并加赤砂糖1勺，共煎成1小杯，加入黄酒1小勺冲服（如不能用黄酒可不加）。饭后2小时先服用红月季花煎药，间隔2小时后再服通管系列方。通管系列方与红月季花煎药均需在月经来潮时头3天服用。

【功效】通经活血，行气消瘀。

【主治】输卵管阻塞或炎症后输卵管周围粘连、管壁僵硬、瘢痕挛缩等因素而致不孕症。

【来源】《全国中医妇科流派名方精粹》

六味地黄丸合三参饮加减

【组成】太子参10克，苦参6克，丹参30克，川芎10克，天麻10克，生地黄10克，黄精10克，山药10克，山茱萸10克，刘寄奴10克，石菖蒲10克，郁金10克，焦三仙10克，珍珠母30克，藿香10克，决明子15克，川楝子10克，延胡索10克。

【用法】水煎服。

【功效】益气养阴，调畅气机。

【主治】气阴两虚，经脉不畅所致不孕症。

【来源】《沈绍功女科临证精要》

祛痰助孕方

【组成】竹茹10克，枳壳10克，云茯苓10克，陈皮10克，炒苍术10克，川厚朴10克，蛇床子10克，泽兰10克，川续断15克，丹参30克，莱菔子10克，全瓜蒌30克。

【用法】水煎服。

【功效】祛痰燥湿，调经助孕。

【主治】痰浊阻宫所致不孕症。

【来源】《沈绍功女科临证精要》

二仙汤加减

【组成】知母10克，黄柏10克，当归10克，益母草10克，淫羊藿5克，补骨脂10克，蛇床子10克，川续断10克，泽兰10克，鸡血藤10克，香附10克，伸筋草10克，桂枝10克，赤芍10克，红花10克，苏木10克，生山楂10克，地龙10克，牡丹皮10克。

【用法】水煎服。

【功效】调肾阴阳，活血通经。

【主治】阴阳失调，冲任瘀阻所致不孕症伴闭经。

【来源】《沈绍功女科临证精要》

杞菊地黄汤加减

【组成】枸杞子10克，野菊花10克，生杜仲10克，桑寄生10克，川续断10克，菟丝子10克，泽兰10克，鸡血藤10克，伸筋草10克，石菖蒲10克，郁金10克，川芎10克，丹参30克，制大黄10克，阿胶珠10克，蝉衣5克，生黄芪15克，当归10克，浙贝母10克。

【用法】水煎服。

【功效】滋肾养血，温阳固精。

【主治】精血亏损，宫冷不孕。

【来源】《沈绍功女科临证精要》

柴胡疏肝散加减

【组成】柴胡10克，枳壳10克，云茯苓10克，陈皮10克，石菖蒲10克，郁金10克，丹参30克，川楝子10克，延胡索10克，伸筋草10克，香附10克，鸡血藤10克，生薏苡仁10克，车前草30克，决明子30克，生鸡内金30克，葛根10克。

【用法】水煎服。

【功效】疏肝理气，祛痰化瘀。

【主治】肝郁气滞，痰瘀内阻所致不孕症。

【来源】《沈绍功女科临证精要》

～・ 温胆汤加减 ・～

【组成】竹茹10克，枳壳10克，茯苓10克，陈皮10克，石菖蒲10克，郁金10克，山茱萸10克，刘寄奴10克，赤灵芝3克，丹参30克，生薏苡仁10克，白花蛇舌草30克，川芎10克，天麻10克，首乌藤30克，藿香10克。

【用法】水煎服。

【功效】祛痰化瘀，补气通络。

【主治】气虚血瘀，痰瘀阻络所致不孕症。

【来源】《沈绍功女科临证精要》

～・ 调肾阴阳方合当归补血汤加减 ・～

【组成】枸杞子10克，野菊花10克，生地黄10克，黄精10克，生杜仲10克，桑寄生10克，生黄芪10克，当归10克，仙鹤草10克，茜草10克，藕节炭10克，生龙骨30克，生牡蛎30克，肉桂2克，黄连5克，首乌藤30克，白花蛇舌草30克。

【用法】水煎服。

【功效】补肾阴阳，固冲止血。

【主治】阴阳两虚，冲任不固所致不孕症伴经间期出血。

【来源】《沈绍功女科临证精要》

～・ 理冲汤加减 ・～

【组成】党参25克，白术15克，黄芪30克，山药25克，三棱15克，莪术15克，败酱草15克，薏苡仁25克，川牛膝15克，车前子（包）15克，桂枝15克，茯苓25克，蜈蚣2条，土鳖虫10克。

【用法】水煎服。

【功效】补益脾肾，活血化瘀通络。

【主治】脾肾气虚，瘀阻冲任所致不孕症。

【来源】《大国医经典医案诠解（病症篇）·不孕症》

种子助孕汤

【组成】女贞子15克，枸杞子15克，山茱萸10克，紫石英15克，紫河车10克，黄精15克，白芍15克，制香附10克，川椒3克。

【用法】水煎服。月经净后始服14剂。

【功效】补肝肾，益精血，调冲任。

【主治】肝肾不足，或兼有肝郁之不孕症。

【来源】《中国当代名医验方选编·妇科分册》

功血排卵汤

【组成】龙骨25克，牡蛎25克，龟甲15克，鳖甲10克，海螵蛸（先煎）15克，续断10克，女贞子10克，茜草10克，蒲黄（包煎）10克，生地黄10克，墨旱莲10克，山茱萸10克，白芍10克，菟丝子10克，枸杞子10克，淫羊藿10克，肉苁蓉10克，柴胡6克。

【用法】水煎服，每日1剂，每日2次，每月6~9剂，服至周期正常3个月，则停药。

【功效】固摄安冲，调经助孕。

【主治】不孕症。

【来源】《中国当代名医验方选编·妇科分册》

二、外用方

⋙· 输卵管阻塞热敷方 ·⋘

【组成】透骨草30克，川乌10克，威灵仙20克，肉桂10克，乳香20克，没药20克，当归20克，红花10克，丹参30克，赤芍15克。

【用法】诸药共轧成绿豆大颗粒，装布袋内，滴入少许白酒，蒸40分钟。热敷下腹部，再在布袋上面压热水袋保温。温度维持在40℃左右，40~60分钟，每日1次，2日更换1袋。月经期间一般停用。

【功效】疏肝理气，活血化瘀，润管通管。

【主治】不孕症。

【来源】《国家级名老中医验方大全》

⋙· 输卵管阻塞灌肠方 ·⋘

【组成】丹参30克，赤芍30克，三棱15克，莪术15克，枳实15克，皂角刺15克，当归15克，乳香10克，没药10克，透骨草15克。

【用法】每晚1剂，浓煎200毫升，保留灌肠，温度以30℃左右为宜。每日1次，每灌肠10次，休息3~4日，经期停用。

【功效】疏肝理气，活血化瘀，润管通管。

【主治】不孕症。

【来源】《国家级名老中医验方大全》

⋙· 中药热敷方 ·⋘

【组成】皂角刺、乌头、艾叶、鸡血藤、防风、白芷、川椒、红花、独活、威灵仙。

【用法】上药为末，布包隔水蒸，热敷小腹，每日1~2次，10日为1个疗程。

【功效】活血通经。

【主治】不孕症。

【来源】《中医妇科学》

❧·　中药灌肠方1　·❧

【组成】当归、赤芍、三棱、莪术各10克，天仙藤15克，皂角刺6~10克，制乳没各6克，透骨草30克或川桂枝10克。

【用法】上药浓煎成100毫升，温度37~39℃，保留灌肠，每晚1次。每灌肠10次，休息3~4天，再继续使用。经期停用。

【功效】活血通经。

【主治】不孕症。

【来源】中医杂志，1987，9（41）

❧·　中药灌肠方2　·❧

【组成】丹参30克，赤芍30克，三棱15克，莪术15克，枳实15克，皂角刺15克，当归15克，乳香10克，没药10克，透骨草15克。

【用法】上药加水浓煎成100毫升，保留灌肠，每晚1次。每灌肠10次，休息3~4日。经期停用。

【功效】行气活血，散结祛滞，通经走络，开窍透骨。

【主治】气滞血瘀之不孕症。

【来源】中医杂志，1987，9（41）

❧·　敷脐方　·❧

【组成】杜仲、小茴香、川附子、牛膝、续断、甘草、大茴香、天麻子、紫梢花、补骨脂、肉苁蓉、熟地黄、锁阳、龙骨、海马、沉香、乳香、母丁香、没药、木香、鹿茸。

【用法】上药为膏，温热化开，贴于脐部，3~5天换药1次。

【功效】滋补肝肾，养血温经。

【主治】肝肾亏虚之不孕症。

【来源】《夏桂成实用中医妇科学》

· 纳药方 ·

【组成】白矾、蛇床子。

【用法】上药各等份为末，醋糊为丸，弹子大，用绸包裹，线扎紧，留线头尺许，送入阴道内3~4寸，留线在外，定坐半日，候热极带线取出，小便后再换1丸，如前送入。

【功效】温肾助阳燥湿。

【主治】肾虚所致不孕症。

【来源】《夏桂成实用中医妇科学》

· 外敷方 ·

【组成】大青盐500克，生姜10片，葱白1把，花椒20克，艾叶20克。

【用法】共炒热后置于袋内，晚上睡前平铺于下腹部敷之，待冷后除去，每晚1次，经期停止。

【功效】化瘀通络，暖宫助孕。

【主治】输卵管阻塞性不孕症。

【来源】《国家级名老中医用药特辑·妇科病诊治》

· 保留灌肠方 ·

【组成】大血藤、败酱草、赤芍、丹参、威灵仙、土茯苓、野菊花、千里光各30克。

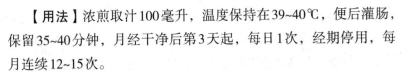

【用法】浓煎取汁100毫升，温度保持在39~40℃，便后灌肠，保留35~40分钟，月经干净后第3天起，每日1次，经期停用，每月连续12~15次。

【功效】活血化瘀解毒。

【主治】输卵管阻塞性不孕症。

【来源】《国家级名老中医用药特辑·妇科病诊治》

第二节　癥　瘕

癥瘕是指妇女小腹内的结块，伴有或胀、或痛、或满，并常致月经或带下异常，甚至影响生育的疾病。

癥与瘕，虽然都是结块的一类病证，但其性质不同，癥者，坚硬成块，固定不移，痛有定处，病属血分；瘕者，积块不坚，推之可移，痛无定处，病属气分。由于癥瘕的产生，常为先气聚成瘕，日久则血瘀成癥，二者不易分开，故古今多以癥瘕并称。

本病的发生主要是机体正气不足，风、寒、湿、热之邪内侵或七情、房事、饮食所伤，脏腑功能失调，致体内气滞、瘀血、痰湿、湿热等病理产物聚结于冲任、胞宫、胞脉，久而聚以成癥瘕。

西医学内生殖器官良性肿瘤、盆腔炎性疾病后遗症、子宫内膜异位症、陈旧性宫外孕等可参照本病辨证治疗。

一、内服方

香棱丸

【组成】木香（不见火）、丁香各半两，青皮（去白）、莪术（锉细，用去壳巴豆三十粒同炒黄色，去巴豆不用）、枳壳（去瓤，麸炒）、川楝子（锉，炒）、京三棱（锉细，酒浸一宿）、茴香

（炒）各一两。

【用法】上为细末，醋煮面糊为丸，如梧桐子大，朱砂研极细为衣，每服二十丸，炒生姜盐汤下，温酒亦得，不拘时候。

【功效】行气导滞，活血散结。

【主治】癥瘕。

【来源】《济生方》

❦ · 少腹逐瘀汤 · ❧

【组成】小茴香（炒）七粒，干姜（炒）二钱，延胡索一钱，没药（研）二钱，当归三两，川芎二钱，官桂一钱，赤芍二钱，蒲黄（生）三钱，五灵脂（炒）二钱。

【用法】水煎服。

【功效】温经散寒，祛瘀消癥。

【主治】癥瘕属寒凝血瘀者。

【来源】《医林改错》

❦ · 大黄牡丹汤 · ❧

【组成】大黄四两，牡丹皮一两，桃仁五十个，冬瓜仁半升，芒硝三合。

【用法】上五味，以水六升，煮取一升，去滓，纳芒硝，再煎沸，顿服之。

【功效】清利湿热，化瘀消癥。

【主治】癥瘕属湿热瘀阻者。

【来源】《金匮要略》

❦ · 桂枝茯苓丸 · ❧

【组成】桂枝、茯苓、牡丹皮（去心）、桃仁（去皮尖，熬）、芍药各等份。

【用法】上五味，末之，炼蜜为丸，如兔屎大，每日食前服一丸，不知，加至三丸。

【功效】活血化瘀，缓消癥块。

【主治】癥瘕属血瘀者。

【来源】《金匮要略》

❧ · 大黄䗪虫丸 · ❧

【组成】大黄（蒸）十分，黄芩二两，甘草三两，桃仁一升，杏仁一升，芍药四两，干地黄十两，干漆一两，蛀虫一升，水蛭百枚，蛴螬一升，䗪虫半升。

【用法】上十二味，末之，炼蜜和丸小豆大，酒饮服五丸，日三服。

【功效】活血化瘀，通经消癥，缓中补虚，攻热下血。

【主治】血瘀所致癥瘕。

【来源】《金匮要略》

❧ · 散聚汤 · ❧

【组成】半夏（汤洗七次）、槟榔、当归各三分，橘皮、杏仁（麸炒，去皮尖）、桂心各二两，茯苓、甘草（炙）、附子（炮，去皮脐）、川芎、枳壳（麸炒，去瓤）、厚朴（姜汁制）、吴茱萸（汤洗）各一两。

【用法】上锉散，每服四钱，水一盏半，煎七分，去滓，食前服。大便不利，加大黄。

【功效】除湿化痰，散结消癥。

【主治】癥瘕。

【来源】《三因极一病证方论》

～· 三棱煎 ·～

【组成】三棱、莪术各四两，青皮、半夏（汤洗七次）、麦芽各三两。

【用法】上用好醋六升煮干，焙为末，醋糊丸，梧子大，醋汤下三四十丸，痰积，姜汤下。

【功效】活血消癥，燥湿化痰。

【主治】癥瘕。

【来源】《三因极一病证方论》

～· 大七气汤 ·～

【组成】莪术三钱，三棱三钱，青皮钱半，陈皮钱半，藿香叶三钱，益智仁三钱，桔梗一钱，肉桂五分，甘草八分。

【用法】上㕮咀，每服五钱，水二盏，煎至一盏，去滓，食前温服。

【功效】温中行气导滞。

【主治】癥瘕。原书用治"妇人一切癥瘕，随气上下攻筑疼痛者"。

【来源】《医宗金鉴》

～· 乌药散 ·～

【组成】乌药、莪术、桂心、当归（炒）、桃仁、青皮、木香各等份。

【用法】上为末，每服二钱，热酒调下。

【功效】行气散寒，化瘀消积。

【主治】癥瘕。原书用治"妇人经行、产后贪食生冷之物，与脏气互结搏聚，结成坚块，牢固不移，日渐长大者"。

【来源】《医宗金鉴》

·血竭散·

【组成】真血竭（如无，紫矿代）、当归、赤芍、蒲黄、延胡索。

【用法】上等份，研细频筛，再研，取尽为度，每服一钱，用童便合好酒半大盏，煎一沸，温调下。

【功效】祛瘀消癥。

【主治】癥瘕。原书用治"妇人产后、经行之时，脏气虚，或被风冷相干，或饮食生冷，以致内与血相搏结，遂成血癥，牢固不移，胁腹胀痛，内热心烦，食少善忘，但头汗出"。

【来源】《医宗金鉴》

·化癥回生丹·

【组成】人参六两，安南桂二两，两头尖二两，麝香二两，片姜黄二两，公丁香三两，川椒炭二两，虻虫二两，三棱二两，蒲黄炭一两，藏红花二两，苏木三两，桃仁三两，苏子霜二两，五灵脂二两，降真香二两，干漆二两，当归尾四两，没药二两，白芍四两，杏仁三两，香附二两，吴茱萸二两，延胡索二两，水蛭二两，阿魏二两，小茴香炭三两，川芎二两，乳香二两，高良姜二两，艾炭二两，益母草膏八两，地黄四两，鳖甲胶一斤，大黄（共为细末，以高米醋一斤半，熬浓，晒干为末，再加醋熬，如是三次，晒干，末之）八两。

【用法】共为细末，以鳖甲、益母草、大黄三胶和匀，再加炼蜜为丸，重一钱五分，蜡皮封护，用时温开水和，空心服。瘀甚之证，黄酒下。

【功效】化瘀破坚。

【主治】癥瘕。

【来源】《温病条辨》

·理冲汤·

【组成】生黄芪三钱，党参二钱，於白术二钱，生山药五钱，天花粉四钱，知母四钱，三棱三钱，莪术三钱，生鸡内金（黄者）三钱。

【用法】用水三盅，煎至将成，加好醋少许，滚数沸服。

【功效】健脾益气祛瘀，调经散结。

【主治】癥瘕。

【来源】《医学衷中参西录》

·理冲丸·

【组成】水蛭（不用炙）一两，生黄芪一两半，生三棱五钱，生莪术五钱，当归六钱，知母六钱，生桃仁（带皮尖）六钱。

【用法】上药七味，共为细末，炼蜜为丸，桐子大，开水送服二钱，早、晚各一次。

【功效】祛瘀消癥。

【主治】癥瘕。

【来源】《医学衷中参西录》

·苍附导痰丸合桂枝茯苓丸·

【组成】苍术、香附（童便制）、枳壳（麸炒）、陈皮、胆南星、甘草、桂枝、茯苓、牡丹皮（去心）、桃仁（去皮尖，熬）、芍药。

【用法】水煎服。

【功效】化痰除湿，活血消癥。

【主治】癥瘕属痰湿瘀结者。

【来源】《中医妇科学》

·҂· 四君子汤合桂枝茯苓丸 ·҂·

【组成】人参（去芦）、白术、甘草（炙）、茯苓、桂枝、牡丹皮（去心）、桃仁（去皮尖，熬）、芍药。

【用法】水煎服。

【功效】补气活血，化瘀消癥。

【主治】癥瘕属气虚血瘀者。

【来源】《中医妇科学》

·҂· 肾气丸合桂枝茯苓丸 ·҂·

【组成】干地黄、山药、山茱萸、泽泻、附子（炮）、桂枝、茯苓、牡丹皮（去心）、桃仁（去皮尖，熬）、芍药。

【用法】水煎服。

【功效】补肾活血，消癥散结。

【主治】癥瘕属肾虚血瘀者。

【来源】《中医妇科学》

·҂· 加减香棱丸 ·҂·

【组成】木香、丁香、三棱、枳壳、青皮、川楝子各二钱，茴香一钱，天台乌药、香附、莪术各三钱。

【用法】水煎，空腹时温服。

【功效】理气行滞，和血散瘕。

【主治】气郁所致癥瘕。症见少腹两侧疼痛，拒按，有块不坚，推之可移，胸胁胀痛，痞满不思食，有时少腹中部亦痛，但不拒按，月经后期，舌淡苔白，脉弦滑。

【来源】《中医妇科治疗学》

·温经化癥汤·

【组成】秦当归二钱，川芎二钱，莪术二钱，桃仁二钱，吴茱萸二钱，肉桂一钱，盐小茴香三钱，橘核二钱，乳香二钱，青皮三钱，血竭二钱。

【用法】水煎，温服。

【功效】散寒祛瘀。

【主治】血瘀兼寒所致癥瘕。症见腹部胀硬疼痛，月经量少或停闭，面色灰暗，身体畏寒，少腹冷痛，喜热喜按，舌淡，间有浅蓝色，苔薄白，脉沉涩有力。

【来源】《中医妇科治疗学》

·补中参附汤·

【组成】黄芪六钱，白术六钱，广陈皮二钱，升麻二钱，柴胡二钱，南沙参二两，秦当归二钱，炙甘草二钱，肉桂一钱，附片三钱。

【用法】水煎，空腹温服。

【功效】补正。

【主治】癥瘕日久，正虚邪实，身体羸弱，饮食不思，头晕目眩，神疲懒言，气短下陷，溲清便溏，甚或四肢不温，舌淡苔少，脉浮虚而涩。

【来源】《中医妇科治疗学》

～•. 加味导痰饮 .•～

【组成】制半夏、茯苓各三钱，陈皮二钱，甘草一钱，枳实、川芎各一钱半，青皮五钱，鳖甲二两，生姜二片。

【用法】水煎，温服。

【功效】导痰消积化瘀。

【主治】癥瘕属痰积者。症见身体肥胖，平素多痰，肤色㿠白，头眩耳鸣，恍惚不寐，肉眴筋惕，时作时止，白带甚多，月经停闭，积久则腹大如怀孕状，若结为癥则坚硬不移，形成瘕则动无定处，恶心呕吐，舌淡苔白腻，或灰腻，脉弦细而滑。

【来源】《中医妇科治疗学》

～•. 紫蛇消瘤断经汤 .•～

【组成】紫草30克，白花蛇舌草30克，夏枯草30克，墨旱莲15克，生牡蛎30克，女贞子12克，大蓟12克，小蓟12克，石见穿15克。

【用法】水煎服。

【功效】清肝益肾，软坚消瘤。

【主治】癥瘕属阴血亏虚，肝火旺盛者。

【来源】《朱小南妇科经验选》

～•. 理气逐瘀消脂汤 .•～

【组成】炒当归9克，赤芍9克，川芎3克，橘红6克，姜半夏6克，炙甘草3克，制香附9克，玄参9克，浙贝母9克，炒川续断

9克，炒枳壳6克，失笑散（包）12克，生山楂20克，牡蛎（先煎）20克，白花蛇舌草12克，莪术6克。

【用法】水煎服。

【功效】活血祛瘀，理气消脂。

【主治】癥瘕。

【来源】《首批国家级名老中医效验秘方》

～·橘荔散结丸·～

【组成】橘核（捣）150克，荔枝核（捣）150克，续断150克，小茴香100克，乌药120克，川楝子（捣）80克，海藻200克，山稔果300克，莪术100克，制何首乌300克，党参150克，生牡蛎300克。

【用法】先将荔枝核、橘核、川楝子、生牡蛎、海藻、莪术、续断反复熬煎、浓缩，另将党参、何首乌、小茴香、岗稔果研细，与浓缩药液混合，水泛为小丸，每日3次，每次服6克，淡盐汤送下，3个月为1个疗程。

【功效】软坚消癥，收涩止血，补益肝肾。

【主治】癥瘕。

【来源】《中华传世医方》

～·化癥汤·～

【组成】桂枝10克，茯苓10克，赤芍10克，牡丹皮10克，桃仁10克，莪术10克，三棱10克，槟榔10克，橘核10克，鸡内金5克，焦山楂15克。

【用法】水煎服。

【功效】行气活血，化瘀消癥。

【主治】癥瘕。

【来源】《徐志华妇科临证精华》

～･ 化瘀止血软坚汤 ･～

【组成】益母草30~40克，山稔根40克，桃仁12克，海藻20克，川续断15克，乌梅10克，荆芥炭10克，生牡蛎20克，珍珠母20克，制何首乌30克，橘核15克。

【用法】水煎服。于月经期服。

【功效】化瘀止血软坚。

【主治】癥瘕属气滞血瘀者。伴见月经期出血过多或经期延长。

【来源】《现代中医名家妇科经验集》

～･ 化瘀消癥汤 ･～

【组成】桃仁15克，橘核15克，乌药15克，海藻20克，三棱10克，莪术10克，生牡蛎20克，珍珠母20克，党参20克，桑寄生30克，制何首乌30克，山楂15克。

【用法】水煎服。于非月经期服。

【功效】化瘀消癥，益气养血。

【主治】癥瘕属气滞血瘀者。

【来源】《现代中医名家妇科经验集》

～･ 燥湿化痰散结汤 ･～

【组成】苍术9克，白术15克，橘核15克，乌药15克，桃仁15克，法半夏15克，陈皮6克，茯苓20克，黄芪30克，生牡蛎20克，珍珠母20克，胆南星9克。

【用法】水煎服。

【功效】健脾益气，温化痰湿，佐以软坚。

【主治】癥瘕属痰湿结聚者。

【来源】《现代中医名家妇科经验集》

∽·子宫肌瘤非经期方·∽

【组成】当归9克，川芎9克，地黄9克，刘寄奴15克，桃仁9克，红花9克，昆布15克，海藻15克，三棱9克，莪术9克，土鳖虫9克，丹参15克，白芍9克，鳖甲15克。

【用法】水煎服，每日1剂，分2次服。

【功效】活血化瘀消癥。

【主治】癥瘕。

【来源】《中国百年百名中医临床家丛书·刘云鹏》

∽·子宫肌瘤经期方·∽

【组成】当归9克，地黄9克，白芍9克，茜草9克，丹参15克，阿胶（兑）12克，川芎9克，益母草12克，蒲黄炭9克，紫草15克，刘寄奴9克。

【用法】水煎服，每日1剂，每日2次。

【功效】活血养血，调经消癥。

【主治】癥瘕。

【来源】《中国百年百名中医临床家丛书·刘云鹏》

∽·丹栀逍遥散加减·∽

【组成】柴胡9克，白术9克，茯苓9克，当归9克，甘草3克，牡丹皮9克，栀子9克，三棱9克，丹参15克，莪术9克。

【用法】水煎服。

【功效】疏肝健脾，活血消癥。

【主治】癥瘕属肝郁脾虚，郁热互结者。

【来源】《中国百年百名中医临床家丛书·刘云鹏》

～· 消瘰丸加味 ·～

【组成】玄参15克，牡蛎30克，贝母12克，皂角刺30克，薏苡仁30克，牛膝11克，木通9克，木瓜30克，昆布15克，海藻15克。

【用法】水煎服。

【功效】消瘰化痰，软坚散结。

【主治】癥瘕属痰瘀互结者。

【来源】《中国百年百名中医临床家丛书·刘云鹏》

～· 活血化瘀汤加减 ·～

【组成】益母草30克，当归12克，莪术9克，卷柏9克，桃仁9克，红花9克，天花粉15克，赤芍15克，泽兰9克，蒲黄炭9克，大黄炭9克，黄芩9克，三七粉（吞服）6克。

【用法】水煎服。

【功效】化瘀下胚，消癥清热。

【主治】癥瘕（宫外孕包块）。

【来源】《中国百年百名中医临床家丛书·刘云鹏》

～· 化瘀消坚方 ·～

【组成】云茯苓12克，桂枝3克，赤芍10克，牡丹皮10克，桃仁10克，海藻12克，昆布12克，皂角刺30克，鬼箭羽20克，土鳖虫10克。

【用法】水煎服。

【功效】活血化瘀，软坚消癥。

【主治】癥瘕。

【来源】《中国百年百名中医临床家丛书·蔡小荪》

·消癥丸·

【组成】党参15克，夏枯草15克，贯众15克，生牡蛎30克，海藻15克，三棱10克，莪术20克，炙鳖甲（先煎）20克，山慈菇15克，制没药8克，丹参15克，水红花子15克，香附10克，王不留行10克，桂枝6克，土贝母10克，甘草5克。

【用法】水煎服。

【功效】化瘀消癥，软坚散结。

【主治】癥瘕。

【来源】《全国中医妇科流派名方精粹》

·肌瘤内消丸·

【组成】鬼箭羽、赤芍、制鳖甲、生牡蛎、桂枝、牡丹皮、茯苓、丹参、莪术、王不留行、川牛膝、生黄芪等。

【用法】水煎服。于非经期服。

【功效】活血化瘀，软坚消癥，益气行滞。

【主治】癥瘕。

【来源】《全国中医妇科流派名方精粹》

·加味消癥散·

【组成】炒当归10克，赤芍10克，白芍10克，石见穿10克，五灵脂10克，蒲黄（包煎）6克，制香附9克，花蕊石（先煎）15克，血竭末4克，琥珀末（吞）4克，黄芪10克，党参15克。

【用法】水煎分服，每日1剂。

【功效】化瘀消癥。

【主治】癥瘕。

【来源】《读经典学名方系列·妇科病名方》

当归饮血竭散合剂

【组成】当归6克，川芎6克，醋制鳖甲15克，吴茱萸4.5克，桃仁6克，赤芍6克，肉桂3克，槟榔3克，青皮3克，木香3克，莪术3克，三棱3克，大黄3克，延胡索6克，血竭3克。

【用法】水煎服（浓煎），每日1剂，分2次温服。

【功效】活血化瘀，软坚止痛。

【主治】癥瘕。

【来源】《读经典学名方系列·妇科病名方》

海藻消癥汤

【组成】丹参30克，黄芪20克，桂枝、牡丹皮、当归、香附各10克，夏枯草、海藻各15克，浙贝母、山慈菇各12克，甘草3克。

【用法】水煎服，每日1剂，日服2次。

【功效】活血理气，化痰消癥。

【主治】癥瘕属痰瘀阻滞者。

【来源】《读经典学名方系列·妇科病名方》

消瘤散结汤

【组成】生熟地黄各10克，生白芍15克，生甘草10克，牡丹皮6克，蒲公英15克，半枝莲30克，三棱20克，石见穿20克，重楼30克，海藻30克，五灵脂20克。

【用法】水煎服，每日1剂，日服2次。

【功效】活血化瘀，清热软坚。

【主治】癥瘕。

【来源】《读经典学名方系列·妇科病名方》

❧ 疏肝温元化瘀汤 ·❧

【组成】柴胡5克，薄荷5克，牡丹皮9克，丹参20克，炒酸枣仁15克，白芍15克，炒小茴香2克，香附10克，乌药15克，桃仁12克，红花12克，砂仁2克，广木香5克，党参12克，炙甘草6克，大枣15克，三七粉（吞服）2克。

【用法】水煎服。

【功效】疏肝理气，温元化瘀。

【主治】癥瘕属肝郁气滞，下焦瘀寒者。

【来源】《国家级名医秘验方》

❧ 内异化瘀方 ·❧

【组成】当归9克，丹参9克，川芎4.5克，川牛膝9克，制香附9克，延胡索9克，赤芍9克，血竭8克，制没药6克，苏木9克，失笑散（包煎）15克。

【用法】水煎服。

【功效】活血化瘀止痛。

【主治】癥瘕。

【来源】《国家级名医秘验方》

·· 棱莪消积汤 ··

【组成】三棱、莪术、丹参、赤芍、延胡索、牡丹皮各三钱，桃仁、薏苡仁各四至五钱，大血藤、败酱草各一两。

【用法】根据病情进展情况，每日可给1~2剂，每剂煎2次，每4~8小时1次。

【功效】破瘀理气，清化湿热。

【主治】癥瘕。

【来源】《中华医方·妇科篇》

·· 消癥方 ··

【组成】益母草12克，龙骨（先煎）30克，牡蛎（先煎）30克，鳖甲（先煎）12克，海藻12克，蒲黄（包煎）12克，五灵脂12克，党参18克，白术12克，茯苓12克。

【用法】水煎服。

【功效】活血消癥，祛痰健脾。

【主治】癥瘕属痰瘀互结者。症见小腹有包块、积块坚硬，固定不移，疼痛拒按，肌肤少泽，口干不欲饮，月经延后或淋漓不断，或时作痛，带下量多，色白，质黏稠，面色晦暗，舌紫暗，舌体胖，苔厚，脉沉涩。

【来源】《刘瑞芬妇科经验集》

·· 止痛调血方 ··

【组成】益母草15克，茯苓12克，生牡蛎（先煎）18克，制鳖甲（先煎）12克，浙贝母12克，海藻12克，连翘12克，延胡索18克，香附12克，木香12克，生蒲黄（包煎）18克，赤芍12克，白芍12克，杜仲12克，川续断18克，炙甘草6克。

【用法】水煎服。

【功效】活血化瘀，消痰散结，兼以补肾。

【主治】癥瘕属痰瘀互结者。症见下腹结块，触之不坚，固定难移，或经行腹痛，经行不畅，有血块，舌暗红，苔白，脉沉涩。

【来源】《刘瑞芬妇科经验集》

养血化瘀消癥汤

【组成】当归10克，川芎6克，赤芍10克，白术10克，土茯苓20克，泽泻10克，丹参25克，莪术10克，香附10克，皂角刺15克，炙甘草6克。

【用法】水煎服。

【功效】养血化瘀，健脾利湿，消癥。

【主治】湿瘀互结所致癥瘕。

【来源】《国家级名老中医用药特辑·妇科病诊治》

金英合剂

【组成】金疮小草（白毛夏枯草）18~24克，白英（白毛藤）18~24克，瓜子金15克，橘核12克，鳖甲（先煎，如缺鳖甲，以海蛤粉或牡蛎代）12克，化橘红6克，薏苡仁15克，琥珀末（入煎）3克。

【用法】水煎服。经期停服。

【功效】活血化瘀，软坚消瘤。

【主治】癥瘕。

【来源】《国家级名老中医用药特辑·妇科病诊治》

·橘英合剂·

【组成】橘核12克，白毛夏枯草18~24克，白毛藤15克，瓜子金12克，薏苡仁15克，鳖甲（先煎）12克，化橘红10克，丹参12克，琥珀末5克。

【用法】水煎服。经期停服。

【功效】理气散结，活血化瘀，软坚消瘤。

【主治】癥瘕。

【来源】《国家级名老中医用药特辑·妇科病诊治》

·活血化瘀方·

【组成】党参12克，制何首乌15克，生贯众30克，半枝莲30克，鬼箭羽20克，海藻20克，木馒头30克，天葵子15克，紫石英（先煎）15克，当归9克，丹参12克，川楝子9克，延胡索9克，三棱12克，制香附9克。

【用法】水煎服，每日1剂，连服3~6个月。

【功效】活血祛瘀。

【主治】癥瘕属气滞血瘀者。

【来源】《国家级名老中医用药特辑·妇科病诊治》

·滋阴潜阳方·

【组成】制何首乌15克，生贯众30克，半枝莲30克，鬼箭羽20克，海藻20克，木馒头20克，天葵子15克，甘草9克，生熟地黄各9克，炙龟甲12克，北沙参12克，夏枯草12克，白薇9克，桑寄生12克。

【用法】水煎服，每日1剂，连服3~6个月。

【功效】滋阴养血，镇肝潜阳。

【主治】癥瘕属阴虚肝旺者。

【来源】《国家级名老中医用药特辑·妇科病诊治》

· 益气健脾方 ·

【组成】党参12克，生贯众30克，半枝莲30克，鬼箭羽20克，海藻20克，木馒头30克，甘草9克，紫石英（先煎）15克，黄芪15克，白术9克，怀山药15克，炙升麻9克，金狗脊12克。

【用法】水煎服，每日1剂，连服3~6个月。

【功效】益气健脾摄血。

【主治】癥瘕属脾虚气弱者。

【来源】《国家级名老中医用药特辑·妇科病诊治》

· 肖承悰经验方 ·

【组成】党参15克，生何首乌15克，牛膝15克，鬼箭羽15克，急性子10克，夏枯草15克，制鳖甲15克，生牡蛎30克。

【用法】制成丸剂，每次9克，每日2次。于非经期服用。

【功效】益气活血，化瘀消癥。

【主治】癥瘕。

【来源】《国家级名老中医用药特辑·妇科病诊治》

· 缩宫宁 ·

【组成】党参15克，太子参15克，南沙参15克，白术10克，枳壳15克，益母草15克，花蕊石12克，煅龙骨30克。

【用法】制成丸剂，每次9克，每日3次。于月经期服用。

【功效】益气缩宫，祛瘀止血消癥。

【主治】癥瘕。

【来源】《国家级名老中医用药特辑·妇科病诊治》

·导痰消癥汤·

【组成】陈皮9克，法半夏12克，枳壳15克，皂角刺15克，白术15克，云茯苓15克，川芎6克，青皮9克，制天南星10克，三棱6克，莪术6克，昆布9克，海藻9克。

【用法】水煎服。

【功效】导痰消癥，佐以化瘀。

【主治】癥瘕属痰湿者。

【来源】《中医妇科临证证治》

·散结消癥汤·

【组成】丹参20克，赤芍15克，牡丹皮12克，桃仁15克，桂枝8克，莪术12克，水蛭15克，黄芪15克。

【用法】水煎服。

【功效】散结消癥。

【主治】冲任气血不和，瘀血凝滞所致癥瘕。

【来源】《中国当代名医验方选编·妇科分册》

·血竭鳖甲四物汤·

【组成】当归9克，川芎9克，白芍9克，生熟地黄各9克，血竭末5克，炙鳖甲9克，失笑散（包）9克，制乳香6克，制没药6克，制香附12克。

【用法】水煎服。

【功效】活血化瘀，理气止痛。

【主治】癥瘕。

【来源】《中国当代名医验方选编·妇科分册》

·邓铁涛经验方·

【组成】桂枝、茯苓、赤芍、桃仁、牡丹皮、蒲黄、五灵脂各等份。

【用法】方中各药为末，炼蜜为丸，每丸6克，每晚服3丸。一般3个月为1个疗程，月经期停服，可服2~3个疗程。

【功效】活血化瘀，化痰散结。

【主治】癥瘕属宫寒血瘀者。伴见月经不调，或痛经，或崩漏，面白，畏寒肢冷。

【来源】《中国当代名医验方选编·妇科分册》

·附桂消癥汤·

【组成】制香附9克，川楝子9克，八月札9克，丹参15克，桃仁12克，炙鳖甲15克，夏枯草12克，桂枝9克，藤梨根20克。

【用法】水煎服。

【功效】理气活血，温经通脉，祛瘀消癥。

【主治】癥瘕。

【来源】《中国当代名医验方选编·妇科分册》

·代抵当汤·

【组成】生南山楂（打碎）50克，全当归20克，红糖（冲）少量，黄酒（冲）一酒杯。

【用法】每剂用温水浸泡一夜（夏天3小时），大火煮开后再用小火慢煮20~30分钟，倒取头汁。药渣立即加冷水，煎法同上。头二汁混匀，计得药汁1200毫升，饭后1小时温热服250~300毫升，每日2次，两日1剂。宫外孕出血期禁用。

【功效】开郁气，化瘀血。

【主治】癥瘕（陈旧性宫外孕，腹中包块难消者）。

【来源】《中国当代名医验方选编·妇科分册》

加味生化化瘤汤

【组成】丹参15克，益母草10克，制香附10克，当归10克，炮姜10克，川芎10克，桃仁10克，甘草10克，三棱10克，莪术10克，制乳香5克，制没药5克。

【用法】水煎服。

【功效】活血化瘀，软坚散结。

【主治】癥瘕。

【来源】《中国当代名医验方选编·妇科分册》

逐瘀消癥汤

【组成】玄参9克，浙贝母9克，牡蛎12克，海藻9克，昆布9克，莪术9克，青皮6克，白花蛇舌草12克。

【用法】水煎服。

【功效】逐瘀消癥。

【主治】癥瘕属气滞血结，痰瘀壅阻者。

【来源】《中国当代名医验方选编·妇科分册》

消瘀化癥汤

【组成】党参12克，制香附、天葵子、紫石英各15克，生贯众、半枝莲、木馒头各30克，鬼箭羽、海藻各20克，甘草9克。

【用法】水煎服。

【功效】清热化瘀，破坚散结。

【主治】癥瘕属热瘀相结者。

【来源】《中国当代名医验方选编·妇科分册》

✿· 橘核昆藻汤 ·✿

【组成】橘核12克，昆布10克，海藻10克，鳖甲（先煎）12克，夏枯草10克，当归10克，赤芍10克，川楝子10克，延胡索10克，茯苓12克，海蛤粉12克，香附6克，白英15克。

【用法】水煎服。

【功效】理气活血，逐瘀软坚。

【主治】癥瘕。

【来源】《中国当代名医验方选编·妇科分册》

✿· 胞络化瘀汤 ·✿

【组成】王不留行15克，路路通10克，皂角刺10克，僵蚕10克，当归15克，川芎5克，鸡血藤20克，丹参15克，莪术10克，橘核10克，生黄芪25克，仙茅10克。

【用法】水煎服。

【功效】行血化瘀，散结通络。

【主治】癥瘕。

【来源】《中国当代名医验方选编·妇科分册》

✿· 卵巢囊肿经验方 ·✿

【组成】大生地黄15克，赤芍6克，白芍6克，刘寄奴10克，半枝莲20克，大血藤20克，败酱草20克，鸡内金9克，全当归10克，黄药子10克，泽漆12克，夏枯草15克，海藻20克，生甘草6克。

【用法】水煎服。

【功效】消痰软坚，清热化瘀。

【主治】癥瘕。

【来源】《中国当代名医验方选编·妇科分册》

·子宫肌瘤经验方·

【组成】牡蛎30克，鳖甲15克，海藻15克，昆布30克，夏枯草30克，黄芪30克，桃仁6克，三棱6克，莪术6克。

【用法】水煎服。

【功效】化瘀软坚。

【主治】癥瘕。

【来源】《全国中医妇科流派名方精粹》

·散结丹·

【组成】薏苡仁30克，马齿苋30克，贯众15克，大血藤30克，败酱草15克，半枝莲20克，黄药子15克，天葵子10克，炒牵牛子（黑丑）10克，党参15克，乌药10克。

【用法】水煎服。

【功效】清热解毒，消肿散结。

【主治】癥瘕。

【来源】《全国中医妇科流派名方精粹》

·化癥消瘕汤·

【组成】茯苓24克，制鳖甲20克，桃仁15克，赤芍、桂枝、昆布、海藻、牡丹皮各9克，当归、三棱、莪术各12克。

【用法】水煎服。

【功效】化瘀祛痰，活血消癥。

【主治】癥瘕属痰瘀互结者。

【来源】《全国中医妇科流派名方精粹》

∽ᴥ· 昆布软坚汤 ·ᴥ∽

【组成】昆布、生牡蛎、炒僵蚕各30~50克，白附子、制半夏各6~12克，苏木、刘寄奴、干地龙各10~30克。

【用法】水煎服。

【功效】化痰散瘀，软坚消块。

【主治】癥瘕属痰瘀互蕴者。

【来源】《国家级名医秘验方》

∽ᴥ· 消癥汤 ·ᴥ∽

【组成】半枝莲15~30克，白花蛇舌草15~30克，皂角刺12~30克，石见穿20~30克，牡蛎30克，海藻20~30克，三棱10~20克，莪术10~20克，荔枝核12~15克，橘核12~15克，制乳香4克，制没药4克。

【用法】水煎服。

【功效】清热解毒，活血化瘀，消痰散结。

【主治】癥瘕。

【来源】《国家级名医秘验方》

∽ᴥ· 消癥散结方 ·ᴥ∽

【组成】丹参15克，三棱15克，莪术15克，乳香15克，没药15克，桃仁15克，乌药15克，浙贝母15克，鸡内金15克，香附15克。

【用法】水煎服。

【功效】活血消癥，软坚散结，行气止痛。

【主治】气机不畅，瘀血积滞或痰湿阻滞冲任胞宫所致癥瘕。伴见小腹胀满，经行腹痛，月经先后无定期，月经量多或经行难净，带下增多。

【来源】《丁启后妇科经验》

·慢盆汤·

【组成】黄芪30克，党参15克，白术12克，当归12克，白芍15克，土茯苓15克，桃仁12克，枳壳10克，香附10克，淫羊藿10克，桂枝10克，水蛭6克，菟丝子12克，甘草6克，败酱草30克，白花蛇舌草30克。

【用法】水煎服。

【功效】益气扶正，活血化瘀。

【主治】癥瘕属瘀血阻络者。

【来源】《黎志远妇科经验选编》

二、外用方

·通络灌肠方·

【组成】蜈蚣1克，败酱草15克，野菊花15克，皂角刺10克。

【用法】浓煎取汁100毫升，温度保持在39~40℃，便后灌肠，保留35~40分钟，月经干净后第3天起，每日1次，经期停用，每月连续12~15次。

【功效】活血化瘀，消癥止痛。

【主治】癥瘕。

【来源】《国家级名老中医用药特辑·妇科病诊治》

❧ · 热敷方 · ❧

【组成】乌头10克，艾叶40克，鸡血藤60克，防风20克，五加皮20克，红花、白芷、羌活、独活、地枫皮、伸筋草、透骨草各15克。

【用法】将上药共为粗末，喷湿装入纱布袋封口，放锅内蒸30分钟，趁热敷患处，待冷移去，次日继用，每袋可用8次。急性炎症期及出血者禁用。

【功效】活血通络，消癥止痛。

【主治】癥瘕（慢性盆腔炎及盆腔炎性包块、陈旧性宫外孕包块）。

【来源】《实用中医妇科方药学》

第三节　妇人腹痛

妇女不在行经、妊娠及产褥期间发生小腹或少腹疼痛，甚则痛连腰骶者，称为"妇人腹痛"，亦称"妇人腹中痛"。

本病主要发病机制为冲任虚衰，胞脉失养，"不荣则痛"；及冲任阻滞，胞脉失畅，"不通则痛"。

西医学盆腔炎性疾病及盆腔淤血综合征等引起的腹痛可参照本病辨证治疗。

一、内服方

❧ · 温胞饮 · ❧

【组成】白术（土炒）一两，巴戟天（盐水浸）一两，人参三钱，杜仲（炒黑）三钱，菟丝子（酒浸炒）三钱，怀山药（炒）三钱，芡实（炒）三钱，肉桂（去粗皮）二钱，补骨脂（盐水炒）

各二钱，附子三分。

【用法】水煎服。

【功效】温肾助阳，化瘀止痛。

【主治】妇人腹痛属肾虚血瘀者。

【来源】《傅青主女科》

⌁· 当归建中汤 ·⌁

【组成】当归四两，桂心三两，芍药六两，生姜三两，甘草（炙）二两，大枣（擘）十二枚。

【用法】上六味，㕮咀，以水一斗，煮取三升，分为三服，一日令尽。

【功效】补血养营，和中止痛。

【主治】妇人腹痛属血虚失荣者。

【来源】《千金翼方》

⌁· 解毒活血汤 ·⌁

【组成】连翘二钱，葛根二钱，柴胡三钱，当归二钱，生地黄五钱，赤芍三钱，桃仁（研）八钱，红花五钱，枳壳一钱，甘草二钱。

【用法】水煎服。

【功效】清热解毒，凉血化瘀。

【主治】妇人腹痛属感染邪毒者。

【来源】《医林改错》

⌁· 清热调血汤 ·⌁

【组成】牡丹皮、黄连、生地黄、当归、白芍、川芎、红花、桃仁、蓬莪术、香附、延胡索（原著本方无用量）。

【用法】水煎，温服。

【功效】清热除湿，化瘀止痛。

【主治】妇人腹痛。

【来源】《古今医鉴》

❦ · 牡丹散 · ❧

【组成】牡丹皮、桂心（一作官桂）、当归、延胡索各一两，莪术、牛膝、赤芍各二两，荆三棱一两半。

【用法】上八味为粗末，每服三钱，水一盏，酒半盏，煎七分，温服。

【功效】行气活血，化瘀止痛。

【主治】妇人腹痛属气滞血瘀者。

【来源】《妇人大全良方》

❦ · 理冲汤 · ❧

【组成】生黄芪三钱，党参二钱，於白术二钱，生山药五钱，天花粉四钱，知母四钱，三棱三钱，莪术三钱，生鸡内金（黄者）三钱。

【用法】水煎服。

【功效】益气健脾，化瘀散结。

【主治】妇人腹痛属气虚血瘀者。

【来源】《医学衷中参西录》

❦ · 当归芍药散 · ❧

【组成】当归三两，芍药一斤，茯苓四两，白术四两，泽泻半斤，川芎半斤。

【用法】上六味，杵为散，取方寸匕，酒和，日三服。

【功效】养肝健脾，调气和血。

【主治】妇人腹痛属肝脾失调者。

【来源】《金匮要略》

·　膈下逐瘀汤　·

【组成】五灵脂（炒）二钱，当归三钱，川芎二钱，桃仁（研泥）三钱，牡丹皮二钱，赤芍二钱，乌药二钱，延胡索一钱，甘草三钱，香附一钱半，红花三钱，枳壳一钱半。

【用法】水煎服。

【功效】疏肝解郁，化瘀止痛。

【主治】妇人腹痛属气滞血瘀者。

【来源】《医林改错》

·　少腹逐瘀汤　·

【组成】小茴香（炒）七粒，干姜（炒）二钱，延胡索一钱，没药（研）二钱，当归三两，川芎二钱，官桂一钱，赤芍二钱，蒲黄（生）三钱，五灵脂（炒）二钱。

【用法】水煎服。

【功效】温经散寒，活血化瘀。

【主治】妇人腹痛属寒湿瘀阻者。

【来源】《医林改错》

·　仙方活命饮　·

【组成】白芷、贝母、防风、赤芍、当归尾、甘草、皂角刺

（炒）、炙穿山甲（代）、天花粉、乳香、没药各一钱，金银花、陈皮各三钱。

【用法】用酒一大碗，煮五七沸服。

【功效】清热利湿，化瘀止痛。

【主治】妇人腹痛属湿热瘀结者。

【来源】《妇人大全良方》

黄连解毒汤

【组成】黄芩二两，黄连三两，黄柏二两，栀子（擘）十四枚。

【用法】上四味切，以水六升，煮取二升，分二服。

【功效】泻火解毒。

【主治】热毒壅盛所致妇人腹痛。

【来源】《外台秘要》

五味消毒饮合大黄牡丹汤

【组成】金银花、野菊花、蒲公英、紫花地丁、紫背天葵子、大黄、牡丹皮、桃仁、冬瓜仁、芒硝。

【用法】水煎服。

【功效】清热解毒，利湿排脓。

【主治】妇人腹痛属热毒炽盛者。

【来源】《中医妇科学》

银翘红酱解毒汤

【组成】金银花一两，连翘一两，大血藤一两，败酱草一两，牡丹皮三钱，栀子四钱，赤芍四钱，桃仁四钱，薏苡仁四钱，延胡索三钱，炙乳没各一钱半至三钱，川楝子三钱。

【用法】水煎服，每日2剂，每剂煎2次，隔4~6小时服1次。

【功效】清热解毒，活血化瘀。

【主治】妇人腹痛（盆腔炎发热期）。

【来源】《中华医方·妇科篇》

ᴥ·柴枳败酱汤·ᴥ

【组成】柴胡9克，枳实9克，赤芍15克，白芍15克，甘草6克，丹参15克，牛膝12克，三棱12克，莪术12克，大血藤30克，败酱草30克，制香附12克，酒大黄9克。

【用法】水煎服，每日1剂，每日2次。

【功效】清热凉血，行瘀止痛。

【主治】湿热瘀结所致妇人腹痛。

【来源】《读经典学名方系列·妇科病名方》

ᴥ·盆炎清热汤·ᴥ

【组成】金银花、绵茵陈、丹参各25克，蒲公英、车前子（包）、败酱草各30克，牡丹皮、黄柏各12克，栀子10克，乌药、桃仁、延胡索各15克。

【用法】水煎服。

【功效】清热化湿，活血行气止痛。

【主治】妇人腹痛属湿热瘀滞者。

【来源】《读经典学名方系列·妇科病名方》

ᴥ·清热解毒汤·ᴥ

【组成】连翘五钱，金银花五钱，蒲公英五钱，紫花地丁五钱，黄芩三钱，车前子（包）三钱，牡丹皮三钱，地骨皮三钱，瞿麦四钱，萹蓄四钱，赤芍二钱，冬瓜子一两。

【用法】水煎服。

【功效】清热解毒，利湿凉血，消肿止痛。

【主治】妇人腹痛属湿毒兼热者。

【来源】《刘奉五妇科经验》

᠃᠊ · 解毒内消汤 · ᠊᠃

【组成】连翘一两，金银花一两，蒲公英一两，败酱草一两，冬瓜子一两，赤芍二两，牡丹皮二钱，川大黄一钱，赤小豆三钱，甘草节二钱，土贝母三钱，西黄丸（分吞）三钱。

【用法】水煎服。

【功效】清热解毒，活血化瘀，消肿止痛。

【主治】妇人腹痛属热毒壅聚者。

【来源】《刘奉五妇科经验》

᠃᠊ · 清热利湿汤 · ᠊᠃

【组成】瞿麦四钱，萹蓄四钱，木通一钱，车前子（包）三钱，滑石四钱，延胡索三钱，连翘五钱，蒲公英五钱。

【用法】水煎服。

【功效】清热利湿，行气活血，化瘀止痛。

【主治】妇人腹痛属湿热下注者。

【来源】《刘奉五妇科经验》

᠃᠊ · 暖宫定痛汤 · ᠊᠃

【组成】橘核三钱，荔枝核三钱，小茴香三钱，胡芦巴三钱，

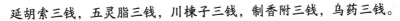

延胡索三钱，五灵脂三钱，川楝子三钱，制香附三钱，乌药三钱。

【用法】水煎服。

【功效】疏散寒湿，温暖胞宫，行气活血，化瘀止痛。

【主治】妇人腹痛属下焦寒湿，气血凝结者。

【来源】《刘奉五妇科经验》

·疏气定痛汤·

【组成】制香附三钱，川楝子三钱，延胡索三钱，五灵脂三钱，当归三钱，乌药三钱，枳壳一钱半，木香一钱半，没药一钱。

【用法】水煎服。

【功效】行气活血，化瘀止痛。

【主治】妇人腹痛属气滞血瘀者。

【来源】《刘奉五妇科经验》

·地蚤汤·

【组成】重楼15克，紫花地丁15克，虎杖15克，当归10克，川芎5克，川楝子10克，延胡索10克。

【用法】水煎服，每日1剂，日服2次。

【功效】疏肝理气，活血化瘀，清热利湿。

【主治】妇人腹痛属肝经湿热气滞，瘀血凝结者。症见少腹左侧疼痛持续不已，腰酸，带下量多，色黄绿，质稠味臭。

【来源】《读经典学名方系列·妇科病名方》

·盆腔炎祛寒促孕汤·

【组成】橘核10克，荔枝10克，小茴香10克，乌药10克，香附10克，吴茱萸6克，延胡索6克，白术6克，木香6克，艾叶6克，桂心 8 克。

【用法】水煎服。

【功效】温中散寒，理气止痛。

【主治】寒湿凝滞之妇人腹痛。

【来源】《中国现代名医验方荟海》

·银甲丸·

【组成】金银花 15 克，连翘 15 克，升麻 15 克，大血藤 24 克，蒲公英 24 克，生鳖甲 24 克，紫花地丁 30 克，生蒲黄（包）12 克，椿根皮 12 克，大青叶 12 克，茵陈 12 克，琥珀末 12 克，桔梗 12 克。

【用法】水煎服。

【功效】清热除湿，化瘀止痛。

【主治】妇人腹痛属湿热瘀阻者。

【来源】《中西医结合妇科》

·五味消毒饮加味·

【组成】忍冬藤 24 克，蒲公英 24 克，野菊花 18 克，紫花地丁 15 克，天葵子 15 克，土茯苓 12 克，炒贯众 18 克，牡丹皮 12 克，炒川楝子 12 克，延胡索 12 克，赤芍 12 克，大血藤 15 克。

【用法】水煎服。

【功效】清热解毒，凉血行气止痛。

【主治】妇人腹痛属热毒壅盛者。

【来源】《中西医结合妇科手册》

·清热调血汤加味·

【组成】牡丹皮 15 克，黄连 10 克，生地黄 15 克，川芎 6 克，桃仁10克，红花10克，香附10克，延胡索12克，炒川楝子12克，薏苡仁24克。

【用法】水煎服。

【功效】清热利湿，止痛止带。

【主治】妇人腹痛属湿热壅阻者。

【来源】《中西医结合妇科手册》

·◈· 阳和汤加减 ·◈·

【组成】鹿角霜10克，肉桂6克，麻黄10克，炮姜6克，熟地黄20克，白芥子10克，生甘草10克，细辛3克，皂角刺10克，莪术20克，蒲公英20克，生黄芪30克，黄酒1两。

【用法】水煎服。

【功效】温通活血养血，健脾利湿，调养奇经。

【主治】妇人腹痛属阳虚兼湿瘀者。

【来源】《当代中医妇科临床家丛书·许润三》

·◈· 四妙散加味 ·◈·

【组成】苍术10克，车前子（包煎）10克，薏苡仁20克，牛膝20克，败酱草10克，土茯苓30克，大血藤20克，栀子6克，紫花地丁10克，黄柏10克，桃仁10克，红花6克，川续断10克，枸杞子10克，延胡索10克，甘草6克。

【用法】每日1剂，水煎分3次服。经期停止服药，待净后继续治疗。

【功效】清热利湿，活血化瘀。

【主治】湿热蕴结，气血瘀滞之妇人腹痛。

【来源】《医案精选：全国名老中医药专家徐学义经验传承》

❧· 金银解毒汤 ·❧

【组成】金银花、连翘、马鞭草、白花蛇舌草、大血藤、生地黄各15克，柴胡、赤芍、牡丹皮、枳实、桃仁、川大黄（后下）各10克，生甘草6克。

【用法】水煎服。忌辛辣。

【功效】清热解毒，佐以活血化瘀。

【主治】妇人腹痛。

【来源】《国家级名老中医验案·妇科病》

❧· 四物加味汤 ·❧

【组成】党参、生地黄、熟地黄、白芍、山药、茯苓、制何首乌、肉苁蓉、女贞子、沙苑子各15克，当归、川芎、牡丹皮、山茱萸、制香附各10克。

【用法】水煎服。

【功效】补益肝肾气血。

【主治】妇人腹痛。

【来源】《国家级名老中医验案·妇科病》

金银紫丁汤

【组成】金银花、紫花地丁各30克，川黄柏、赤芍、牡丹皮、全当归各10克，虎杖根、丹参、薏苡仁、六一散（包）各15克，大生地黄、云茯苓各12克。

【用法】水煎服。

【功效】清热解毒，活血化瘀。

【主治】妇人腹痛。

【来源】《国家级名老中医验案·妇科病》

丹芍活血行气汤

【组成】丹参20克，赤芍15克，牡丹皮10克，乌药15克，川楝子10克，延胡索12克，香附9克，桃仁15克，败酱草30克，当归9克。

【用法】水煎服。

【功效】活血化瘀，行气止痛。

【主治】妇人腹痛属气滞血瘀者。

【来源】《中华传世医方》

蒿蒲解毒汤

【组成】青蒿（后下）12克，蒲公英30克，白薇20克，丹参20克，牡丹皮12克，赤芍15克，黄柏12克，桃仁15克，连翘20克，青皮10克，川楝子10克。

【用法】水煎，每日1~2剂，药渣再煎，多次分服。

【功效】清热解毒，行气化瘀。

【主治】妇人腹痛。

【来源】《国家级名老中医用药特辑·妇科病诊治》

加减活络效灵丹

【组成】丹参25克，赤芍15克，牡丹皮15克，知母10克，黄柏10克，桃仁15克，莪术15克，败酱草25克，薏苡仁25克，牛膝15克，车前子（包）15克，蜈蚣2条，䗪虫10克，鸡血藤50克。

【用法】水煎服。

【功效】清热利湿，活血化瘀，散结消肿。

【主治】妇人腹痛。

【来源】《国家级名老中医用药特辑·妇科病诊治》

❦· 加减理冲汤 ·❧

【组成】党参25克，黄芪30克，白术15克，山药25克，三棱15克，莪术15克，败酱草25克，薏苡仁25克，牛膝15克，车前子（包）15克，桂枝15克，茯苓25克，蜈蚣2条，䗪虫10克，鸡血藤50克。

【用法】水煎服。

【功效】健脾化湿，益气通络。

【主治】妇人腹痛。

【来源】《国家级名老中医用药特辑·妇科病诊治》

❦· 盆腔炎1号方 ·❧

【组成】虎杖15克，败酱草20克，忍冬藤30克，车前子（包）15克，栀子9克，枳壳15克，枳壳15克，薏苡仁30克，牡丹皮15克，毛冬青20克，白花蛇舌草20克，鱼腥草20克，蒲公英20克，大黄9克。

【用法】水煎服。

【功效】清热解毒。

【主治】湿热下注所致妇人腹痛。

【来源】《中医妇科临证证治》

❦· 盆腔炎2号方 ·❧

【组成】蒲公英20克，连翘15克，野菊花15克，败酱草20克，鱼腥草20克，赤芍15克，牡丹皮15克，大黄（后下）9克，枳实15克，忍冬藤30克，薏苡仁30克，川楝子9克。

【用法】水煎服。

【功效】清热解毒，利湿止带。

【主治】热毒壅盛所致妇人腹痛。

【来源】《中医妇科临证证治》

～·盆腔炎3号方·～

【组成】忍冬藤30克，败酱草20克，桃仁9克，牡丹皮12克，丹参15克，车前草15克，泽泻12克，枳壳12克。

【用法】水煎服。

【功效】清利湿热，活血祛瘀。

【主治】湿瘀互结所致妇人腹痛。

【来源】《中医妇科临证证治》

～·盆腔炎1号合剂·～

【组成】炒知母9克，炒黄柏9克，萹蓄9克，瞿麦9克，白芍9克，川楝子6克，蒲公英9克，黄芩9克，延胡索6克，郁金5克，山慈菇9克，木通5克，重楼20克，败酱草15克。

【用法】水煎服。

【功效】清热利湿，散结软坚定痛。

【主治】妇人腹痛。症见少腹疼痛或腹坚拒按，腰酸腹胀，连及腿痛，头晕烦躁，身热重痛，胸脘痞闷，口干不欲饮，或带下黄白腥秽，小便短赤，灼热尿痛，大便秘结，月经提前，色紫黑成块。

【来源】《中国当代名医验方选编·妇科分册》

～·盆腔炎2号合剂·～

【组成】橘核9克，川楝子9克，延胡索6克，广木香3克，荔枝核9克，香附5克，乌药5克，小茴香6克，艾叶5克，吴茱萸

6克，白术6克，制乳香5克，制没药5克，丹参9克，桂枝6克（或肉桂心1.5克）。

【用法】水煎服。

【功效】温经散寒，化瘀软坚止痛。

【主治】寒湿凝滞之妇人腹痛。

【来源】《中国当代名医验方选编·妇科分册》

·急性盆腔炎方·

【组成】败酱草30克，大血藤30克，鸭跖草20克，赤芍12克，牡丹皮12克，川楝子9克，柴胡梢6克，生薏苡仁30克，制乳没各6克，连翘9克，栀子9克。

【用法】水煎服。

【功效】清热泻火，化湿祛瘀。

【主治】妇人腹痛。症见下腹剧痛拒按，发热恶寒，甚则满腹压痛，或反跳痛，带下色黄，呈脓性，便秘或溏，时伴尿急、尿频。

【来源】《中国当代名医验方选编·妇科分册》

·慢性盆腔炎方·

【组成】茯苓12克，桂枝2.5克，赤芍9克，桃仁9克，败酱草20克，大血藤20克，川楝子9克，延胡索9克，制香附9克，紫草20克。

【用法】水煎服。

【功效】理气化瘀。

【主治】妇人腹痛。症见少腹两侧隐痛、坠胀，喜暖喜按，经来前后较甚，有时低热，腰骶酸楚，带多色黄，经期失调，痛经等。

【来源】《中国当代名医验方选编·妇科分册》

徐志华慢性盆腔炎经验方

【组成】丹参12克，赤白芍、当归、牡丹皮、川楝子、甘草、延胡索、三棱、莪术各10克，制乳没、小茴香各6克。

【用法】水煎服。

【功效】理气行滞，逐瘀止痛。

【主治】妇人腹痛。

【来源】《中国当代名医验方选编·妇科分册》

蔡小荪结核性盆腔炎经验方

【组成】当归9克，鳖甲9克，丹参9克，百部12克，怀牛膝9克，功劳叶20克，大生地黄9克，熟女贞子9克，山海螺9克，鱼腥草9克。

【用法】水煎服。

【功效】养阴和营。

【主治】妇人腹痛。伴见颧红咽燥，手足心热，午后潮热，夜寐盗汗，月经失调，量少色红，甚至闭阻。

【来源】《中国当代名医验方选编·妇科分册》

清经导滞汤

【组成】柴胡6克，白芍9克，当归9克，川楝子9克，延胡索9克，大血藤12克，鸡苏散（包）12克。

【用法】水煎服。

【功效】清肝解郁热，理气通络脉。

【主治】肝经郁热，经脉壅滞所致妇人腹痛。

【来源】《中国当代名医验方选编·妇科分册》

·王氏清化止带方·

【组成】败酱草30克，大血藤15克，广木香10克，白果10克，延胡索9克，川楝子12克，赤芍15克，丹参30克，香附10克，甘草6克。

【用法】水煎服。

【功效】清热解毒，行气化瘀。

【主治】妇人腹痛属瘀热互结，气滞血瘀者。

【来源】《中国当代名医验方选编·妇科分册》

·盆腔炎合剂·

【组成】柴胡10克，枳实15克，赤白芍各10克，川楝子10克，醋延胡索10克，牡丹皮10克，白花蛇舌草15克，野菊花10克，红药子10克，生甘草6克，川大黄（后下）6克。

【用法】水煎服。

【功效】疏郁解热，凉血解毒。

【主治】妇人腹痛。症见下腹部压痛，拒按，腰骶疼，发热恶寒，带下量多，色黄如脓，质黏稠，气秽，泛恶欲吐。

【来源】《中国当代名医验方选编·妇科分册》

·急性盆腔炎经验方·

【组成】连翘、金银花、大血藤、败酱草各15克，红药子、牡丹皮、柴胡、赤芍、桃仁各10克，枳实、野菊花各12克，川大黄（后下）、生甘草各6克。

【用法】水煎服，每日2剂。待症状减轻后，改为日服1剂。

7~10天为1个疗程，连服3个疗程，经期停服。

【功效】清热解毒，化瘀止痛。

【主治】妇人腹痛。

【来源】《中国当代名医验方选编·妇科分册》

·慢性盆腔炎经验方1·

【组成】柴胡、枳实、赤芍、当归、桃仁、延胡索、川楝子、没药各10克，丹参、败酱草各15克，木香、生甘草各6克。

【用法】水煎服，日服1剂，7~10天为1个疗程，连服6个疗程，经期停服。

【功效】行气活血，清热解毒。

【主治】妇人腹痛属气滞血瘀者。

【来源】《中国当代名医验方选编·妇科分册》

·慢性盆腔炎经验方2·

【组成】桂枝、炒小茴香、乌药、桃仁、牡丹皮、赤芍、五灵脂、当归、延胡索各10克，胡芦巴、苍术、茯苓各15克，广木香6克。

【用法】水煎服。

【功效】温经散寒，燥湿化痰消癥。

【主治】妇人腹痛属寒湿阻滞，血瘀凝结者，多数兼有包块形成。

【来源】《中国当代名医验方选编·妇科分册》

通胞消癥合剂

【组成】党参12克，黄芪15克，杜仲12克，巴戟天12克，金银花30克，连翘20克，败酱草30克，炒薏苡仁30克，白头翁30克，鳖甲12克，延胡索10克，甘草6克。

【用法】水煎服，每次50毫升，每日2次，温服。经后服用。

【功效】益气健脾补肾，清热利湿止带，理气消癥止痛。

【主治】妇人腹痛（急慢性盆腔炎）。症见小腹疼痛，腰骶酸痛，经期及劳累后加重，带下量多。

【来源】《中国当代名医验方选编·妇科分册》

·消癥饮·

【组成】当归12克，丹参12克，海藻15克，茯苓6克，薏苡仁30克，川芎6克，金银花9克，连翘10克，橘核12克，青皮6克，延胡索9克。

【用法】水煎服。

【功效】清热解毒，消癥散结。

【主治】妇人腹痛（输卵管卵巢炎），尤以慢性者效佳。

【来源】《中国当代名医验方选编·妇科分册》

·慢盆Ⅰ号·

【组成】益母草30克，凌霄花10克，石见穿20克，丹参15克，琥珀末（吞）3克，生薏苡仁45~60克，茯苓12克，车前子（包）12克。

【用法】水煎服。

【功效】活血行气。

【主治】妇人腹痛属湿热瘀阻者。

【来源】《中国当代名医验方选编·妇科分册》

· 慢盆Ⅱ号 ·

【组成】鹿角10克，大熟地黄30克，白芥子6克，川桂枝10克，炮姜10克，生黄芪30克，麻黄5克，昆布15克，海藻15克，皂角刺6克。

【用法】水煎服。

【功效】温阳散结。

【主治】妇人腹痛属阳虚寒凝者。

【来源】《中国当代名医验方选编·妇科分册》

· 蒲丁藤酱消炎汤 ·

【组成】蒲公英15克，紫花地丁15克，大血藤15克，败酱草15克，生蒲黄（包）12克，柴胡9克，延胡索9克，川楝子9克，刘寄奴12克，广地龙12克，三棱12克，莪术12克，制乳香6克，制没药6克。

【用法】水煎服。

【功效】清热化瘀，梳理冲任。

【主治】妇人腹痛属热瘀交结，冲任气滞者。

【来源】《全国中医妇科流派名方精粹》

· 清化止带汤 ·

【组成】败酱草25克，大血藤15克，延胡索10克，川楝子12克，广木香8克，白果10克，赤芍10克，丹参15克，川续断10克，炒山药15克，车前子（包）10克，甘草5克。

【用法】水煎服。

【功效】清热解毒，健脾化湿，理气化瘀。

【主治】热毒蕴滞，气滞血瘀之妇人腹痛。

【来源】《全国中医妇科流派名方精粹》

·红英饮·

【组成】大血藤10克，蒲公英10克，败酱草10克，虎杖10克，半边莲10克，生薏苡仁10克，黄柏15克，柴胡15克，川楝子15克，白芷10克。

【用法】水煎服。

【功效】清热解毒，化瘀利湿。

【主治】湿热瘀结之妇人腹痛。

【来源】《全国中医妇科流派名方精粹》

·二丹红藤败酱汤·

【组成】牡丹皮10克，丹参10克，大血藤10克，败酱草10克，当归10克，赤芍10克，三棱10克，莪术10克，延胡索10克，黄芩5克，薏苡仁5克，甘草5克。

【用法】水煎服。

【功效】活血清热，化瘀止痛。

【主治】妇人腹痛属湿热内蕴，瘀血阻滞者。症见下腹疼痛，腰骶痛，白带增多，色黄质稠，月经失调，盆腔可扪及包块。

【来源】《全国中医妇科流派名方精粹》

·加味桂枝茯苓丸·

【组成】桂枝8克，茯苓20克，牡丹皮8克，芍药15克，桃仁8克，冬瓜仁30克，苇茎30克，薏苡仁30克。

【用法】水煎服。

【功效】活血化瘀，清利湿热。

【主治】妇人腹痛。症见少腹坠胀疼痛，疼痛随经期加重，伴腰骶酸痛，经频量多，经期延长，带下量多秽浊，尿频急。

【来源】《全国中医妇科流派名方精粹》

·· 通络汤 ··

【组成】牡丹皮10克，桂枝10克，三棱10克，莪术10克，大血藤10克，败酱草10克，透骨草20克，薏苡仁20克，赤芍10克，生蒲黄（包）10克，延胡索10克，甘草5克。

【用法】水煎服。月经第1日开始服，连服20~25剂。

【功效】活血化瘀，通络止痛。

【主治】妇人腹痛属气滞血瘀者。

【来源】《国家级名医秘验方》

·· 除湿化瘀方 ··

【组成】当归9克，川芎9克，茯苓9克，赤芍15克，白芍15克，泽泻9克，白术9克，柴胡9克，延胡索12克，枳实9克，炙甘草6克，川楝子12克。

【用法】水煎服。

【功效】健脾除湿，理气活血止痛。

【主治】妇人腹痛属湿瘀互结者。

【来源】《国家级名医秘验方》

·· 清热祛湿消癥汤 ··

【组成】败酱草20克，蒲公英10克，两面针12克，鹿耳翎15克，生薏苡仁20克，冬瓜仁20克，藿香10克，三棱10克，莪术10克，血竭5克，水蛭3克。

【用法】水煎服。

【功效】清热祛湿消癥。

【主治】妇人腹痛属湿热郁结者（慢性盆腔炎包块）。症见下腹疼痛，腰痛，以经前、经行、房事时尤为剧烈，平时带下量多，色黄质稠，有臭味。

【来源】《国家级名医秘验方》

·盆瘀饮·

【组成】丹参25克，赤芍10克，白芍10克，当归10克，川芎6克，白术10克，茯苓10克，泽泻10克，延胡索10克，川楝子6克，莪术10克，炙甘草6克。

【用法】水煎服，每日1剂，月经干净后服20剂为1个周期，连用3个周期为1个疗程。

【功效】化瘀利湿，缓急止痛。

【主治】湿瘀所致妇人腹痛。

【来源】《李莉妇科医论医话选》

·祛瘀种子方·

【组成】丹参30克，赤芍12克，当归12克，炙黄芪30克，菟丝子15克，川续断18克，连翘12克，皂角刺12克，败酱草18克，王不留行12克，路路通12克，生蒲黄（包煎）12克，蜈蚣（研末冲服）1条，醋香附12克，柴胡12克，白芍12克，醋延胡索19克，木香12克，炒鸡内金12克，炙甘草6克。

【用法】水煎服。

【功效】活血通络，化瘀止痛，补肾培元。

【主治】妇人腹痛属血瘀肾虚者。症见下腹坠痛或刺痛，腰骶酸痛，经行腰腹疼痛加重，带下量多，色白或黄，经行色暗有块，神疲乏力，面色晦暗，舌质暗，或有瘀斑、瘀点，苔薄白，脉沉涩。

【来源】《刘瑞芬妇科经验集》

～•　盆腔炎方　•～

【组成】丹参30克，赤芍12克，蒲黄（包煎）12克，五灵脂15克，连翘12克，白芍12克，菟丝子15克，续断12克，香附12克，当归12克，炙甘草6克。

【用法】水煎服。

【功效】活血化瘀，补肾培元。

【主治】妇人腹痛属血瘀肾虚者。症见下腹疼痛，缠绵日久，伴腰膝酸软，经行加重，经血量多，有块，带下量多，精神不振，疲乏无力，舌暗红，有瘀点、瘀斑，苔白，脉沉细。

【来源】《刘瑞芬妇科经验集》

～•　慢盆汤　•～

【组成】红花12克，丹参12克，赤芍12克，葛根12克，香附12克，乌药6克，木香6克，延胡索12克，小茴香3克，牡丹皮10克，泽泻12克，桂枝10克。

【用法】水煎服。

【功效】理气活血，化瘀止痛。

【主治】妇人腹痛属寒凝气滞者。症见腰骶酸楚，小腹隐痛或胀痛，带下色黄或赤白相兼，不耐劳累。

【来源】《实用中医妇科方药学》

　加味红藤败酱散　

【组成】大血藤15~30克，败酱草15~30克，丹参12克，赤白芍各12克，蒲公英10~30克，广木香6~9克，薏苡仁30克，延胡索12克，桑寄生12克，土茯苓12~15克，山楂10克，五灵脂10克。

【用法】水煎服。

【功效】清热利湿，化瘀止痛。

【主治】妇人腹痛。症见腰酸，少腹一侧或两侧隐隐作痛，劳累则加剧，卧则疼痛不佳，或伴带下较多，色黄，质黏稠，或伴低热，神疲乏力，妇科检查等确诊为"盆腔炎"。

【来源】《妇科方药临证心得十五讲》

二、外用方

·双柏散·

【组成】大黄、黄柏、侧柏叶、泽兰各等份。

【用法】共研细末约60克，以开水和蜂蜜调匀，加热，敷贴于小腹或少腹部，每日换药1次，10天为1个疗程。

【功效】活血化瘀。

【主治】妇人腹痛。

【来源】《中国百年百名中医临床家丛书·罗元恺》

·罗元恺经验方·

【组成】大黄30克，虎杖30克，丹参20克，蒲公英30克，枳壳12克。

【用法】以水600毫升，煎煮至200毫升，俟药液温度与体温接近时行保留灌肠，每日1次，10天为1个疗程。

【功效】活血化瘀，行气止痛。

【主治】妇人腹痛。

【来源】《中国百年百名中医临床家丛书·罗元恺》

中药灌肠方

【组成】当归15克，苏木10克，三棱15克，莪术15克，水蛭10克，虻虫10克，延胡索10克，木香10克，乌药10克，桂枝10克。

【用法】浓煎100毫升，保留灌肠，每晚1次，经期停用。

【功效】活血祛瘀，理气止痛。

【主治】妇人腹痛。

【来源】《中医妇科治疗大成》

热敷方

【组成】乌头、艾叶、鸡血藤、防风、五加皮、红花、白芷、川椒、羌活、独活、皂角刺、透骨草、千年健。

【用法】上药研细末，布包隔水蒸，热敷少腹，每日1~2次。

【功效】温经散寒，活血止痛。

【主治】寒湿凝滞之妇人腹痛。

【来源】《实用中西医结合妇产科学》

姚寓晨经验方

【组成】透骨草100克，三棱12克，白芷10克，花椒10克，路路通15克。

【用法】配合内服方外用。上药研粗末装布袋，水浸后隔水蒸30分钟，外敷下腹部，每日2次，每次敷20分钟。15天为1个疗程。

【功效】活血通络。

【主治】妇人腹痛。症见腹痛，带下颇多，气秽，伴低热。

【来源】《中国当代名医验方选编·妇科分册》

❦ · 灌肠方 · ❧

【组成】当归15克，川芎10克，丹参15克，乳香5克，没药5克，蒲公英20克，败酱草30克，大血藤30克，三棱10克，莪术10克，皂角刺15克。

【用法】水煎取汁100毫升，保留灌肠，每日1次。

【功效】化瘀通络。

【主治】妇人腹痛。

【来源】《全国中医妇科流派名方精粹》

❦ · 参连灌肠方 · ❧

【组成】丹参30克，赤芍15克，连翘15克，皂角刺15克，大血藤30克，败酱草18克，制乳香12克，制没药12克，土鳖虫12克，醋延胡索18克，当归12克，续断30克，炒山药30克，薏苡仁30克，生黄芪30克，透骨草12克。

【用法】水煎，灌肠。

【功效】活血化瘀，清热解毒，散结消肿。

【主治】妇人腹痛属湿热瘀结者。症见下腹隐痛或疼痛拒按，痛连腰骶，低热起伏，经行或劳累时加重，带下量多，色黄，质黏稠，大便溏或秘结，小便黄赤，胸闷纳呆，口干不欲饮，舌质红，苔黄腻，脉滑数。

【来源】《刘瑞芬妇科经验集》

第四节　阴　挺

妇女子宫下脱，甚则脱出阴户之外，或阴道壁膨出，统称阴挺，又称"阴脱"。根据突出形态的不同而有"阴菌""阴痔""葫芦颓"等名称；因多由分娩损伤所致，故又有"产肠不收"之称。

本病主要病机为气虚下陷与肾虚不固致胞络受损，带脉提摄无力，而子宫脱出。此外，子宫脱出阴户之外，若调护不慎，邪气入侵，湿热下注，则可致溃烂。

西医学盆腔脏器脱垂可参照本病辨证治疗。

一、内服方

补中益气汤

【组成】黄芪五分（病甚、劳役、热甚者一钱），甘草（炙）五分，人参（去芦）三分，当归（酒焙干或晒干）二分，橘皮（不去白）二分或三分，升麻二分或三分，柴胡二分或三分，白术三分。

【用法】上㕮咀，都作一服，水二盏，煎至一盏，去滓，食远稍热服。

【功效】补中益气，升阳举陷。

【主治】阴挺属脾虚气陷者。

【来源】《内外伤辨惑论》

大补元煎

【组成】人参少则用一二钱，多则用一二两，当归二三钱，山药（炒）二钱，熟地黄少则用二三钱，多则用二三两，山茱萸一钱，杜仲二钱，枸杞子二三钱，炙甘草一二钱。

【用法】水二盅，煎七分，食远温服。

【功效】救本培元，大补气血。

【主治】肾虚所致阴挺。

【来源】《景岳全书》

·加减补中益气汤·

【组成】人参一钱半，黄芪（蜜炙）三钱，白术（制）三钱，升麻五分，当归三钱，柴胡五分，白芍（炒）一钱半，龙骨（煅）三钱，牡蛎（煅）三钱，熟地黄五钱。

【用法】水煎，去渣温服。

【功效】补中益气，升阳固脱。

【主治】阴挺。

【来源】《医略六书》

·收阴散·

【组成】当归、白芍、川芎、熟地黄、人参、白术、枳壳、升麻、陈皮各三钱，沉香、肉桂（另研）、吴茱萸、甘草各一钱。

【用法】上作四帖，水煎服。

【功效】补气养血，温中升阳。

【主治】阴挺。原书用治"产后因劳伤过度，兼举重物，致伤脏腑之血，气弱血冷，因而膀胱坠出不收"。

【来源】《郑氏家传女科万金方》

·收膜汤·

【组成】生黄芪一两，人参、白术（土炒）、白芍（酒炒焦）各五钱，当归（酒洗）三钱，升麻一钱。

【用法】水煎服。

【功效】大补气血，佐以升提。

【主治】阴挺。原书用治"妇人产后阴户中垂下一物，其形如帕，或有角，或二歧……往往出产门外者，至六七寸许，且有粘席干落一片，如手掌大者"。

【来源】《傅青主女科》

· 补气升肠饮 ·

【组成】人参（去芦）一两，生黄芪一两，当归（酒洗）一两，白术（土炒）五钱，川芎（酒洗）三钱，升麻一分。

【用法】水煎服。

【功效】补气升举。

【主治】阴挺属气虚下陷者。

【来源】《傅青主女科》

· 人参干姜汤 ·

【组成】人参（另煎，冲）、白芍（酒炒）、山药各一钱，当归身二钱，炮姜五分，甘草（炙）五分。

【用法】水煎服。

【功效】健脾补气，温阳固脱。

【主治】阴挺。

【来源】《医方易简》

· 升肠饮 ·

【组成】人参一两，黄芪一两，白术五钱，当归一两，川芎三钱，升麻一分。

【用法】水煎服。

【功效】补气养血，升阳固脱。

【主治】阴挺。

【来源】《辨证录》

·加味八珍汤·

【组成】八珍汤八钱，黄芪一钱，防风、升麻各五分。

【用法】上锉一服，水煎服。外以荆芥、藿香、椿皮煎汤熏洗。

【功效】补气养血，升阳举陷。

【主治】阴挺。

【来源】《济阴纲目》

·加味芎归汤·

【组成】人参二钱，黄芪一钱，当归二钱，升麻八分，川芎一钱，炙甘草四分，五味子十五粒。

【用法】水煎服。

【功效】补气升提。

【主治】阴挺。

【来源】《傅青主女科》

·当归黄芪饮·

【组成】当归、白芍、黄芪、人参各二钱，升麻半钱。

【用法】上切细，作一服，水煎温服，未收再服。

【功效】益气养血，升阳固脱。

【主治】阴挺。

【来源】《医学正传》

·枳壳橘皮汤·

【组成】茯苓、白术各一两半，人参、枳壳各一两，陈橘皮三分。

【用法】上为细末，每服三钱，水一盏半，加生姜七片，同煎至七分，去滓温服，每日二三次。

【功效】补气健脾。

【主治】脾胃虚弱，中阳不升，痰气内停所致阴挺。伴见胸中痞满，不思饮食，呕恶。

【来源】《鸡峰普济方》

～· 乌贼鱼骨丸 ·～

【组成】白芷三钱，当归五钱，龙骨三钱，牡蛎三钱，熟地黄一两，山茱萸五钱，柴胡一钱，升麻一钱，黄芪三钱，白芍五钱，川芎五钱，杜仲五钱，五味子三钱。

【用法】用乌贼鱼骨（海螵蛸）炙，研，入前药同丸，每服三钱，空心白汤入醋少许送下，一日三次。不应，再合一服，服尽自愈。

【功效】补肾养肝，固摄升提。

【主治】阴挺。原书用治"由促产劳力努咽太过，致阴下脱及阴下挺出，逼迫肿痛，或举重，或房劳，或登高上楼皆能发作，仍旧挺出，清水续续，不时而下，小便淋沥，夏月则焮肿作烂"。

【来源】《陈素庵妇科补解》

～· 加减磁石散 ·～

【组成】磁石、当归尾、白芷、蛇床子、赤芍、牡丹皮、血余炭、荆芥穗、川芎、生地黄、陈皮、甘草（原著本方无用量）。

【用法】水煎，空心服。七日后，去白芷、赤芍、当归尾，加熟地黄、（全）当归、白芍、人参、黄芪。

【功效】补肾养血，行气止痛。

【主治】阴挺。

【来源】《古今医鉴》

❧· 败龟散 ·❧

【组成】紫浮萍草（阴干）半两，败龟甲（醋炙酥）半两。

【用法】上为末，每服二钱，温酒或汤调下，空心服。

【功效】养阴固脱。

【主治】阴挺。

【来源】《普济方》

❧· 龙胆泻肝汤 ·❧

【组成】龙胆、生甘草、人参、天冬（去心）、黄连、栀子、麦冬、知母各五分，柴胡一钱，黄芩七分，五味子七粒。

【用法】清水二盏，煎至一盏，去滓，食远温服，忌食辛热之物。

【功效】泻肝火，滋阴血。

【主治】肝经湿热所致阴挺。

【来源】《罗氏会约医镜》

❧· 三萸丸 ·❧

【组成】食茱萸、吴茱萸（汤浸，微炒）、桔梗（水浸一伏时漉出，慢火炒）、白蒺藜、青皮（去白）、山茱萸（去核取肉，微炒）、八角茴香（淘去沙土，焙干）各一两，五味子（净拣）、海藻（洗，焙）、大腹皮（酒洗过，晒干用）、川楝子（去核）、延胡索各一两半。

【用法】上为末，酒糊丸如梧桐子大，每服三五十丸，木通汤下。

【功效】行气消肿止痛。

【主治】妇人平素嗜食热性食物、煎炸物，或房事不节兼意淫不遂，阴中生一物渐大，牵引腰腹胀痛，甚至不思饮食，名曰阴挺。

【来源】《普济方》

· 一捻金丸 ·

【组成】延胡索、八角茴香、吴茱萸（炒）、川楝子（去核）、青木香各二两。

【用法】上为末，粳米糊丸如桐子大，每服三五十丸，空心木通汤服。

【功效】疏肝行气止痛。

【主治】阴挺。原书用治"阴中生一物渐大，牵引腰腹胀痛，甚至不思饮食"。

【来源】《普济方》

· 升芪益阴煎 ·

【组成】升麻（炒焦）四分，炙黄芪三钱，桃仁十粒，夏枯草三钱，炮姜五分，川芎二钱，全当归四钱，制香附一钱。

【用法】加淡菜二十粒，水煎。

【功效】补气升阳，疏肝活血。

【主治】阴挺。

【来源】《医方简义》

· 升肝舒郁汤 ·

【组成】生黄芪六钱，当归三钱，知母三钱，柴胡一钱五分，生明乳香三钱，生明没药三钱，川芎一钱五分。

【用法】水煎服。

【功效】补气舒肝，活血升阳。

【主治】阴挺属肝气虚弱，郁结不舒者。

【来源】《医学衷中参西录》

·葳蕤收阴汤·

【组成】玉竹二两，人参一两，白芍三钱，当归一两，柴胡五分。

【用法】水煎服。

【功效】疏肝健脾，养血固脱。

【主治】阴挺。原书用治"妇人产后阴户内一物垂下，其形如帕，或有角，或二歧……肝痿之病"。

【来源】《辨证录》

·龙胆泻肝汤加减·

【组成】龙胆9克，黄芩9克，栀子9克，泽泻10克，木通6克，柴胡5克，生地黄10克，当归10克，蒲公英15克，紫花地丁15克，薏苡仁15克，甘草5克。

【用法】水煎服。

【功效】清热利湿。

【主治】阴挺属肝经湿热者。

【来源】《中医临床妇科学》

·大补元煎加减·

【组成】红参3~10克，山药、熟地黄、杜仲、炒当归、山茱萸各10克，枸杞子9克，炙甘草6克，金樱子、菟丝子、紫河车各12克。

【用法】水煎服。

【功效】补肾固脱。

【主治】阴挺属肾虚失固者。

【来源】《中医临床妇科学》

·～ 提挺汤 ～·

【组成】炙黄芪50克，升麻9克，柴胡、枳壳、桔梗各6克，牡蛎15克，生甘草3克。

【用法】水煎服。

【功效】益气升提，收敛固脱。

【主治】阴挺。

【来源】《名医百病良方》

·～ 子宫下垂方 ～·

【组成】全当归13克，生黄芪25克，土炒白术13克，大党参10克，怀山药13克，云茯苓10克，软柴胡5克，升麻8克，鹿角胶（冲化服）10克，生甘草6克，大枣5克。

【用法】水煎服。

【功效】健补脾胃，益气升阳。

【主治】阴挺属中气下陷者。

【来源】《读经典学名方系列·妇科病名方》

·～ 施明仙经验方 ～·

【组成】党参50克，白术、茯苓、乌梅、金樱子、桑寄生各10克，炙甘草、柴胡、升麻、制附片各5克，黄芪15克，当归30克，杜仲15克。

【用法】水煎服。

【功效】益气补肾固脱。

【主治】阴挺。伴见小腹下坠，腰脊酸痛等。

【来源】《全国中医妇科验方集锦》浙江中医学

ᕤ· 哈荔田经验方 ·ᕤ

【组成】野党参18克，炙黄芪18克，金狗脊（去毛）15克，桑寄生15克，怀山药15克，炒薏苡仁15克，川续断12克，海螵蛸12克，绿升麻6克，北柴胡6克，炒枳壳9克，蕲艾炭9克，贯众炭9克。

【用法】水煎服。

【功效】升阳举陷，益肾固脱。

【主治】脾气下陷，无力系胞，冲任不固，带脉失于约束所致阴挺。

【来源】《哈荔田妇科医案医论选》

ᕤ· 益气升提汤 ·ᕤ

【组成】高丽参9克，黄芪30克，肉苁蓉18克，续断、菟丝子、柏子仁各15克，白术、当归各10克，枳壳6克，升麻4.5克。

【用法】水煎服。

【功效】调理升降，益气固脱。

【主治】脾肾气虚，冲任不固之阴挺。

【来源】《国家级名老中医验案·妇科病》

ᕤ· 朱小南经验方 ·ᕤ

【组成】潞党参9克，生黄芪9克，怀山药9克，焦白术9克，白芍6克，升麻2.4克，五味子4.5克，炒枳壳4.5克，丹参9克，大熟地黄9克，新会陈皮6克。

【用法】水煎服。

【功效】扶正固脱。

【主治】气虚下陷所致阴挺。

【来源】《中医当代妇科八大家》

⤜⤳ · 补中益气汤加减 · ⤲⤵

【组成】潞党参15克，炙升麻3克，炙黄芪12克，丹参15克，白芍15克，茯苓12克，江枳壳20克，柴胡3克，陈皮6克，炙甘草3克。

【用法】水煎服。

【功效】补中益气，升阳举陷。

【主治】阴挺。

【来源】《中医当代妇科八大家》

⤜⤳ · 卫宫收膜汤 · ⤲⤵

【组成】生黄芪30克，炒党参、土炒白术、酒炒白术各15克，当归9克，炙升麻3克。

【用法】水煎服。

【功效】益气举陷。

【主治】阴挺。

【来源】《国家级名老中医验案·妇科病》

⤜⤳ · 当归黄芪汤 · ⤲⤵

【组成】当归6克，炙黄芪9克，人参6克，白术6克，炙甘草

3克，升麻1.5克。

【用法】水煎服。

【功效】补气升阳。

【主治】阴挺。

【来源】《中国当代名医验方选编·妇科分册》

二、外用方

❧·硫磺洗方·❧

【组成】石硫黄（研）、蛇床子各四分，菟丝子五分，吴茱萸六分。

【用法】上四味捣散，以汤一升投方寸匕，以洗玉门，瘥止。

【功效】温阳固脱。

【主治】阴挺。

【来源】《外台秘要》

❧·当归洗汤·❧

【组成】当归、独活、白芷、地榆各三两，败酱草、矾石各二两。

【用法】上六味咬咀，以水一斗半，煮取五升，适冷暖，稍稍洗阴，日三。

【功效】清热祛湿，和血收敛。

【主治】阴挺。

【来源】《备急千金要方》

❧·蛇床洗方·❧

【组成】蛇床子一升，酢梅十四枚。

【用法】上二味，以水五升，煮取二升半，洗痛处，日夜十过良。

【功效】收敛升提。

【主治】阴挺。

【来源】《外台秘要》

～· 熏洗方 ·～

【组成】乌头10~20克，五倍子10~20克，醋60毫升。

【用法】先将乌头、五倍子加水1.5升，煮沸后再文火煮10分钟，倾入预置的陶瓷（直径22厘米，高26厘米）内，事先加醋60毫升，令患者趁热坐熏，每日2~3次，每次约半小时。用过的药液可继续加醋使用，连续4次。

【功效】温阳固脱。

【主治】阴挺。

【来源】《夏桂成实用中医妇科学》

～· 乌及散 ·～

【组成】生川乌10克，白及10克。

【用法】上药共研细末和匀。以纱布包川乌、白及粉10~15克，做成带线纱球，塞入阴道深部。以后每隔7日换药1次，一般用药5次。

【功效】温阳固脱。

【主治】阴挺。

【来源】《夏桂成实用中医妇科学》

～· 温宫方 ·～

【组成】川椒（炒）30克，川乌（炮）30克，白及60克。

【用法】上为末，用绢包9克，纳阴中，约深10厘米，留绢出口，觉腹中热后取出。明日再用，以效为度。

【功效】温阳散寒。

【主治】阴挺属肾阳虚者。

【来源】《中国方剂精华辞典》

哈荔田经验方

【组成】麻黄6克，炒枳壳12克，透骨草9克，五倍子9克，小茴香6克。

【用法】上药布包，温水浸泡，15分钟后，煎数沸，倾入盆中，趁热先熏后洗，然后将子宫脱出部分轻轻还纳，卧床休息。

【功效】祛湿消肿，通络固脱。

【主治】阴挺。

【来源】《中医当代妇科八大家》

阴挺外洗方

【组成】丹参15克，五倍子、诃子肉各9克。

【用法】水煎，熏洗脱出的子宫。

【功效】收湿敛疮，柔皮止痛。

【主治】阴挺下脱，黄水淋漓，气臭，疼痛者。

【来源】《实用中医妇科方药学》

第五节　脏　躁

妇女精神忧郁，心中烦乱，无故悲伤欲哭，或哭笑无常，呵欠频作者，称"脏躁"。本病主要机制是内伤于心，或心血不足，神无所依；或五志火动，上扰心神。

西医学癔病可参照本病辨证治疗。

～ · 甘麦大枣汤 · ～

【组成】甘草三两，小麦一升，大枣十枚。

【用法】上三味，以水六升，煮取三升，温分三服。

【功效】养心安神，和中缓急。

【主治】脏躁。症见精神恍惚，常悲伤欲哭，不能自已，心中烦乱，失眠不安，呵欠频作，甚则言行失常，舌淡红苔少，脉略细数。

【来源】《金匮要略》

～ · 天王补心丹 · ～

【组成】酸枣仁、柏子仁、当归身（酒浸）、天冬（去心）、麦冬（去心）各二两，生地黄（酒洗）四两，人参（去芦）、丹参（微炒）、玄参、白茯苓（去皮）、五味子（烘）、远志（去心、炒）、桔梗各五钱。

【用法】上药为末，炼蜜丸如梧桐子大，朱砂用三五钱为衣，空心白滚汤下三钱，或龙眼汤俱佳。忌胡荽、大蒜、萝卜、鱼腥、烧酒。

【功效】滋阴清热，养血安神。

【主治】脏躁属心肾不交者。

【来源】《摄生秘剖》

～ · 百合地黄汤 · ～

【组成】百合七枚（擘），生地黄汁一升。

【用法】上以水洗百合，渍一宿，当白沫出，去其水，更以泉水二升，煎取一升，去滓，纳地黄汁，煎取一升五合，分温再服。

【功效】养血安神，滋阴润燥。

【主治】阴虚火旺之脏躁。

【来源】《金匮要略》

·温胆汤·

【组成】半夏二两，竹茹二两，枳实二两，橘皮三两，甘草一两，生姜四两。

【用法】上六味㕮咀，以水八升，煮取二升，分三服。

【功效】清热化痰，除烦安神。

【主治】痰火郁结之脏躁。

【来源】《备急千金要方》

·养血宁心安神汤·

【组成】丹参24克，琥珀末（冲）1.2克，茯神12克，磁石30克，青龙齿15克，紫贝齿20克，九节菖蒲3克，淮小麦30克，大枣15克，炙甘草6克。

【用法】水煎服。

【功效】养血宁心安神。

【主治】阴亏火盛，心肾失养所致脏躁。症见心悸失眠，情绪烦躁，善怒，甚则悲伤啼哭等。

【来源】《中国当代名医验方选编·妇科分册》

·加味甘麦大枣汤·

【组成】甘草9克，小麦15~30克，大枣5~10克，合欢皮10克，青龙齿（先煎）10克，百合9克，广郁金9克，茯神10克。

【用法】水煎服。

【功效】养血安神，和中缓急。

【主治】脏躁。

【来源】《妇科方药临证心得十五讲》

百合地黄汤加味

【组成】川百合、干地黄、枸杞子各10克，炒酸枣仁6克，龙骨（先煎）、牡蛎（先煎）各15克，甘草5克，肉苁蓉、合欢皮各9克。

【用法】水煎服。

【功效】滋肾清肝，养心安神。

【主治】脏躁属肝肾不足者。

【来源】《夏桂成实用中医妇科学》

甘麦大枣合剂

【组成】夏枯草、白芍、菖蒲、远志、牡丹皮、茺蔚子、白蒺藜各10克，浮小麦30克，甘草3克，大枣5枚，龙齿15克。

【用法】先将上药用清水浸泡30分钟，再煎煮30分钟，每剂煎2次，将2次煎出的药液混合，每日1剂，早、晚各服1次。

【功效】养心安神，平肝潜阳。

【主治】脏躁。

【来源】《读经典学名方系列·妇科病名方》

清心豁痰汤

【组成】白术10克，茯苓15克，橘红10克，半夏10克，香附10克，枳壳10克，小茴香10克，乌药10克，栀子10克，莲子心5克，胆南星10克，郁金10克，九节菖蒲10克，龙骨15克，琥珀（分2次冲服）3克，甘草3克。

【用法】水煎服。

【功效】健脾疏肝，清心豁痰。

【主治】脏躁属肝脾失调者。

【来源】《读经典学名方系列·妇科病名方》

❧· 施今墨经验方 ·❧

【组成】紫石英15克，紫贝齿24克（打碎先煎），浮小麦30克，酒川大黄3克（后下），陈皮炭10克，大枣10枚，磁朱丸12克、秫米10克（同布包），枳实炭5克，青竹茹6克，清半夏10克，生铁落30克（布包先煎），朱茯神10克，全瓜蒌18克、风化硝3克（同捣），炙甘草6克。

【用法】水煎服。

【功效】调理气机，镇脑安神。

【主治】脏躁。

【来源】《施今墨医案解读》

❧· 甘麦大枣汤加减 ·❧

【组成】炙甘草10克，小麦20克，大枣15克，柴胡9克，当归15克，赤芍10克，白芍10克，白术12克，茯苓15克，薄荷6克，党参15克，砂仁（后下）6克，法半夏12克，枳壳12克，酸枣仁45克，合欢皮20克，首乌藤30克，生姜3片。

【用法】水煎服。

【功效】疏肝健脾，养心安神。

【主治】心阴不足，肝郁脾虚之脏躁。

【来源】《崔玉衡临证经验荟萃》

～·　甘麦大枣汤合丹栀逍遥散加减　·～

【组成】牡丹皮15克，栀子12克，柴胡12克，青皮12克，郁金15克，当归15克，白芍10克，五味子15克，石菖蒲30克，桂枝10克，淮小麦30克，炙甘草5克，生姜3片，大枣5枚。

【用法】水煎服。

【功效】疏肝解郁清热，滋阴养血安神。

【主治】脏躁属肝郁化火，心阴不足者。

【来源】《褚玉霞妇科脉案良方》

～·　黄连温胆汤加减　·～

【组成】黄连12克，半夏12克，竹茹15克，枳壳15克，陈皮15克，茯苓15克，甘草9克，胆南星10克，远志12克，合欢花15克。

【用法】水煎服。

【功效】理气燥湿化痰。

【主治】脏躁属痰火扰神者。

【来源】《朱名宸妇科经验集》

～·　养肝补肾汤　·～

【组成】熟地黄15克，白芍15克，怀牛膝15克，川楝子10克，山茱萸15克，青皮10克，当归15克，茯苓15克，牡丹皮15克。

【用法】水煎服。

【功效】养肝滋肾安神。

【主治】脏躁属肝肾亏虚者。

【来源】《当代中医妇科大家亲笔真传系列·百灵妇科》

❧ ·班秀文经验方· ❧

【组成】百合20克，生地黄15克，知母9克，浮小麦20克，生谷芽20克，远志3克，菖蒲2克，大枣9克，甘草9克。

【用法】水煎服。

【功效】滋阴宁神，调养肝气。

【主治】脏阴不足，相火内动之脏躁。

【来源】《班秀文妇科医论医案选》

❧ ·百合甘麦大枣汤· ❧

【组成】百合10克，炙甘草10克，麦冬10克，知母10克，生地黄10克，炒酸枣仁10克，茯神10克，远志10克，合欢皮10克，珍珠母30克，五味子5克，大枣5枚。

【用法】水煎服。

【功效】滋肾养心调肝，安神益智。

【主治】阴液亏损，心肝肾失于濡养，志火内动之脏躁。

【来源】《徐志华妇科临证精华》

第六节　阴　痒

女性外阴及阴道瘙痒，甚则痒痛难忍，坐卧不宁，或伴带下增多者，称为"阴痒"，又称"阴门瘙痒"。

本病主要发病机制有虚、实两个方面。因肝肾阴虚、精血亏损、外阴失养而致阴痒者，属虚证；因肝经湿热下注，带下浸渍阴部，或湿热生虫，虫蚀阴中以致阴痒者，为实证。

西医学外阴瘙痒、外阴炎、阴道炎及外阴色素减退性疾病等出现阴痒症状者，均可参照本病辨证治疗。

一、内服方

～⌒·知柏地黄丸·⌒～

【组成】熟地黄八钱，山茱萸、干山药各四钱，泽泻、牡丹皮、茯苓（去皮）各三钱，知母（盐炒）、黄柏（盐炒）各二钱。

【用法】上为细末，炼蜜为丸，如梧桐子大，每服二钱，温开水送下。

【功效】调补肝肾，滋阴降火。

【主治】阴痒属肝肾阴虚者。

【来源】《医宗金鉴》

～⌒·龙胆泻肝汤·⌒～

【组成】龙胆（酒炒）、黄芩（炒）、栀子（酒炒）、泽泻、木通、当归、生地黄（酒炒）、柴胡、生甘草、车前子（原著本方无用量）。

【用法】水煎服，亦可制成丸剂。

【功效】清泻肝胆实火，清利肝经湿热。

【主治】肝经湿热所致阴痒。

【来源】《医方集解》

～⌒·萆薢渗湿汤·⌒～

【组成】萆薢、生薏苡仁、黄柏、赤芍、牡丹皮、泽泻、滑石、通草（原著本方无用量）。

【用法】水煎服。

【功效】清热利湿。

【主治】肝经湿热之阴痒。

【来源】《疡科心得集》

·增液汤合杞菊地黄丸加减·

【组成】生地黄15克，熟地黄15克，天冬12克，麦冬12克，玄参15克，枸杞子10克，菊花15克，怀山药20克，山茱萸15克，土茯苓15克，牡丹皮15克，地骨皮15克，白蒺藜30克，白鲜皮15克，地肤子15克，紫河车6克，女贞子15克，墨旱莲20克，首乌藤30克，生甘草6克。

【用法】水煎服。

【功效】滋补肝肾，养血润燥，疏风止痒。

【主治】肝肾阴虚，血燥生风之阴痒。

【来源】《魏雅君妇科临床证治》

·完带汤加减·

【组成】太子参15克，怀山药30克，炒白术30克，茯苓30克，鱼腥草30克，败酱草30克，半枝莲30克，白花蛇舌草20克，琥珀粉（冲服）3克，山慈菇10克，生薏苡仁30克，生蒲黄（包煎）12克，延胡索10克，川续断15克，桑寄生30克，黄柏10克，生甘草6克。

【用法】水煎服。

【功效】补气健脾，清热利湿。

【主治】气虚湿热之阴痒。

【来源】《魏雅君妇科临床证治》

·渗湿止痒汤·

【组成】茅苍术（米泔水炒）12克，赤芍12克，川草薢15克，白鲜皮12克，黄柏6克（炒），薏苡仁12克，百部8克，泽泻10克，滑石粉12克，地肤子12克，甘草梢6克。

【用法】水煎服。

【功效】燥湿清肝止痒。

【主治】脾虚肝热之阴痒。

【来源】《中国百年百名中医临床家丛书·许玉山》

老年阴痒方

【组成】熟女贞子15克，墨旱莲15克，何首乌12克，山茱萸12克，炒赤芍10克，炒白芍10克，炙龟甲（先煎）10克，生薏苡仁30克，熟薏苡仁30克，土茯苓30克，老紫草15克，福泽泻10克。

【用法】水煎服，每日1剂，早、晚各服1次。15天为1个疗程，停3天，再行第2个疗程。

【功效】育阴填精，渗湿清热。

【主治】阴虚血燥之阴痒。

【来源】《读经典学名方系列·妇科病名方》

祛湿清热汤

【组成】藿香10克，佩兰10克，川厚朴10克，法半夏10克，茯苓10克，苍术10克，白术10克，黄柏6克，生地榆10克，淡竹叶10克，枳壳6克，车前子（包煎）10克。

【用法】水煎服。

【功效】祛湿化浊，清热解毒。

【主治】湿热下注之阴痒。

【来源】《读经典学名方系列·妇科病名方》

蔡氏经验方

【组成】蒲公英30克，椿根皮12克，牡丹皮12克，赤芍12克，白芷3克，蛇床子9克，泽泻9克，柴胡4.5克，青皮4.5克，陈皮4.5克，生甘草梢4.5克，龙胆泻肝丸（分吞）12克。

【用法】水煎服。

【功效】清利湿热，疏肝化瘀。

【主治】阴痒属肝经湿热，瘀阻下焦者。

【来源】《蔡氏妇科临证精粹》

龙胆泻肝汤化裁

【组成】醋柴胡5克，北细辛1.5克，车前子（布包）10克，杭白芍10克，大生地黄10克，车前草10克，龙胆5克，酒当归10克，川楝子10克，海螵蛸10克，白杏仁6克，桑螵蛸10克，晚蚕沙10克（炒皂荚子10克同布包），白薏苡仁6克，酒当归5克，酒川大黄6克，甘草3克。

【用法】水煎服。

【功效】清肝胆，泻湿热。

【主治】阴痒属湿热下注者。

【来源】《施今墨临床经验集》

沈仲理经验方

【组成】大生地黄30克，牡丹皮9克，马鞭草30克，地肤子12克，黄柏9克，玄参12克，龙胆9克，川楝子9克，鹿衔草30克，炙鳖甲15克，苏木9克，石韦12克。

【用法】水煎服。

【功效】养血凉血，清肝止痒。

【主治】阴痒。

【来源】《近现代25位中医名家妇科经验》

∽∾· 褚玉霞经验方1 ·∾∽

【组成】党参10克，苦参15克，地肤子10克，白鲜皮30克，炒白术10克，茯苓15克，柴胡12克，陈皮12克，白芍20克，当归15克，白蒺藜30克，合欢皮15克，炙甘草6克，黄柏10克。

【用法】水煎服。

【功效】健脾疏肝，清热燥湿，活血止痒，化瘀固冲。

【主治】阴痒属脾虚肝郁，湿热瘀结者。

【来源】《褚玉霞妇科脉案良方》

∽∾· 褚玉霞经验方2 ·∾∽

【组成】山药30克，山茱萸20克，生地黄18克，泽泻15克，茯苓15克，牡丹皮15克，知母20克，黄柏12克，白鲜皮15克，蝉蜕6克，苦参20克，生甘草6克。

【用法】水煎服。

【功效】滋补肝肾，清热燥湿，祛风止痒。

【主治】阴痒属肝肾阴虚，湿热蕴结者。

【来源】《褚玉霞妇科脉案良方》

∽∾· 班秀文经验方1 ·∾∽

【组成】党参15克，白术9克，陈皮3克，土茯苓15克，槟榔9克，菟丝子12克，车前子（包煎）9克，甘草5克。

【用法】水煎服。

【功效】健脾化湿，解毒杀虫。

【主治】脾气虚弱，湿浊下注，化毒生虫之阴痒。

【来源】《国医大师班秀文学术经验集成》

·班秀文经验方2·

【组成】土茯苓30克，槟榔10克，苦参15克，当归身10克，白芍10克，甘草10克。

【用法】水煎服。

【功效】养血柔肝，利湿解毒。

【主治】湿郁下焦，化浊生虫之阴痒。

【来源】《国医大师班秀文学术经验集成》

·班秀文经验方3·

【组成】白芍30克，何首乌20克，龙胆10克，桑枝20克，甘草10克。

【用法】水煎服。

【功效】养血柔肝，清热利湿。

【主治】肝血不足，湿热下注之阴痒。

【来源】《国医大师班秀文学术经验集成》

·班秀文经验方4·

【组成】当归身10克，川芎6克，白芍10克，土茯苓20克，白术10克，泽泻10克，槟榔10克，苦参15克，白鲜皮10克，夏枯草10克，甘草6克。

【用法】水煎服。

【功效】化瘀利湿，清热解毒。

【主治】湿毒下注之阴痒。

【来源】《国医大师班秀文学术经验集成》

～· 班秀文经验方5 ·～

【组成】鸡血藤20克，丹参15克，土茯苓20克，忍冬藤20克，生薏苡仁15克，车前草10克，益母草10克，千里光20克，槟榔10克，甘草6克。

【用法】水煎服。

【功效】清热解毒，化湿杀虫。

【主治】肝经湿热，化毒生虫之阴痒。

【来源】《国医大师班秀文学术经验集成》

～· 加味止带方 ·～

【组成】猪苓15克，茯苓15克，车前子（包煎）15克，泽泻15克，茵陈15克，赤芍15克，牡丹皮15克，黄柏15克，栀子15克，苦参15克，白鲜皮15克，冬瓜仁15克，百部15克，北柴胡10克，川牛膝10克。

【用法】水煎服。

【功效】清热解毒，燥湿止带，杀虫止痒。

【主治】脾虚肝热，湿热下注或湿毒虫蟊侵入阴部之阴痒、带下。

【来源】《全国中医妇科流派名方精粹》

～· 清热解毒止带方 ·～

【组成】土茯苓30克，苦参15克，白鲜皮15克，败酱草15克，椿根皮15克，泽泻15克，生地黄15克，北柴胡10克。

【用法】水煎服。

【功效】清热解毒，除湿止带。

【主治】脾虚肝热，湿热下注或湿毒虫蠹侵入阴部之阴痒、带下。

【来源】《丁启后妇科经验》

固气利湿汤

【组成】黄芪30克，续断15克，沙苑子15克，砂仁6克，苍术12克，黄柏12克，薏苡仁15克，萆薢15克，柴胡12克，甘草10克。

【用法】水煎服。

【功效】补气固肝肾，清热除湿。

【主治】阴痒。

【来源】《扶正祛邪　破解妇科疑难顽症——易修珍学术思想与临床经验集》

蔡小荪经验方1

【组成】龙胆9克，生栀子12克，黄芩9克，胡黄连9克，柴胡6克，白芍9克，生地黄12克，泽泻10克，木通9克，竹叶9克，生甘草5克。

【用法】水煎服。

【功效】清肝泻火止痒。

【主治】阴痒属肝火上炎者。症见外阴瘙痒，夜间加剧，带多色黄或赤，急躁易怒。

【来源】《中国当代名医验方选编·妇科分册》

蔡小荪经验方2

【组成】当归9克，川芎6克，白芍9克，熟地黄9克，龟甲胶9克，麦冬12克，知母9克，黄柏9克，制何首乌12克，泽泻4.5克。

【用法】水煎服。

【功效】滋阴润燥止痒。

【主治】阴痒属阴虚血燥者。症见外阴瘙痒，日久不愈，外阴皮肤、黏膜干燥或粗糙。

【来源】《中国当代名医验方选编·妇科分册》

·滋阴养血止痒方·

【组成】制何首乌30克，生地黄10克，熟地黄10克，山茱萸10克，怀山药15克，茯苓10克，枸杞子10克，丹参15克，赤芍15克，白芍15克，白鲜皮15克，紫荆皮15克，荆芥10克，当归10克。

【用法】水煎服。

【功效】滋阴养血，祛风止痒。

【主治】阴虚血燥生风之阴痒。

【来源】《中国当代名医验方选编·妇科分册》

·清肝止痒汤·

【组成】柴胡9克，牡丹皮9克，栀子9克，生地黄15克，赤芍15克，白芍15克，当归15克，凌霄花9克，全蝎3克，蝉衣5克，生槐花10克，生甘草3克。

【用法】水煎服。每周期于月经前3天服药至阴痒消失。

【功效】清肝泻热，祛风止痒。

【主治】肝郁血热之经期及经期前后阴痒。

【来源】《全国中医妇科流派名方精粹》

～·滋阴润燥止痒方·～

【组成】熟地黄30克，山药15克，制何首乌15克，麦冬15克，山茱萸15克，女贞子15克，墨旱莲15克，桑椹15克，胡麻仁15克，阿胶珠15克，白蒺藜15克，牡丹皮12克。

【用法】水煎服。

【功效】滋阴润燥，祛风止痒。

【主治】肝肾阴亏，血燥生风之阴痒。症见阴部瘙痒，及灼热辣痛，阴部皮肤干燥，变白萎缩，甚者出现皲裂或粗糙变硬等。

【来源】《丁启后妇科经验》

～·清热养阴止痒方·～

【组成】生地黄20克，熟地黄20克，生何首乌15克，山茱萸15克，黄柏12克，白蒺藜20克，地骨皮12克，鳖甲12克，蝉蜕6克，郁李仁12克，山药15克，牡丹皮10克，玄参15克，白芍20克，天花粉20克，白鲜皮15克。

【用法】水煎服。

【功效】清热养阴，疏风止痒。

【主治】肝肾阴虚，血虚化燥生风所致阴痒。症见阴部干灼瘙痒，日久不愈，夜间尤甚，白带少，色黄，甚则呈血样，自觉阴部干燥，甚至外阴萎缩或局部皮肤皲裂，口干咽燥，伴五心烦热，心悸不寐，便结溲黄。

【来源】《黎志远妇科经验选编》

～·柔肝止痒汤·～

【组成】白芍20克，何首乌20克，鸡血藤20克，当归10克，丹参15克，土茯苓20克，白蒺藜10克，甘草10克。

【用法】水煎服。

【功效】养血祛风，润燥止痒。

【主治】阴痒。

【来源】《李莉妇科医论医话选》

二、外用方

·椿根皮汤·

【组成】椿皮、荆芥穗、藿香各等份。

【用法】上锉，煎汤熏洗。

【功效】燥湿祛风，收敛止痒。

【主治】阴痒。

【来源】《古今医统大全》

·蛇床子散·

【组成】蛇床子仁。

【用法】上一味，末之，以白粉少许，和令相得，如枣大，棉裹纳之，自然温。

【功效】暖宫祛寒，燥湿杀虫。

【主治】寒湿所致阴痒。

【来源】《金匮要略》

·塌痒汤·

【组成】苦参五钱，威灵仙五钱，蛇床子五钱，当归尾五钱，狼毒五钱，鹤虱草一两。

【用法】用河水十碗，煎数滚，滤清，贮盆内，趁热先熏，待温后洗，临洗和入公猪胆汁二三枚同洗更妙。

【功效】清热燥湿，杀虫止痒。

【主治】湿热下注所致阴痒。

【来源】《外科正宗》

·清白散·

【组成】青黛15克，煅石膏120克，海螵蛸30克，冰片1.5克。

【用法】四味共研为细末，用鱼肝油调匀外用。

【功效】祛湿化浊，清热解毒。

【主治】湿热下注之阴痒。

【来源】《读经典学名方系列·妇科病名方》

·外洗1号方·

【组成】苦参30克，黄柏15克，蛇床子30克，枯矾12克，白鲜皮30克，木槿皮15克，土茯苓30克，白花蛇舌草18克，冰片（后下）2克，乌梅15克，川椒15克。

【用法】水煎，外洗。

【功效】清热除湿，祛风止痒。

【主治】阴痒属湿热下注者。

【来源】《刘瑞芬妇科经验集》

·外洗2号方·

【组成】蛇床子30克，制何首乌18克，苦参18克，丹参18克，当归15克，白鲜皮30克，川椒15克，乌梅18克，鹿衔草18克，淫羊藿18克，木槿皮15克，冰片（后下）2克。

【用法】水煎，外洗。

【功效】补肾养血，清热除湿，祛风止痒。

【主治】阴痒属肝肾阴虚者。症见阴部瘙痒难忍，干涩灼热，夜间加重，或阴部皮肤色素减退，皮肤黏膜粗糙、皲裂，腰膝酸软，眩晕耳鸣，五心烦热，舌红，少苔，脉细数无力。

【来源】《刘瑞芬妇科经验集》

～·蛇床子洗方·～

【组成】蛇床子30克，花椒、白矾各5克。

【用法】水煎，熏洗后坐浴，每日1剂，洗2~3次。

【功效】燥湿杀虫止痒。

【主治】湿热下注所致阴痒。伴见带下黄绿如脓，气臭。

【来源】《实用中医妇科方药学》

～·外洗方·～

【组成】蛇床子20克，苦参20克，山豆根20克，苍术20克，百部30克，黄柏20克，川椒10克，白鲜皮30克。

【用法】水煎，外洗。

【功效】清热解毒，杀虫止痒。

【主治】湿热所致阴痒。症见外阴瘙痒，带下量多，色黄而臭。

【来源】《丁启后妇科经验》

～·蔡小荪经验方·～

【组成】土茯苓30克，防风9克，白芷9克，枯矾4.5克，细辛3克，木槿皮20克，川芎9克，黄柏30克，冰片4.5克，蛇床子30克。

【用法】制成粉剂，内喷外扑，也可煎水熏洗。

【功效】清利湿热，杀菌止痒。

【主治】阴痒属湿热下注者。症见外阴瘙痒，甚则抓破而溃，带多色黄，或如豆渣样，或有秽臭气味，心烦不安，小便短赤刺痛。

【来源】《中国当代名医验方选编·妇科分册》

黄花蛇床洗方

【组成】一枝黄花30克，木槿皮30克，蛇床子30克，百部16克，苦参15克，川椒15克。

【用法】水煎熏洗，坐浴。经期及孕妇禁坐浴。

【功效】清热除湿，杀虫灭虱，治癣止痒。

【主治】阴痒。

【来源】《中国当代名医验方选编·妇科分册》

哈荔田经验方1

【组成】蛇床子9克，黄柏6克，吴茱萸3克。

滴虫性阴道炎加苦参、石榴皮；霉菌性阴道炎加枯矾、木槿皮、紫荆皮。

【用法】上药布包，温水浸泡15分钟后，煎数沸，倾入盆中，趁热熏洗、坐浴。晨、晚各1次，每次5~10分钟，洗后可拭干外阴部，内阴部位待其自然吸收。经期须停用。

【功效】燥湿解毒，祛风止痒止带。

【主治】寒湿及湿热所致阴痒、带下。

【来源】《全国中医妇科流派名方精粹》

哈荔田经验方2

【组成】蛇床子15克，花椒9克，土荆皮15克，紫荆皮15克。

【用法】上药布包，温水浸泡15分钟后，煎数沸，倾入盆中，趁热熏洗、坐浴。晨、晚各1次，每次5~10分钟，洗后可拭干外阴部，内阴部位待其自然吸收。经期须停用。

【功效】清热燥湿，消炎止痒。

【主治】阴痒难忍，带下臭秽。

【来源】《中医当代妇科八大家》

苦参外洗方

【组成】苦参、白鲜皮、蛇床子各30克，冰片3克，防风15克，荆芥10克，花椒20克，透骨草35克。

【用法】上药除冰片外，煎取药液，再入冰片1.5克，趁热外熏外阴10~20分钟，待药液稍凉后，徐徐洗涤患处，每日1剂，早、晚各1次。

【功效】祛风清热，胜湿止痒。

【主治】阴痒。

【来源】《国医特效偏方单方大全》

阴痒洗剂

【组成】蛇床子30克，黄柏12克，枳壳10克，紫草30克，苦参30克，白矾10克，椒目20粒。

【用法】煎水外洗。

【功效】祛风利湿，养血润肤。

【主治】阴痒。

【来源】《国医特效偏方单方大全》

阴痒方

【组成】苦参15克，黄柏12克，蛇床子9克，白鲜皮9克，地肤子9克，土荆皮9克，冰片6克。

【用法】煎水外洗。

【功效】清热除湿，杀虫止痒。

【主治】湿热下注之阴痒。

【来源】《全国中医妇科流派名方精粹》

❧ 儿茶溃疡散 ❧

【组成】儿茶1~3克，枯矾1~5克，冰片0.15~0.3克，雄黄0.05~0.1克，黄柏5~10克。

【用法】上药研末，用少许涂于患处，每日1~2次，亦可适量用于外洗。

【功效】清热解毒，燥湿敛疮，祛腐生肌，杀虫止痒。

【主治】湿热下注或湿热生虫所致阴痒。症见外阴、阴道瘙痒，如虫行状，甚至奇痒难忍，带下量多，色黄呈泡沫状，或色白如豆渣状。

【来源】《韩氏女科》

❧ 珍珠散 ❧

【组成】珍珠3克，青黛3克，雄黄3克，黄柏9克，儿茶6克，冰片0.03克。

【用法】共研细末外搽，每日1次，7次为1个疗程。

【功效】燥湿杀虫止痒。

【主治】阴痒。

【来源】《中国医学百科全书·中医妇科学》

❧ 阴痒外洗方 ❧

【组成】黄柏30克，地肤子30克，蛇床子30克，苦参30克，川椒10克，薄荷15克。

【用法】上药煎成200毫升左右，先洗净外阴，趁药热先熏后洗，或坐浴20~30分钟，已婚妇女可用之冲洗阴道，每日1次，一般用3~5次，经期不宜用。

【功效】杀虫解毒，止痒止带。

【主治】阴痒。症见阴部瘙痒难忍，黏膜充血或粗糙，带下量多，或色黄如脓，或呈泡沫状，或灰白如凝乳。

【来源】《冯宗文妇科经验用方选辑》

蛇花洗剂

【组成】蛇床子10克，花椒5克，白矾5克，苦参10克，远志9克，大黄6克，白鲜皮10克，大蒜10克。

【用法】上药浓煎，冲洗阴道，或先熏后洗外阴，每日1~2次，连用7~10日。

【功效】清热燥湿，杀虫止痒。

【主治】阴痒。伴见带下量多，色黄白，质黏稠，有臭秽气。

【来源】《实用妇科方剂学》

土荆皮洗剂

【组成】土荆皮15克，龙胆10克，苦参10克，黄柏10克，威灵仙12克，白芷5克，冰片（后冲入烊化）3克。

【制法】上药浓煎，去渣，冲入冰片烊化备用。

【用法】阴道冲洗或先熏后洗，每日1~2次，连用10天为1个疗程。

【功效】清热燥湿，杀菌止痒。

【主治】阴痒。

【来源】《实用妇科方剂学》

龙胆草洗剂

【组成】龙胆15克，苦参10克，黄柏10克，一枝黄花12克，甘草6克，白矾3克，野菊花9克。

【用法】上药浓煎后备用，或进行阴道冲洗，或先熏后洗，每日1~2次，连用7~10天为1个疗程。

【功效】清热解毒，利湿止痒。

【主治】阴痒。伴见黄白带下，质黏腻，有秽臭气，阴道热痛等。

【来源】《实用妇科方剂学》

涤净洗剂

【组成】苦参10克，白鲜皮10克，川椒3克，鹤虱10克，冰片适量。

【用法】水煎，外洗。

【功效】清热化湿，除痒止带。

【主治】湿毒蕴结所致阴痒。

【来源】《全国中医妇科流派名方精粹》

荆防止痒洗方

【组成】荆芥（后下）25克，防风15克，蒲公英30克，黄柏30克，枯矾（冲）15克，百部20克，地肤子30克。

【用法】煎水行外阴熏洗，俟药液温和时坐盆约30分钟，每日2次。

【功效】祛风清湿热止痒。

【主治】阴痒。

【来源】《中医当代妇科八大家》

第七节　阴　疮

　　妇人阴户生疮，甚则溃疡，脓水淋漓，局部肿痛者，称为"阴疮"，又称"阴蚀"。

　　本病多由情志损伤，肝郁犯脾，脾失健运，脾虚湿盛，湿热互结，蕴久成毒，久则生疮，或因正气虚弱，寒湿凝结日久，溃而成疮。

　　西医学非特异性外阴溃疡、白塞综合征的阴部生疮、溃疡，前庭大腺脓肿破溃，外阴肿瘤继发感染等可参照本病辨证治疗。

一、内服方

狼牙汤

【组成】狼牙三两。

【用法】上一味，以水四升，煮取半升，以绵缠箸如茧，浸汤沥阴中，日四遍。

【功效】清热燥湿，除痒止痛。

【主治】阴疮。

【来源】《金匮要略》

龙胆泻肝汤

【组成】龙胆、黄芩（炒）、栀子（酒炒）、泽泻、木通、当归（酒炒）、生地黄（酒炒）、柴胡、生甘草、车前子（原著本方无用量）。

【用法】水煎服。

【功效】泻肝清热，解毒除湿。

【主治】阴疮属湿热者。

【来源】《医方集解》

·阳和汤·

【组成】熟地黄一两，麻黄五分，鹿角胶三钱，白芥子（炒研）二钱，肉桂（去皮，研粉）一钱，生甘草一钱，姜炭五分。

【用法】水煎服。

【功效】温经化湿，活血散结。

【主治】阴疮属寒湿者。

【来源】《外科证治全生集》

·托里消毒散·

【组成】人参、川芎、白芍、黄芪、当归、白术、茯苓、金银花各一钱，白芷、甘草、桔梗、皂角刺各五分。

【用法】水二盅，煎八分，食远服。

【功效】温里散寒，除湿消疮。

【主治】阴疮属寒湿者。

【来源】《外科正宗》

·五味消毒饮合仙方活命饮·

【组成】金银花、野菊花、蒲公英、紫花地丁、紫背天葵子、白芷、贝母、防风、赤芍、当归尾、甘草、皂角刺（炒）、天花粉、乳香、没药、金银花、陈皮。

【用法】水煎服。

【功效】清热解毒，消肿散结。

【主治】阴疮属热毒者。

【来源】《中医妇产科学》

·二花一黄汤加味·

【组成】金银花30克，红花15克，黄连10克，五倍子30克，益母草30克，蒲公英30克，姜黄15克。

【用法】水煎服。

【功效】清热燥湿，活血解毒，杀虫敛溃。

【主治】阴疮。

【来源】《门成福妇科经验精选》

·裘笑梅经验方·

【组成】丹参15克，炒白芍10克，牡丹皮10克，制川续断10克，桑寄生10克，赤芍9克，地肤子9克，防风3克，荆芥穗6克，白鲜皮9克。

【用法】水煎服。

【功效】养血凉血祛风，清热利湿止痒。

【主治】阴疮。

【来源】《古今名医妇科医案赏析》

·班秀文经验方·

【组成】当归身10克，川芎6克，赤芍10克，土茯苓20克，夏枯草15克，败酱草15克，紫花地丁15克，连翘15克，紫草10克，泽兰10克，甘草5克。

【用法】水煎服。

【功效】清热解毒,养血散结。

【主治】阴疮属热结血瘀者。

【来源】《国医大师班秀文学术经验集成》

二、外用方

～ 如意金黄散 ～

【组成】天花粉120克,黄柏、大黄、姜黄、白芷各60克,厚朴、陈皮、甘草、苍术、天南星各24克。

【用法】共为细末,用葱、酒、麻油、蜜、金银花露、菊花叶、丝瓜叶捣汁随宜调敷。亦可用凡士林8份、如意金黄散2份调匀成膏涂敷。

【功效】清热解毒,散结消肿。

【主治】阴疮。

【来源】《实用中医妇科方药学》

～ 儿茶溃疡散 ～

【组成】儿茶1~3克,枯矾1~5克,冰片0.15~0.3克,雄黄0.05~0.1克,黄柏5~10克。

【用法】上药研末,用少许涂于患处,每日1~2次,亦可适量用于外洗。

【功效】清热解毒,燥湿敛疮,祛腐生肌,杀虫止痒。

【主治】湿热下注或湿热生虫证所致阴疮。症见阴部红肿热痛,阴部内外局部破溃,口舌生疮等。

【来源】《韩氏女科》

· 护阴煎 ·

【组成】蛇床子30克，川椒9克，白矾9克。

【用法】水煎，熏洗。

【功效】燥湿解毒杀虫。

【主治】阴疮痛痒。

【来源】《中国当代名医验方选编·妇科分册》

第八节　阴　肿

妇人外阴部及外阴一侧或两侧肿胀疼痛者，称为"阴肿"，又称"阴户肿痛"。

本病多因肝经湿热，或痰湿凝滞，下注阴部，或因外伤致局部瘀肿。

西医学外阴炎、前庭大腺炎、前庭大腺囊肿、前庭大腺脓肿、外阴血肿等可参照本病辨证治疗。

一、内服方

· 龙胆泻肝汤 ·

【组成】龙胆、黄芩（炒）、栀子（酒炒）、泽泻、木通、当归（酒炒）、生地黄（酒炒）、柴胡、生甘草、车前子（原著本方无用量）。

【用法】水煎服。

【功效】泻肝清热，解毒除湿。

【主治】阴肿属肝经湿热者。

【来源】《医方集解》

❦ · 阳和汤 · ❧

【组成】熟地黄一两，麻黄五分，鹿角胶三钱，白芥子（炒研）二钱，肉桂（去皮，研粉）一钱，生甘草一钱，姜炭五分。

【用法】水煎服。

【功效】温经化湿，活血散结。

【主治】阴肿属痰湿凝滞者。

【来源】《外科证治全生集》

❦ · 血府逐瘀汤 · ❧

【组成】桃仁四钱，红花三钱，当归三钱，生地黄三钱，川芎一钱半，赤芍二钱，牛膝三钱，桔梗一钱半，柴胡一钱，枳壳二钱，甘草二钱。

【用法】水煎服。

【功效】活血化瘀，消肿止痛。

【主治】阴肿属外伤者。

【来源】《医林改错》

❦ · 龙胆泻肝汤合逍遥散加减 · ❧

【组成】龙胆6克，炒栀子6克，黄柏6克，柴胡6克，生白芍9克，当归9克，瞿麦9克，萹蓄9克，琥珀（分2次冲服）3克，砂仁9克，白茅根9克，甘草3克。

【用法】水煎服。

【功效】清利肝经湿热。

【主治】肝经湿热下注所致阴肿。

【来源】《中国百年百名中医临床家丛书·张珍玉》

❦ · 班秀文经验方 · ❧

【组成】鸡血藤20克，丹参15克，土茯苓20克，忍冬藤20克，生薏苡仁15克，车前草10克，益母草10克，石韦10克，紫草10克，甘草6克。

【用法】水煎服。

【功效】清热解毒，化瘀利湿。

【主治】阴肿属湿瘀下注者。

【来源】《国医大师班秀文学术经验集成》

❦ · 朱南孙经验方 · ❧

【组成】龙胆15克，山楂9克，大青叶30克，蒲公英15克，连翘9克，皂角刺12克，柴胡9克，泽泻12克，车前子（包）12克，木通9克，生大黄（后下）9克，牡丹皮9克。

【用法】水煎服。

【功效】清肝解毒，利湿消肿。

【主治】肝火亢盛，热毒湿蕴，下注阴户所致阴肿。

【来源】《中华名中医治病囊秘·朱南孙卷》

❦ · 清热祛湿汤 · ❧

【组成】龙胆15克，当归10克，生地黄10克，栀子10克，茯苓10克，黄芩10克，板蓝根10克，薏苡仁15克，车前子（包）10克，牡丹皮10克，泽泻10克。

【用法】水煎服。

【功效】清热祛湿，消肿止痛。

【主治】肝经湿热下注所致阴肿。

【来源】《现代中西医结合实用妇产科手册》

·升提散·

【组成】枳壳15克，茺蔚子15克。

【用法】水煎，加糖适量，每日1剂，30日为1个疗程。

【功效】补益气血，升提中气。

【主治】气虚下陷所致阴肿。

【来源】《中医妇科治疗大成》

·黄永源经验方·

【组成】白头翁30克，土茵陈30克，大黄（后下）18克，黄连6克，黄柏12克，苦参30克，蛇床子12克，皂角刺18克。

【用法】水煎服，

【功效】清热利湿，解毒消肿。

【主治】风湿热毒留注外阴所致阴肿。

【来源】《奇难杂症精选》

二、外用方

·阴肿坐浴方·

【组成】紫花地丁30克，土茯苓30克，野菊花30克，蒲公英30克，黄柏30克，败酱草30克，赤芍30克。

【用法】水煎，坐浴。

【功效】清热解毒，化瘀止痛，消肿排脓。

【主治】湿热毒所致阴肿。

【来源】《丁启后妇科经验》

·珍珠散·

【组成】珍珠5克，青黛10克，雄黄10克，黄柏15克，儿茶5克，冰片1克。

【用法】珍珠煅后，共为极细粉，局部外涂。

【功效】清热利湿，解毒杀虫，收敛生肌。

【主治】阴肿。症见阴部肿痛，行走困难，带下如脓，淋漓不断，发热，尿频等。

【来源】《实用中医妇科方药学》

第九节　阴　痛

妇人阴中或阴户抽掣疼痛，甚至连及少腹、两乳者，称为"阴痛"。又称"阴户痛""阴中痛""小户嫁痛"等。

前阴乃宗筋所聚之处，冲任与足三阴经亦循此而过。因肝藏血，主筋，阴部乃宗筋之所聚，肝之经脉循阴器，而肾司二阴，且足少阴之筋结于阴器，故阴痛的发生与肝肾有着密切的关系。凡六淫为害、摄生不慎、内伤七情、脏腑虚损等不同原因，均可导致本病的发生。其病机主要为阴部气血运行不畅，"不通则痛"，或阴部失于濡养，"不荣则痛"。

西医学阴道痉挛、性交疼痛等可参照本病辨证治疗。

一、内服方

当归地黄饮

【组成】当归二三钱，熟地黄三五钱，山药二钱，杜仲二钱，牛膝一钱半，山茱萸一钱，炙甘草八分。

【用法】水煎，食远服。

【功效】滋养肝肾，缓急止痛。

【主治】阴痛属肝肾亏损者。

【来源】《景岳全书》

·知柏地黄汤·

【组成】熟地黄八钱，山茱萸、干山药各四钱，茯苓（去皮）、泽泻、牡丹皮各三钱，知母（盐炒）、黄柏（盐炒）各二钱。

【用法】水煎服。

【功效】滋肾养肝，清热降火。

【主治】阴痛属肝肾阴虚者。

【来源】《医宗金鉴》

·左归饮·

【组成】熟地黄二三钱（或加至一二两），山药二钱，枸杞子二钱，炙甘草一钱，茯苓一钱半，山茱萸一二钱（畏酸者，少用之）。

【用法】水二盅，煎七分，食远服。

【功效】滋肾养肝，清热降火。

【主治】阴痛属肝肾阴虚者。

【来源】《景岳全书》

·逍遥散·

【组成】甘草（微炙赤）半两，当归（去苗，锉，微炒）、茯苓（去皮，白者）、芍药（白者）、白术、柴胡（去苗）各一两。

【用法】上为粗末，每服二钱，水一大盏，烧生姜一块切破，薄荷少许，同煎至七分，去渣热服，不拘时候。

【功效】疏肝解郁，行气止痛。

【主治】阴痛属肝郁气滞者。

【来源】《太平惠民和剂局方》

川楝汤

【组成】川楝子（炒）、大茴香、小茴香、猪苓、泽泻、白术（蜜炙）各一钱，乌药（炒）、槟榔、乳香（去油）、延胡索各八分，木香五分，麻黄六分。

【用法】加生姜三片，葱一根，水煎服。

【功效】温经散寒，行滞止痛。

【主治】阴痛属寒滞肝脉者。

【来源】《竹林女科证治》

丹栀逍遥散

【组成】当归、茯苓、芍药、白术（炒）、柴胡各一钱，栀子（炒）、牡丹皮、甘草（炙）各五分。

【用法】水煎服。

【功效】疏肝解郁。

【主治】阴痛属肝经郁火者。

【来源】《内科摘要》

滋水清肝饮

【组成】当归、白芍、酸枣仁、栀子、熟地黄、山药、山茱萸、牡丹皮、茯苓、泽泻、柴胡（原著本方无用量）。

【用法】水煎服。

【功效】疏肝解郁。

【主治】阴痛属肝经郁火者。

【来源】《医宗己任编》

❧· 补中益气汤 ·❧

【组成】黄芪五分（病甚、劳役、热甚者一钱），甘草（炙）五分，人参（去芦）三分，当归（酒焙干或晒干）二分，橘皮（不去白）二分或三分，升麻二分或三分，柴胡二分或三分，白术三分。

【用法】上㕮咀，都作一服，水二盏，煎至一盏，去滓，食远，稍热服。

【功效】补中升阳。

【主治】阴痛属气虚下陷者。

【来源】《内外伤辨惑论》

❧· 菖蒲散 ·❧

【组成】石菖蒲、当归、秦艽、吴茱萸（原著本方无用量）。

【用法】上锉，葱白五寸，水煎，空心服。

【功效】祛风活血，行气消肿。

【主治】阴痛。

【来源】《寿世保元》

❧· 龙胆泻肝汤 ·❧

【组成】龙胆、黄芩（酒炒）、栀子（酒炒）、泽泻、木通、车前子、当归（酒炒）、生地黄、柴胡、生甘草（原著本方无用量）。

【用法】水煎服。

【功效】泻肝清热，除湿止痛。

【主治】阴痛属肝经湿热者。

【来源】《医方集解》

·祛风定痛汤·

【组成】川芎一钱，当归三钱，独活五分，防风五分，肉桂五分，荆芥（炒黑）五分，茯苓一钱，地黄二钱，大枣二枚。

【用法】水煎服。

【功效】祛风散寒，和络止痛。

【主治】阴痛属风冷壅阻者。

【来源】《傅青主女科》

·朱小南经验方·

【组成】淡附片（先煎）9克，肉桂3克，巴戟天9克，淫羊藿12克，紫河车9克，紫石英（先煎）9克，山茱萸9克，女贞子9克，狗脊9克，肥玉竹9克。

【用法】水煎服。

【功效】壮命门，滋肾水。

【主治】命门虚弱，肾阴不足之阴痛。

【来源】《朱小南妇科经验选》

·黄绳武经验方·

【组成】柴胡6克，白薇10克，白芍15克，甘草6克，当归10克，薏苡仁20克，茯苓20克，生地榆15克，赤芍12克，黄柏12克。

【用法】水煎服。

【功效】疏肝养血，清利湿热。

【主治】肝经湿热之阴痛。

【来源】《古今名医妇科医案赏析》

❧·消痛灵·❧

【组成】柴胡8克，白芍15克，乌药10克，枳壳10克，延胡索10克，川楝子10克，橘核10克，小茴香6克，吴茱萸3克，甘草5克。

【用法】水煎服。

【功效】疏肝理气，温中散寒。

【主治】阴痛。

【来源】《中国当代名医验方选编·妇科分册》

二、外用方

❧·阴痛洗方·❧

【组成】吴茱萸3克，麻黄3克，黄柏6克，樟木10克，紫花地丁10克，蒲公英10克，白芷15克。

【用法】水煎，外洗。

【功效】通利气血，温中止痛。

【主治】阴痛。

【来源】《中国当代名医验方选编·妇科分册》

第十节　阴　吹

妇人阴道时时出气，或气出有声，状如矢气音，称为"阴吹"。临床多见于经产体弱的妇女，可根据伴随症状，辨证治疗。

多因中气不运，谷道欠利；胃肠燥化，腑气不通；气机紊乱，腑气不循常道；或脾阳不运，痰湿停聚，阻遏腑气下泄而致阴吹。

·ᕲᕗ· 补中益气汤 ·ᕗᕲ·

【组成】黄芪五分（病甚、劳役、热甚者一钱），甘草（炙）五分，人参（去芦）三分，当归（酒焙干或晒干）二分，橘皮（不去白）二分或三分，升麻二分或三分，柴胡二分或三分，白术三分。

【用法】上㕮咀，都作一服，水二盏，煎至一盏，去滓，食远稍热服。

【功效】健脾益气，升清降浊。

【主治】阴吹属气虚者。

【来源】《内外伤辨惑论》

·ᕲᕗ· 麻子仁丸 ·ᕗᕲ·

【组成】麻子仁二升，芍药半斤，枳实（炙）半斤，大黄（去皮）一斤，厚朴（炙，去皮）一尺，杏仁（去皮尖，熬，别作脂）一升。

【用法】上六味，蜜和丸，如梧桐子大，饮服十丸，日三服，渐加，以知为度。

【功效】泄热润燥，理气导滞。

【主治】阴吹属胃燥者。

【来源】《伤寒论》

·ᕲᕗ· 橘半桂苓枳姜汤 ·ᕗᕲ·

【组成】半夏二两，小枳实、桂枝各一两，橘皮、茯苓、生姜各六钱。

【用法】甘澜水十碗，煮成四碗，分四次，日三夜一服，以愈为度。

【功效】健脾温中，燥湿化痰。

【主治】阴吹属痰湿者。

【来源】《温病条辨》

～·逍遥散·～

【组成】甘草（微炙赤）半两，当归（去苗，微炒）、茯苓（去皮，白者）、芍药（白者）、白术、柴胡（去苗）各一两。

【用法】上为粗末，每服二钱，水一大盏，烧生姜一块，切破，薄荷少许，同煎至七分，去滓热服，不拘时候。

【功效】疏肝理脾，行气解郁。

【主治】阴吹属气郁者。

【来源】《太平惠民和剂局方》

～·当归羊肉汤·～

【组成】羊肉（水煮烂如稀糊）一两，当归末（酒炒）三两，山药末二两，白术末（土炒）三两，砂仁末一两，杜仲末（盐水炒）二两，白糯米一升。

【用法】同煮如食粥法，日三服，夜一服。若嫌味苦，或暑天味变，捣成饼，晒干再磨，炼蜜为丸，每服一钱，日二夜一服。

【功效】补养气血，益精固胎。

【主治】阴吹。原书用治"妊娠阴吹之病，子室内聒聒有声，如矢气状，或赤白带下，或先有浊气臭液出流阴户，然后有声。此系足少阴、厥阴二经血虚所致。失久不治，必致漏而半产"。

【来源】《陈素庵妇科补解》

～·十全大补汤·～

【组成】人参、肉桂（去粗皮，不见火）、川芎、地黄（洗，

酒蒸，焙）、茯苓（焙）、白术（焙）、甘草（炙）、黄芪（去芦）、
川当归（洗，去芦）、白芍各等份。

【用法】上十一味，锉为粗末，每服二大钱，水一盏，生姜三
片，大枣二个，同煎至七分，不拘时候，温服。

【功效】益气健脾，升提中气。

【主治】阴吹属中气不足者。

【来源】《太平惠民和剂局方》

百合地黄汤加味

【组成】百合30克，白芍18克，生地黄24克，黄精12克，甘
草10克。

【用法】水煎服。

【功效】滋阴生精，以柔肝木。

【主治】阴津不足，肝气有余所致阴吹。

【来源】《班秀文妇科医论医案选》

参麦芍药汤

【组成】北沙参10克，麦冬10克，当归身9克，白芍15克，
枸杞子9克，首乌藤15克，怀山药15克，大枣15克，甘草9克。

【用法】水煎服。

【功效】养血柔肝，健脾和胃。

【主治】肝气逆乱，相火不潜之阴吹。

【来源】《当代妇科名医名方》

归脾汤加减

【组成】黄芪12克，党参10克，茯苓10克，龙眼肉15克，血

余炭10克，白术10克，阿胶10克，香附10克，生地黄炭30克，藕节炭30克，酸枣仁10克，茜草10克，远志6克，仙鹤草10克。

【用法】水煎服。

【功效】补益心脾。

【主治】心脾两虚，气陷不升所致阴吹。

【来源】《李士懋田淑霄医学全集（下卷）》